佤医篇

佤族医药活态传承

佤族医药抢救性发掘与应用研究

总主编　温伟波　赵　杰
主　编　海青山

全国百佳图书出版单位
中国中医药出版社
·北　京·

图书在版编目（CIP）数据

佤族医药活态传承. 佤医篇 / 海青山主编. -- 北京：中国中医药出版社，2025. 8. --（佤族医药抢救性发掘与应用研究 / 温伟波，赵杰总主编）.

ISBN 978-7-5132-9631-1

Ⅰ. R295.5

中国国家版本馆 CIP 数据核字第 2025FA0241 号

中国中医药出版社出版

北京经济技术开发区科创十三街 31 号院二区 8 号楼

邮政编码　100176

传真　010-64405721

北京盛通印刷股份有限公司印刷

各地新华书店经销

开本 787 × 1092　1/16　印张 31.25　字数 575 千字

2025 年 8 月第 1 版　2025年8月第1次印刷

书号　ISBN 978-7-5132-9631-1

定价　128.00 元

网址　www.cptcm.com

服 务 热 线　010-64405510

购 书 热 线　010-89535836

维 权 打 假　010-64405753

微信服务号　zgzyycbs

微商城网址　https://kdt.im/LIdUGr

官 方 微 博　http://e.weibo.com/cptcm

天猫旗舰店网址　https://zgzyycbs.tmall.com

如有印装质量问题请与本社出版部联系（010-64405510）

《佤族医药抢救性挖掘与应用研究》
编委会

总主编 温伟波（云南中医药大学）
赵　杰（云南省中医医院）

《佤族医药活态传承·佤医篇》
编委会

主　编 海青山（云南中医药大学）

副主编 曲　源（临沧市中医医院）
钱　锐（云南省中医医院）
谢　薇（云南中医药大学）

编　委 王　斯（云南中医药大学）
王红鑫（云南中医药大学）
牛　森（南阳医学高等专科学校）
田秀兰（沧源佤族自治县中医佤医医院）
刘弘毅（云南省中医医院）
刘宝林（临沧市中医医院）
李文婷（云南中医药大学）
杨　辰（云南中医药大学）
杨云皎（成都中医药大学附属医院）
杨淑岚（云南中医药大学）
吴冬凌（云南中医药大学）

何翰宇（云南中医药大学）
宋　云（安宁市中医医院）
陈　云（沧源佤族自治县中医佤医医院）
陈　瑶（云南省中医医院）
罗　艳（云南省中医医院）
罗珺钰（云南中医药大学）
解海雪（云南省中医医院）
廖加抱（云南中医药大学）
谭晓涵（云南中医药大学）

总前言

佤族是一个具有悠久历史的民族，千百年来在与疾病斗争的过程中，积累了一套行之有效的行医用药经验。佤族医药蕴藏着人与自然对话的诗性智慧。其诊疗体系将民俗文化转化为医学语言：诊断时，以野象迁徙预测瘴气流行，以蚂蚁巢穴形态判断湿毒程度；治疗中融合木鼓仪式与药浴疗法，形成“心身一体”的复合干预模式。阿佤山区的立体生态系统孕育出“一草一木皆灵药”的生态医学观。佤族先民基于热带雨林的生物多样性，构建起系统的疾病认知体系：从“司岗里”创世神话中的人体宇宙对应观，到根据物候变化形成的“五季调养”理论；从动物行为启发的诊疗方法，到涵盖内、外、妇、儿的完整疾病分类系统，无不彰显着“天人合一”的生态智慧。这种以整体观、动态平衡观为核心的医学思维，恰与当代系统生物学、环境医学的研究范式形成跨越时空的共鸣。

但由于佤族没有文字，其医药知识主要是以口传身授的方式代代相传，在传承过程中缺乏文献记载这一重要环节，导致佤族医药常常以零散、残缺的形式存在。目前，佤族的医学思想、医学观念、诊断方法、用药规律等研究尚属空白，部分口传身授的医药经验已失传或正面临失传的危险，急需通过文字、影像转录予以保存。佤族医药面临“文献缺失，名医凋零，名方流失，医术失传”的严峻局面，佤族名老专家临证经验与医技医术的整理传承不足，佤族医药标准化、规范化研究尚处于起步阶段，名词术语亟待规范，研究水平较低且成果转化较少。因此，须系统整理佤医疾病分类学、生态诊断学理论，为延续中华医学文化基因提供鲜活范本。

根据《国家中长期科学和技术发展规划纲要（2006—2020 年）》《中医药创新发展规划纲要（2006—2020 年）》《国务院关于扶持和促进中医药事业发展的若干意见》《中医药发展战略规划纲要（2016—2030 年）》《“十三五”国家科技创新规划》《民族医药“十三五”科技发展规划纲要》等文件，我们应大力推动民族医药传承与创新，提升民族医药科技对医疗保健、产业进步和经济社会发展的服务能力。大力发展民族医药科技是提高民族医药健康服务能力和水平、提升民族医药产业核心竞争力、推动民族医药可持续发展的重要保障。值此全球传统医学复兴与现代医学反思交汇之际，我们怀着敬仰之情推出“佤族医药抢救性发掘与应用研究”丛书，肩负起抢救性发掘与创新性发展的使命，开启一场跨越时空的文明对话。这不仅是一次对历史的致敬，更是一次对未来可能性的探索。我们希望通过这套丛书，让世界看到中华大地上的多元文化如何在历史长河中孕育出独特的医学智慧，以及这些智慧如何在现代社会中继续发光发热。

我们期待这部著作成为传统药学现代转型的“路标”——为佤医药工作者提供理论依据，为人类学家解读医疗仪式中的文化隐喻，为制药企业开发基于佤药资源的新药提供线索，为生态学家探索生物多样性保护与利用提供平衡之道。当佤药“以自然之道疗自然之身”的哲学融入精准医学，当雨林中的草木智慧借助生物医药技术惠及全球，这场跨越千年的文明对话，必将为人类健康事业谱写新的华章。

丛书编委会

2025 年 5 月

前言

佤族医学，作为中国少数民族医药宝库中的一颗璀璨明珠，拥有悠久的历史和独特的文化价值。佤族主要分布在中国西南边陲的云南省，其传统医药知识和实践深深植根于佤族的自然环境、生活方式和文化传统，形成了以草药治疗、自然疗法、食疗和传统按摩等为特色的医疗体系。

一、佤族医学的特点

（一）深厚的自然观

佤族医学强调人与自然和谐共生，认为疾病的发生与自然环境、气候变化、生活习俗等因素密切相关，治疗时注重调整人体与自然环境的关系。

（二）草药的广泛应用

佤族地区的生物多样性为佤族医学的临床实践提供了丰富的草药资源。佤族人善于识别和利用各种草药，通过煎煮、捣碎、外敷、熏蒸等方式治疗各种疾病。

（三）独特的诊断方法

佤族医学在诊断疾病时遵循“一问、二看、三号脉、四顶指甲尖”的原则，即通过问诊、望诊、脉诊和顶指甲尖等方式，观察患者的面色、舌象、脉象等外在表现，同时结合患者的居住环境、生活习惯等因素进行综合判断。

（四）强调预防与调养

佤族医学重视“治未病”，主张通过调整饮食、生活习惯和精神状态来预防疾病。在疾病治疗中，也注重身体调养以促进康复。

（五）文化与医疗的融合

佤族医学与佤族的宗教信仰、节日庆典、生活习俗等紧密相连，形成了独特的医疗文化。例如，某些疾病的治疗会结合祭祀、舞蹈等仪式，体现了医疗与文化、精神的深度融合。

二、保护与传承

面对现代社会的冲击，佤族医药的保护与传承面临着诸多挑战，包括传统知识的流失、草药资源的过度开发、年轻一代对传统医药兴趣的下降等。为此，我国政府和社会各界采取了一系列措施，如建立佤族医药非物质文化遗产名录、开展佤族医药教育与培训、支持佤族医药科学研究与临床应用等，旨在保护这一珍贵的文化遗产并推动其传承与发展。

中华人民共和国成立后，党和国家重视阿佤山区的卫生防疫工作，举办专门的民族医培训班，提升佤族医生的医疗水平；抽调一批外地医疗人员到阿佤山区开展工作，主动上门送医送药、义诊及科学宣教；在佤族地区建立卫生院、卫生所、卫生站、医院等现代医疗机构，逐渐形成医疗卫生网络，有效改善了当地的医药卫生状况。

改革开放以来，佤族地区医疗卫生事业进一步发展，当地建设了大量的医疗卫生机构，增加了医务人员数量，设立了医学培训学校和药品检验机构等。目前，以预防为主、以地方病防治为重点的公共卫生防疫体系基本建成，医疗卫生设施显著改善，医疗服务质量大幅提升。

佤族医药不仅是中国少数民族医药的瑰宝，更是世界传统医学的重要组成部分。其独特的医疗理念和方法，对丰富世界医学文化、促进人类健康具有不可替代的价值。

编　者

2025年5月

编写说明

一、编写背景与目的

佤族医学是中华民族传统医学的重要组成部分，是佤族人民与自然和谐共处的智慧结晶，以及深厚的历史文化底蕴的体现。然而，在现代化浪潮的冲击下，这一古老的医药文化面临着传承断层的严峻挑战。为抢救、挖掘这份珍贵的民族医药遗产，云南中医药大学联合多领域专家学者及相关机构，开展佤族医药系统性研究工作。本书旨在全面梳理佤族医药的历史背景、理论体系与临床实践，搭建传统医学与现代科学的沟通桥梁，为民族医药的传承创新提供学术支撑，推动其在当代社会焕发新生，惠及更多人群。

二、内容框架与结构

全书分为上篇总论与下篇各论两部分。

（一）上篇总论

第一章剖析佤族历史人文，涵盖族源探究、地理分布、语言文化、社会组织及宗教信仰等内容，揭示佤族医学形成的文化土壤。

第二章系统梳理佤族医学历史发展脉络，阐述从起源至现代的医学观念演变，详细解读诊病方法、治疗原则、治疗方法及诊疗特点，展现其内在理论逻辑与实践智慧。

（二）下篇各论

第三章至第十五章以疾病系统分类（如肺系、心系、肾系等）为纲，系统整理佤族医学对各类病症的诊疗经验。各章围绕特定疾病领域，深入探讨传统草药应用、特色治疗方法、治疗注意事项及组方原理，构建全面的疾病知识体系。同时，重点收录佤族传统特色疗法，为医疗专业人士与少数民族医学爱好者提供翔实的学习研究资料。

三、研究方法与资料来源

（一）文献考证

通过深入研究佤族史诗《司岗里》、地方志、民族志及沧源崖画等资料，追溯佤族医学文化的历史根源，挖掘其蕴含的医药智慧与知识体系。

（二）田野调查

研究团队深入云南沧源、西盟等佤族聚居区开展田野调查，与当地居民及佤医传承人密切交流，采集民间药方与诊疗技艺，记录口述的疾病防治经验，获取丰富的第一手资料。

（三）多学科交叉

综合运用中医药学、医学人类学、药理学等多学科研究方法，对佤族医学进行全面分析，阐释其理论内涵，评估其临床应用价值，为深入研究与实践应用奠定基础。

四、主要特色与创新

（一）系统性

对佤族医学进行全方位整理，不仅深入挖掘其历史渊源，追溯其理论体系的形成，还细致观察临床应用的实际情况，并深入探讨其文化内涵。这一全面的整理工作旨在填补学术领域中关于佤族医学知识的空白，为后续研究者提供坚实的基础。

（二）原生态性

在记录佤族医学的过程中，我们力求保持其最原始的风貌。从自然崇拜的医学观到草药应用的丰富经验，再到特色疗法的独特实践（如木鼓仪式与疾病治疗之间的神秘联系），我们致力于完整地呈现佤族医学的原生形态，让这些珍贵知识得以记载、传承。

（三）实用性

为推动佤族医学与现代医学融合发展，我们参照中医学的病名分类体系，对临床各科佤族特色方剂的功效、主治及禁忌进行了系统标注。这一工作不仅有助于临床医生精准运用佤族方剂，也为科研人员开展转化研究奠定基础，进而促进佤族医学在现代医学中的创新应用。

（四）文化性

从佤族医学的视角，我们深入探讨其“天人合一”的哲学，揭示了这一理念如何深刻影响佤族人与自然环境的和谐共生，以及其在社会习俗中的具体呈现。这种文化层面的探讨，不仅深化了我们对佤族医学的认知，也让我们得以窥见佤族文化与生态环境、社会习俗之间复杂且精妙的互动关系。

五、方剂分类与方义阐释说明

本书将所选方剂分为复方、单方及特色方三类：复方由多味药材配伍而成，通过协同作用增强疗效；单方以单味药材为主，取用便捷，效专力强；佤族特色方融合民族文化与地域特色，充分展现其独特的用药智慧。此外，部分章节另设附方与泡酒方，附方用于补充主方未涵盖的病症；泡酒方作为云南地区特色剂型，不仅地域特征鲜明，而且临床疗效显著。

佤族方剂的组方遵循“母药＋助药＋引药”的原则：母药针对主病主症发挥核心治疗作用；助药辅助母药增强疗效，或用于治疗兼病兼症；引药则引导药力直达病所，并调和诸药。以骨伤方剂为例，母药多选用活血续骨药材，助药配伍祛风除湿之品，引药根据病位选取相应归经药材，从而确保方剂精准发挥疗效。

六、使用注意事项

佤族医学长期依赖口耳相传，部分方剂及用法尚未经现代科学系统验证，其安全性、有效性及作用机制有待深入研究。读者参考使用本书方剂时，务必保持谨慎态度，建议在专业医师指导下应用，严格把控毒性药材的剂量与炮制规范。同时，须结合现代医学诊断，充分考虑个体体质差异与疾病阶段，合理调整用药方案，避免盲目使用。后续我们也将持续推进佤族医学的科学化、规范化研究，助力其在现代医疗体系中发挥更大价值。

七、致谢

本书是云南省中医医院生物医药重大专项“佤族等特色民族医药研究开发”重点项目成果，承蒙临沧市中医医院、沧源佤族自治县中医佤医医院、佤族医药传承人及众多民族学者鼎力支持。特别感谢温伟波教授统筹指导及课题组全体成员的辛勤付出。因编者水平有限，书中难免存在疏漏，恳请广大读者批评指正。

编　者

2025 年 5 月

目录

上篇 总论

第一章 佤族历史与人文概述…………2
第一节 族源探究…………2
一、族称来源…………2
二、民族形成…………3
三、民族发展…………5
第二节 地理分布…………6
一、人口地理分布…………6
二、自然地理分布…………7
第三节 人文环境…………7
一、佤族的语言和文字…………7
二、佤族的神话传说与历史遗迹…9
三、佤族的艺术形式…………11
四、佤族的风俗习惯…………12
五、佤族的宗教哲学…………15
六、佤族的社会组织…………17
第二章 佤族医药的形成脉络与理论构建…………20
第一节 佤族医药的形成和发展…………20
一、佤族医药的渊源…………20
二、佤族民间医药习俗…………22
三、佤族医药的发展…………23
第二节 佤族医学观…………25
一、原始自然崇拜的医学观……26
二、自然辩证医学观的萌芽……30
第三节 佤族医药理论…………31
一、诊病方法…………31
二、治疗原则…………32
三、治疗方法…………33
四、诊疗特点…………39

下篇 各论

第三章 肺系病证…………42
第一节 感冒…………42
第二节 外感发热…………61
第三节 咳嗽…………62
第四节 百日咳…………74
第五节 肺胀…………77
第六节 肺痨…………78

第四章　心系病证……………………… 95
第一节　心悸 ………………………… 95
第二节　胸痹 ……………………… 101
第三节　心衰 ……………………… 103
第四节　不寐 ……………………… 104

第五章　脑系病证…………………… 110
第一节　头痛 ……………………… 110
第二节　眩晕 ……………………… 116
第三节　中风 ……………………… 123
第四节　癫狂 ……………………… 127
第五节　痫病 ……………………… 129

第六章　脾胃病证…………………… 131
第一节　胃痛 ……………………… 131
第二节　呕吐 ……………………… 159
第三节　呃逆 ……………………… 161
第四节　腹痛 ……………………… 162
第五节　泄泻 ……………………… 169
第六节　便秘 ……………………… 175
第七节　痢疾 ……………………… 179
第八节　胃出血 …………………… 189

第七章　肝胆病证…………………… 202
第一节　胁痛与黄疸 ……………… 202
一、胁痛（无黄疸型肝炎）…… 202
二、黄疸（黄疸型肝炎）……… 214
第二节　鼓胀 ……………………… 225
第三节　肝痈 ……………………… 230
第四节　胆系相关病症 ………… 231
一、胆胀……………………………… 231
二、胆石症 ………………………… 233
三、蛔厥…………………………… 234
第五节　疟疾 ……………………… 235

第八章　肾系病证…………………… 249
第一节　水肿 ……………………… 249
第二节　淋证 ……………………… 249
第三节　血尿 ……………………… 261
第四节　石淋 ……………………… 266
第五节　血淋 ……………………… 275
第六节　脓尿 ……………………… 277

第九章　男科病证…………………… 280
第一节　阳痿 ……………………… 280
第二节　子痈 ……………………… 283

第十章　气血津液病证……………… 285
第一节　萎黄病 …………………… 285
第二节　汗证 ……………………… 289
第三节　消渴 ……………………… 290

第十一章　肢体经络病证…………… 291
第一节　痹证 ……………………… 291
第二节　痿证 ……………………… 314
第三节　腰痛 ……………………… 316
第四节　痉病 ……………………… 320

第十二章　妇科病证………………… 321
第一节　月经病 …………………… 321
一、痛经…………………………… 321
二、闭经…………………………… 324

三、崩漏……329
四、月经不调……332
五、倒经……337
第二节 带下病……337
第三节 妊娠病……341
一、胎动不安……341
二、妊娠恶阻……342
三、滑胎……344
第四节 临产病……345
第五节 产后病……346
一、产后体虚……346
二、产后乳汁异常……350
三、产后宫缩乏力……354
四、乳痈……354
第六节 妇科杂病……364
一、阴挺……364
二、癥瘕……367
三、不孕症……368
四、盆腔炎……371
第七节 前阴病……373
一、阴冷……373
二、阴痒……373
第八节 计划生育……374
一、引产……374
二、避孕……374
三、绝育……376

第十三章 五官科病证……377
第一节 耳鸣、耳聋……377
第二节 脓耳……378
第三节 鼻渊……380
第四节 鼻衄……382
第五节 暴发火眼……384
第六节 圆翳内障……388
第七节 口僻……389

第十四章 外科病证……391
第一节 疮疡……391
一、痈（疮痈肿毒早期）……391
二、痈（疮痈脓毒中期）……393
三、疖……395
四、有头疽……397
五、瘰疬……398
六、褥疮……399
七、蛇眼疔……399
八、毒疮……400
第二节 皮肤性病症……402
一、湿疮……402
二、疥疮……403
三、黄水疮……404
四、白秃疮……406
五、瘾疹……407
六、头虱病……408
七、粉刺……409
八、风瘙痒……409
九、过敏症……412
十、蛇串疮……414
十一、接触性皮炎……414
十二、雀斑……415
第三节 其他外科病症……415
一、烧烫伤……415
二、毒蛇咬伤……424

三、狂犬病……………………………430
四、破伤风……………………………431
五、竹刺入肉…………………………433
六、误吞铁钉…………………………434
七、鸡眼………………………………434
八、鱼刺鲠喉…………………………435
第四节 肛门直肠病症 …………435

第十五章 骨伤科病证……………438
第一节 骨折 ……………………438
第二节 跌打损伤 ………………454
第三节 外伤出血 ………………480

上篇　总论

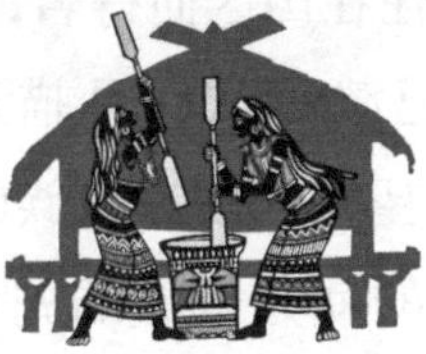

第一章　佤族历史与人文概述

第一节　族源探究

一、族称来源

佤族是中国的少数民族之一。佤族的自称因地域不同略有差异，主要有“佤”“阿佤”（相近的称呼还有“阿卧”“阿佤莱”“勒佤”）“布饶克”（相近的称呼还有“巴饶克”“巴敖克”）三种。“佤”“阿佤”“布饶克”在佤语中大意是“住在山上的人”，说明佤族是因居住在山区而得名，山居的历史比较久远。[①]

历史上关于佤族的文献记载零散，且描述不够清晰。在“望蛮”“望苴子”“望外喻”等名称中，因“望”与现在佤族的自称“佤”在发音上基本相同，所以历史上的“望人”可能指的就是佤族的先民。现在有一部分佤族人自称为“佤库特”，意为“被遗弃的佤族”。这说明历史上从这一地区迁出的佤族人数量较多，那些留下的人便自称“佤库特”。这也说明，佤族是一个在此地区居住历史比较悠久的民族。

佤族与傣族、汉族、布朗族、德昂族、傈僳族、拉祜族等杂居于阿佤山，各民族对佤族的称谓基本是“阿佤”或“佧佤”；但是镇康的佤族，傣族称之为“拉”，汉族则称他们为“本人”，此外还有“哈喇”“哈瓦”“卡瓦”等不同称谓。“本人”的意思是当地最早的居民，这进一步印证了佤族作为当地世居民族的历史。至少在汉代文献记载中，该地区已有此族群活动的描述，即在汉人迁入之前，佤族就已经居住在这里。“佧佤”是傣语，“佧”意为奴隶，“佧佤”指作为奴隶的佤族。由于这一称谓具有一定的时代性和侮辱性，1949 年后，国家决定统一消除历史遗留的对少数民族具有侮辱性的用语。根据本民族的意愿，1962 年，该民族正式定名为“佤族”。

①《佤族简史》编写组，《佤族简史》修订本编写组 . 佤族简史（修订本）［M］. 北京：民族出版社，2016.

二、民族形成

（一）先秦濮人

云南的少数民族历史悠久，其中藏缅语族的氐羌、壮侗语族的百越、苗瑶语族的武陵蛮、佤－德昂语支的百濮等古老族群都在云南定居。汉代以前，云南境内以“氐羌”“百越”“百濮”为三大主体民族。汉代以后随着设郡立县，汉族开始迁入，并伴随着部分少数民族的汉化，逐渐使汉族成为本地人口最多的民族。①

先秦时期，云南并未进入中原王朝的行政统辖范围，佤族也没有作为单独的民族被记载。“百濮”“濮”“仆”“蒲”“卜”是对居住在这一带的佤族、布朗族、德昂族等佤德昂语支先民的统称。“濮”是以水得名。一般认为，关于“濮人”及其居住的哀牢山区域最早的记载，是晋人常璩所著的《华阳国志》。在《华阳国志·南中志》中有这样的记载：“永昌郡，古哀牢国。哀牢，山名也……其地东西三千里，南北四千六百里，有穿胸、儋耳种、闽、越、濮、鸠僚，其渠帅皆曰王。”②也有学者认为，关于“百濮”最早的记载应该出自《逸周书》，这就把西南少数民族的文字记载历史往前推到了商代。在《逸周书·商书·伊尹》中载有“西南之蛮”进献给商王朝各种云南产的礼物：“产里、百濮、九菌，请令以珠玑、玳瑁、象齿、文犀、翠羽、菌鹤、短狗为献。”在《逸周书·王会》记载“成周之会”时，有各方进献礼物：“氐羌以鸾鸟”“蜀人以文翰”“方人以孔鸟，卜人以丹砂”。《逸周书·集横》注有：“卜即濮也。”由此可见“濮人”“卜人”往往通用，孔晁注曰：“卜人，西南之蛮也。”；孔颖达补疏：“濮为西南夷也。”这些注疏都进一步证明了这一点。①

（二）秦汉濮人

先秦记载的“百濮”是不是云南古代所谓的“濮人”，学术界尚存争议。秦始皇开“五尺道”，秦汉时期历经百余年开通了“西南丝路”，封“滇国”，授“滇王之印”是不争的事实。①《明史·云南土司传》记载，公元前122年，汉武帝开西南夷，后置益州郡。益州郡有二十四个县，其中嶲唐和不韦两县在云南省境内。嶲唐县相当于今天云南省云龙县一带，不韦县在保山市一带。后汉光武帝时期，

---

① 段世琳.佤族历史文化探秘［M］.昆明：云南大学出版社，2007.

②《佤族简史》编写组，《佤族简史》修订本编写组.佤族简史（修订本）［M］.北京：民族出版社，2016.

有关于西南诸夷反抗并打败益州太守的记载，后被威武将军刘尚平叛。这是佤族先民及其他云南少数民族统属于汉代的确切文献记载。[①]

汉末三国时期，云南属于蜀汉，被称为南中。据《三国志》记载，诸葛亮南征，平定南中，到达了永昌郡。至今，镇康、沧源、耿马、澜沧、西盟等地的佤族中还流传着诸葛亮平定益州郡雍闿、孟获等叛蜀归吴的故事。西晋时期，朝廷将益州的永昌郡划归宁州，此后三百七十多年，云南大多属于宁州和益州管辖。东晋时期，宁州曾一度改名为汉州，但时间非常短暂。

（三）唐宋望人

直至唐代，佤族才从“濮人”中分出来，作为单一的民族被记录，时称“望”，与“佤”的发音接近。唐宋时期，南诏统一了六诏和两爨，大概相当于今云南全境及缅甸部分地区。随着南诏政权的日益强大，其与唐王朝的关系也是时而归附，时而反叛。此时的佤族依附于南诏政权，被称为“望蛮”“望苴子”“望外喻”，常被南诏征发兵役，在战场上冲锋陷阵。《新唐书》记载：“南诏及诸城镇大将出兵，则望苴子为前驱。”

据《明史·云南土司传》记载，元代，佤族居住区主要归镇康路军民总管府、顺宁府、孟定路军民总管府、谋粘路军民总管府和银沙罗甸宣慰司都元帅府等处管辖。明代，佤族地区设置有镇康御夷州、孟定御夷府、孟连长官司等，其间部分州府的辖区稍有变更。

（四）清代卡佤

“佤”作为族称，是清代以后才出现的。清代基本沿用明代的行政区划设置，雍正时期的《云南通志》记载，佤族的居住区为：“卡佤……永、顺东南辣蒜江外有之。”《清朝文献通考·四夷考》又把西盟、沧源和缅甸佤邦的区域称为“葫芦国”。清末，佤族等反抗清王朝和傣族土司的统治，为了加强统治，清王朝在行政区划设置方面做了调整，在西盟、耿马、上勐允、下勐允等地设置土千总，加强直属行政，并设置镇边直隶厅，管辖区域内的各土司，强化了中央权力。[②]

① 《佤族简史》编写组，《佤族简史》修订本编写组．佤族简史（修订本）［M］．北京：民族出版社，2016.

② 赵富荣．中国佤族文化［M］．北京：民族出版社，2005.

三、民族发展

（一）早期经济活动

佤族社会是典型的农业社会，相对封闭，自给自足。清乾隆时期，石屏县人吴尚贤曾在阿佤山区建立茂隆银厂，盛极一时，规模曾至“矿工数万人，周围百余里”。银厂除雇用数万工人外，还有庞大的后勤人员，包括养马场、养牛场、养猪场、养鸡场、烧酒场、茶场、菜场等，还包括运送矿石、银两、粮食、生活物资等几十个马帮，另外还有做饭、保安及相关家属人员。茂隆银厂成为云南最大的银厂，鼎盛时期辐射范围北至大理、昆明一带，南至缅甸曼德勒。这是佤族地区经济社会发展的契机，更是佤族社会与外界经济互动更紧密的契机。①

（二）反帝斗争

近代中国面临帝国主义的侵略，尤其是英国殖民者占领缅甸以后，阿佤山区作为中缅边境地区首当其冲。1890 年和 1892 年，英国曾派遣两支武装特务秘密潜入阿佤山区侦察，遭到佤族人民的反击，严禁他们通过自己的部落。1894 年，清政府与英国签订了屈辱的《中英续议滇缅界务商务条款》，但佤族人民仍然开展了不屈不挠的斗争，使得中英边界会勘无果而终。英国殖民者见难以达到侵略目的，就借助传教活动进行宣传和分裂活动。佤族人民在头人的带领下，体现出淳朴的爱国之情，取得了抵制文化侵略的效果。1934 年，英国侵略者武力侵入班洪、班老等地，当地十余个部落在班洪集会，剽牛盟誓，驱逐英国殖民者。周围的汉族、傣族人民也加入反击英帝国主义的斗争中，并多次打败侵略者，这就是历史上的“班洪事件”。1936 年，在英国向南京政府施压的情况下，佤族人民的反英斗争被极大地压制，中英开始第二次会勘边界。以班洪为首的佤族部落发表《卡瓦十七王敬告全国同胞书》，表达了“我全卡佤山民众决不愿听英帝之驱使，愿断头颅，不愿为英帝之牛马”的民族气概。抗日战争期间，佤族人民英勇抵抗日本侵略军，有力地配合了全国抗战，展现了佤族人民不屈的民族精神，是近代中国人民反帝斗争的一部分。②

---

① 段世琳．佤族历史文化探秘［M］．昆明：云南大学出版社，2007.

②《佤族简史》编写组，《佤族简史》修订本编写组．佤族简史（修订本）［M］．北京：民族出版社，2016.

（三）现代化过渡

民国时期，佤族居住区归属镇康县、双江拉祜族佤族布朗族傣族自治县、澜沧拉祜族自治县等地区管辖。此时，土司制度仍然被沿用，只是行政效力被大大削弱，当局在县级行政机构以下设立区、保、乡、甲等，但行政长官绝大部分由土司等当地势力担任。此时的佤族村寨仍实行“头人”“窝郎”制度，多重的行政体系非但没有提高佤族地区的行政效率，反而加重了对底层民众的剥削。①

1949 年，中华人民共和国成立后，佤族人民从刀耕火种的原始状态直接过渡到社会主义新社会。70 多年来，佤族地区在经济、文化、教育、体育、交通、医疗、卫生等各方面都取得了巨大的成就，人民群众过上了现代化的新生活，精神面貌焕然一新。

第二节　地理分布

一、人口地理分布

佤族是一个跨境而居的民族，主要分布在中国和缅甸境内，其中中国境内 40 余万人，缅甸境内 60 余万人。据第六次全国人口普查显示，除中国台湾地区外，我国佤族人口数为 429709 人，约占世界佤族人口的三分之一，分布在全国 30 多个省级行政区，但绝大多数（96% 以上）的佤族都居住在云南，其他省市的佤族多为改革开放后人员流动所致，所以佤族常被认为是云南省独有的少数民族之一。佤族主要分布在澜沧江以西和怒江以东的怒山山脉南段，由于这一地区多为山岭，少有平地，也称为“阿佤山区”，即云南省临沧市的沧源佤族自治县、耿马傣族佤族自治县、双江拉祜族佤族布朗族傣族自治县、镇康县、永德县；普洱市的西盟佤族自治县、孟连傣族拉祜族佤族自治县、澜沧拉祜族自治县，其中沧源佤族自治县和西盟佤族自治县是佤族主要聚居区，约占我国佤族总人口的 50%。①

在上述 8 个县中，佤族基本和其他民族处于交错居住的状况。依据生活习惯，各个民族选择的居住区域也各有特点，佤族基本居住在山区，傣族大体居住在坝区，汉族以居住在集镇和交通线附近为主。②

① 赵富荣 . 中国佤族文化［M］. 北京：民族出版社，2005.

②《佤族简史》编写组，《佤族简史》修订本编写组 . 佤族简史（修订本）［M］. 北京：民族出版社，2016.

二、自然地理分布

阿佤山区位于东经 99° ～ 100°，北纬 22° ～ 24°，属于亚热带气候，雨量充沛，年平均降雨量 1500 ～ 3000 毫米，分雨季和旱季，雨季在 6—10 月。区域内山脉纵横，沟壑交错，有大大小小数十条水脉从中穿过，水力资源非常丰富。阿佤山区最高的山峰海拔 2800 米，最低处海拔也超过 1000 米，平均温度在 15 ～ 17℃，气候温和，土壤以红壤和黄壤为主，适宜的农作物和经济作物非常丰富，适合发展农业。

阿佤山区森林覆盖率很高，有原始森林、次生林、经济林等，除提供水果、药材等外，还为各种野生动物提供了栖息地。此外，这里还蕴藏着丰富的金、银、铜、铁、锡、铅等金属矿产，以及煤炭、云母、石膏、石棉、石墨、硫黄等非金属矿产，还有玉石和大理石等。所以，阿佤山区拥有丰富的植物、动物、矿物等药材资源。

第三节　人文环境

佤族拥有相对完整的文化系统，有自己的语言和文字，有成熟的、自给自足的农耕经济形态，有独特的民族起源“司岗里”传说，有适应当地山居的建筑、衣食和相应的生活习俗等，构成了民族特色鲜明的人文环境。[1]

一、佤族的语言和文字

（一）佤族语言

佤族一直都有自己的语言，属于南亚语系的孟高棉语族，佤语和布朗语、德昂语、克木语等少数民族语言属于同一语族，有较深的历史渊源。中国、缅甸、泰国、老挝、柬埔寨的佤族基本用佤语，因山区阻隔，各地的方言略有差别。中国的佤语根据语音、词汇、语法的不同和社会历史地理的分布情况，主要分为“佤”“阿佤”和“巴饶克”三种方言，虽然语音方面存在差异，但在基本词汇和语法结构方面比较一致，可以互相交流。

① 赵富荣 . 中国佤族文化［M］. 北京：民族出版社，2005.

（二）实物文字

佤族有着悠久的历史和成熟的语言系统，但是历史上并无书面文字。佤族人主要以刻木、结绳和物信等物体文字的方式传情达意。他们相互之间通过赠送牛、鸡毛、火炭、贝壳、红糖、甘蔗、大米、烟草、槟榔、辣椒、火药、子弹、弩箭等实物，表达特定的情感。比如送红糖、甘蔗、大米、烟草、槟榔等，表示有饭同吃，有酒同饮，寓意友好；送辣椒则表示让你心疼，要教训对方。实物除了具有抽象的含义，还约定俗成为一种规范，具有语言的某些特征，比如牛的不同部位被赋予特殊的含义，送牛腿表示部落之间下级对上级的尊敬；送牛肋骨表示相互之间要友好往来。生活在同一文化环境中的人利用熟悉的物品，实现了相互之间的情感沟通。刻木和结绳具有更加严格的规范，表情达意更为准确。比如包扎物品时的结绳疙瘩在正中间，表示诚邀对方务必前来；对方不接受邀请则将原物送回，并把原来的疙瘩移到背面。刻木的规则更加复杂，并具有计数、通信，甚至密码编译等语言功能。

（三）老佤文

佤文出现较晚，旧佤文由美国传教士创制。19 世纪后半叶，英国殖民者逐渐蚕食、侵占缅甸，并逐步向中国西南地区渗透。西方教会作为殖民侵略的先锋，早在英国殖民者占领缅甸之前，便开始在中缅边境的佤邦传教。为更快地在佤族中传播基督教，1912 年初，美国传教士永伟里、永文森等以安康一带的佤语为基础，结合拉丁文，创制了一种撒拉文，也称老佤文。这套文字比较粗糙，主要用于翻译《圣经》和赞美诗，但因许多设计并不科学，因此除牧师和部分教徒懂得之外，并没有被广泛使用。

（四）新佤文

中华人民共和国成立以后，中国共产党和人民政府根据各民族语言文字一律平等的政策，应佤族人民的要求，首先派出少数民族语言专家和佤族干部一起对佤语的情况进行全面、深入的普查。在此基础上，经诸多少数民族语言专家、民族语言学者、村寨佤族代表、宗教界人士等共同讨论，商定选取沧源、澜沧、耿马等地，佤族人口较多、语言接受较广泛的“布饶克”方言为基础，以沧源岩帅话为标准音，以 26 个拉丁字母为基础，并加注国际音标，重新设计了一套新佤文。新佤文于 1957 年在小范围实验教学中试用，并于 1958 年根据当地方言特点进行修改，随后，在布饶克方言区推广使用，取得了良好的效果，出版了大量的佤文图书。但由于“佤”和“阿佤”方言区的语言习惯不同，推广效果不理想。

二、佤族的神话传说与历史遗迹

近代以前，佤族虽没有文字，但在漫长的社会生活中创造了丰富多彩的文学艺术，内容涉及自然山水、人类起源、民族迁徙、生活习俗等多方面，形式有神话传说、寓言故事、诗歌民谣、民间谚语等。其中，尤以佤族创世史诗《司岗里》的内容最丰富、流传最广、影响最大，可以说是佤族古代生活的全景记录，具有重要的艺术和文献价值。

《司岗里》是流传于中、缅、泰等佤德昂语支地区的创世史诗，经搜集整理后，有一万余字。[①] 关于佤族神话《司岗里》的系统性整理开始于20世纪50年代末，已经公开出版的相关书籍有《佤族民间故事集成》《佤族民间故事》《佤族神话与历史传说》《云南民族民间文学集成》《佤族社会历史调查》《云南佤族社会历史调查》等十余部。[②]

（一）天地起源神话

佤族关于天地起源的神话主要见于《司岗里》。佤族人认为天地是由利吉神“里”、路安神“伦”和动物神“达能”创造的。利吉神“里”把“像癞蛤蟆的脊背，疙里疙瘩，很别扭”的天，磨得“像白鱼的肚皮滑溜溜、亮刷刷”，并在“光滑平坦的天上安了太阳、月亮、星星”，完成了天的创造。路安神“伦”用泥巴堆起了高山、深谷、河道等，创造了大地。但天地距离很近，被“铁链拴在一起”，只有白天没有黑夜，所有的生灵都无法生存。动物神“达能”就用巨斧砍断铁链，分开天地，利吉神“里”和路安神“伦”把大树放进月亮，于是大地有了白天和黑夜之分，万物得以生存。动物神“达能”害怕天掉下来砸死万物，就“双手托着天”。雨水、露珠、云雾等天气变化，都是天地这对“夫妻”的情绪变化和眼泪所致。[②]

佤族司岗里岩洞起源神话（即人类诞生于石洞的创世传说）并无文字记载，全靠世代佤族人口口相传，难免在历史变化中加入很多时代的元素，如“铁链”“巨斧”等。但是它那粗犷、古朴和富于人格化的想象仍然具有很强的文化折射力。甚至有文化学者认为，它可能比汉文化地区流传的“盘古开天地”传说更

① 段世琳．佤族历史文化探秘［M］．昆明：云南大学出版社，2007.

② 赵富荣．中国佤族文化［M］．北京：民族出版社，2005.

远古。[①]

（二）人类起源神话

“司岗”的意思是“石洞”“山洞”，“里”意为“生”“出来”，所以“司岗里”意为人类从石洞里诞生，所以西盟等地的佤族人把石洞视为“圣地”。人类的发祥地即“司岗里”，位于“巴格岱”，“巴格岱”的意思是“对面”，具体位置在中国马散寨对面，现在属于缅甸佤邦境内。各地区的佤族对“司岗里”的解释存在差异，但都把阿佤山视为人类的发祥地。[②]

造人神“莫伟”（或称“木依吉”）造出人类，放在石洞里。一只叫“差”的小鸟第一个发现了石洞里的人，并把这个消息告诉了动物和植物。它们讨论“该不该让人出来”。尽管以树神、豹子神为代表的部分生物不愿意接受人类的到来，但愿意让人出来的动植物仍然占多数。大象、野猪等兽类，鹞鹰、啄木鸟等鸟类，甚至苍蝇、蜘蛛和老鼠都在人类走出石洞的过程中费了极大的力气，但都没有将石洞打开。最后，不起眼的小米雀成功打开了石洞，从此它便成了佤族的神鸟。[③]

“司岗里”是佤族对本民族古时穴居生活和从穴居走向建房居住的生活回忆。从“司岗里”诞生的不止佤族，但佤族是最先从石洞里走出来的，随后是傣族、汉族、拉祜族、景颇族等。佤语中“岩”“尼”“桑”“赛”“俄”“杰”是数字一、二、三、四、五、六，也是对各民族的称呼。“岩佤”是老大的意思，指吃生肉的佤族；“尼纹”是老二，指吃熟肉、不猎头祭谷的佤族；“桑木呆”是老三，指傣族；“赛贺”是老四，指汉族；“俄敏”是老五，指拉祜族；“杰亢”是老六，指景颇族。这反映出佤族是阿佤山区最早的居民，至少在佤族人眼里，他们才是这个地区的土著居民。[①]

（三）佤族早期人文

1965 年开始，在云南沧源佤族自治县先后发现 17 处崖画，据考证，这些崖画的年代为距今约 3000 年的新石器时代晚期，学术界称这些崖画为“沧源崖画”。沧源崖画分布在海拔 1000 ～ 1800 米的悬崖峭壁上，距离地面 2 ～ 10 米不等，面积约 480（一说 540）平方米，被列为国家级文物保护单位。

沧源崖画呈红色，颜料由赤铁粉、矿粉、动物血液和植物汁液混合而成。绘

---

① 段世琳 . 佤族历史文化探秘［M］. 昆明：云南大学出版社，2007.

② 王志红，谢薇，杨云 . 阿佤山的健康智慧——佤族传统医药文化［M］. 北京：民族出版社，2018.

③ 王学兵 . 司岗里传说［M］. 呼和浩特：远方出版社，2004.

画是用羽毛和手指所画，内容主要反映当地先民狩猎、放牧、战争、舞蹈、祭祀和村落生活的图景，可辨认的图形共计1100（一说1200）多个，包括人物、器物、房屋、动物、自然物、符号和印记几类。[①]这是佤族氏族社会的生动展现和珍贵史料。从中能够看出，3000年前的佤族先民已经学会构木为巢、制造弓弩、打磨石器工具、制作陶器、开采赤铁矿等技术。当时的食物主要是猎物、果物和谷物，生产活动以狩猎、捕鱼、畜牧、采摘、农业为主，生活形态包括村落聚居与巢居。另外还有舞蹈和祭祀活动，如猎头舞、狩猎舞等，展现出当时佤族比较成熟的文明状态。

三、佤族的艺术形式

（一）音乐

佤族是能歌善舞的民族，歌舞是佤族人日常生活的一部分。音乐、舞蹈、歌曲、文学在佤族的生活中是融为一体的。佤族音乐具有原始、朴素、粗犷、健康的特点，是人们在情感表达、生产劳动、祭祀礼仪、歌颂生活等各种社会生活中的日常行为和艺术表达形式。歌曲的类型包括司岗里歌、拉木鼓歌、剽牛歌、送客歌、悼念歌等风习歌；出工调、收工调、收割调、盖房歌、薅草歌、背柴歌等劳动歌；情歌、催眠曲、孤儿歌等抒情歌；贺婚礼、贺新房、庆祝工程开工和竣工、庆祝生意开张或添置家具时唱的娱乐歌；另外还有儿歌等。佤族人的生活情感都以音乐和歌曲直接抒发出来。

佤族人的音乐创造力还体现在种类繁多的乐器上，有短笛、四孔箫、仙箫、小独笛、二孔箫、苇笛、拜、牛角琴、葫芦笙、葫芦丝、口弦等吹管乐器；独弦琴等弓弦乐器；小三弦等弹拨乐器；木鼓、象脚鼓、铓、锣、钗、竹鼓、竹琴等打击乐器，体现了佤族人在音乐上丰富的想象力和创造力。

（二）舞蹈

佤族的民间舞蹈和音乐相似，题材广泛、类型多样，可用于祭祀仪式，反映劳动生活、传播劳动技能、节日喜庆、舞台表演等场景。舞蹈动作既有来源于劳动的，也有模仿各种动物形态的，常与歌曲和音乐配合，以抒发情感。佤族比较有特点的舞蹈有木鼓舞、舂碓舞、剽牛舞、打铓舞、竹竿舞、扫帚舞、摇篮舞、

① 申戈．云南原始社会艺术初论［M］// 云南省博物馆．云南人类起源与史前文化．昆明：云南人民出版社，1991.

棺材舞、象脚鼓舞、大鼓舞、甩发舞、毯子舞、欢乐舞等，以及各种少儿舞蹈。

（三）木鼓

佤族人称木鼓为“克罗”，它不仅是一种乐器，还是人和神沟通的神器，是象征人世权力和财富的重器，也是祭祀礼仪的礼器。木鼓兼具集会、警戒、联络、结盟、喜庆、战斗、娱乐等功能。木鼓对于佤族人而言是文化传承的象征，是佤族人性格、精神、生命的图腾。木鼓文化在佤族文化中占有绝对神圣的核心地位。

佤族村寨几乎都设有木鼓房，专门用以存放木鼓。木鼓呈圆柱形，由优质硬木红毛树制作而成，通长 150 ～ 200 厘米，直径 50 ～ 80 厘米，鼓身中间挖有长 130 ～ 140 厘米、宽 0.5 ～ 1 厘米、深 10 ～ 15 厘米的槽口。这种木鼓又被称为“木槽鼓”，需要在宽 0.5 ～ 1 厘米的裂缝处将内部基本掏空，以便敲击时发声，这需要高超的技艺。木鼓外壳往往凿有牛头、三角符号、图形等浮雕纹饰。木鼓的声音有高、中、低音之分，佤族人能敲出不同的节奏和音色，以此传递不同的信息，其声音能传播到方圆几十里的范围。《隋书·地理志》中记载了木鼓的功能：“欲相攻，则鸣此鼓，到者如云。”佤族人在最隆重的节日和祭祀等活动时，总是少不了木鼓。木鼓声一响，佤族人的血液就会沸腾起来，在其号召下统一行动。木鼓已经从佤族传递信息的器物、社会组织的工具上升为社会生活的符号和精神的图腾。它的构造不仅体现了生殖崇拜，也可以说，佤族人的精神生活是以木鼓为核心。佤族人赋予木鼓深厚的民族情感和极高的精神内涵，佤族的艺术、宗教、历史、战争、文学、生活等都以木鼓为灵魂。在木鼓的精神凝聚力下，佤族才以一个民族集体的形态出现在民族之林。①

四、佤族的风俗习惯

（一）传统节日

佤族的传统节日形成时间相对较晚，至今仅有 200 年历史。在此之前，佤族会在不固定的时间进行祭祀，这时大家身着盛装，进行杀猪剽牛、砍木鼓、滤水酒、蒸米饭等活动。后来，佤族逐渐吸收其他民族的文化，形成了火把节、新米节、春节等传统佤族节日。

过节时，人们穿上节日的盛装，除一起吃饭、喝酒、唱歌、跳舞之外，还有

① 赵富荣．中国佤族文化［M］．北京：民族出版社，2005.

一些特别的仪式和寓意。佤族视火把节为最重要的节日，具有辞旧迎新、驱鬼祛灾、祈求平安等寓意。在火把节前夕，头人要挑选红色的公鸡举行祭社仪式；过节当天，要煮老鼠稀饭，佤族称其为“小米魂”。

新米节在每年农历八月谷物成熟时举行，它表达着佤族人对“谷神”的崇拜和感恩，以及他们对劳动和美好生活的向往。吉日由头人和德高望重的老人共同商定。提前三天，要修整桥梁和道路，修理农具，打扫家庭卫生。过节当天，要砍木鼓、迎谷魂。

春节是各民族共同的辞旧迎新的节日。佤族家家户户会提前数月准备酒食、新衣、柴火、草料等，还要修缮房屋、疏通水沟。农历二十九，人们会在村寨的舞场栽一棵松树；大年三十，舂制糯米粑粑，请老人来家里喝酒、祝词。大年初一清晨，头人会带人鸣枪、放炮，宣告新年的到来。家家户户迎接“新水”，洗澡的同时洗刷家里的衣物，寓意干干净净地迈入新年。从大年初二开始，人们便出门拜年并跳“打歌”（一种春节特有的舞蹈）。[①]

（二）饮食起居

佤族以农业经济为主，主食为旱稻，兼有玉米、高粱、小红米、荞麦、豆类等杂粮。食用方法有稀饭、烂饭、干饭等。其中，烂饭是佤族较普遍的做法，即把米和肉、青菜、佐料等一起煮烂，其口感介于稀饭和干饭之间。用餐时，佤族采用分餐制，每人盛一盘饭和一碗菜汤，蹲在火塘边进食。此外，佤族还有喝水酒、饮苦茶、吸草烟、嚼槟榔等饮食习惯。

佤族尚黑，黑色不仅象征着庄严和肃穆，还有诚实和勤劳的寓意。佤族男女不仅保有浓密的黑发，还有嚼鸡矢藤黑齿的传统，在取名时也经常用“黑”字，其传统服饰同样以黑色为基调。佤族服饰在穿戴方面存在较大的地域差异，男子多剪发留有一撮“魂发”，缠黑色、白色或红色包头，上身着黑色短衣，下身穿大排裆宽脚裤，束黑色或红色布腰带，佩戴耳坠、项圈和手镯，还会携带长刀、弓弩、长枪。佤族妇女往往盘发包头，上穿坎肩式无领无袖圆领贯头短衣，下围筒裙，佩戴头箍、耳环、项圈、腰箍、手镯等首饰。老年妇女往往会在小腿上裹一尺宽的布。由于以往的生产力限制，男女老幼多赤脚，当下其服装已呈现出现代化特征。

佤族的住房一般依山势而建，以“干栏式”的悬空竹楼为主，既可以通风防

---

① 赵富荣 . 中国佤族文化［M］. 北京：民族出版社，2005.

潮，又可以防止野兽和毒虫的攻击，房屋下还可以饲养家禽。房屋内部分为主间、客间和外间，每间都设有火塘，分别称为主火塘、客火塘和鬼火塘，这些火塘可以防寒防潮。主间为平时做饭和睡觉的地方，主火塘终年不熄；客火塘一般用于待客；鬼火塘则用于宗教活动。客间的前后分别设有火门、客门，外间的右侧设有鬼门。鬼门和火门外有架起的平台，用于日常休息、晾晒衣物、堆放杂物等。有些头人的大房子还会在房脊两端刻有燕子和男性裸体，设置角牛交叉、牛尾巴桩、剽猪石等。①

（三）婚丧礼仪

佤族人有敬老的传统。老人社会阅历丰富，精通本民族的传统习俗和历史渊源，所以村寨里的头人和看鸡卦的魔巴大多是老人，他们在寨子里有较高的地位。在家庭中，老人占有财产分配权，有较高的经济地位。结婚时，新人要给老人洗脚。宴席上，要请老人坐上座，敬老人喝头道酒、敬鸡头。老人的居处不能随意乱动，吃饭时要等老人先动筷，其他人才能吃饭。

佤族人认为孩子是夫妻双方精魂的结晶，如果婚后不育，就要修正婚礼，到女方家“娶魂”。生产的过程往往由产妇的母亲、婆婆及经验丰富的中老年妇女帮忙助产。产后通常要杀鸡看卦，以此占卜小孩一生的命运，这种鸡卦也被称为命卦、生卦。婴儿出生后，家门前会挂刺槐，既可以告知生人莫入，也可以防止鬼怪进门。产妇通常由自己的母亲帮忙照料，常以小母鸡加米、茴香、琵琶菜等熬制“引乳鸡”粥。

佤族人认为死亡是灵魂被逝去的先人带走了，葬礼既严肃隆重又不过于悲哀。在临死之前要杀猪、剽牛，并通过看卦等准备后事。人死后，要在死者口中放入钱币、茶叶或糖，为其穿寿衣，用棉线拴拢两脚蹬趾。之后报丧，若死者为男性，则向西方日落处鸣枪；若为女性，则敲锣。亲友和村民要带着食物等前来吊唁。佤族实行独木棺土葬，人去世后的第二天要伐树制作中空的独木棺，放在公墓里。入棺前，要请三个“毕哉（能够通神的人）”到木棺前“跳鬼”，并把死者用篾笆包裹，抬着绕主火塘一圈，经鬼门抬出，和随葬品一起放入棺材。入棺后，再用竹篾捆紧棺木，以石灰水拌牛粪将棺木缝隙密封，然后围着棺木跳舞。棺材经由挖好的甬道滑入墓穴，穴口用大石板顶住。入殓后，举行剽牛、杀猪、杀鸡等丧葬仪式，招待参与殡葬的“毕哉”和帮忙的人。丧葬后的第三天，由“毕哉”将

---

①《佤族简史》编写组，《佤族简史》修订本编写组．佤族简史（修订本）［M］．北京：民族出版社，2016.

死者的魂接回家，接魂的竹筒放在主火塘主位的木板上面，今后不再移动，他们认为死者的灵魂和家人在一起可以保佑全家平安。凡是正常死亡的人，都埋在寨子的公墓里。传统的佤族葬礼不披麻戴孝、不砌墓、不立碑，也不再进行扫墓。非正常死亡者，没有葬礼，且不埋葬在公墓，而是埋在某个偏僻的地方。[①]

五、佤族的宗教哲学

佤族信仰以“万物有灵”的自然崇拜为主，他们相信灵魂不灭，尤其是西盟佤族，这展现了人类对大自然的敬畏。后来，佤族地区逐渐受到外来文化的影响，佛教和基督教在当地也有了一定数量的信众，并产生了相应的影响。

（一）宗教

1. 佛教

佤族地区的佛教，既有从大理地区传入的大乘佛教，又有从傣族村寨传入的小乘佛教。镇康、永德的佤族信奉小乘佛教已有五百多年的历史，沧源、西盟、双江、耿马、孟连等与傣族毗邻的村寨也受到佛教文化的影响。这些地区多处建有佛寺，寺内有长老、佛爷、和尚等教职人员。当地男子十多岁就要入寺跟随长老和佛爷们习字、诵经，之后还俗。佛教的主要节日有堆沙节、关门节、开门节及众多的赕佛活动。在沧源佤族自治县岩帅和单甲区的个别村寨，村民信奉大乘佛教，会祭祀观音菩萨、烧香、磕头，求佛祖保佑。

佛教在佤族地区的知识传播方面发挥了重要作用。僧侣在念诵佛经的同时，也教孩子识字，使得寺庙在一定程度上成为当地的教育中心。同时，佛教禁止杀生、酗酒、祭鬼神等，对改变佤族地区的习俗产生了较大的影响。此外，佛教的传播也促进了佤族与傣族、汉族之间的文化交流。[②]

2. 基督教

美国浸信会传教士永伟里在清光绪年间进入阿佤山区传教，并修建了该地区的第一座教堂，在传播基督教《圣经》的过程中，他创制佤文，并开办培训班，招收佤族儿童和青年接受教育，然后将他们派回本地传教。经过永伟里父子的精心经营，到中华人民共和国成立时，佤族中的基督教信徒已达一万多人。

为了让基督教在佤族地区更好地传播，永伟里将耶稣描述成最伟大的神。要求信众遵守教规、不喝酒、不偷不抢、不祭祀鬼神、不多妻、不吃牲畜血，要爱

---

① 赵富荣 . 中国佤族文化［M］. 北京：民族出版社，2005.

②《佤族简史》编写组，《佤族简史》修订本编写组 . 佤族简史（修订本）［M］. 北京：民族出版社，2016.

人、互相帮助、讲卫生。这些举措在客观上结束了佤族没有民族文字的历史，也改变了部分佤族民众的生活习俗。

（二）哲学

1. 自然崇拜

在佤族人的观念中，天、地、日、月、水、火、山川、河流、草木、鸟兽、人畜、房屋乃至万物都有“灵魂”，一切不能解释的自然现象也归为“鬼神”。“鬼神”是汉语的译称，对佤族人来说，“鬼”“神”“祖先”是同一概念。他们认为世界的一切都受到鬼神主宰，也包括人间的安危祸福、生老病死。通过巫术可以“叫魂”，让那些离开了附着物的灵魂重新回归。①

西盟佤族最崇拜的是“木依吉”，沧源佤族称为“梅吉”。“木依吉”被视作创造万物的“大鬼”，是主宰万物的最高神灵。它无所不在、无所不能，人的生命也掌握在它的手中。人的行为不能触犯它，否则就会遭遇不幸。很多神都是“木依吉”的儿子，但这些神之间没有统辖关系，只有大小之分，即所管事务的大小，各司其职，所以，发生不同的事就要祭不同的鬼神，否则，即便祭祀“木依吉”，若事情不对应，也没用。此外，佤族人还崇拜男性始祖“阿依俄”，这一现象体现了父系社会的社会形态特征。佤族的宗教祭祀活动都有“万物有灵”的原始宗教印记，宗教活动多以歌舞表演及牺牲祭品的方式取悦鬼神。每年“做水鬼”是为了祈求风调雨顺；“拉木鼓”是为了使“木依吉”听到鼓声下来接受人的供奉。除了固定的祭祀活动，每当遇到战争、结盟、搬迁等重大抉择，或盖房、婚姻、远行、生老病死等家庭事务时，都需要通过看鸡卦、猪卦、牛卦、羊卦等方式来征求鬼神的旨意。

中华人民共和国成立以来，考虑到宗教祭祀活动造成了大量财物如牛、鸡、米酒、粮食的浪费，以及频繁的宗教活动给人们带来了沉重的精神负担，国家加大了思想教育力度，科学观念逐渐深入人心，许多陋习被革除。佤族社会和个人也逐渐摆脱了鬼神观念的束缚。②

2. 核心体系

佤族人虽然没有形成系统的哲学论述，但从他们的宗教信仰和祭祀行为中可以看到人类朴素的自然哲学观。佤族人试图从纷繁复杂的自然和社会现象中找到人性化的终极答案。他们的哲学体系包罗万象，融宗教仪轨、文学艺术、实用科

---

① 赵富荣. 中国佤族文化［M］. 北京：民族出版社，2005.

②《佤族简史》编写组，《佤族简史》修订本编写组. 佤族简史（修订本）［M］. 北京：民族出版社，2016.

学为一体，对人们所关心的天地起源、人类诞生、生命归宿、天人关系、人伦常规、自然现象和偶然性事件给出必然性的解释和预测。

这一哲学体系的重要特征是以人为核心，对自然和社会现象进行人性化的阐释，体现出很强的解释力和实践指导力，这种实用性使人们的生活表现出很强的合理性和确定性。在《司岗里》描述的神话中，我们可以看到朴素的唯物史观、万物有灵的生命观、天地相应的自然观、因果报应的寰道观，以及柔弱胜刚强的辩证观等。[①] 这些哲学观念也会在佤族的医疗行为和思维方式中有所体现。

六、佤族的社会组织

（一）部落和村寨

佤族社会由同一祖先的若干家庭组成家族，若干家族组成村寨，若干村寨组成部落。佤族实行一夫一妻制的小家庭模式，家庭是佤族最基本的生产、经济单位和社会组织单元。家族则以共同的祖先、族长、族规、祭祀、财产和债务等经济关系组织起来。村寨规模大小各异，以一定的领地、生产和经济互助关系、政治和军事活动、宗教和祭祀活动为纽带组织起来，呈现出具有地域性、经济性、政治性，以及宗教文化属性的集体特征。部落是更大规模的政治和文化集合体，大的部落可达到几十个村寨数万人的规模，他们通过塑造共同的历史和祖先、共同的文化谱系，遵守共同的契约，认可共同的“窝郎”，或通过政治和军事联盟的方式，组成相对松散的文化和利益共同体。

佤族部落的领导者有窝郎、头人和魔巴。窝郎主要由选举和看鸡卦的方式产生，负责管理木鼓房，所以一个村寨有几个木鼓房，往往就会有几个窝郎。由于木鼓文化具有重要地位，窝郎的职权逐渐扩大到宗教、政治和其他诸多事务。后来，由于头人的兴起，窝郎的许多行政职权被头人所取代，现在窝郎主要负责管理宗教事务。头人是汉族的称呼，佤族人自称为“扩”，主要是由一些德高望重的老人担任。头人的产生不是简单的选举，往往是在群体中逐渐形成的威望，其中较为重要的条件有三个：经济状况好、办事能力强、说话公道。魔巴是拉祜语，佤族人自称为“奔柴”，主要指从事与“做鬼”相关事务的人。所以，魔巴主要负责占卜、决断、解释等工作，逐渐演变为对本民族历史、传说及习惯规范掌握较多的人。

---

① 赵富荣. 中国佤族文化［M］. 北京：民族出版社，2005.

佤族的部落内部和部落之间主要通过习惯法，即约定俗成的规范来进行约束。遇到重要的事务，则需要经由头人会议作出决定。此外，寨民大会是村寨最高的权力机构，但很少召开，所以村寨基本由头人会议进行管理。佤族村寨的组织管理体现了原始的民主和平等原则。①

（二）婚姻和家庭

佤族实行一夫一妻制，婚姻基本是自由的，但同姓之间禁止结婚，也不允许发生性关系。佤族青年男女到十四五岁就可以自由恋爱，这种恋爱方式在佤族被称为“串姑娘”，他们通过讨要槟榔、互唱情歌等形式表达爱意。恋爱之后是订婚，由男方杀猪置办酒饭。结婚时，男方要送给女方父母猪和米等财物作为聘礼，在此情形下，女方在婚姻中相对处于弱势地位。由于聘礼较重，有些人家选择将自家的女儿嫁给舅舅的儿子，这样便可免除双方聘礼的支付，这就是姑舅表婚。若夫妻婚后感情不和，经过简单的仪式并退还男方的聘礼就可以离婚。在婚姻关系中，如果丈夫去世，妻子可转房给丈夫的兄弟。①

佤族的家庭以一夫一妻的小家庭为主。在传统的佤族家庭中，男性的地位较高，对财产有绝对的继承权，在婚姻方面也享有更大的自由度，家族的延续也附着在男权之上。女性无权参加政治和宗教活动，即便能够参加寨民大会也没有发言权，作为妻子和女儿也没有财产继承权。自中华人民共和国成立以来，佤族的婚姻习俗随着社会和观念的变革逐渐现代化，佤族妇女的地位也在逐步提高。

（三）姓名和个人

姓名是社会交际中个体化的符号标志，在一定程度也反映出社会关系和组织形式。佤族有自己独特的姓名文化，不仅包含性别、排行、生日、个人兴趣等信息，还包含社会关系和家族传承的脉络。

佤族的每个家族都有各自的姓氏，共计 100 多个，这些姓氏主要来源于神话传说、图腾崇拜、居住地区、祖先姓名、职业或受赐等方面。从对佤族姓氏的研究中，我们能够看到人们之间的血缘关系、家族的起源地，以及佤族村寨之间发展和融合的历史痕迹。比如部分佤族人采用汉姓，这一现象就体现了本地区汉文化对佤族的影响。在佤族社会中，“同姓不婚”除了用以区别婚姻关系，还具有联系血缘亲情、开展宗教活动、承担经济义务等现实作用，有一定的母系社会残留

①《佤族简史》编写组，《佤族简史》修订本编写组 . 佤族简史（修订本）[M]. 北京：民族出版社，2016.

特征。

佤族的人名是独立的，不带姓氏，一般分为两个部分，前一个读音是排行，男女有别，后一个读音往往是出生当日佤历的天干或地支的读音。男性的排行从大到小依次是：艾、尼、桑木、赛姆、奥、罗克、吉特、别特等 10 个；女性排行依次为：叶、伊、阿姆、奥格、叶特、依甫、沃、为等 10 个。如果人数超过 10 个，就从第一个开始再次循环。在排行的信息中，男孩的排序尤为严格，可以体现出相互之间是同父异母还是同母异父，或有无去世的兄弟等信息。第二个读音以往主要用天干地支，但重名的现象非常普遍。现在佤族人可以根据个人爱好、愿望、崇拜等选择某个汉字或其他民族语言的读音来取名，以彰显个性。在佤族的日常交往中，往往不称呼排行名，单称字名。佤族的父子之间以“逆推反连”的形式形成“父子连名”，能从当下人名一直反推至家族始祖，所以每一个名字往往包含一个家族谱系的信息。另外，当佤族男女成为父母后，会以第一个孩子的字名取代自己原来的排行名，所以从名字中也可以看出其社会地位。对长辈的称呼往往依据社会关系或尊称为主，不直呼其名。此外，由于佤族人处于多民族聚居的区域，还会取一些汉族、拉祜族、傣族的名字，这使得佤族人名呈现出多元化的特点。从佤族人名中不仅可以看出他们对排行、祖先、性别等社会角色的重视，还能从名字的变迁中反映出个性化意识的觉醒。①

① 赵富荣．中国佤族文化［M］．北京：民族出版社，2005.

第二章　佤族医药的形成脉络与理论构建

第一节　佤族医药的形成和发展

任何一个民族都要面临疾病的威胁，运用医药知识解决现实问题是民族延续的重要课题。佤族具有悠久的历史，有着丰富的医疗实践经验，但由于只有语言，没有文字，无法记载其民族医药的形成和发展过程，这给考证佤族医药的渊源带来了现实困难。由于佤族地处边疆，交通闭塞，社会形态尚处于相对原始的阶段，医疗行为受到科学观念和外来文化的影响相对较少，所以具有较高的文化学和民族特异性样本的研究价值。

一、佤族医药的渊源

考证佤族医药的渊源，主要依据佤族民间口口相传的神话、史诗、故事等，尤其是《司岗里》传说。

（一）火的运用

《司岗里》记录了人类最早是从雷火、山火等“天火”来获取火种的。后来，佤族人在萤火虫和毛毛虫的启发下，学会了撞击石头生火、摩擦干竹生火、钻木取火。从此，佤族人将“光明和温暖掌握在手中”，再也离不开火塘、三脚架和吊着的炕笆。每年都要选定吉日，熄灭旧火，祈取新火，以此来迎接新一年的到来。①

火的运用不仅在人类文明史上具有重要价值，对于医学的发展更是意义重大。有了火，人的饮食习惯从生食逐渐变为熟食，一方面减少了疾病的发生，另一方面对人体的消化系统、免疫系统、神经系统都有促进作用。火可以有效避免野兽的袭击，减少伤亡，还可以温暖身体、发汗、兴奋神经系统，可以烧制陶器、冶

① 毕登程，隋嘎．司岗里·佤族创世史诗［M］．昆明：云南人民出版社，2009.

炼金属、锻造工具、蒸煮食物和药物。火不仅为药物的使用提供了条件，其产生的光和热本身就是一种治疗手段。[①]

（二）人的认知

佤族的民间传说中有许多关于生育知识的传说。开始"莫伟"把生育交给了男人，但是男人要做重体力劳动，生孩子不方便，于是"莫伟"把生育的功能又交给了女人。佤族人不仅认识到生育是女人的生理机能，还规定同姓不婚。"达赛"和"牙远"兄妹结婚，在佤族被视为乱伦，会使村寨遭受洪水、瘟疫、庄稼歉收等灾害。也有传说，"鹿埃姆"和"鹿埃松"是兄妹，曾教会人们种旱谷、盖房屋，但在他们结婚后，庄稼就一年不如一年，不得已永远分开。[②] 这些神话传说不仅体现了佤族人对近亲结婚给后代带来影响的认识，还提供了农业社会发展的线索。

佤族民间有大量关于人和动物的传说，动物的出场往往是拟人化的、会说话的，更重要的是在人和动物之间的比较中确立人的特殊性。比如佤族人在解释为什么既崇拜牛又吃牛的传说中，在人和牛的对话中可以看出牛的宿命是愿赌服输，而人超越牛不在于体力而在于智力。《司岗里》中有关于画眉、狗、小米雀、白鹤、老鼠、老虎、蜘蛛、蛇、蚂蟥、猫头鹰、蚱蚱虫等大量动物的描写，这些是佤族先民以采集、狩猎为生的经验积累，也是发现和运用人的特殊性的过程。[③]

佤族先民在长期野外生活和穴居过程中，必然会遭遇野兽袭击、跌扑损伤、感染、饥饿、营养不良、食物中毒等，出现致病、致残或致死的情形。但在农业种植、筑房而居的基础上，形成社会群落后，人类面临的威胁减少，经验的总结以指数级增加，社会规则构建，不同姓的部落间通婚交流，经验和文化也在交流。随着医药经验的积累和生命认知的加深，原始的医学行为便随之产生。[④]

（三）药食同源

佤族民间还有关于盐、酒、谷物、大烟等的传说。关于"盐老奶"的传说里提到，没有盐吃，饭菜就不香。文东山顶的"盐井大树"也有悠久的历史，树根下的盐井就是从前人们挖盐的地方。水酒的发明是一个妇人偶然间发现剩饭发酵

① 王志红，谢薇，杨云．阿佤山的健康智慧——佤族传统医药文化［M］．北京：民族出版社，2018.

② 尚仲豪，郭思九，刘允褆．佤族民间故事选［M］．上海：上海文艺出版社，1989.

③ 毕登程，隋嘎．司岗里·佤族创世史诗［M］．昆明：云南人民出版社，2009.

④ 王志红．云南佤族医药［M］．北京：中国中医药出版社，2011.

可以产生一股甜辣的味道，鸟儿吃了会醉但不会死，佤族人于是学会了酿酒。对这些药食两用物品的认知，是佤族人在生活实践中逐渐积累的经验的收获。[①]

随着实践范围的拓展和认识的加深，人们会积累对本地区动物、植物、矿物药用价值的广泛经验，进而对药物进行有目的的运用，在“疾病—治疗—预期”的治疗效果方面不断试验、反馈和校正的过程中，形成了一些简单有效的医疗手段和具有普遍性的思维方法，也就形成了佤族自己的医药学。

有一些传说反映了这样的过程，如佤族医药中有一味药叫胖猪菜，就是由于人们在放猪的时候发现，猪吃了这种菜就渐渐地由瘦变胖起来，于是人们就采来这种菜用于治疗体虚瘦弱，该药也由此得名。[②] 佤族医药的起源与中医中药及其他早期医学相似，都来自人们的生产、生活和医学实践经验的积累。

佤族传统医药积累了丰富的临床经验，主要体现为针对当地常见疾病，充分利用本土的医药资源，形成简便、有效的防病治病手段。佤族医药还较多地停留在个别经验和感性认知的层面，但它的有效性和与本土文化的亲和力，使佤医佤药直至现在仍然是当地民众治病疗伤的重要手段。

二、佤族民间医药习俗

由于科学观念的普及，现代佤族人民求医问药往往到正规医院，但佤族山民的宗教信仰和生活习俗沿袭时间久远，某些宗教观念根深蒂固，从而会影响他们的医疗行为。在我们的实地调查中，我们采访到以下内容：

调查地点：沧源佤族自治县勐董镇

采访对象：XJ（男　佤族）

调查者：现在大家生病否还是给（是否）“做鬼”呢？

XJ：做呢，一般么（没）有病还是会克（去）医院，要是医院也看不好就回家来“做鬼”。前段时间我们这里的一个人，在医院看不好，都快不行了，抬回家来，“做鬼”就好了，说不清楚了。

这说明，巫祝等原始的医疗行为还存在于阿佤山人民的生活中，鬼神的观念还在影响着他们对于疾病的判断和求医的行为。佤族人在生产、生活中有很多禁忌，尤其是上了年纪的老人，在求医治病及服药方面也有很多禁忌及习惯。

求医治病往往需要避开忌日。佤族人求医治病主要有两种需要避开的忌日。除有生命危险的情况外，佤族人首先要避开本家及家族的忌日，凡遇到这些忌日，

① 尚仲豪，郭思九，刘允禔 . 佤族民间故事选［M］. 上海：上海文艺出版社，1989.

② 王志红 . 云南佤族医药［M］. 北京：中国中医药出版社，2011.

不能求医治病，也不能占卜。除此之外，凡逢“闭”日和“破”日，即历法中不宜出门、不宜求医治病、不宜占卜的日子，也同样忌讳。

用药时一般选择吉日。佤族人最讲究选择日子。吉日一般选自风俗中的吉日或汉族的黄道吉日。如果遇到汉族历法中的黄道吉日与佤族的吉日不符，他们往往舍弃历法中固定的日子，而以魔巴算出的吉日为准。

吃药前要祈祷。尤其是老人，吃药前要双手把药碗举到头上，祷告之后才把药喝下。祈祷的内容往往是向自己家的“家堂”和“家神”祈祷，保佑自己药到病除、长命百岁。

佤族还有“讨药”的传统。患者或家属带一些“讨药”礼物：一对蜡烛，一碗米，一瓶酒，一包糖，一包茶叶，一条毛巾或一块白布，放在一个小竹筐里。在礼物上放 2 元 5 角（以前），现在往往放 25 ～ 60 元不等。到达医生家后，需要给医生磕头，说明来意。与药费不同的是，患者如需长期服药，一次性送给医生 66 元，就可以长期领取药物。但每到农忙季节，患者家属都要主动前来给救过他们的恩人帮忙，而且不计报酬。

三、佤族医药的发展

（一）佤族医药研究机构

佤族医药是我国传统医药宝库的重要组成部分。中华人民共和国成立前，阿佤山区交通闭塞，与外界保持相对隔绝的状态，中医和西医基本未能传入这一地区。地处亚热带和热带低纬度的阿佤山区，是疫病的流行区，也是鼠疫、疟疾、霍乱、麻疹、天花、流行性脑脊髓膜炎、痢疾、伤寒、肝炎、百日咳等疾病的高发区；由于阿佤山区地处高海拔山区，加之佤族人的生活方式，导致高原病、骨折、毒蛇咬伤、食物中毒等疾病较为常见，佤族利用当地的医药资源在防病治病的过程中积累了独特的经验，但也有其局限性。

中华人民共和国成立后，党和人民政府高度重视阿佤山区的卫生防疫工作，举办了专门的民族医培训班，提高佤族医生的医疗水平；抽调一批外部医疗人员到阿佤山区开展工作，主动上门送医送药、义诊、科学宣教；在佤族地区建立卫生院、卫生所、卫生站、医院等现代医疗机构，并逐渐形成了医疗卫生网络，有效改善了当地的医药卫生状况。改革开放以来，佤族地区的医疗卫生事业进一步发展，在原有基础上又建设了大量的医疗卫生机构，增加了医务人员，设立了医学培训学校和药品检验机构等。医疗卫生设施得以极大地改善，以预防为主、以地方病防治为重点的公共卫生防疫体系基本建成，医疗服务质量大幅提高。①

与中医学、西医学不同，佤族医药没有自己的医学理论体系，发展相对滞后，尤其是随着人们观念和生活方式的改变，佤族医药在防病治病方面的作用逐渐弱化。佤族医药和传统文化都面临着消亡的危险，亟待深入挖掘、收集和总结。正是在这样的情形下，1992 年在沧源佤族自治县成立了专门研究的机构“佤族医药研究所”，负责收集整理佤族民间单方和验方，同时附设门诊部开展佤族医药的临床医疗服务，在实践验证中做一些基础性的研究工作，搭建了一个佤族医药研究的工作平台。

沧源佤族自治县人民医院还设有“民族医药科”，提供佤族医药的临床诊疗服务。云南中医药大学等机构也参与到抢救性的整理研究工作中。

（二）佤族药物研究

1977 年，《中国民族药志》收录了 23 种佤族药。李振先等编写的《佤族药选》，附方 300 余个。郭绍荣、段桦、郭大昌等自 1982 年始，先后深入西盟、澜沧、孟连、沧源、双江、耿马等 8 个县 30 多个乡镇的佤族聚居区调查，访问 100 余人，收集了大量的民间药物、验方和疗法，整理编写成《中国佤族医药》，从 1990 年起由云南民族出版社陆续出版，全书共 4 册，收载植物、动物和矿物药共计 300 余种，该书首次用佤文和汉文对照的方式出版，结束了佤族医药千百年来仅有口传身授而无文字记载的历史。

云南沧源佤族自治县佤医佤药研究所附设门诊部的资料显示，佤药有 1000 多种，常用药物有 300 ～ 400 种。2011 年，该所由云南民族出版社出版了《佤族民间常用植物药》一书，收录常用植物药 18 味。白志红等主编了《阿佤山食用药用植物传统知识选编》，该书收录了阿佤山药食两用植物 119 种。

结合现代科学，研究人员对部分佤药进行了研究。沧源佤族自治县药品检验所对佤族药的命名进行规范和整理，还对民间常用且确有疗效的如日该下、昔泡结、娘母良、丫磨娘等特色药材进行了深入的研究。佤药研究从科属、命名、采收季节、炮制方法、功用、附方、化学成分、药理学、毒理学等方面进行了全面研究。尤其是近年来，很多学者对包括佤药在内的民族药材进行了现代研究，取得了诸多成果。

---

①《佤族简史》编写组，《佤族简史》修订本编写组 . 佤族简史（修订本）［M］. 北京：民族出版社，2016.

（三）佤医临床研究

1997 年出版的《中国佤族医药》第 4 册，对佤族的民间验方、单方进行了较为系统的整理，共收载了佤族医药方剂 270 余个。云南中医药大学的王志红教授等完成了《佤族医疗经验的挖掘整理研究》工作，实地采访佤医 35 人及上百名佤族民众，收集到单验方 264 首；整理文献资料，收集佤族单验方 526 首和食疗方 25 首。去除 815 首方剂中重复、无法确认药物的部分，收集到佤族单验方共计 777 首。原沧源佤族自治县人民医院的李永明，中国医学科学院的彭朝忠、郭绍荣，西双版纳民族医药研究所的陈娅梅等也收集、整理了部分佤医单验方，并进行部分研究和临床报道。

在大量药物研究、单验方整理研究的基础上，系统总结佤医的诊疗规律、方法、理论思想等方面的研究也在开展。佤医药的治疗方法非常丰富，有内服法、外敷法、外切法、外搽法、外拔法、外包法、食疗法、熏疗法、生食含漱法、外洗法、熏蒸法、嚼涂法等；还有两种或三种治疗方法相兼的治法，如放血内服法、外搽内服法、外敷内服法、外切外敷内服法、外拔外包内服法、推拿按摩外敷法等。除了药物治疗之外，佤族还有许多富有特色的理疗方法，如抹法、揪刮法、揉擦法、拍打法、推拿法、放血法、拔罐法等。

从收集到的单验方的功用和主治范围进行归类，按照西医学的系统和病名进行分类和整理，共涉及 160 多种病症，基本涵盖现代医疗中的绝大部分疾病。但在药物选择、方剂组成、用法用量等方面，佤族医药有其特点。这与佤族独特的生命观、生育观、疾病观、健康观下形成的佤族医学思想体系有关。在特殊的医学思想指导下，佤医的诊断方法、治疗原则、用药特点都会呈现独特的民族特征。如佤族有着深厚的药食同源文化，至今还沿用着许多独特的食用药方。

第二节 佤族医学观

在人类社会中，与疾病有关的信仰和实践往往构成一种文化的中心特征。人类学家认为，因地域、环境、文化模式不同，身处其中的人们便自然地形成了风格各异的对于疾病病因的解释及采取的治疗实践模式。[①] 佤族在长期的历史发展过程中，拥有了一套较为系统的疾病观念，并衍生出相应的为其所用并行之有效的

① 徐义强．哈尼族治疗仪式的医学人类学解读［J］．中央民族大学学报（哲学社会科学版），2013，40（2）：84–89.

治疗手段。

佤族的医学观是佤族人民在漫长的生活实践中产生的，用来解释疾病存在和发展的“合理性”，并确定相应的治疗方法，体现了明显的原始自然崇拜特征，这与佤族社会所处的历史阶段、自然环境等密切相关。

一、原始自然崇拜的医学观

佤族是一个直过民族，在中华人民共和国成立后，直接由原始社会末期进入社会主义社会。受所处历史、社会条件的限制，佤族在思想观念中还保留着鬼神信仰，这也影响了其疾病观。

（一）原始自然崇拜与人的认知

佤族生活在佤山的崇山峻岭中，处于刀耕火种的农业阶段。自然环境中的风雨雷电、虫蛇猛兽等，无不威胁着他们的生存。面对变幻莫测的大自然，佤族先民坚信有一种力量支配着一切，在敬畏这种力量的同时，也渴望着“它”能够保护自己，于是原始自然崇拜便产生了。

在佤族人的观念中，万物有灵。比如，他们把太阳鬼称为“丽”，月亮鬼称为“伦”，植物鬼称为“啧”，云雾空气鬼称为“努”，水鬼称为“阿涌”等。[①]佤族认为人也有“魂”，而且每个人都有一百多个魂，无论男女老幼，灵魂数量是一样的，这些魂附着在人体的各个部位，人的头、脚、手、肠、肚及各个关节都有灵魂，他们分别支配着人体各部位的正常活动，在一百多个魂中能量最大的是头魂，人做梦是头魂离开头脑外出游荡引起的，梦中的所见所为是头魂活动的结果，头魂一旦出游不返回，人就会因日渐羸弱而死去。[②]“万物有灵”观念的产生，源于佤族先民在面对自然界时的手足无措。他们逐渐认识到有一种无形的力量掌控着这一切。于是，他们将这种力量称为“鬼”“神”，并开始对“鬼”“神”进行崇拜。这是人类认识的一种进步，也是社会、历史进步的一种表现。

（二）原始自然崇拜与病因

原始自然崇拜的产生与佤族人对疾病病因的认识存在着密切的联系。在佤族人的观念中，疾病发生的原因有四：一是远行、惊吓导致“魂”的离开；二是冲

---

① 杜巍，白应华．文化·宗教·民俗：首届中国佤族文化学术研讨会论文集［M］．昆明：云南大学出版社，2008.

② 朱力平．传统宗教与佤族疾病观［J］．思茅师范高等专科学校学报，2007，23（2）：1–4.

撞鬼神导致“鬼”附体；三是违反社会公德，“神灵”降罪；四是他人“巫术”的加害。[①]

佤族的原始自然崇拜认为，人的魂既寄居于人的身体中，又独立于身体而存在。人们远行，或受到惊吓等，都会导致身体中的魂游离，如果魂离开了身体，人就会生病，因此，需要借助特定的仪式，将魂招回来。

西盟大马散的佤族认为，“腔秃”是大树鬼，也是树林里的大官。所以，人们砍了树后，要放一块石头，算是答谢“腔秃”给的报酬。否则，触犯了“腔秃”的人，会头痛、失明；惹怒了“腔秃”的人，有可能被大树压死。“腔秃”爱吃鸡毛和炊烟，所以，佤族人民用鸡毛和炊烟供奉他。另外，还有很多精灵能致人生病，如“阿瑞”住在树上，能使皮肤发痒，即生癣；“毛阿布”住在大藤子上，能刺人；“吉柚”能使人肋骨痛、头痛、脚痛；“司尼呵”附着在永必烈等寨的一些人身上，能在夜间变成鸡、狗害人；“铺瑞依”与“司尼呵”同类，但较“司尼呵”厉害；“涩”附着在某些人身上，能使人肚子痛；“阿入各”住在水中，能使人耳朵痛；“各茗”能使人耳聋；“哈”能使人抽筋；“宏”能使人肚子胀大；“阿去姆”能使人肚子痛；“各朗”能使人发疟疾；“各软”能使人患麻风病等。[②]这种神秘而强大的力量是不能轻易冒犯的，冲撞了“鬼”“神”会引起疾病，要进行驱鬼等仪式，使附在身上的鬼离开，疾病才能好转。如果心存恶念之人，使用了巫术加害，让“鬼”“神”附在人的身上，则会使被害人躯体和灵魂不安宁，引起一些较为严重的病症，需要驱赶才能恢复健康。

佤族的原始自然崇拜是他们对自然的一种敬畏。如果人们的行为违反了道德规范，神灵就会降下灾难加以惩戒，最常见的方式就是疾病。如果是因此而产生的疾病就需要祭祀，向神灵忏悔，祈求原谅，以解除病痛。

（三）原始自然崇拜与治疗仪式

公元前5世纪，希波克拉底说过：“通过相同者，疾病产生；通过使用相同者，疾病被治愈。”原始自然崇拜下产生的病因认识，也需要通过原始自然崇拜下的治疗方法才能治愈。在佤族的观念中，灵魂和鬼神没有区别，都是一个概念。各种鬼神或灵魂有大小之分，但是大鬼神和大灵魂与小鬼神和小灵魂之间没有统辖关系，最大的鬼神或灵魂也管不了最小的鬼神或灵魂。大鬼神、大灵魂管大事；

---

① 王志红，谢薇，杨云．阿佤山的健康智慧——佤族传统医药文化［M］．北京：民族出版社，2018.

②《民族问题五种丛书》云南省编辑委员会，《中国少数民族社会历史调查资料丛刊》修订编辑委员会．佤族社会历史调查：（一）［M］．北京：民族出版社，2009.

小鬼神、小灵魂管小事。各司其职，各管其事，互不相干。人们只能在发生什么样的灾难时祭什么鬼，这样才能得福免灾，祭其他不相干的鬼是无用的，无法达到辟邪的作用。[①]因此，在治疗疾病时，往往要用鸡卦、米卦等来找相应病因，再采用对应的治疗方法。常用的治疗方式有招魂、驱鬼、祭祀。这三种治疗方式，既可以单独使用，有时又可同时使用。[②]魂离开身体所产生的疾病，其最主要的治疗方式是招魂；而"鬼""神"附体导致的疾病则主要使用驱鬼的方式；神灵降罪最常用的方式则是祭祀。这三种治疗方式都需要运用一定的"仪式"才能进行，治疗仪式往往是有效的，而这种效力与佤族人的原始自然崇拜密切相关。

一种治疗方式的效力在很大程度上取决于对病因的解释。佤族在原始自然崇拜中衍生出来的对病因的认识，让身处此文化背景中的"病人"知道了"病因"，理清了困惑。在此影响下，人体自身的潜能有可能被充分激发，进而引发生理上的反应，使疾病得以疗愈。另外，社会心理学的研究表明，信息的有效性与正确性有时候与其发布人有很大关系。治疗仪式需在"巴猜"（巫师）的主持下进行，在佤族社会中，"巴猜"（巫师）德高望重。所以，当"巴猜"（巫师）十分坚定地告诉患者"鬼赶走了"或"魂回来了"的时候，病人获得的心理暗示力量是巨大的，这对于病人建立战胜疾病的信心，从而恢复健康有着非常重要的作用。在仪式中，患者的身体体验与祭品的象征意义也很重要。"巴猜"（巫师）在整个仪式中会多次唱词，在唱词的过程中重复唱到"快回来"，并祈求祖先来保佑患者，驱除鬼怪。患者全程参与了仪式过程，在此过程中伴随着"巴猜"（巫师）的唱词，患者的灵魂被"收回""稳固"。而且，仪式中的祭品都具有很强的象征意义，如在患者手臂上拴白线，象征着把魂拴牢了等，这些都给患者带来了极强的心理暗示。支持性心理治疗旨在加强患者对精神应激的防御能力，帮助患者控制混乱的思想和感情，重建心理平衡。[③]仪式中患者的身体体验，祭品的象征意义，都使其在心理上和身体上获得了新生，坚定了战胜疾病的信心。

佤族招魂、驱鬼、祭祀三种治疗仪式体现了佤族先民在面对变幻莫测的自然时，一方面心怀敬畏，另一方面又试图解释各种自然现象。在这样复杂而矛盾的心理驱使下，佤族先民呈现出从被动到主动的心理转变过程。[②]

佤族原始的自然崇拜医学观，是佤族先民与自然相处的一种方式。他们对自

① 杜巍，白应华．文化·宗教·民俗：首届中国佤族文化学术研讨会论文集［M］．昆明：云南大学出版社，2008.

② 王志红，谢薇，杨云．阿佤山的健康智慧——佤族传统医药文化［M］．北京：民族出版社，2018.

③ 王长虹．临床心理治疗学［M］．北京：人民军医出版社，2001.

然力量充满了敬畏，一方面采取“逃避”的态度，希望通过各种各样的禁忌来避免触犯“鬼”“神”。另一方面，他们也渴望这种神秘的力量能保护自己，于是顶礼膜拜，供奉牺牲，希望这种强大的力量能够庇佑自己，解除病痛。在此基础上，衍生出了认识病因的“魂离体”“冲撞鬼神”“神灵降罪”和“巫术加害”等观念，也产生了对应的“叫魂”“驱鬼”和“祭祀”的治疗方式。从一开始的“逃避”到“讨好”再到“驱除”，佤族先民经历了从被动到主动的转变，从一开始无力征服自然到试图控制自然的转变过程，这也是人类意识觉醒的过程。①

（四）原始自然崇拜与多元医疗的思考

每个人并非独立、超然的存在，都是置身于整个文化背景中不断地积累经验知识。患者的疾病体验与自身对疾病的认知有着密切的关系，解决病痛的方式也是个体自身经验与个体认知的整合。对佤族人而言，生活中的一切都与原始宗教和自然崇拜息息相关。对病因的认知及仪式治疗作为一种应对疾病与不适的普遍存在的方法和手段，值得我们进一步思考。在我们的实地调查中，我们采访到了以下内容：

调查地点：沧源佤族自治县勐董镇

采访对象：XSMR（男　佤族缅甸人）

XSMR 于 2016 年 6 月 28 日在家中发病，右手、右脚突然不能动，大小便失禁。送到医院治疗近 1 个月，效果不理想，后出院回到家中。2016 年 9 月 2 日求诊于勐董镇的田医生。

田医生先用米卦得出发病的原因，认为患者在砍柴时碰到了别人送鬼时的“脏东西”，所以要先用黑鸡、黄鸡、麻鸡送鬼。XSMR 按照田医生的指示到碰到“脏东西”的地方送鬼，然后再到田医生处开药治疗。田医生为其开具了以下药物。

何首乌、野当归、半截观音、追山风、钩藤根、党参、鸡血藤、土茯苓、白花蛇舌草、龙胆草。

经过一周的治疗，XSMR 能够行走，大小便能自控。

在这个病例中，我们可以看到原始自然崇拜下医学观念的具体体现。医生通过驱鬼给予患者战胜疾病的信心，同时药物也发挥了治疗疾病的作用，于是在“神药两解”的治疗后，患者能够逐渐恢复健康。

---

① 王志红，谢薇，杨云．阿佤山的健康智慧——佤族传统医药文化［M］. 北京：民族出版社，2018.

在生物医学模式中，治疗的对象是病痛与不适，关注的仅仅是疾病本身，而在原始自然崇拜下的医学观中关注的则是“人”。从对病因的认识再到治疗仪式，原始自然崇拜下的医学观是对患者从身体到精神上的全方位关怀，它让患者进行自我整合，包括自己与自己、自己与他人、自己与神灵的关系，让自身重新融入社会、文化的大背景中。面对人体、面对疾病，我们的认识仍然非常有限。因此，尽管有理性医学的发展，但宗教医学和巫术医学从来都没有消亡。千百年来，原始医学的所有元素都依然存在，直到今天。[①] 现在，世界上的大部分地方都存在着医学人类学家所称的“多元医疗体系”，一个社会中往往有几种不同的医疗模式同时存在。从佤族原始自然崇拜的疾病观中，我们看到了多元医疗体系对人类从生理到心理的积极作用，这种体系应该被我们包容、接纳。

二、自然辩证医学观的萌芽

随着生产力的进步，近年来，佤族人民试图从自然哲学的角度探讨疾病的根源，尝试利用自然界的物质属性来解释人的生命属性。

有学者总结，在佤族人的观念中，自然界由天、地、风、水、木、火、石、气八种物质组成，每种物质都由神赋予，每种物质都有其特性、作用和规律。这种规律不能改变，否则会导致各种物质之间及人与物质之间的不平衡、不协调，进而导致疾病。[②] 基于对病因的认识，佤族医学主要的治疗法则有四种。一是“天地之病”用顺法，即天和地所致的疾病用顺从的方法治疗。因为“天地”不可违抗，只可顺从，通过调理天地规律与人体的相互关系，以达到康复的目的。二是“风致之病”用散法，即风无形而变化不断，故用散的方法治疗。比如风湿、中风等疾病，用散风的药物治疗，例如常用黑蚂蚁房、香樟熟枝、川芎等。三是“火致之病”用润法，即水得火而灭，故用润法。例如烫伤、烧伤等病的治疗选用水分较多的药物，常用软筋草、茶叶、蜂蜜、熊油、蛇油等。四是“水致之病”用止法，“止”指停止、阻止的意思，病因可由“水”引起，“水”即“水邪”，“水邪”致病，采用止水法。例如，在治疗腹泻时常用炒陈米、炒薏苡仁、炒茶叶、金花果等药，这些药多为带有“果”或“根”的部分，具有“堵”的效力，实际多为燥湿或收敛性质的药物。另外，佤族医学还总结出了“清法”“泻法”“补法”等治疗方法。[②]

这种对疾病的深刻认识，无疑是佤族医学史上的进步。它标志着佤族人民逐

---

① 亨利．欧内斯特．西格里斯特（美）．疾病的文化史［M］．秦传安，译．北京：中央编译出版社，2009.

② 龙鳞．佤族医药文化浅述［J］．中国民族民间医药，2009，18（1）：38-42.

步摆脱原始自然崇拜的束缚，在探索自然本源的同时，试图从更理性的角度探讨疾病的根源，这是自然辩证医学观在佤族医学中的萌芽。

佤族的疾病观与其历史发展、自然环境、经济水平等密切相关，需要我们不断去探索和总结。

第三节 佤族医药理论

根据《中国佤族医药》和《云南佤族医药》中的总结，结合田野调查的现场观察，佤族民间医生对疾病的诊断方法相对简单，治疗方法多结合本地取材和生活经验，采用综合和整体治疗的原则，务求实效、速效。佤族医学的治疗原则和用药指导思想尚未形成系统的理论，结合实际情况，可总结如下。

一、诊病方法

佤族民间医生常用的诊断方法包括：一问、二看、三号脉、四顶指甲尖，即问诊、望诊、脉诊和顶指甲尖。

问诊，包括问一般情况、问病史、问病因、问病情、问伴随症状等。问诊可以帮助医生快速了解患者的姓名、年龄、婚姻状况、个人史等背景资料，以及现病史和既往的情况，从而形成整体的判断。

望诊，包括望神志、望皮肤、望体型、望五官、望口唇、望面色等。佤医认为面红发热多为感冒发烧或其他热性疾病所致；面色苍白多为贫血或肾脏疾病的表现；皮肤及眼珠发黄则是肝病的表现，民间称之为“走胆”；颜面及口唇青紫多为心肺系统的疾病。

脉诊与中医相似，佤医号脉时也是以食指、中指和无名指按压患者腕部桡动脉搏动处，根据血流情况来判断脉象，进而分析病情及病位。

顶指甲尖则是医生将自己的指甲尖和患者的指甲尖顶住，然后松开，观察患者指甲内供血恢复的情况，根据指尖末梢血液循环的快慢判断病情。如果是左侧肢体风湿关节疼痛，则左手指甲的血液循环缓慢；如果是右侧肢体风湿关节疼痛，则右手指甲的血液循环缓慢。此外，左手指甲血液循环较慢还提示胃病和肝病。

疾病的诊断是通过以上四项诊断方法综合分析判断病情，然后对症确定相应的治疗方法。还有一些老佤医有自己独特的诊病经验，如看眼睛、摸耳朵等。由此可见，这些诊断大部分是根据经验和感性的认识，并没有过多的理论解释和完整的论述体系，其实践中的有效性成为唯一的证明依据。

二、治疗原则

（一）顺应天地

佤族人认为天地是不可违抗的，只能顺应天地，所以佤医的治疗就是要调理人体和天地规律之间的关系，从而达到治疗疾病的目的。如果因天地（自然因素）致病，称为“天地之病”，要用顺从的办法。在疾病治疗的过程中，可以借助“天地”的元素，如在雷电发生的地方寻找一些卵圆形的石头，将其放在病人的身上可以帮助驱逐疾病，也可以将其和汤药一起煎煮，这些包含“天地”元素的东西可以调节人与天地的关系。

（二）祛除邪气

外来的风邪用散法，内在的毒邪用清、吐或导泻的方法，祛除内外的致病邪气。佤族人认为风无常形，无孔不入，是引发疾病的重要外邪，中风、风湿等都与风邪有关。常用黑蚂蚁房、川芎、香樟树枝等具有升散作用的药物达到“祛风”的效果，佤医总结为“风致之病用散法”。

当毒物或邪气进入体内，应该用涌吐的方法清除毒邪，佤医称为“清法”，即清理胃肠和呼吸道的毒邪。主要用于治疗急性或慢性中毒，治疗时先涌吐驱邪，再内服药物调理。

如果毒物或邪气在体内积聚，常用狼毒、天花粉、芒硝等具有泻下作用的药物，快速排除邪气，恢复身体机能。

（三）协调平衡

佤族人认为疾病往往由人体各项机能的不平衡、不协调导致。所以，“火炽之病”用润法，因为水得火而灭。例如，治疗烫伤、烧伤等，需要选用软筋草、茶叶、熊油、蜂蜜、蛇油等带有较多水分的药物。“水致之病”用止法，即阻止的意思，如腹泻等“水邪”致病，常用炒陈米、炒茶叶、炒薏苡仁、金花果等带有“果”或“根”的药物，具有“堵截”“止水”的作用。另外，久病体虚者要用“补法”，可以通过食补或药补来恢复体力。

（四）身心兼顾

在佤族人的观念中，万物皆有灵，疾病、生死等现象都和鬼神有关。在治疗的时候，常常需要结合“叫魂”等巫术让患者的灵魂重新归位，以达到身心并治的效果。以往的佤医看病时，还会兼用看鸡卦等方法。现代佤医虽然基本不用宗教仪式来治疗疾病，但在治疗的过程中仍然留存着巫术痕迹。比如外切法，借助佤族的长刀给予患者祛除病邪的精神力量，在按压的同时也给人以精神的慰藉，可以起到身心兼顾的效果。

三、治疗方法

佤族医学以“天人合一”为理论根基，形成顺法、散法、润法等核心治疗七法，并强调“先解后治”的特色治疗理念。在临床实践中，佤医秉持药物与理疗结合、内治外治并重的原则，发展出外拔外包内服法、外切外敷内服法等基础诊疗技术，以及花椒针疗法、睡药疗法、药酒涂擦疗法等特色理疗手段。这些疗法就地取材，将火塘、竹罐等生活器具融入医疗实践，在骨伤、风湿、外科等疾病的治疗中展现出简便验廉的民族特色，凝聚着佤族人民千年的医疗智慧。

（一）佤医治疗法则的基础理论

1. 理论根基与核心观念

佤族医学认为，自然界由“天、地、风、水、木、火、石、气”八种物质构成，人体健康依赖于这些物质的动态平衡。当自然规律失衡或外邪侵袭，人体气血运行受阻，疾病乃生。基于此，在临床实践中，佤医确立了“顺应自然、调和气血”的整体观，强调药物与理疗协同、内治与外治兼施，形成了系统的治疗体系。

2. 核心治疗七法

（1）顺法

针对“天地之病”，如气候、地理环境所致疾病，以顺应自然节律为要。例如，雨季多用香樟树枝等祛风除湿药，顺应潮湿环境对人体的影响，调理气血运行。

（2）散法

主治“风致之病”，如风湿、中风等。因“风无形而多变”，选用黑蚂蚁房、川芎等祛风散邪药物，通过疏散风邪缓解关节疼痛、肌肉僵硬等症，与中医“祛风法”理念相通，但更注重鲜药的辛散特性。

（3）润法

针对“火邪”病证，如烫伤、烧伤等，以“水润灭火”为理论核心。选用软筋草、蜂蜜、熊油等富含水分或滋润之品，外敷或内服以清热润燥，修复皮肤损伤。

（4）止法

针对“水邪”所致的腹泻、水肿，采用炒陈米、金花果等具有收敛固涩功效的药物，以堵截水邪、固摄津液。此类药物多为“果”“根”类，借其燥性对抗水湿之邪。

（5）清法

通过涌吐排出体内毒物或邪气，分“急吐法”与“慢性吐法”。急吐法用于食物中毒，以羽毛刺激咽喉催吐；慢性吐法用于肠胃毒素清理，缓吐以不伤正气。

（6）泻法

与中医泻法相类，用大狼毒、芒硝等药物缓泻体内积滞。注重“通补兼施”，如以天花粉泻下，同时配伍补益草药，避免过度泻下损伤气血。

（7）补法

针对久病体虚，采用药食同源之法。如甜竹笋炖鸡治疗肺结核体虚，猴竭配红糖、鸡蛋煮食改善产后贫血，以食疗充养气血、增强体质。

3. 先解后治法

佤医认为，饮食（如烟酒、五谷）或药物使用不当易生“毒素”，影响疗效，故治病须先“解毒”。具体情况包括：患者治疗前出现恶心、呕吐等中毒反应，先予解药（如炒陈米煎剂）；因饮食不当或外邪入侵致病，先以草药清除体内毒素；既往用药无效时，重新辨证后先服解药，再施以新疗法。

（二）佤医临床特色治疗方法

1. 外拔外包内服法

综合施治的骨伤科经典疗法。

操作：①外拔：在骨折或扭伤部位用刀划破小伤口，以陶罐或竹罐拔吸瘀血，利用负压促进局部气血循环。②外包：取小乖块根、红蒿树叶、血满草根、盐肤木根、狗黑桃根、野棉花根等六味药适量捣细，用少许白酒调匀，生熟各半盛入纱布袋内包于患处，以消肿止痛。③内服：取适量的桑寄生、七叶一枝花、树萝卜、五叶草根、酢浆草、牛舌头草根等六味药，用1斤白酒浸泡3小时后内服，以活血化瘀、强筋壮骨。

适用：骨折、脱臼、关节扭伤、风湿性关节炎、跌打内伤瘀血等。

特色：生熟药配伍兼顾“清散”与“温通”，竹夹板固定与草药外敷结合，加速骨伤愈合。

2. 外切外敷内服法

外科肿毒的逐瘀排毒疗法。

操作：①外切：以布包长刀刀面，切压腹部硬块疼痛部位 10 ～ 15 分钟，疏通气血。②外敷：取瓜叶上花叶、水淋果叶、冰片叶、狗黑桃根、血满草根等五味各适量捣细，加少许白酒拌匀，在火上加热后盛入纱布袋内，趁热敷在疼痛部位。③内服：取 30g 岩七嚼细，用温水送服，增强机体抵抗力。

适用：疮疡、脓肿、腹部肿物疼痛等外科疾病。

特色：刀面切压与草药热敷结合，快速排出毒素，促进伤口愈合。

3. 推拿按摩外敷法

风湿痹痛的经络调理疗法。

操作：①推拿：拇指按摩前额、太阳穴、百会穴等处各 10 次，再用手指从前额向枕骨梳理 10 次，疏通头部经络。②外敷：取适量熊胆草、九里光枝叶、八角枫叶、酢浆草捣细，加少许白酒调匀，在火上加热后用纱布包裹，敷在前额或痛处。

适用：风湿性偏头痛、游走性风湿疼痛、肌肉劳损等。

特色：穴位按摩与草药热敷相结合，促进局部血液循环，缓解疼痛。

4. 睡药疗法

温热透皮的整体调理疗法。

操作：火塘烘烤佤药至热，铺成“药床”，待温度适中让患者脱掉外衣平卧于“药床”上，然后给患者蒙上一床毯子（蒙住全部身子和头部），时间约半小时，捂出一身大汗为止。另外，还需要根据病情，配备相应的佤药，借药物的温热作用透皮吸收。

适用：风湿性关节炎、类风湿关节炎、肩周炎、皮肤病、月子病、保健等。

特色：以“散法”为核心，通过温热药力推动气血运行，祛风散寒，兼具保健与治疗作用。

5. 花椒针疗法

具有民族特色的穴位刺激疗法。

操作：选取花椒短刺消毒后，针刺皮肤及皮下穴位，根据病情调整深度和手法。

适用：风湿骨痛、跌打肿痛、肩周炎、失眠等。

特色：花椒本身温中散寒，短刺替代金属针具，减少感染风险，操作简便。

6. 药酒涂擦疗法

透皮吸收的外用镇痛疗法。

操作：根据不同的病症选用相应的药酒配方。这些配方通常由多种草药组成，如艾叶、山姜、草乌等。使用时，将药酒均匀地涂抹在患处，然后用手掌或手指进行按摩、揉擦或拍打。按摩的力度和时间需要根据患者的病情和耐受程度进行调整，以促进药酒的吸收。在涂擦过程中，医生还会根据患者的身体反应，随时调整操作手法，以确保治疗的安全性和有效性。

适用：跌打损伤、风湿痹痛、肌肉酸痛、关节肿胀等。

特色：避免口服药物对胃肠的刺激，药酒直接作用于病所，消肿止痛。

7. 放血内服法

气血调节的急症疗法。

操作：以火烘软的生姜、大蒜消毒后，在舌下、额前等部位放血 10～20mL，同时内服清热解毒草药煎剂。

适用：高血压、头痛、咽喉肿痛、疟疾发热等热证急症。

特色：放血泄热与草药调理相结合，快速缓解症状。

8. 食疗法

以食代药的整体调理疗法。

操作：①小儿久病体虚，将没耐活鲜品整鸡炖煮，或烤黄研粉后用肉汤冲服；②妇女产后虚弱，取黄花远志根与鸡肉文火慢炖；③产妇缺乳，用野白薯搭配鸡肉或猪肉熬汤；④肺结核患者，每日食用思茅松花粉与蜂蜜调和的膏剂；⑤妇女产后贫血，将猴竭与红糖、糯米酒、鸡蛋同煮，连汤带渣服用。

适用：小儿营养不良、妇女产后虚弱、产妇缺乳、肺结核、产后贫血等慢性虚损病症。

特色：将药物融入日常饮食，口感易接受，通过长期调理改善体质，体现“药食同源”的理念。

9. 生食法、含漱法

直接作用于病灶的便捷疗法。

操作：①胃病疼痛时，取新鲜岩七、紫金龙、石菖蒲、水菖蒲洗净后嚼食；②恶心呕吐，嚼食大白解鲜品；③感冒干咳，将烟掌草皮嚼碎后含漱药汁，避免吞咽；④牙周炎疼痛，用黄泡根煎水，待温后含漱；⑤口唇及口腔干裂，嚼细石榴嫩尖，使药汁浸润患处。

适用：胃病、恶心呕吐、感冒干咳、牙周炎、口腔黏膜干裂等。

特色：药物不需要复杂加工，直接作用于病灶，起效迅速，适合家庭应急使用。

10. 嚼涂法

外伤应急处理的特色疗法。

操作：遇到刀伤、撞伤等小伤口或皮肤擦伤，立即取余甘子树皮、马鹿草叶、胜红菊嫩叶洗净，在口中嚼碎成糊状，迅速敷于伤口，稍加按压固定。

适用：外科小伤口、皮肤擦伤、蚊虫叮咬等。

特色：就地取材，利用唾液与草药混合后增强黏性，兼具止血、收敛、消炎等功效，操作简单。

11. 熏蒸法

热力渗透的通痹疗法。

操作：①全身熏蒸：将配方蒸煮后的草药加酒，或直接用热酒糟倒入大盆，患者坐于木凳上，四周用篾笆围成圆筒，外覆毯子密封，直至全身发汗；②局部熏蒸：茅草叶揉烂放入碗中，冲入沸水，用报纸卷成筒状收集蒸气，将患处对准蒸气口熏蒸。熏蒸过程中，患者可以根据耐受程度调整蒸汽的温度和距离，以确保治疗的安全性和舒适性。通常，熏蒸时间为 20 ～ 30 分钟，每周进行 2 ～ 3 次，1 个疗程为 10 ～ 15 次。

适用：全身熏蒸用于风湿病、风寒感冒、全身酸痛；局部熏蒸用于眼部撞伤、皮肤炎症。

特色：借助热力促进药物渗透，扩张毛孔，使药力直达病所，同时通过发汗排出体内寒湿。

12. 药浴法

浸身纳药的肌肤调理方法。

操作：根据不同的病症选用相应的草药配方。这些草药通常包括艾叶、山姜、草乌、花椒等，这些草药经过精心挑选和处理后，放入锅中加水煎煮。煎煮过程中，草药的有效成分会溶解在水中。将煎煮后的药液与适量的温水混合，制成药浴水。患者全身或局部浸泡在药浴水中，一般浸泡时间为 20 ～ 30 分钟，每周 2 ～ 3 次，10 ～ 15 次为 1 个疗程。

适用：皮肤病、风湿痹痛、关节炎、慢性疲劳、失眠等。

特色：皮肤直接吸收药物，避免肝脏首过效应，操作简便，兼具舒适放松效果。

13. 外擦法

局部靶向治疗的外治手法。

操作：①治疗痔疮，将田螺肉与食盐混合浸泡，取浸泡液涂擦患处；②腮腺炎肿痛，用锅烟子与食盐加水调成泥浆状，敷于肿胀部位；③手足癣、皮癣，取虎掌草根酒精浸泡液反复涂擦患处；④荨麻疹，将炭化笋叶拌入冷饭，涂抹于瘙痒皮肤；⑤小儿食积，取鲜泽兰叶烤软揉搓，洒酒后在腹部来回摩擦。

适用：痔疮、腮腺炎、手足癣、荨麻疹、小儿食积等。

特色：根据不同病症选择针对性药物，直接作用于病灶，避免全身用药的不良反应。

14. 拔罐法

负压吸附的经络调节疗法。

操作：选择合适的火罐，通常为玻璃罐或竹罐。准备好酒精棉球、打火机或火柴等点火工具，确保火罐和工具的清洁干燥。根据患者的病情，选择合适的穴位进行拔罐。时间一般为 10 ～ 15 分钟。在拔罐过程中，密切观察皮肤的变化，确保治疗的安全性。拔罐结束后，轻轻按压罐子周围的皮肤，使空气进入罐内，然后缓慢取下罐子。拔罐后，皮肤上可能会出现圆形的瘀血或红斑，这是正常的生理反应。患者应注意保持局部清洁，避免抓挠，防止感染。如果瘀血较多，可在 24 小时后进行热敷，以促进血液循环，加速瘀血消散。具体操作分为固定罐法、游走罐法、放血拔罐法三种。固定罐法（拔法）是将削好的松明花点燃后放入陶罐内，迅速扣在患处；若用竹罐，则需要将其放入沸水中煮片刻，取出后快速吸附于患处；游走罐法（掩赶法）是指在保证不划破皮肤的前提下，将罐吸附后在患部或穴位间缓慢来回移动，至皮肤潮红；放血拔罐法是先用三棱针在患处点刺出小伤口，再行拔罐吸血。

适用：固定罐法用于跌打损伤、瘀血肿痛；游走罐法用于治疗感冒、风湿疼痛；放血拔罐法用于瘀血性病症。

特色：通过负压刺激穴位和经络，促进气血运行，结合放血可增强祛瘀排毒效果。

15. 揪法、刮法

体表刺激的祛邪疗法。

操作：食指和中指弯曲，在颈部、前额、胸部、肩背部等穴位处揪痧，或用铜钱、刮痧板蘸水，沿经络走向反复刮擦，至局部皮肤出现红色痧斑。

适用：痧症、头昏头痛、腹痛、恶心、食欲不振、全身不适等外感风寒病症。

特色：通过刺激体表经络，调节气血，激发人体自愈能力。操作无须特殊工具。

16. 揉擦法

温通经络的热疗手法。

操作：将高度白酒或酒精倒入碗中点燃，用手快速蘸取酒火，在患处来回揉搓，动作要迅速，避免烫伤皮肤。

适用：跌打损伤、关节扭伤、风湿疼痛等。

特色：借助酒火的温热与药物渗透，加速局部血液循环，缓解疼痛和肿胀。

17. 拍打法

祛瘀通络的创伤疗法。

操作：在跌打损伤或关节肿痛部位，先用刀片划开小伤口，挤出少量瘀血，再将松明块烤热，轻轻反复拍打伤处，力度由轻到重。

适用：跌打瘀血肿痛、关节炎等。

特色：通过放血排出瘀血，结合温热拍打促进气血流通，加速损伤修复。

四、诊疗特点

经验化的诊疗，务求实效。佤医虽然以询问、观察、号脉、顶指甲尖等方式来确诊病情，但对患者病情的判断标准多是经验性的，对症下药也具有一定的经验性，并不依据解剖、经络、阴阳等理论，而是基于个人的大量临床经验总结来指导诊疗。一般每次治疗都能见效，若用药两次以上未见症状减轻，则需要及时更换药方。

多手段兼用，整体治疗。在治疗疾病时，无论是内科疾病还是外科疾病，佤医都主张内服药配合外治进行综合调理，内外并重。像外敷外包内服法、外切外敷内服法、推拿按摩外敷法等，都是很好的例子。在疾病治疗方法和疾病的对应方面并不是一一对应，而是一种方法可以治疗多种疾病。

组方简易，剂量宽松。在药物使用上，单方用药约占总数的四分之一，处方用药一般不超过四味（占 80% 左右）。配伍用药和单独用药对剂量的要求都不严格。这说明佤医在缺乏严谨理论指导的情况下，方药配伍主要依靠经验。

本地取材，即采即用。所用药物基本来自当地的植物、动物和矿物等佤族人熟悉的物品。其中，植物药的种类最多，而且一般多采用鲜品，也有部分采集后晒干备用，如一些散剂等。动物药以肉类为主，多配伍植物药，起到食疗滋补的作用。相比之下，矿物药相对较少，可以单方、复方入药，主治皮肤病、感冒等。

拔罐用的陶罐和竹罐等，熏蒸用木盆、篾笆等，放血用剃刀、碎瓷片等，均为当地常见的生活用品。这些一方面体现出其专业化程度不高，另一方面体现其就地取材、务求实效的诊疗特点。

药食同源，生熟混用。糖、盐、酒等食材大量见于配方中，食疗和治疗的界限并不清晰。药品前期炮制较少，医生在配制外用药时，多取新鲜药一份生品、一份熟品，生熟各半，混匀使用。

与其他民族医学交流的痕迹明显，有许多共同之处。佤医在推拿按摩、外用药品的使用上会借鉴中医，诊疗过程会因时、因地、因人制宜。佤医在配伍用药时，与中医类似，有 60% 的方剂需要引药，以起到调和药性、提高药效、引导药效至特定部位等作用。佤医在更换药方时，与傣医类似，在更换药方时，一般要服用解药，消除上一个药方的药性，然后再服用新的药方。在患者服药期间，大多数佤医会提醒患者禁食酸、冷、腥和豆类食物，同时忌摸冷水、吹冷风、淋露水、踩湿土等，一方面体现了民族医学对生活经验和习俗的重视，另一方面反映出不同民族医学之间的相互交流与融合。

佤医用药以当地产的鲜品为主。植物药在治疗多发病和常见病方面应用最为广泛。动物药中，肉类多用来炖煮入药，以滋补、强壮身体；胆类多用于清热解毒；骨类多用于祛风除湿、消炎止痛；皮毛类多炭化后用于生肌收敛、止血消炎等。矿物药常用于皮肤疾病或外伤。

方剂是佤族运用药物治病的进一步发展成果，它是在分析诊断的基础上，按照组方原则，选择恰当药物和剂型，酌定剂量后组合而成的。佤药方剂通常包括母药、助药和引药三个部分。母药亦称主药，是针对主要病症、起主要治疗功效的药物；助药亦称次药，是加强主药疗效、起协调作用的药物；引药，一是调和药性以提高疗效，二是可引药至全身各部位。这些引药多数具有芳香理气、舒筋活血、镇痛的作用。

药物按照上述原则组方，既可使主次分明、配合严密，又可提高疗效、减少不良反应。

下篇　各论

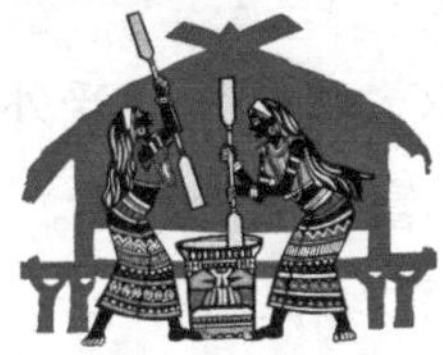

第三章　肺系病证

第一节　感　冒

感冒，俗称“伤风”，是人体感触风邪或时行病毒后，邪犯卫表，引起肺卫功能失调，临床表现为鼻塞、流涕、打喷嚏、头痛、恶寒、发热、全身不适等症状的一种外感病。

本病四季可发，尤以春、冬为多。轻者为感受当令之气，称为伤风、冒风、冒寒；重者多为感受非时之邪，称为重伤风。若在一个时期内广泛流行、病情类似，则称为时行感冒。

佤族地区多属山区及半山区，人们易感受外邪而致病，感冒是当地的常见病之一，佤族医学对此病积累了丰富的医治经验。

【复方】

方一（《中国民族民间医药》）

组成：桂枝 20g，白虎草（辣杰怀）20g，马蹄香（埂克）10g，生姜（士埂）7 片。

功效：祛风散寒。

主治：风寒感冒，症见头身疼痛，发热汗出，时畏风，口不渴，苔薄白，或兼头昏恶心，肌肉酸痛。

用法：冷水煎服，每日 1 剂，分 3 次服。

方义：方中桂枝和白虎草二药均味辛，能散寒通经护表，为母药；马蹄香宣肺和胃，为助药；生姜辛散祛风，亦为助药。四味相得益彰，以达祛风散寒、宣肺和胃之功。

方二（《中国民族民间医药》）

组成：鬼针草（拽）30g，柴胡 25g，通光散（努白）20g。

功效：清热解表。

主治：风热感冒或上呼吸道感染初起，症见发热头痛，口渴咽痛，时畏风寒，咳嗽不爽，汗出不畅，舌红苔黄。

用法：水煎，每日 1 剂，分 3 次温服。

方义：方中以鬼针草与柴胡为母药，二者协同驱邪透表。鬼针草性寒，功专清热解毒、利咽消肿，直折肺胃郁热；柴胡辛散苦泄，可疏风退热、和解表里，针对寒热交替之证，兼能升举清阳以缓头痛。通光散为助药，性味辛凉，可宣通肺络、化痰止咳，助母药开宣肺气，解除鼻塞痰黏。三药配伍，寒温并用，表里同治，共奏清热解表之效。

方三（沧源佤族自治县勐董镇田华昌提供）

组成：白虎草（辣杰怀）5g，十大功劳（考土顶）10g，通光散（努白）10g，马蹄金 8g，防风 10g。

功效：祛风清热，利咽止咳。

主治：风热感冒初期，症见发热，咳嗽，咽痛。

用法：水煎，每日 1 剂，分 3 次服。

方义：方中十大功劳和白虎草二药性味苦寒，具有清热解毒、消炎止痛、祛风除湿之效，共为母药。通光散性味苦平，能宣肺利咽止咳；马蹄金性味辛平，能清热利湿，共为助药。防风能加强疏风解表之效。五味共伍，以达祛风清热、利咽止咳之功。

方四（沧源佤族自治县岩帅镇新寨村大寨九组赵军明提供）

组成：鸡血藤（考归西也）6g，大树理肺散（考宗别）8g，三颗针（考土下）6g，通光散（努白）10g。

功效：清热止咳。

主治：风热感冒兼里热后期，症见发热，咳嗽，咳痰，咽痛，口渴。

用法：冷水煎，每日 1 剂，分 3 次服。

方义：方中三颗针性味苦寒，有清热燥湿、泻火解毒之功，与通光散清热解毒、止咳平喘之功效相须为用，共为母药；大树理肺散性味苦凉，有小毒，可加强止咳、平喘之功，为助药；鸡血藤性味甘苦温，具有活血补血、舒筋活络之效，使药效引入肺络，反佐上述三药苦寒之性。此方四味共奏清热止咳之效。

方五（《云南佤族医药》）

组成：冰片叶（辣昔打堵）15g，臭灵丹（哦度）15g，马鞭草（日不安里）15g。

功效：祛风清热，利咽止咳。

主治：风热感冒，症见鼻塞，流涕，发热，咳嗽，咽痛。

用法：水煎，每日1剂，分3次服。

方义：方中冰片叶性味苦辛凉，具有祛风宣窍之效；臭灵丹性味苦辛寒，具有清热解毒止痛之效，两者配伍应用，既能祛风宣窍，又能清热解毒，治疗鼻塞、流涕、咽痛等感冒症状，配合马鞭草以加强清热解毒之效。三味共伍，以达祛风清热、利咽止咳之功。

方六（《云南佤族医药》）

组成：通光散（努白）15g，白虎草（辣杰怀）15g，三颗针（考土下）15g。

功效：祛风解毒，燥湿止咳。

主治：风热感冒兼湿热，症见发热，咳嗽，咽痛，肢体困倦。

用法：水煎，每日1剂，分3次温服。

方义：方中通光散性味苦寒，具有清热解毒、止咳平喘之效；白虎草性味苦辛寒，具有祛风解毒、除湿止痛之效；三颗针性味苦寒，具有清热燥湿、泻火解毒之效。此三味皆苦寒，共奏清热之效，再配合白虎草祛风解毒、通光散止咳平喘、三颗针清热燥湿，以达祛风解毒、燥湿止咳之功。

方七（《中国佤族医药（四）》）

组成：三台红花（士打舌喂）根50g，胡椒3～5粒，白三台红花根40g。

功效：祛风解表散寒。

主治：风寒感冒，症见恶寒无汗，头身疼痛，鼻塞声重，鼻流清涕。

用法：上述药材均取鲜品，洗净，切片，放入胡椒，水煎服，每日3次，每次100mL。

方义：方中以三台红花根与白三台红花根为母药，二者性味辛温，功专祛风散寒、活血通络。三台红花根侧重温通表里，驱散寒湿之邪，尤善缓解头身紧痛；白三台红花根质轻上行，可宣通肺卫、开窍利鼻，兼能透邪外出。二者协同，表里同治，既解肌表寒凝，又行气血瘀滞。胡椒为引药，辛热走窜，温中散寒，借其峻烈之性引药力速达肌表，开腠理发汗；同时暖胃止呕，以防寒邪内犯。三药相合，共奏祛风散寒、调和气血之效，体现了佤医“寒从温化，邪随汗解”的治感理念。

方八（《中国佤族医药（四）》）

组成：红牡丹根 50g，万年桩心材 40g，胡椒 6～7 粒。

功效：解表温中散寒。

主治：风寒感冒，症见恶寒无汗，头身疼痛，鼻塞声重，鼻流清涕。

用法：上述药材均取鲜品，洗净，切片，水煎，每日 1 剂，分 3 次温服，1～2 剂即可获效。

方义：方中以红牡丹根与万年桩心材为母药，二者性味辛温，功专驱寒通滞。红牡丹根活血散瘀、祛风除湿，尤善缓解寒凝血瘀之头痛身痛；万年桩心材药力沉厚，深入筋骨祛除寒湿，兼通经络以解气血瘀阻。二者协同，表里同治，既散肌表寒邪，又破内滞瘀血。胡椒为引药，辛热峻烈，温中散寒，借其走窜之性引药力速达全身，开腠理发汗，兼防寒邪犯胃。三药相合，以“温通破滞”为法，共奏解表温中散寒之效。

方九（《中国佤族医药（四）》）

组成：木香 15g，大罗伞根 20g。

功效：解表散寒，理气和中。

主治：风寒感冒及胃肠型感冒，症见恶寒无汗，头身疼痛，鼻塞声重，鼻流清涕，食积不消，不思饮食。

用法：上述药材取鲜品或干品，洗净，切片，水煎，每日 1 剂，分 3 次温服。

方义：方中以木香与大罗伞根为母药，二者协同驱邪调气。木香辛温，善行脾胃气滞，开郁散结，兼能解表散寒，针对外感寒邪内犯中焦，气机壅滞之病机；大罗伞根苦辛平，可祛风除湿、活血通络，专治寒湿郁表所致的头身疼痛及气血不畅。两药配伍，共奏解表散寒、理气和中之效。

方十（《中国佤族医药（四）》）

组成：鱼子兰（土打舌弱）15g，黑皮跌打 20g，通气香 15g，木姜子树皮（考西乐）15g，野花椒（斯给木醒）10g。

功效：辛温发汗，解表散寒。

主治：风寒感冒，症见恶寒无汗，头身疼痛，鼻塞声重，鼻流清涕。

用法：上述药材取鲜品或干品，洗净，切片，水煎，每日1剂，分3次温服。

方义：方中以鱼子兰与黑皮跌打为母药，二者协同祛邪治本。鱼子兰辛温苦燥，可祛风除湿、舒筋活络，专治表寒湿邪所致的头身拘急及鼻塞；黑皮跌打苦辛入血，活血化瘀、消肿定痛，化解外感诱发的气血瘀滞之肢节疼痛。通气香与木姜子树皮为助药。通气香辛温行气，疏通肺胃气滞以解胸腹闷胀，兼助母药宣散表邪；木姜子树皮辛温散寒，深入筋骨驱散寒湿，增强母药温通之力。野花椒为引药，辛热走窜，既温中散寒以固护脾胃，又借其药性之烈引诸药外达肌表、内通经络，尤善解除寒湿凝滞之痛。全方共奏辛温发汗、解表散寒之效。

方十一（《中国佤族医药（四）》）

组成：佤芫荽（德吉噶）50g，冰糖50g，木姜子树皮（考西乐）50g，生姜片（士埂）、大葱、红糖各适量。

功效：祛风散寒，化湿和中。

主治：风寒感冒及胃肠型感冒，症见恶寒无汗，头身疼痛，鼻塞声重，鼻流清涕，胃脘冷痛，食积不消，不思饮食。

用法：上述药材取鲜品，洗净，切碎，混合，水煎服，每日3次。

方义：方中以佤芫荽与木姜子树皮为母药，二者协同驱寒透表。佤芫荽辛温芳香，功专祛风散寒、宣肺通窍；木姜子树皮辛热燥烈，可温中散寒、祛风除湿，直入脾胃化解寒湿停滞，兼通经络以除肢体冷痛。冰糖为助药，甘润平和，润肺生津以缓母药之辛燥，兼调和药味。生姜、大葱、红糖为引药。生姜辛温发散，助母药开腠理发汗；大葱通阳达表，引药力上通鼻窍、外透肌表；红糖甘温补中，既能温养气血以扶正抗邪，又可缓和全方的峻烈之性。诸药配伍，表里同治，散收兼施，寒邪得散而不伤津，湿浊得化而不碍胃，体现了佤医“以通为用，表里同治”的治感理念。

方十二（《中国佤族医药（四）》）

组成：马鞭草根（日不安里）30g，鬼针草（拽）50g，胡椒7粒，丁香5粒，生姜片（士埂）、大葱、红糖各适量。

功效：散寒透表，清泄里热。

主治：外感风邪兼邪热内壅之感冒，症见恶寒重，发热轻，无汗、头痛，伴咽干微渴或咳痰黏稠。

用法：上述药材取鲜品或干品，洗净，切片，水煎，每日1剂，分3次温服。

方义：方中以鬼针草与马鞭草根为母药，二者寒热并用、表里双解。鬼针草性寒，功专清热解毒、利咽消肿，清泄肺胃郁热以防火邪内生；马鞭草根微苦辛凉，祛风解表，尤善缓解寒凝鼻塞及头身疼痛。胡椒、丁香为助药，辛热温中，散寒止痛，助母药驱散中焦寒湿，兼防寒邪内传胃肠。生姜、大葱、红糖为引药，生姜辛温发散，开腠理助汗出；大葱通阳达表，引药力上通鼻窍；红糖甘温补中，调和诸药寒热之性，兼护胃气。全方共奏散寒透表、清泻里热之效。

方十三（沧源佤族自治县班老乡彭建新提供）

组成：生姜（士埂）、树薄荷（德站个母）、野拔子（辣比考）各7g，冰片叶（辣昔打堵）、臭灵丹（哦度）各5g，红糖1块。

功效：疏风散寒，清解里热。

主治：外感风寒兼邪热壅肺之感冒，症见恶寒，畏风，咽喉肿痛，口干，咳嗽。

用法：煎服或用开水冲泡，代茶饮。趁热气升腾时喝下一大碗，发一身汗，效果更好。

方义：方中以生姜与树薄荷为母药，寒热并用，表里双解。生姜辛温，可发散风寒、温中和胃，驱散肌表寒邪，兼防外邪内传胃肠；树薄荷疏散风热、清利头目，缓解咽痛目赤，与生姜配伍，共解寒热错杂之表证。野拔子苦辛微温，可祛风除湿、活血通络，助母药疏通气血以除身痛；冰片叶辛凉，可开窍醒脑、清热止痛，专攻鼻塞头昏；臭灵丹苦寒，可清热解毒、利咽消肿，清泄内热以防火邪炽盛。红糖为引药，甘温补中，调和诸药寒热之性，兼缓冰片叶、臭灵丹之苦寒，护胃气而助药力透达。全方寒温相制，表里同治。

方十四（《佤族民间常用植物药》）

组成：通光散（努白）10g，白虎草（辣杰怀）10g，笔管草（博母）6g。

功效：疏风清热，解毒利咽。

主治：风热感冒，症见发热，咳嗽，口干咽痛，眼睛肿痛，迎风流泪。

用法：水煎，每日1剂，分3次温服。

方义：方中以白虎草与通光散为母药，二者协同清解表里热邪。白虎草性寒味苦，功专清热解毒、滋阴生津，直折肺胃郁热，缓解咽喉肿痛及口干烦渴；通光散性凉辛散，可宣肺利咽、化痰止咳，疏通肺卫气机以解表热郁闭之鼻塞、咳嗽。笔管草为助药，轻清上行，疏散风热、明目退翳，助母药透邪外达，兼引药力至上焦头面。三药配伍，以“清透并行”为法，共成疏风清热、解毒利咽之剂。

方十五（《佤族民间常用植物药》）

组成：鬼针草（拽）15g，冰片叶（辣昔打堵）10g，葱、姜少许。

功效：祛风清热，通窍醒神。

主治：外感风热感冒及时行感冒，症见咽痛，咽干，咳嗽，鼻塞，流涕。

用法：水煎，每日 1 剂，分 3 次温服。

方义：方中以鬼针草与冰片叶为母药，二者协同清透表里热邪。鬼针草微寒苦降，功专清热解毒、利咽消肿，直折肺胃郁热，化解咽喉肿痛及热毒壅滞；冰片叶辛凉透散，轻清上行，可开窍醒脑、疏散风热，尤善通鼻窍以缓解鼻塞头痛。葱、姜为引药，辛温发散，开腠理，助汗出，引药力外达肌表，兼防鬼针草、冰片叶寒凉过度而伤胃气。全方寒温并用，以清透热毒为主，佐以辛散透表之法，共奏疏风散热、解毒利咽之效，体现了佤医“寒热相制，因势利导”的治感理念。

方十六（《佤族民间常用植物药》）

组成：臭灵丹（哦度）15g，鬼针草（拽）15g，葱、姜各适量，红糖少量。

功效：清热解毒，利咽止痛。

主治：风热感冒及时行感冒，症见咽喉肿痛，咽干，咳嗽，鼻塞，流涕。

用法：水煎，每日 1 剂，分 3 次温服。

方义：方中以鬼针草与臭灵丹为母药，二者寒热并用，表里双解。鬼针草微寒苦降，功专清热解毒、利咽消肿，直折肺胃郁热，化解咽喉肿痛及热毒壅滞；臭灵丹苦寒，可清热解毒、散瘀止痛，兼能透邪外达。葱、姜为引药，辛温发散，能开腠理、通阳气，助母药透散表寒，兼防寒凉药性冰伏邪气；红糖甘温补中，调和诸药寒热之性，护胃气以助药力持久。全方寒热并用，共奏清热解毒、利咽止痛之效。

方十七（《佤族民间常用植物药》）

组成：马蹄草（日不咬昔勇）10g，白虎草（辣杰怀）10g，野拔子（辣比考）6g。

功效：清热解毒，利咽止痛。

主治：风热感冒，症见咽喉肿痛，咳嗽，发热。

用法：水煎，每日 1 剂，分 3 次温服。

方义：方中以马蹄草与白虎草为母药，二者协同清解表里热毒。马蹄草微寒微苦，功专清热解毒、利湿消肿，尤善清肺胃郁热，化解咽喉肿痛及湿热内蕴之头身困重；白虎草苦寒沉降，凉血解毒、滋阴生津，直折血分热邪，缓解高热烦渴及血热妄行之鼻衄。野拔子为助药，其性味辛散，祛风除湿，助母药疏散表邪、透达热毒。三药配伍，寒温相制，共成清热解毒、利咽止痛之剂。

方十八（《佤族民间常用植物药》）

组成：虎掌草（日不将西歪）15g，白虎草（辣杰怀）15g，鬼针草（拽）10g，野拔子（辣比考）10g。

功效：清热解毒，化湿和胃。

主治：风热感冒及胃肠型感冒，症见咽喉肿痛，咳嗽，发热，饮食不佳，胃脘疼痛。

用法：水煎，每日1剂，分3次温服。

方义：方中以虎掌草与白虎草为母药，二者协同清解深伏热毒。虎掌草苦寒，功专清热解毒、凉血散瘀，化解高热神昏及皮肤斑疹；白虎草苦寒沉降，滋阴生津，针对肺胃热盛之口渴咽干、痰黄黏稠。鬼针草为助药，可清热解毒、利咽消肿，助母药增强清解上焦热毒之力；野拔子辛散，可祛风除湿、活血通络，反佐母药之寒凉，防止冰伏邪气。全方以“清透并行”为法，共奏清热解毒、化湿和胃之效。

方十九（《佤族民间常用植物药》）

组成：杠板归（噶累下）20g，鬼针草（拽）15g。

功效：清热解毒，利咽消肿。

主治：风热感冒，症见咽喉肿痛，咽喉干痒，吞咽不适，咳嗽，发热。

用法：水煎，每日1剂，分3次温服。

方义：方中以杠板归与鬼针草为母药，二者协同清透表里热毒。杠板归苦寒，功专清热解毒、祛风利湿，尤善清解湿热郁表之头身困重及皮肤疮疡，兼能透疹止痒；鬼针草微寒苦降，可清热解毒、利咽消肿，直折肺胃郁热，针对咽喉肿痛及热毒壅滞。两药配伍，共奏清热解毒、利咽消肿之效。

方二十（《佤族民间常用植物药》）

组成：南板蓝根（辣捏）15g，鬼针草（拽）15g，车前草（德对西娘）10g。

功效：清热解毒，凉血利咽。

主治：风热感冒，症见咽喉肿痛，咽喉干痒，吞咽不适，咳嗽，发热，鼻衄，小便黄赤。

用法：水煎，每日 1 剂，分 3 次温服。

方义：方中以南板蓝根与鬼针草为母药，二者协同清解表里热毒。南板蓝根苦寒，功专清热解毒、凉血利咽，尤善清肺胃郁热，缓解咽喉肿痛及血热妄行之鼻衄；鬼针草微寒苦降，清热解毒、消肿散结，直折热毒壅滞。车前草为助药，甘寒滑利，清热利尿、渗湿通淋，引湿热邪气从小便而解，兼防热邪下陷膀胱。三药配伍，共奏清热解毒、凉血利咽之效，体现了佤医“上清下利，分消湿热”的治感理念。

方二十一（《佤族民间常用植物药》）

组成：鲜芸香草（日不波）10g，野拔子（辣比考）10g，臭灵丹（哦度）6g。

功效：散寒除湿，清热止痛。

主治：外感风邪感冒，症见恶寒，恶风，咽喉肿痛，口干，咳嗽，饮食不佳等症状。

用法：水煎，每日 1 剂，分 3 次温服。

方义：方中以鲜芸香草与野拔子为母药，二者协同祛邪调气。鲜芸香草辛温芳香，功专解表散寒、化湿和中，可缓解头身困重及鼻塞流涕；野拔子苦辛，可祛风除湿，化解寒湿痹阻，兼行气血以除肢节冷痛。臭灵丹为助药，性味苦寒，可清热解毒、散瘀消肿，反佐母药之温燥，清泄内热以防火邪炽盛，兼解咽喉肿痛。三药配伍，寒温并用，共成散寒祛湿、清热止痛之剂，体现了佤医“寒热分消，表里同治”的治感理念。

方二十二（《佤族民间常用植物药》）

组成：鬼针草（拽）15g，白虎草（辣杰怀）10g，大贯众（刮考）15g，红糖少量。

功效：清热解毒，凉血止血。

主治：风热感冒、时行感冒及胃肠型感冒，症见咽喉肿痛，咳嗽，发热，汗出，口渴，烦躁，皮肤紫斑。

用法：水煎，每日 1 剂，分 3 次温服。

方义：以鬼针草与大贯众为母药，二者协同清解深伏热毒。鬼针草微寒苦降，功专清热解毒、利咽消肿，直折肺胃郁热，化解咽喉肿痛及热毒炽盛；大贯众苦寒，可清热解毒、凉血止血，尤善清泄血分热毒，针对高热神昏及血热妄行之出血。白虎草为助药，性寒滋阴，可清热生津，助母药清解气分炽热，兼保津液以防热盛伤阴。红糖为引药，甘温补中，调和诸药寒凉之性，护胃气以助药力持久，兼引药入血分，增强凉血之效。全方共奏清热解毒、凉血止血之效。

方二十三（《佤族民间常用植物药》）

组成：贯众（刮喂下）15g，白虎草（辣杰怀）10g，紫苏叶（捏拢）10g，野拔子（辣比考）10g，生姜（士埂）少许。

功效：疏风散寒，化湿和胃。

主治：外感风邪，时行感冒及胃肠型感冒，症见恶寒，恶风，咽喉肿痛，口干，咳嗽，饮食不佳，腹胀，恶心欲呕。

用法：水煎，每日 1 剂，分 3 次温服。

方义：方中以贯众与白虎草为母药，二者协同清解表里邪毒。贯众苦寒，可清热解毒、凉血止血，直折肺胃郁热，化解咽喉肿痛及热毒壅滞；白虎草性寒，滋阴生津，清泄气分炽热，缓解高热烦渴及津伤口燥。紫苏叶辛温发散，可开腠理、散表寒，兼和胃止呕；野拔子苦辛，祛风除湿。二者助母药外散寒湿，内通气血。生姜为引药，辛温走窜，引诸药达表里，兼防寒凉冰伏邪气。全方寒温并用，共成疏风散寒、化湿和胃之功。

方二十四（《佤族民间常用植物药》）

组成：葫芦茶（日不给丝念）15g，岩川芎（辣士喂然）10g，薄荷 6g。

功效：疏散风热，行气止痛。

主治：风热感冒及时行感冒，症见发热重，恶寒轻，咽干口渴，鼻流黄涕，舌红苔薄黄。

用法：水煎，每日 1 剂，分 3 次温服。

方义：方中以葫芦茶与岩川芎为母药，二者协同清热活血。葫芦茶苦寒，功专清热解毒、利湿消肿，清泄肺胃湿热，尤善化解咽喉肿痛及暑湿郁表之头身困重；岩川芎辛温香窜，可活血行气、祛风止痛，疏通气血以缓解外感诱发之头痛、身痛。薄荷为助药兼引药，辛凉透散，可疏散风热、清利头目，助母药透邪外达，其轻清之性引药力上行头面，专攻鼻塞咽痛。三药配伍，寒温相制，葫芦茶清热利湿，岩川芎活血散瘀，薄荷透表利窍，共奏疏散风热、行气止痛之效。

方二十五（《佤族民间常用植物药》）

组成：紫苏（捏拢）15g，藿香（德娘波）15g，生姜（土埂）3片。

功效：祛暑解表，化湿和中。

主治：外感暑湿及胃肠型感冒，症见胃脘不适，不思饮食，恶心欲呕，乏力，恶风怕冷。

用法：水煎，每日1剂，分3次温服。

方义：方中紫苏叶性味辛温，能解表散寒、行气和胃；藿香性味辛微温，能芳香化湿、和中止呕、发表解暑。两者相配以祛暑解表、化湿和中，加用生姜以助紫苏、藿香散表邪，兼有和胃止呕之效。三药共奏祛暑解表、化湿和中之效。

方二十六（《佤族民间常用植物药》）

组成：山胡椒（考西勒）15g，大发汗10g，佤芫荽（德吉噶）5g，生姜（土埂）5g。

功效：祛风散寒，化湿和中。

主治：外感风寒及胃肠型感冒，症见发热，恶风畏寒，胃脘不适，恶心欲呕。

用法：水煎，每日1剂，分3次温服。

方义：方中以山胡椒与大发汗为母药，二者协同发汗逐邪。山胡椒性辛热，功专祛风散寒、温经止痛；大发汗辛温峻烈，可开腠理、透毛窍，强力发汗以解表闭，为佤医“汗法”峻剂。佤芫荽为助药，辛香透表，助母药宣散寒邪，兼化湿浊以解头身困重。生姜为引药，辛温走窜，可温中散寒、和胃止呕，引诸药外达肌表、内暖中焦，兼防大发汗过汗伤津。全方共奏祛风散寒、化湿和中之效。

方二十七（《佤族民间常用植物药》）

组成：瓜子金（聂良各）10g，土牛膝（日不改嘎）15g。

功效：清热解毒，利咽止痛。

主治：热毒蕴结之感冒，症见咽喉肿痛，咽干，咽痒。

用法：水煎，每日1剂，分3次温服。

方义：方中瓜子金性味甘苦寒，具有清热解毒、化痰止咳之效，善治咽喉肿痛、扁桃体炎等，为母药；土牛膝性味凉苦，能利尿通淋，可引药下行，使热毒从小便而出。两者配伍，以成清热解毒、利咽止痛之功。

方二十八（《佤族民间常用植物药》）

组成：松叶防风（得吉拉汞）15g，岩川芎（辣士喂然）15g，柴胡 10g。

功效：祛风止痛，行气散寒。

主治：风寒感冒，症见头痛，拘急收紧感，恶风畏寒，口不渴。

用法：水煎，每日 1 剂，分 3 次温服。

方义：方中以松叶防风与岩川芎为母药，二者协同祛邪调气。松叶防风辛温，功专祛风散寒、除湿止痛，尤善解除肌表寒湿之头身拘急及鼻塞流涕；岩川芎辛香温通，可活血行气、祛风通络，深入血分化解寒凝血瘀之头痛、身痛。柴胡为助药，苦辛微寒，可和解表里、疏肝升阳，既助松叶防风透邪外达，又引岩川芎行气活血之力通达三焦，兼防寒邪郁而化热。三药配伍，共奏祛风活血、行气透邪之效。

方二十九（《佤族民间常用植物药》）

组成：杏叶防风（盖克叠）15g，白虎草（辣杰怀）10g，紫苏（捏拢）10g，生姜（士埂）3 片。

功效：疏风散寒，化湿和中。

主治：外感风寒兼里热内蕴之感冒，症见恶寒重，发热轻，无汗头痛，头重如裹，呕恶纳呆，伴咽干或痰黏微黄，舌边尖红，苔白微黄。

用法：水煎，每日 1 剂，分 3 次温服。

方义：方中以杏叶防风与紫苏为母药，二者协同驱散表邪。杏叶防风辛温，功专祛风散寒、除湿止痛，尤善解除寒湿郁表之头身困重及鼻塞流涕；紫苏辛温芳香，可开宣肺气、和胃止呕，透邪外达。白虎草为助药，性寒苦降，可清热解毒、滋阴生津，反佐母药之温燥，清泄潜在内热，防止寒邪闭郁化火。生姜为引药，辛温走窜，可温中散寒、发汗解表，既增强母药透邪之力，又引药性入脾胃，化解寒湿停滞。全方寒温并用，共奏疏风散寒、化湿和中之效。

方三十（《佤族民间常用植物药》）

组成：野丁香（呆给然）15g，通光散（努白）10g，十大功劳（考土顶）10g，树薄荷（德站个母）10g。

功效：清热解毒，宣肺止咳。

主治：痰热蕴肺，肺失肃降之感冒，症见咳嗽，气息粗促，喉中有痰声，痰多质黏稠，咳时引痛。

用法：水煎，每日 1 剂，分 3 次温服。

方义：方中以野丁香与十大功劳为母药，二者协同清解热毒。野丁香苦寒，功专泻火解毒、凉血消肿，直折肺胃炽热，尤善化解咽喉溃烂及血热妄行之鼻衄；十大功劳性味寒苦，可清热解毒、滋阴润燥，清泄气分热邪以保津液，兼防热盛伤阴。通光散为助药，辛凉宣散，可开宣肺气、化痰利咽，疏通肺络壅滞以平咳喘；树薄荷辛凉透表，可疏散风热、清利头目，助母药透邪外达，兼引药力上行头面以缓头痛目赤。四药配伍，共成清热解毒、宣肺止咳之功。

方三十一（《佤族民间常用植物药》）

组成：山芝麻（哈来）15g，白虎草（辣杰怀）10g。

功效：清热解毒，消肿止痛。

主治：外感风热，症见咽喉肿痛，发热，头痛，扁桃体肥大。

用法：水煎，每日1剂，分3次温服。

方义：方中以山芝麻与白虎草为母药，二者协同、清润并施。山芝麻性凉味苦，功专清热解毒、祛风利咽，尤善疏散风热，缓解咽喉肿痛；白虎草性寒味苦，可清热泻火、滋阴生津，直折肺胃炽热，既清解气分热毒，又防止热盛伤阴。两药配伍，共奏清热解毒、消肿止痛之效。

方三十二（《佤族民间常用植物药》）

组成：苍耳全草（麻克并）15g，紫苏叶（捏拢）10g，松叶防风（得吉拉汞）10g。

功效：疏风散寒，宣肺通窍。

主治：风寒感冒，症见恶寒重，发热轻，鼻塞声重，流清涕如注，头重如裹，舌苔白腻。

用法：水煎，每日1剂，分3次温服。

方义：方中以苍耳全草与松叶防风为母药，二者协同祛邪通窍。苍耳全草辛温苦燥，功专祛风散寒、通鼻利窍，尤善解除鼻塞流涕及头额闷痛；松叶防风辛温香窜，可祛风除湿、解表止痛，深入腠理驱散寒湿之邪，缓解头身困重。紫苏叶为助药，辛温发散，可开宣肺气、和胃宽中，助母药增强发汗透表之力，兼调脾胃气滞，以防寒邪内传。三药配伍，表里同治，共奏疏风散寒、宣肺通窍之效。

方三十三（《佤族民间常用植物药》）

组成：树薄荷（德站个母）10g，紫苏叶（捏拢）10g，柴胡10g。

功效：疏风透邪，调和表里。

主治：风寒感冒，症见恶寒发热交替，头痛咽干，鼻塞声重，舌苔薄白或微黄。

用法：水煎，每日1剂，分3次温服。

方义：方中以树薄荷与紫苏叶为母药，二者寒温并用，表里双解。树薄荷辛凉，功专疏散风热、清利头目，透散上焦热邪以缓解头痛咽干；紫苏叶辛温芳香，外散风寒，内行气滞，可化解肌表寒邪及脾胃湿浊。柴胡为助药，苦辛微寒，和解少阳、疏肝升阳，既助树薄荷透热外达，又引紫苏叶行气入里，调和寒热，以解半表半里之邪。三药配伍，升降相因，共奏疏风透邪、调和表里之效。

方三十四（沧源佤族自治县勐董镇田华昌提供）

组成：水菖蒲（斯不惹）10g，防风8g，通光散（努白）10g，生姜（士埂）6g，追风散（追伤风）10g。

功效：解表化湿，理气和中。

主治：外感风寒，内伤湿滞之感冒，症见恶寒，无汗，头身疼痛，鼻塞声重，流清涕，恶心呕吐，胃脘疼痛。

用法：水煎，每日1剂，分3次温服。

方义：方中以水菖蒲与防风为母药，二者协同祛邪通窍。水菖蒲辛温芳香，功专化痰开窍、祛湿止痛，尤善化解寒湿郁闭之鼻塞头痛及痰湿壅肺；防风辛甘微温，可祛风解表、胜湿止痛，透达肌表以驱散风寒湿邪。通光散宣肺利咽、化痰止咳，助水菖蒲疏通肺气壅滞；追风散辛温走窜，可祛风除湿、温通经络。生姜为引药，辛温发散，外助防风开腠理发汗，内和胃气防寒湿犯中，兼引诸药达表透邪。全方以“外散风寒，内化痰湿”为法，表里同治，寒湿分消，共奏解表化湿、理气和中之效。

方三十五（《中国民族民间医药》）

组成：金银花（待告森）15g，大青叶15g。

功效：清热解毒，利咽消肿。

主治：风热感冒，症见发热，咽喉肿痛，咳嗽，声音嘶哑。

用法：水煎，每日1剂，分3次温服。

方义：方中以金银花与大青叶为母药，二者协同清解表里热毒。金银花性寒味甘，功专清热解毒、疏散风热，尤善透散上焦热邪；大青叶苦寒沉降，可凉血消斑、利咽消肿，直折血分热毒，针对热毒壅盛之皮肤红斑、高热神昏。两药配伍，表里分消，共成清热解毒、利咽消肿之功。

方三十六（《沧源佤族自治县农村实用科技》）

组成：鬼针草（拽）6g，马鞭草（日不安里）6g，臭灵丹（哦度）6g，红糖适量，生姜（士埂）少许。

功效：清热解毒，利咽止痛。

主治：风热感冒及时行感冒，症见咽喉肿痛，咽干，咳嗽，鼻塞，流涕。

用法：水煎，每日 1 剂，分 3 次温服。

方义：方中以鬼针草与马鞭草为母药，二者寒热并用，表里双解。鬼针草性寒味苦，可清热解毒、利咽消肿，直折肺胃郁热；马鞭草微苦辛凉，可祛风解表、活血通络，外散肌表风邪，内通气血瘀滞。臭灵丹为助药，可苦寒燥湿、散瘀解毒，增强清解内热之力，兼防寒邪化火。红糖、生姜为引药：红糖甘温补中，调和诸药寒性，护胃气以助药力持久；生姜辛温发散，助马鞭草透邪外达，兼防寒凉冰伏邪气。全方以“清里透表，寒热分消”为法，共奏清热解毒、利咽止痛之效。

【单方】

方一（《中国佤族医药（四）》）

组成：青蒿叶（拉昔别龙）100g，红糖 50g。

功效：清热解毒，解肌止痛。

主治：感冒引起的发热头痛、咳嗽、咽喉肿痛等。

用法：上述药材取鲜品，洗净，搓揉后放入杯中，加适量红糖，用沸水冲泡，静置片刻后即可饮服，每日服 3 次。

方二（《中国佤族医药（四）》）

组成：岩七（西我然）50g，蜂蜜适量。

功效：疏风清热，利咽止痛。

主治：风热感冒引起的发热、头痛、咳嗽、咽喉肿痛等。

用法：上述药材取干品，切片，加蜂蜜混匀后蒸食，每日睡前服 1 次。

方三（沧源佤族自治县班洪乡芒库村下嘎嘎自然村王岩伞提供）

组成：南板蓝根（辣捏）适量。

功效：清热解毒，凉血利咽。
主治：感冒引起的发热、咽喉红肿疼痛等，还可用于预防感冒。
用法：水煎，每日 1 剂，分 3 次温服。

方四（沧源佤族自治县芒卡镇白岩村王云香提供）
组成：落地生根（昔打李）适量。
功效：清热利咽，消肿止痛。
主治：感冒引起的发热、咽喉肿痛等。
用法：代茶饮。

方五（沧源佤族自治县芒卡镇白岩村王云香提供）
组成：香椽叶适量。
功效：散寒止咳。
主治：感冒引起的鼻塞、流清涕、恶寒、无汗等。
用法：水煎，每日 1 剂，分 3 次温服。

方六（《佤族民间常用植物药》）
组成：龙胆草（日不给吉）适量。
功效：清热利咽。
主治：感冒，伴咽喉肿痛。
用法：代茶饮。

方七（《佤族民间常用植物药》）
组成：三桠苦叶（花）（德种考）适量。
功效：清热解毒，消食开胃。
主治：流行性感冒及食欲不佳。
用法：代茶饮。

方八（《佤族民间常用植物药》）
组成：细蒿子（西别拢）适量。
功效：清热解毒，利咽止痛。
主治：感冒，伴咽喉肿痛。

用法：取细蒿子鲜叶，开水泡服。

方九（《佤族民间常用植物药》）

组成：冰片叶（辣昔打堵）适量。

功效：祛风宣窍，散瘀消肿。

主治：感冒，伴咽喉肿痛。

用法：取适量冰片叶，一半鲜用，一半放入火灰中烫热，随后将二者用开水泡服。

方十（《佤族民间常用植物药》）

组成：龙葵嫩叶（德考）适量。

功效：清热解毒，利水消肿。

主治：感冒，伴咽喉肿痛。

用法：水煎，每日1剂，分3次温服。

方十一（《佤族民间常用植物药》）

组成：佤芫荽（德吉噶）20g，生姜（士埂）少许。

功效：疏风解表散寒。

主治：风寒感冒，症见恶风，头痛，饮食不佳。

用法：水煎，每日1剂，分3次温服。

方十二（《佤族民间常用植物药》）

组成：臭灵丹根（哦度）20g，食盐6g。

功效：清热解毒，利咽止痛。

主治：风热感冒，症见咽喉肿痛，咽干，声音嘶哑。

用法：水煎，每日1剂，分3次温服。

方十三（《佤族民间常用植物药》）

组成：绣球防风（日不快轮）15g，姜、葱各适量。

功效：疏风解表散寒。

主治：风寒感冒，症见鼻塞，流涕，恶风。

用法：水煎，每日1剂，分3次温服。

方十四（《佤族民间常用植物药》）

组成：野拔子（辣比考）15g，生姜（士埂）10g，红糖少许。

功效：清热解毒，消食和胃。

主治：胃肠型感冒，症见咳嗽，头痛，恶风畏寒，胃肠不适，饮食不佳。

用法：水煎，每日1剂，分3次温服。

方十五（《中国民族民间医药》1998年总第30期，佤族民间验方录）

组成：紫苏叶（捏拢）15g，生姜（士埂）5g。

功效：解表发汗。

主治：胃肠型感冒，症见恶风畏寒，胃肠不适，饮食不佳。

用法：水煎服，每日3次，每次40mL，3日为1个疗程。

方十六（《沧源佤族自治县农村实用科技》）

组成：鱼腥草（得西委改艾）15g，辣椒3g，生姜（士埂）3片。

功效：解表清热。

主治：风热感冒，症见咽喉肿痛，胃肠不适。

用法：水煎，每日1剂，分3次温服。

【佤族特色方】

方（《佤族民间常用植物药》）

组成：生姜（士埂）适量，葱少量，红糖少量。

功效：解表散寒。

主治：外感风寒初起，伴喷嚏，恶风。

用法：生姜取鲜品，配以葱及红糖，水煎服，每日2次。

附：预防流行性感冒方

方一（沧源市中医医院刘宝林提供）

组成：松树尖12g，松树皮10g，臭灵丹（哦度）12g。

功效：祛风散寒，清热解毒。

主治：风热感冒，症见恶寒无汗，头身拘急，咽干微痛，小便短赤。

用法：水煎，每日1剂，分2次温服。

方二（临沧市中医医院刘宝林提供）

组成：三椏苦（德种考）15g，马鞭草（日不安里）10g，臭灵丹（哦度）10g，鬼针草（拽）10g。

功效：清热解毒，疏风透表。

主治：风热感冒，症见发热恶风，口渴尿赤，皮肤斑疹隐现，咽喉灼痛，咳嗽痰黄。

用法：水煎，每日1剂，分2次温服。

附：咽喉肿痛方

方一（《佤族民间常用植物药》）

组成：犁头草（日不饶别）10g，冰片叶（辣昔打堵）5g，白虎草（辣杰怀）10g，笔管草（博母）10g。

功效：清热解毒，利咽止痛。

主治：咽喉肿痛，症见咽喉红肿灼痛，吞咽困难，伴发热，口渴，舌红苔黄。

用法：水煎，每日1剂，分3次温服。

方二（《佤族民间常用植物药》）

组成：天花粉（努给不拢）15g，南板蓝根（辣捏）10g，冰片叶（辣昔打堵）5g。

功效：清热解毒，利咽生津。

主治：咽喉肿痛。

用法：水煎服，每日3次。

方三（《佤族民间常用植物药》）

组成：土连翘（金母跌然）20g，虎掌草（日不将西歪）10g，鱼腥草（得西委改艾）10g。

功效：清热解毒，利咽消肿。

主治：咽喉肿痛。

用法：水煎服，每日3次。

方四（《佤族民间常用植物药》）

组成：大麻药（盐背）10g。

功效：消肿止痛。

主治：咽喉肿痛。

用法：水煎服，每日2次。

第二节 外感发热

外感发热，是因感受外邪，邪气侵袭人体，正邪相争，脏腑功能失调，以发热为主要表现的一种外感病证。其临床常见症状包括发热、恶寒、头痛、身痛、鼻塞、流涕、咳嗽、咽痛等；发热程度可轻可重，热势高低不一，病程长短不等。本病一年四季均可发生，尤其在气候变化剧烈、温差较大之时更为多见。轻者多因感受风寒、风热等当令之邪，病情较轻，病程较短，一般预后良好；重者多为感受温热病邪，病情较重，病程较长，若治疗不及时或不当，可能进一步传变，出现其他变证。

【复方】

方一（《中国民族民间医药》）

组成：鬼针草（拽）30g，柴胡25g，通光散（努白）20g。

功效：清热解表，和解退热。

主治：发热，症见发热头痛，口渴咽痛，时畏风寒，咳嗽不爽，汗出不畅，舌红苔黄。

用法：水煎，每日1剂，分3次温服。

方义：方中以鬼针草与柴胡为母药，协同清解表里热毒、调和枢机。鬼针草微寒苦降，功专清热解毒、凉血利咽，直折肺胃炽热，兼导热毒从二便分消；柴胡苦辛微寒，和解少阳、疏肝退热，透散半表半里之邪，兼升举清阳以助正气抗邪。通光散为助药，其辛凉宣肺，可化痰止咳，开宣肺气壅滞，助母药透邪外达，兼清肺热以平咳喘。三药配伍，表里同治。

方二（沧源佤族自治县芒卡乡芒岗村李正祥提供）

组成：四块瓦15g，白花曼陀罗10g，灯盏细辛6g，胡椒3～5粒。

功效：散寒解表，祛风止痛。

主治：外感风寒感冒引起的发热。

用法：水煎，每日1剂，分3次温服。

方义：方中以四块瓦为母药，配伍白花曼陀罗、灯盏细辛为助药，胡椒为引药，以“温散寒邪，祛湿通络”为法。四块瓦性温味辛，功专祛风散寒、除湿止痛，尤善解除肌表寒湿郁闭，缓解头身紧痛；白花曼陀罗辛温有毒，祛风散寒、通络定痛，助母药增强散寒透表之力，兼缓寒湿痹阻之关节冷痛；灯盏细辛辛温，可温肺化饮、祛风通窍，助母药宣通肺卫，缓解鼻塞流涕，兼化中焦寒饮；胡椒为引药，辛热走窜，可温中散寒、透达肌表，引诸药外散寒邪，兼防寒凉药伤胃。

【单方】

方（《佤族民间常用植物药》）

组成：南板蓝根（辣捏）适量。

功效：清热解毒，解肌止痛。

主治：感冒引起的发热，伴有头痛、咳嗽、咽喉肿痛等。

用法：取南板蓝根鲜品炒热后外敷于双足底涌泉穴，或取适量鲜叶，加入少量食盐捣烂，外敷右脚和左手心即可。

第三节　咳　嗽

咳嗽是指因外感或内伤等因素，导致肺失宣肃、肺气上逆、冲击气道，以发出咳声或伴咳痰为临床特征的一种病证。历代将有声无痰称为“咳”，有痰无声称为“嗽”，有痰有声谓之“咳嗽”。临床上多为痰声并见，很难截然分开，故以咳嗽并称。西医学中的急性支气管炎、慢性支气管炎等病，都归属于中医学“咳嗽”的范畴，故此节不再赘述。

【复方】

方一（《佤族民间常用植物药》）

组成：小理肺散（日敌买跌）20g，大树理肺散（考宗别）15g，通光散（努白）10g。

功效：清热化痰，止咳平喘。

主治：热毒蕴肺之咳嗽，症见咳嗽，痰黄黏稠，胸膈烦热，伴发热口渴，舌红苔黄腻，脉滑数。

用法：水煎，每日 1 剂，分 3 次温服。

方义：方中以小理肺散与大树理肺散为母药，协同清肺润燥、化痰止咳。小理肺散微寒苦降，功专清肺泻火、化痰散结，尤善化解痰热壅肺之胸闷气逆；大树理肺散甘寒质润，可滋阴润肺、生津止咳，直补肺阴以治燥咳，兼护津液以防热邪伤阴。通光散为助药，辛凉微苦，可宣肺透邪、化痰利咽，助母药开泄肺气壅滞，兼透散表邪以防热毒内陷。全方共奏清热化痰、止咳平喘之效。

方二（《佤族民间常用植物药》）

组成：三颗针（考土下）15g，大树理肺散（考宗别）10g。

功效：清热解毒，止咳平喘。

主治：热毒蕴肺之咳嗽，症见咳嗽，痰黄如脓，咯吐不爽，伴发热口渴，舌红苔黄，脉滑数。

用法：水煎，每日 1 剂，分 3 次温服。

方义：方中以三颗针与大树理肺散为母药，协同清肺润燥、解毒散结。三颗针性寒味苦，功专清热解毒、凉血消肿，尤善清解肺胃热毒，化解咽喉肿痛及痰热壅肺之咳痰黄稠，兼消痈散结；大树理肺散甘寒质润，可滋阴润肺、化痰止咳，直补肺阴以治燥咳，兼护津液防热毒伤阴。两药配伍，共奏清热解毒、止咳平喘之效。

方三（《佤族民间常用植物药》）

组成：通光散（努白）10g，大树理肺散（考宗别）10g，十大功劳（考土顶）10g。

功效：清热解毒，宣肺止咳。

主治：风热犯肺之咳嗽，症见发热，头痛，肌肉酸痛，咽喉肿痛，口干。

用法：水煎，每日 1 剂，分 3 次温服。

方义：方中以通光散与大树理肺散为母药，协同清肺润燥、宣降肺气。通光散辛凉微苦，功专宣肺化痰、利咽止咳，开宣肺气以解咳嗽气逆，兼疏散风热以透邪外达；大树理肺散性寒味甘，可清肺泻火、养阴润燥，直折肺热壅盛，化解痰黄黏稠及干咳伤津，兼护肺阴防燥热伤正。十大功劳为助药，性寒味苦，可清热解毒、止咳平喘，增强母药清解肺热之力，兼利咽喉以消红肿。三药配伍，宣、清、润三法并施，共奏清热解毒、宣肺止咳之效。

方四（《佤族民间常用植物药》）

组成：刀壳树花（考搭昔歪）10g，天冬（该农）10g，鸡蛋花（考冬呀）5g。

功效：清热润肺，利咽止咳。

主治：风燥伤肺之咳嗽，症见咳嗽，干咳无痰，咽喉肿痛，口干口渴。

用法：水煎，每日 1 剂，分 3 次温服。

方义：方中以刀壳树花与天冬为母药，协同滋阴润肺、清热止咳。刀壳树花性凉味甘，功专养阴润燥、清肺止咳，尤善缓解肺阴不足之干咳及虚火上炎之咽干；天冬甘寒质润，滋阴生津、清肺降火，直补肺肾之阴，化解燥热伤津之痰黏咯血，兼防阴虚内热。鸡蛋花为助药兼引药，性平味甘，可清热利咽、化痰止咳，助母药宣通肺气，其甘润之性调和全方寒凉，兼引药力上达咽喉。三药配伍，润、清、宣三法并施，共奏清热润肺、利咽止咳之效。

方五（《佤族民间常用植物药》）

组成：芦子鲜叶（得堆）7 片，陈皮 10g，香橼皮 10g。

功效：理气化痰，健脾和胃。

主治：痰湿咳嗽之咳嗽，症见咳嗽，痰白黏稠，量多易咳，伴胸膈痞闷，舌苔白腻，脉滑。

用法：水煎，每日 1 剂，分 3 次温服。

方义：方中以芦子鲜叶与陈皮为母药，协同理气化痰、宣肺止咳。芦子鲜叶性辛温芳香，功专宣肺化湿、理气止咳，尤善化解痰湿壅肺之胸闷痰多，其鲜品药力轻扬，透散湿浊；陈皮苦温燥湿，健脾化痰，主入中焦，燥湿运脾以绝痰源，兼理肺气以平咳喘。香橼皮为助药，性辛温味苦，可疏肝理气、宽胸化痰，助母药疏泄肺脾气滞，其芳香走窜之性引药力通达三焦。三药配伍，标本同治，共奏理气化痰、健脾和胃之效。

方六（《佤族民间常用植物药》）

组成：绣球防风（日不快轮）15g，通光散（努白）10g。

功效：祛风散寒，清热止咳。

主治：外感风邪兼里热之咳嗽，症见有汗或无汗，恶寒发热，咽喉肿痛，口干口渴。

用法：水煎，每日 1 剂，分 3 次温服。

方义：方中以绣球防风与通光散为母药，协同祛风宣肺、寒热并调。绣球防风辛温，功专祛风散寒、解表透邪，尤善驱散肌表风寒，缓解外感初起之恶寒、头痛及咳嗽声重；通光散辛凉微苦，可宣肺化痰、清热止咳，开泄肺气壅滞以平咳喘，兼清肺中郁热，化解痰黏黄稠。两者配伍合用，共奏祛风散寒、清热止咳之效。

方七（《佤族民间常用植物药》）

组成：桑树皮（考良）15g，大树理肺散（考宗别）10g，十大功劳（考土顶）10g。

功效：泻肺清热，止咳平喘。

主治：肺热内蕴之咳嗽，症见发热，痰多质稠，咽喉肿痛，口干口渴，胸闷气促。

用法：水煎，每日1剂，分3次温服。

方义：方中以桑树皮与大树理肺散为母药，协同润肺清热、解毒止咳。桑树皮甘寒，功专滋阴润肺、凉血止咳，尤善缓解燥热伤津之干咳及虚火上炎之咽干；大树理肺散性寒味甘，可清肺泻火、化痰散结，直折肺热壅盛，化解痰黄黏稠及肺热咳喘。十大功劳为助药，性寒味苦，可清热解毒、利咽消肿，增强母药清解肺系热毒之力，兼消咽喉红肿。三药配伍，共奏泻肺清热、止咳平喘之效。

方八（《佤族民间常用植物药》）

组成：野丁香根（呆给然）15g，小理肺散（日敌买跌）10g，调蜂蜜适量。

功效：滋阴润肺，止咳化痰。

主治：阴虚燥咳之咳嗽，症见干咳少痰或痰中带血，夜间加重，咽干鼻燥，气短乏力，兼见自汗盗汗，舌淡红少津。

用法：水煎，每日1剂，分3次温服。

方义：方中以野丁香根与小理肺散为母药，协同滋阴清热、润肺止咳。野丁香根性凉味甘，功专养阴润肺、凉血止咳，尤善缓解阴虚火旺之干咳及虚热灼喉之咽干；小理肺散性寒味苦，可清肺化痰、理气宽胸，化解痰热壅肺之胸闷气逆。蜂蜜为引药，甘平质润，可润肺止咳、健脾和胃，调和母药寒凉之性，引药力缓达肺脏。三药配伍，共奏滋阴润肺、止咳化痰之效。

方九（《佤族民间常用植物药》）

组成：白粉藤（日不狼来）10g，百合10g，冰糖适量。

功效：滋阴润肺，清热止咳。

主治：阴虚肺燥之咳嗽，症见久咳，干咳，身痛，咽燥咽痛，乏力。

用法：水煎，每日1剂，分3次温服。

方义：方中以白粉藤与百合为母药，协同滋阴润燥、清心安神。白粉藤性味甘凉，功专养阴润肺、清热止咳，尤善缓解阴虚肺燥之干咳及虚热灼喉之咽干，兼能清解肺络郁热；百合甘寒质润，可滋阴润肺、清心安神，直补肺阴以止咳，兼宁心神以缓虚烦，契合“肺病及心”之病机。冰糖为引药，甘平入脾，可润肺止咳、调和药味，既缓白粉藤、百合之寒凉，又引药力缓达肺脏，共奏滋阴润肺、清热止咳之效。

方十（《佤族民间常用植物药》）

组成：天冬（该农）15g，麦冬 15g，车前草（德对西娘）10g。

功效：养阴润肺，生津止咳。

主治：肺阴亏耗之咳嗽，症见久咳，干咳无痰，咳声短促，口干咽燥。

用法：水煎，每日 1 剂，分 3 次温服。

方义：方中以天冬与麦冬为母药，协同滋阴润燥，金水相生。天冬甘寒质润，功专滋肾阴、清肺火，尤善缓解肺肾阴虚之干咳及虚火上炎之咳嗽；麦冬微寒味甘，可滋阴润肺、生津止渴，直补肺胃之阴，化解燥热伤津之痰黏咯血，兼清心除烦。车前草为助药，性寒味甘淡，清热利湿，既助母药清解肺热，又引虚热从小便分消。上三味配伍合用，以养阴润肺、生津止咳。

方十一（《佤族民间常用植物药》）

组成：吉祥草（辣马）15g，天冬（该农）10g，百合 10g。

功效：滋阴润肺，降火止咳。

主治：虚火灼肺之咳嗽，症见久咳，干咳，痰中带血，血色鲜红，呛咳气急，口干咽燥，五心烦热，盗汗。

用法：水煎，每日 1 剂，分 3 次温服。

方义：方中以吉祥草与天冬为母药，协同滋阴润燥，肺肾同补。吉祥草性味甘凉，功专养阴润肺、清热生津，尤善缓解肺阴不足之干咳及虚热灼喉之咽干，兼能调和气机；天冬甘寒质润，可滋肾阴、清肺火。百合为助药，甘寒清润，可滋阴润肺、清心安神，既助母药增强润肺止咳之力，又引药性上达心肺。全方共奏滋阴润肺、降火止咳之效。

方十二（《中国佤族医药（四）》）

组成：五味子（不李板里）20g，白虎草（辣杰怀）20g。

功效：滋阴清热，生津止咳。

主治：阴虚肺燥之咳嗽，症见久咳，动则气促，自汗乏力，伴腰膝酸软，潮热盗汗，颧红口干，虚烦不眠，舌红少苔，脉细数。

用法：上述药材取鲜品或干品，洗净，切片，加水浸泡 20 分钟后温服，每日 1 剂，分 3 次。

方义：方中以五味子与白虎草为母药，协同滋阴敛气、清补兼施。五味子酸温收敛，功专益气生津、补肾宁心，尤善固摄肺肾之气，其酸收之性可防津液过耗；白虎草苦寒清润，可清热泻火、滋阴生津，直折阴虚内热，化解潮热盗汗及口干咽燥，兼护阴液以防五味子温燥之弊。两者共奏滋阴清热、生津止咳之效。

方十三（《中国佤族医药（四）》）

组成：大树理肺散皮（考宗别）50g，狗响铃（日不兰落下）根 50g，马鞭草根（日不安里）30g，蜂蜜适量。

功效：疏散风热，止咳利咽。

主治：外感风热兼里热之咳嗽，症见干咳无痰，咽痛。

用法：上述药材均取鲜品，洗净，切碎，混合，开水煎，每日 1 剂，分 3 次服。

方义：方中以大树理肺散皮与狗响铃根为母药，二者协同清肺解毒。大树理肺散皮性凉味苦，功专清肺润燥、化痰止咳，尤善缓解肺热津伤之干咳；狗响铃根苦寒沉降，可清热解毒、利咽消肿，直折上焦热毒，针对咽喉肿痛及痰热壅肺之症。马鞭草根为助药，苦辛微寒，可宣肺利咽、活血散结，辅助母药化解痰热互结，兼通肺络以止咳。蜂蜜为引药，甘平质润，润肺止咳，调和药味，既缓和大树理肺散皮与狗响铃根之苦寒，又引药力上达咽喉、下滋肺阴。四药共奏疏散风热、止咳利咽之效。

方十四（沧源佤族自治县班洪乡赵开荣提供）

组成：通光散（努白）10g，大树理肺散（考宗别）10g，鸡蛋花树（考冬呀）10g，草珊瑚 10g。

功效：清热解毒，润肺化痰。

主治：痰热壅肺之咳嗽，症见痰黄黏稠，胸膈烦热，伴发热口渴，舌红苔黄腻，脉滑数。

用法：水煎，每日 1 剂，分 3 次温服。

方义：方中以通光散与大树理肺散为母药，协同宣肺润燥、清解热毒。通光散辛凉微苦，功专宣肺化痰、利咽止咳，开泄肺气壅滞以平咳喘，兼透散表邪以防热毒内陷；大树理肺散甘寒质润，可滋阴润肺、生津止咳，直补肺阴以治燥咳，兼护津液防热邪伤阴。鸡蛋花树与草珊瑚为助药，鸡蛋花树性凉味甘，可清热解毒、利咽消肿，助母药清解咽喉热毒，兼透达肌表以散结；草珊瑚苦寒凉血，可散瘀消肿、利咽止痛，增强母药凉血解毒之力，兼引药力聚于咽喉病所。四药配伍，共奏清热解毒、润肺化痰之效。

方十五（沧源佤族自治县芒卡镇芒岗村鲍光明提供）

组成：野芝麻根（给地儿）10g，通光散（努白）10g，陈皮 6g，土肉桂（日送骡）6g，大树理肺散（考宗别）10g，香椿树皮（考西东）10g。

功效：清热润肺，化痰止咳。

主治：痰热壅肺兼肺燥之咳嗽，症见痰黄黏稠，胸膈烦热，咽干口苦，动则气促，潮热盗汗。

用法：水煎内服，每日 1 剂，分 3 次温服。

方义：方中以野芝麻根、通光散、大树理肺散为母药，协同清润肺燥、调和寒热。野芝麻根性凉味甘，功专滋阴润肺、清热解毒，尤善缓解燥热伤津之干咳及虚火上炎之咽痛；通光散辛凉微苦，可宣肺化痰、透散表邪，开泄肺气壅滞以平咳喘；大树理肺散甘寒质润，可滋阴生津、化痰止咳，直补肺阴以固本。香椿树皮、陈皮为助药，香椿树皮苦寒燥湿，可清热解毒、收敛肺气，助母药清解热毒，兼防肺气耗散；陈皮苦温燥湿，可理气健脾、化痰和中，调和上焦热与中焦寒。土肉桂为引药，辛热温中，引火归原，防寒凉药伤脾阳，兼引药力通达三焦。

方十六（《中国民族民间医药》）

组成：大树理肺散（考宗别）15g，通光散（努白）15g，鱼腥草（得西委改艾）20g，七叶一枝花（嘎关艾）10g，百部（土打洗）15g。

功效：清肺化痰，止咳平喘，散结解毒。

主治：痰热壅肺，热毒闭肺之咳嗽，以胸闷气粗，喉中哮鸣为主症，或兼见发热恶寒，咳痰黏黄，或干咳，口苦咽干，舌红苔薄黄。

用法：上述药材煎好后加姜汁，以适量蜂蜜为引。每日 3 次，5 ～ 7 日为 1 个疗程。

方义：方中以大树理肺散与通光散为母药，协同清润肺燥、透邪解毒。大树理肺散甘寒质润，可滋阴润肺、化痰止咳，直补肺阴以治燥咳，兼护津液防热毒伤阴；通光散辛凉微苦，可宣肺透邪、利咽止咳，开泄肺气壅滞以平咳喘，兼透散表里热毒。鱼腥草、七叶一枝花、百部为助药。鱼腥草辛寒走窜，可清热解毒、利尿排脓，助母药清解肺胃热毒，导热邪从小便分消；七叶一枝花苦寒凉血，可散结消肿、解毒利咽，专攻热毒壅结之咽喉肿痛及痈肿；百部甘润微温，可润肺下气、止咳杀虫，调和全方寒凉之性，兼防热毒虫积。姜汁、蜂蜜宣肺润燥为引药。五药配伍，共奏清肺化痰、止咳平喘、散结解毒之效。

方十七（《佤族民间常用植物药》）

组成：芸香草（日不波）10g，紫苏叶（捏拢）10g，刀壳树皮（考搭昔歪）15g。

功效：祛风散寒，理气止咳。

主治：外感风寒兼脾胃气滞之咳嗽，症见痰白清稀，鼻塞流清涕，恶寒无汗，脘腹胀满，恶心欲呕，舌淡苔白，脉浮紧。

用法：水煎，每日1剂，分3次温服。

方义：方中以刀壳树皮为母药，配伍芸香草与紫苏叶，协同温散寒邪、化痰止咳。刀壳树皮性温辛散，功专温肺散寒、燥湿化痰，尤善化解寒痰壅肺之咳喘痰多，兼通肺络以缓气逆；芸香草辛温芳香，可祛风散寒、行气止咳，助母药增强温散表寒之力，兼化中焦湿浊以调畅气机；紫苏叶辛温发散，可解表散寒、理气宽中，既助母药外散风寒，又引药力透达肌表。三药配伍，共奏祛风散寒、理气止咳之效。

方十八（《佤族民间常用植物药》）

组成：大狗响铃（兰落顶）15g，大树理肺散（考宗别）10g，车前草（德对西娘）10g。

功效：清热解毒，润肺止咳。

主治：肺热壅盛，湿热郁肺之咳嗽，适用于咳嗽、肺痈初起或喉痈，症见咳吐脓痰，胸痛隐隐，小便短赤，舌红苔黄腻，脉滑数。

用法：水煎，每日1剂，分3次温服。

方义：方中以大狗响铃与大树理肺散为母药，协同清解热毒、润肺固本。大狗响铃性寒味苦，功专清热解毒、散结消痈，尤善清解肺胃热毒，化解咽喉肿痛及痰热壅肺之咳痰黄稠，兼消痈散结；大树理肺散甘寒质润，可滋阴润肺、生津止咳，直补肺阴以治燥咳，兼护津液防热毒伤阴。车前草为助药兼引药，性寒味甘淡，可清热利尿、渗湿通淋，既助母药清解热毒，又引邪热从下焦分消，防滋阴药滋腻碍胃。三药合用，共奏清热解毒、润肺止咳之效。

方十九（沧源佤族自治县勐董镇田华昌提供）

组成：通光散（努白）10g，十大功劳（考土顶）10g，大树理肺散（考宗别）10g。

功效：清热化痰，润肺止咳。

主治：痰热壅肺兼阴虚之咳嗽，症见痰黄黏稠，胸膈灼热，伴发热口渴，咽干鼻燥，舌红苔黄腻，脉滑数。

用法：水煎，每日1剂，分3次温服。

方义：方中以通光散与大树理肺散为母药，协同清解肺热、润燥止咳。通光散辛凉微苦，功专宣肺化痰、透散表邪，开泄肺气壅滞以平咳喘，兼疏散风热以防热毒内陷；大树理肺散甘寒质润，可滋阴润肺、生津止咳，直补肺阴以固本，尤宜燥热伤津之干咳及痰黏带血。十大功劳为助药，性寒味苦，可清热解毒、凉血消肿，增强母药清解热毒之力。三药合用，共奏清热化痰、润肺止咳之效。

备注：服用上方效果不显著者，可将上方药物炒黄后加蜂蜜再炒，然后水煎服。

方二十（西盟佤族自治县勐梭镇他郎村岩科提供）

组成：大树理肺散（考宗别）10g，橄榄果（不李西灭）6g。

功效：滋阴润肺，清热利咽。

主治：肺燥津伤之咳嗽，症见声音嘶哑，咽干灼热，痰黏如丝，伴五心烦热，口渴欲饮。

用法：水煎，每日1剂，分3次温服。

方义：方中以大树理肺散为母药，配伍橄榄果，协同滋阴润燥、清肺利咽。大树理肺散甘寒质润，功专滋阴润肺、化痰止咳，直补肺阴以治燥咳，兼护津液防虚火灼络；橄榄果甘酸平，可清热解毒、利咽生津，助母药清解咽喉虚火，其酸收之性可敛肺止咳。两药合用，共奏滋阴润肺、清热利咽之效。

方二十一（《佤族民间常用植物药》）

组成：七叶一枝花（嘎关艾）15g，通光散（努白）10g，大树理肺散（考宗别）

10g。

功效：清热解毒，宣肺透邪。

主治：热毒壅肺之咳嗽，症见痰黄如脓，胸膈灼热，咽喉红肿溃烂，吞咽剧痛，伴高热口渴，舌红苔黄燥，脉洪数。

用法：水煎，每日 1 剂，分 3 次温服。

方义：方中以七叶一枝花与大树理肺散为母药，协同攻毒护阴、清润肺燥。七叶一枝花性味苦寒，功专清热解毒、凉血散结，尤善清解热毒壅结之咽喉肿痛、痈肿疮毒，其凉血之力可消咳痰带血；大树理肺散甘寒质润，可滋阴润肺、生津止咳，直补肺阴以治燥咳，兼护津液防热毒耗伤阴液。通光散为助药，辛凉微苦，可宣肺透邪、化痰利咽，助母药开泄肺气壅滞，兼透散表里热毒，防止邪气内陷营血。三药配伍，共奏清热解毒、宣肺透邪之效。

方二十二（《佤族民间常用植物药》）

组成：山红稗（拐赛）5g，白及（小白鸡）3g，野百合 3g，大树理肺散（考宗别）3g，野拔子根（辣比考）4g。

功效：解毒生肌，凉血止血。

主治：肺热伤络之咳嗽，症见痰中带血或咯血，咽干鼻燥，伴手足心热，舌红少苔，脉细数。

用法：水煎，每日 1 剂，分 3 次温服。

方义：方中以山红稗与大树理肺散为母药，协同凉血止血、润肺护阴。山红稗性凉味甘，功专凉血止血、清热解毒，尤善清解阴虚血热之咯血、衄血，兼消咽喉肿痛；大树理肺散甘寒润肺，滋阴生津，直补肺阴，固本以治燥咳，兼防血热伤津。野拔子根、野百合、白及为助药。野拔子根苦凉凉血，清热解毒，助母药清解血分热毒，兼散瘀消肿；野百合甘润微寒，可养阴润肺、宁心安神，调和虚热所致之心烦失眠；白及苦甘涩寒，可收敛止血、生肌敛疮，引药力直达血络，促进创面愈合。五药配伍，共奏解毒生肌、凉血止血之效。

方二十三（《佤族民间常用植物药》）

组成：白及（小白鸡）10g，大树理肺散（考宗别）10g，通光散（努白）10g。

功效：清热化痰，润肺止咳。

主治：阴虚肺燥之咳嗽，症见干咳无痰或痰少带血丝，咽干、鼻燥夜间尤甚，舌红少苔，脉细数等。

用法：水煎，调蜂蜜服用，每日 2 次。

方义：方中以白及与大树理肺散为母药，协同润肺止血、攻补兼施。白及性味苦甘涩寒，功专收敛止血、消肿生肌，尤善修复肺络损伤，化解燥热灼络之咯血或痰中带血；大树理肺散甘寒质润，可滋阴生津、润肺止咳，直补肺阴以固本，兼护津液防虚火复燃。通光散为助药，辛凉微苦，可宣肺透邪、化痰利咽，助母药开泄肺气壅滞，兼清痰热以防热毒内陷。三药配伍，共奏清热化痰、润肺止咳之功。

【单方】

方一（《佤族民间常用植物药》）

组成：白及（小白鸡）5g，蜂蜜适量。

功效：化痰止咳。

主治：咳嗽，症见痰多，质稠，痰中带血。

用法：白及研末，调适量蜂蜜，用温开水冲服，每日 2 次。

方二（《佤族民间常用植物药》）

组成：橄榄鲜果（不李西灭）50g。

功效：生津止咳。

主治：咳嗽、咽干、咽痛、口干。

用法：水煎，代茶饮。

方三（《佤族民间常用植物药》）

组成：羊奶果鲜叶（考种落）适量。

功效：止咳平喘。

主治：咳嗽痰多。

用法：水煎服，每日 3 次。

方四（《佤族民间常用植物药》）

组成：西南远志（娘母良）10g，冰糖适量。

功效：化痰止咳。

主治：咳嗽有痰。

用法：水煎，每日 1 剂，分 3 次温服。

方五（《佤族民间常用植物药》）

组成：枇杷叶（辣考得嘎）适量，蜂蜜少量。

功效：清肺止咳平喘。

主治：肺热咳嗽，症见气逆喘急等。

用法：水煎，每日 1 剂，分 3 次温服。

方六（《佤族民间常用植物药》）

组成：岩白菜（德搞老然）30g，白酒少许。

功效：清热解毒，祛痰止咳。

主治：肺热咳嗽，症见痰多，气短，气促。

用法：水煎，每日 1 剂，分 3 次温服。

方七（《佤族民间常用植物药》）

组成：鸡蛋花（考冬呀）15g，冰糖少量。

功效：清热润肺止咳。

主治：肺热咳嗽，症见痰多，感冒发热。

用法：水煎，每日 1 剂，分 3 次温服。

方八（西盟佤族自治县翁嘎科镇魏华提供）

组成：大树理肺散（考宗别）适量。

功效：止咳平喘。

主治：咳嗽、哮喘、百日咳。

用法：上述药材取鲜品用刀切开取汁一小匙，置于杯内，用开水冲服，每日 1 次。

方九（西盟佤族自治县翁嘎科镇魏华提供）

组成：臭灵丹（哦度）适量。

功效：清热解毒止咳。

主治：上呼吸道感染、肺炎、扁桃体炎，还可预防流感。

用法：水煎，每日 1 剂，分 3 次温服。

方十（《佤族民间常用植物药》）

组成：大树理肺散树皮（考宗别）10g，红糖适量。

功效：止咳平喘。

主治：本方对急性支气管炎、呼吸道感染所致的咳嗽治疗效果较好。

用法：水煎服，每日 2 次。

方十一（《佤族民间常用植物药》）

组成：田基黄（土打舌改艾）适量。

功效：止咳平喘。

主治：本方对肺炎咳嗽治疗效果较好。

用法：上述药材取鲜品，用开水泡服。

方十二（西盟佤族自治县勐梭镇他郎村岩科提供）

组成：大树理肺散（考宗别）10g，红糖 5g。

功效：宣肺平喘化痰。

主治：急性气管炎、呼吸道感染。

用法：先煎煮大树理肺散，将药汁过滤后加入红糖，每日 3 次。

【佤族特色方】

方（《佤族民间常用植物药》）

组成：猪肺 1 对。

功效：补虚止咳。

主治：肺虚久咳，伴有乏力、气短、气喘等。

用法：猪肺煮熟后服用，每日 2 次。

第四节　百日咳

百日咳是一种由百日咳鲍特菌引起的急性呼吸道传染病，主要通过飞沫传播，以阵发性痉挛性咳嗽、咳嗽终止时伴有鸡鸣样吸气吼声为特征，病程较长，可持续数周甚至数月，故名“百日咳”。本病一年四季均可发病，但多见于冬春季节，尤其在气候寒冷、干燥、温差变化较大的时期更为多发。本病好发于儿童，尤其是婴幼儿，成人也可感染，但症状相对较轻。若在一定时期内出现较多病例且症状相似，可形成局部流行。在佤族地区，由于多属山区及半山区，气候多变，人口居住相对分散，卫生条件有限，儿童疫苗接种率可能较低，因此百日咳也是较为常见的呼吸道传染病之一。佤族医学在长期的医疗实践中，对百日咳的诊治积累了一定的经验。

【复方】

方一（《佤族民间常用植物药》）

组成：娘三端（聂杉躲）5g，南木香 5g，歪叶子兰（小麻疙瘩）10g。

功效：清热化痰，解痉止咳。

主治：痰热壅肺之百日咳，症见阵发性痉挛性咳嗽，咳时面红目赤，痰黏难咯，咳末有鸡鸣样回声，舌红苔黄腻。

用法：水煎，每日 1 剂，分 3 次温服。

方义：方中以歪叶子兰与娘三端为母药，协同清热解痉、化痰止咳。歪叶子兰性寒味苦，功专清热解毒、化痰解痉，尤善缓解百日咳痉咳期的气道挛急及痰热壅塞，其散结之力可消咽喉肿痛；娘三端辛平微温，可宣肺止咳、化痰平喘，开泄肺气以缓解呛咳气逆，兼疏散风邪以防外邪引动伏痰。南木香为助药兼引药，辛温行气，燥湿化痰，助母药调畅气机、化解痰浊，其辛香之性引药力通达肺络，三药合用，共奏清热化痰、解痉止咳之效。

方二（《中国佤族医药（四）》）

组成：通光散（努白）15g，苏子 10g，陈皮 10g。

功效：宣肺透邪，降气化痰。

主治：肺气上逆兼脾虚痰盛之百日咳，症见阵发性痉挛性咳嗽，痰多稀白或黏稠，伴脘腹胀满，食欲不振，体倦乏力等。亦可治疗由感冒引起的咳嗽。若为热咳者，去掉陈皮，加白虎草 10g 即可。

用法：上述药材取鲜品或干品，洗净，切片，水煎，每日 1 剂，分 3 次温服。

方义：方中以通光散为母药，针对百日咳“痰阻气道，肺气上逆”的核心病机。通光散辛凉微苦，功专宣肺透邪、化痰利咽，尤善疏散肺卫风热，缓解痉咳初期的表闭痰壅，兼利咽开音以防热毒上攻；苏子、陈皮为助药，苏子辛温降气、化痰平喘，助通光散肃降肺气以平痉咳，其润性可缓气道燥急，化解痰黏难咯；陈皮苦温燥湿，可理气健脾、化痰和中，既助苏子化解痰浊，又调畅中焦气机以绝痰湿之源，三药配伍，共奏宣肺透邪、降气化痰之效。

方三（沧源佤族自治县勐董镇田华昌提供）

组成：通光散（努白）10g，十大功劳（考土顶）10g，犁头草（日不饶别）8g。

功效：清热解毒，解痉平喘。

主治：百日咳。

用法：水煎，每日1剂，分3次温服。

方义：方中以通光散与十大功劳为母药，协同清热解痉、凉血护阴。通光散辛凉微苦，功专宣肺透邪、化痰利咽，尤善疏散肺卫风热，开泄痰热壅塞，缓解痉咳期的气道挛急及痰黏难咯；十大功劳性寒味苦，可清热解毒、凉血散结，直折肺胃热毒，化解咽喉肿痛及咳痰黄稠，兼防热毒灼伤肺络。犁头草为助药，性凉味甘，可利咽消肿、解毒生津，助母药清解咽喉热毒，三药配伍，共奏清热解毒、解痉平喘之效。

方四（沧源佤族自治县勐董镇田华昌提供）

组成：通光散（努白）15g，百部（土打洗）10g，大树理肺散（考宗别）15g，十大功劳（考土顶）10g，甘草5g。

功效：清热解毒，润燥解痉。

主治：痰热壅肺兼肺阴亏虚之百日咳，症见阵发性痉挛性咳嗽，咳时面红目赤，痰黏难咯，咳末伴鸡鸣样回声，痉咳后期干咳无痰或痰中带血，咽干鼻燥，尤用于久咳不愈的治疗。

用法：水煎服，每日3次。效果不明显者，可用蜂蜜炙后，再加开水煎煮。

方义：方中以通光散与大树理肺散为母药，协同攻邪扶正、标本同治。通光散辛凉微苦，可宣肺透邪、化痰利咽，开泄肺气壅滞以缓解痉咳气逆，兼疏散风热，防止热毒内陷；大树理肺散甘寒质润，可滋阴润肺、生津止咳，直补肺阴以治燥咳，兼护津液防热邪耗伤。十大功劳与百部为助药，十大功劳苦寒，可清热解毒、凉血散结，专攻肺胃热毒，消咽喉肿痛及痰黄黏稠；百部甘润微温，可润肺下气、止咳杀虫，兼防热毒虫积，缓解痉咳后期久咳伤气。甘草为引药，甘平和中，调和诸药寒热之性，兼缓急止咳、护胃生津。全方共奏清热解毒、润燥解痉之效。

方五（西盟佤族自治县翁嘎科镇魏华提供）

组成：刀壳树（考搭昔歪）6g，蒲公英10g，陈皮10g，甘草6g。

功效：清热解毒，理气化痰。

主治：痰热壅肺兼脾虚之百日咳，症见痉咳剧烈，痰黏难咯，咳时面红目赤，咳末伴鸡鸣样回声，脘腹胀满，舌红苔黄腻，脉滑数。

用法：水煎，每日1剂，分3次温服。

方义：方中以刀壳树与蒲公英为母药，协同清热化痰、解毒散结。刀壳树性凉味苦，功专清热解毒、化痰利咽，尤善清解肺热壅滞，缓解痉咳期的痰黏气逆及咽喉肿痛；蒲公英苦寒清泄，可清热解毒、消肿散结，助母药增强清肺胃热毒之力，兼消痈散结以化淋巴结肿痛。陈皮为助药，苦温燥湿，可理气健脾、化痰和中，既助母药化解痰湿，又调畅中焦气机以绝痰源。甘草为引药，甘平和中，调和诸药寒热之性，兼缓急止咳、护胃生津。全方共奏清热解毒、理气化痰之效。

第五节 肺 胀

肺胀是由多种慢性肺系病证在后期转归而成的，临床上以喘咳上气、胸闷胀满、心悸为主症，病久可见面唇发绀、身肿，甚或昏迷、抽搐，以致喘脱等危重证候。根据临床证候特点，肺胀与西医学中的慢性支气管炎合并肺气肿、肺源性心脏病类似。笔者收录了佤医针对肺气肿的诊疗方剂，记录如下。

【复方】

方（沧源佤族自治县勐董镇田华昌提供）

组成：笔管草（博母）10g，歪叶子兰（小麻疙瘩）8g，白花蛇舌草（日不打昔吻）8g，管南香12g，南木香8g。

功效：顺气化痰，宣肺平喘。

主治：痰瘀互结之肺胀，症见胸膈胀满，咳喘痰多黏稠，动则气促，口唇发绀，舌暗红苔黄腻，脉滑涩。

用法：水煎，每日1剂，分3次温服。

方义：方中以管南香与笔管草为母药，协同宣肺行气、通络散结。管南香辛温走窜，功专行气止痛、通络散瘀，尤善疏通肺络气滞血瘀，缓解胸胁胀痛及唇甲青紫；笔管草微苦平，可宣肺平喘、化痰散结，开泄肺气壅滞以平咳喘，兼透散痰热郁闭。歪叶子兰与白花蛇舌草为助药，歪叶子兰性寒味苦，可清热解毒、化痰解痉，助母药缓解气道挛急及痰热壅塞；白花蛇舌草苦寒凉血，可清热利湿、散结消肿，清解肺中痰热壅毒，南木香为引药，辛温行气，燥湿化痰，引药力通达三焦，调和诸药寒热之性，防苦寒伤胃。全方共奏顺气化痰、宣肺平喘之效。

第六节 肺 痨

肺痨，又称肺结核，是一种由结核分枝杆菌引起的慢性传染病，主要侵犯肺部，但也可累及其他器官。该病以咳嗽、咳痰、咯血、低热、盗汗、消瘦等为常见症状，病程较长，若不及时治疗，可导致肺组织严重破坏，甚至危及生命。本病四季皆可发病，但冬春季节更为多见，可能与气候寒冷、室内空气不流通、人体抵抗力下降等因素有关。肺结核的传播途径主要是通过呼吸道飞沫传播，当患者咳嗽、打喷嚏或大声说话时，将带有结核菌的飞沫排出体外，易感者吸入后可导致感染。此外，结核菌还可通过尘埃传播，如患者痰液中的结核菌干燥后附着在尘埃上，被他人吸入后也可致病。佤族聚居区多属山区及半山区，人口居住分散，交通不便，医疗卫生条件相对落后，部分民众对肺结核的认知不足，疫苗接种率较低，因此肺结核是较为常见的传染病之一。佤族医学在长期与肺结核的斗争中，也积累了一定的诊治经验，其所论肺结核疾病与西医学的肺结核疾病基本相同，可参照本节肺痨论治。

【复方】

方一（《佤族民间常用植物药》）

组成：刀壳树（考搭昔歪）6g，大树理肺散（考宗别）10g，半截叶（拉汞巴）10g。

功效：滋阴润肺，清热解毒。

主治：阴虚火旺之肺痨，症见干咳无痰或痰少带血，气短乏力，声低懒言，午后潮热，夜间盗汗，五心烦热，舌红少苔，脉细。

用法：水煎，每日1剂，分3次温服。

方义：方中以刀壳树与大树理肺散为母药，协同滋阴解毒、修复肺络。刀壳树性凉味苦，功专清热解毒、凉血止血，尤善清解肺中虚火，修复痨虫灼伤之肺络，缓解潮热、咯血；大树理肺散甘寒质润，可滋阴润肺、生津止咳，直补肺肾之阴以固本，兼护津液防虚火复燃。半截叶为助药，性平味涩，可收敛止血、益气养阴，助母药增强止血之力。三药配伍，共奏滋阴润肺、清热解毒之效。

方二（《佤族民间常用植物药》）

组成：大树理肺散（考宗别）15g，百部（士打洗）10g，叶子兰（大麻疙瘩）

5g，冰糖少许。

功效：滋阴润肺，清热解毒。

主治：阴虚肺燥之肺痨，症见干咳无痰或痰黏难咯，痰中带血丝，胸痛隐隐，伴乏力消瘦，声低气短，午后低热，夜间盗汗，舌红少津，脉细数。

用法：水煎，每日1剂，分3次温服。

方义：方中以大树理肺散为母药，配伍百部为助药，形成“滋阴润肺、止咳杀虫”的核心配伍。大树理肺散甘寒质润，主滋阴润肺、生津止咳，填补肺肾之阴以固本，缓解肺痨阴虚之燥咳、潮热；百部苦甘微温，功专润肺下气、止咳杀虫，为助药；叶子兰苦凉，可清热解毒、凉血散瘀，作为助药，辅助清退虚火，兼散瘀通络以防久咳伤络成瘀；冰糖甘平，润肺生津，调和诸药，兼护脾胃，防苦寒伤中，为引药，助药力归于肺经。全方共奏滋阴润肺、清热解毒之效。

方三（《佤族民间常用植物药》）

组成：白及（小白鸡）20g，百部（士打洗）30g，十大功劳（考土顶）20g，七叶一枝花（嘎关艾）20g。

功效：清热解毒，收敛止血。

主治：热毒壅肺，肺络受损之肺痨，症见咯血鲜红或痰中带血，胸痛咳喘，痰黄黏稠，低热不退，夜间盗汗，消瘦乏力，舌红苔黄。

用法：上述药材取干品研末，用温开水冲服10g，每日3次。

方义：方中以白及与百部为母药，形成“止血固本、杀虫攻邪”的核心配伍。白及甘涩微寒，功专收敛止血、生肌敛疮，修复痨虫蚀伤之肺络，针对肺痨咯血、空洞形成，其胶质成分可覆盖黏膜创面，促进愈合；百部苦甘微温，主润肺止咳、灭痨杀虫，兼化痰止咳以缓解呛咳。十大功劳与七叶一枝花为助药，十大功劳苦寒，可清热解毒、凉血退蒸，清解肺中伏火；七叶一枝花苦寒有小毒，可散结消肿、解毒利咽。四药协同，体现“止血、杀虫、清热、散结”之法，全方共奏清热解毒、收敛止血之效。

方四（《佤族民间常用植物药》）

组成：黄精（士嘎）15g，大百部（约跌）15g，白及（小白鸡）10g。

功效：滋阴润肺，收敛止血。

主治：气阴两虚之肺痨，症见干咳少痰，痰中带血，潮热盗汗，气短乏力，消瘦纳差，面色苍白，舌红少苔，脉细弱。

用法：水煎，每日 1 剂，分 2 次温服。

方义：方中以黄精与大百部为君药，形成“滋阴培本、杀虫攻邪”的核心配伍。黄精甘平质润，功专补气养阴、健脾润肺，直补肺、脾、肾三脏之虚；大百部苦甘微温，可润肺止咳、杀虫抗痨，针对痨虫蚀肺之呛咳、痰血，兼化痰止咳以缓标急；白及为助药，甘涩微寒，可收敛止血、生肌敛疮，修复痨虫蚀伤之肺络，针对咯血、空洞病灶，其胶质成分可保护黏膜，促进愈合。全方共奏滋阴润肺、收敛止血之效。

方五（《佤族民间常用植物药》）

组成：鱼子兰（土打舌弱）15g，百部（土打洗）15g，小理肺散（日敌买跌）10g。

功效：润肺止咳，滋阴清热。

主治：阴虚肺燥之肺痨，症见干咳无痰或痰黏带血，午后潮热，夜间盗汗，舌红少苔，脉细数。

用法：水煎内服，每日 1 剂，分 3 次温服。

方义：方中以鱼子兰、百部为母药，形成“滋阴润肺、杀虫宣肺”的核心配伍。鱼子兰甘凉质润，功专滋阴润燥、清解虚热，填补肺肾之阴以缓解潮热盗汗，其凉润之性可修复痨虫灼伤之肺络；百部苦甘微温，主润肺止咳、杀虫抗痨，兼化痰下气以缓解呛咳、痰血；小理肺散辛平轻扬，可宣肺解郁、化痰止咳，助肺气宣发以疏通气道壅滞，防止痰浊闭肺，其宣散之力与鱼子兰之敛润相制，防滋阴过度碍气。全方共奏润肺止咳、滋阴清热之效。

方六（《中国佤族医药（四）》）

组成：翻白叶根（公塞不背）30g，茴香根 30g，刺桐树（考嘎揉）15g，冬瓜皮（毕娘）15g，枪枝葛根 30g，蜂蜜适量。

功效：清热利湿，润燥止咳。

主治：阴虚肺燥兼湿热之肺痨，症见干咳痰黏带血，午后低热，伴下肢水肿，小便短赤，舌红苔黄腻。

用法：水煎，每日 1 剂，分 3 次温服。

方义：方中以翻白叶根、冬瓜皮、茴香根为母药，分消上、中、下三焦湿邪。翻白叶根苦寒，功专清热解毒、利湿消肿，清解肺中湿热毒邪，缓解潮热、痰黄；茴香根辛温芳香，可行气化湿、醒脾开胃，助脾运化以培土生金，改善肺痨患者纳差、水肿；冬瓜皮甘淡微寒，利水渗湿，分消湿热从小便而出，减轻肺痨合并水肿。刺桐树、枪枝葛根为助药，尤善生津润燥、活血通络；刺桐树苦平，可祛风除湿、活血通络，针对久咳耗气导致的肢体酸重、气血不畅；枪枝葛根甘辛平，可解肌退热、生津止渴，缓解阴虚燥咳之咽干，兼透散虚热；蜂蜜甘平润肺为引药，调和诸药寒凉之性，护胃生津，增强滋阴润燥之力。全方共奏清热利湿、润燥止咳之效。

方七（《佤族民间常用植物药》）

组成：天冬（该农）15g，百部（土打洗）15g，鱼子兰（土打舌弱）10g，车前草（德对西娘）10g。

功效：滋阴润肺，清热利湿。

主治：阴虚夹湿热之肺痨，症见干咳无痰或痰黏带血，午后潮热，夜间盗汗，伴下肢水肿，小便黄，舌红苔薄黄腻，脉细数。

用法：水煎，每日1剂，分3次温服。

方义：方中以天冬与百部为母药，形成“滋阴固本、杀虫攻邪”的核心配伍。天冬甘寒质润，功专滋阴润肺、清降虚火，填补肺肾之阴以固本，尤宜肺痨阴虚燥咳、潮热骨蒸；百部苦甘微温，可润肺下气、杀虫止咳，兼化痰止咳以缓标急；鱼子兰与车前草为助药，鱼子兰甘凉，可清热解毒、凉血生津，助天冬清退虚火，兼修复痨虫灼伤之肺络；车前草甘淡微寒，可清热利湿、通淋排毒，分消湿热从小便而出，防滋阴药滋腻碍胃。全方共奏滋阴润肺、清热利湿之效。

方八（《佤族民间常用植物药》）

组成：大百部（约跌）15g，山菠萝10g，鱼子兰（土打舌弱）10g，土党参（怒胆跌）10g。

功效：补脾益肺，杀虫抗痨。

主治：痨虫蚀肺之肺痨，症见久咳不止，痰中带血丝，胸痛隐隐，消瘦乏力，舌红苔薄黄，脉细数。

用法：水煎，每日1剂，分3次温服。

方义：方中以大百部为母药，其苦甘微温，功专润肺止咳、灭痨杀虫，兼化痰下气以缓呛咳。山菠萝、鱼子兰、土党参为助药，可清热解毒、润肺止咳；山菠萝苦寒，可清肺泻火、化痰散结，助君药清解痨虫所致之热毒，尤宜痰黄黏稠或伴淋巴结肿痛；鱼子兰甘凉质润，可滋阴润燥、凉血止血，修复痨虫灼伤之肺络，缓解干咳、咯血；土党参甘平，可补气健脾、生津益肺，既助大百部扶正抗邪，又防寒凉药伤胃，全方共奏补脾益肺、杀虫抗痨之效。

方九（《佤族民间常用植物药》）

组成：土人参（德布）20g，野百合 15g，天冬（该农）15g，大树理肺散（考宗别）10g。

功效：益气健脾，润肺止咳。

主治：肺脾两虚之肺痨，症见久咳耗气，纳差便溏，伴午后低热，自汗畏风，面色萎黄，舌淡红少苔，脉细弱。

用法：水煎，每日 1 剂，分 3 次温服。

方义：方中以土人参与野百合为母药，形成“益气养阴、润肺止咳”的核心配伍。土人参甘平，功专补脾益肺、生津止渴，填补肺脾之气以固后天之本，改善肺痨患者气短、纳差、自汗等虚损症状；野百合甘微寒，可润肺止咳、清心安神，既润肺络以止咯血，又宁心神以缓潮热盗汗。天冬与大树理肺散为助药，天冬甘寒质润，可滋阴降火、润燥生津，直补肺肾之阴以退虚热，尤宜阴虚火旺之口干、烦热；大树理肺散甘寒润肺，化痰止咳，辅助野百合增强润肺之力，兼护肺络以防痨虫蚀伤。全方共奏益气健脾、润肺止咳之效。

方十（《佤族民间常用植物药》）

组成：野丁香根（呆给然）15g，双参（斑白博）10g，叶子兰（大麻疙瘩）10g，天冬（该农）10g，大树理肺散（考宗别）10g。

功效：滋阴润肺，杀虫止咳。

主治：阴虚火旺之肺痨，症见干咳少痰或痰黏带血，午后潮热，五心烦热，夜间盗汗，咽干声嘶。

用法：水煎，每日 1 剂，分 3 次温服。

方义：方中以野丁香根与天冬为母药，共奏清解虚热、滋阴润肺之效。野丁香根性寒，功专清热解毒、化痰止咳，直泻肺中伏火以退潮热；天冬甘寒质润，填补肺肾之阴以固本，二者协同清火护阴，直击肺痨“阴虚热毒”之病机核心。助药中双参益气养阴、健脾生津，助母药补益肺脾之气；叶子兰苦凉，可清热解毒、散结消肿，强化清解痨虫热毒之力；大树理肺散甘寒润肺、宣通肺气，既助天冬滋阴润燥，又防敛肺过度致气滞。全方共奏滋阴润肺、杀虫止咳之效。

方十一（沧源佤族自治县勐董镇田华昌提供）

组成：白花蛇舌草（日不打昔吻）8g，歪叶子兰（小麻疙瘩）8g，南木香8g。

用法：水煎，每日1剂，分3次温服。

功效：行气活血，清解肺络。

主治：气滞血瘀之肺痨，症见咳嗽胸痛，痰中带暗红色血丝，局部刺痛固定，舌暗有瘀斑。

方义：方中以白花蛇舌草为母药，性味苦寒，功专清热解毒、活血散瘀，清泻肺中痨虫热毒，并化解痨虫蚀肺所致之瘀血壅堵，改善胸痛、痰中带暗红血丝；歪叶子兰为助药，性味辛温，可通络舒筋止痛，助母药疏通胸肺气机，缓解气滞血瘀之胸胁隐痛，兼祛湿以防痰瘀互结；南木香为引药，芳香辛温，行气活血，引药归经，导全方药力聚于胸肺络脉，开宣气滞以助化瘀，其温散之性可制白花蛇舌草寒凉，防冰伏气血。全方共奏行气活血、清解肺络之效。

备注：服用此药物的同时须加服治疗肺结核的西药。

方十二（沧源佤族自治县岩帅镇贺科村赵改块提供）

组成：双参（斑白博）30g，大树理肺散（考宗别）25g，冰片（辣昔打堵）适量。

功效：益气养阴，润肺止咳。

主治：气阴两虚之肺痨，症见久咳声低，痰少带血，自汗盗汗，舌淡红少苔。

用法：水煎，每日1剂，分3次温服。

方义：方中以双参与大树理肺散为母药，双参甘平，功专益气养阴、健脾润肺，补肺脾之气；大树理肺散甘寒质润，可滋阴润燥、化痰止咳，直补肺阴以退虚热，二药协同，气阴双补。冰片为引药，芳香辛凉，可清热开窍、透络散结，引药力穿透肺络以达病所，其轻扬之性可防双参、大树理肺散滋腻壅滞。全方共奏益气养阴、润肺止咳之效。

方十三（沧源佤族自治县岩帅镇公曼村赵一提供）

组成：蓖麻叶（考国呀）10g，黄泡树根（考果塞）10g，南木香10g，车前草（德对西娘）6g，大树理肺散（考宗别）10g，血满草（辣惹南）10g，大接骨丹（考刮散）10g，通光散（努白）12g，野黄瓜10g。

功效：滋阴润肺，清解热毒，活血通络。

主治：湿热瘀阻之肺痨，症见干咳痰黏带血，胸痛如刺，午后潮热，盗汗消瘦，伴痰黄黏稠，小便短赤或下肢水肿，舌暗红苔黄腻，脉细涩。

用法：上述药材取干品研末，用温开水冲服，每次 10g，每日 3 次。

方义：方中以大树理肺散与通光散为母药，前者甘寒质润，滋阴润肺、化痰止咳，填补肺阴以退虚热；后者辛凉微苦，可宣肺利咽、透散热毒，二者协同润燥通滞，直击肺痨“阴虚燥热，气机壅塞”之病机核心。助药中，蓖麻叶、黄泡树根、野黄瓜苦寒清热，分消肺中湿热毒邪；血满草、大接骨丹活血化瘀、通络生肌，疏通肺络瘀阻，修复痨虫蚀伤；车前草淡渗利湿，引湿热从小便而解，防滋阴药壅滞。南木香为引药，芳香辛温，行气止痛，引药归经，导诸药力聚于胸肺络脉，兼开宣气机以散瘀结。全方共奏滋阴润肺、清解热毒、活血通络之效。

方十四（西盟佤族自治县翁嘎科镇魏华提供）

组成：大树理肺散（考宗别）10g，藤茶 12g，刀壳树（考搭昔歪）6g。

功效：滋阴润肺，清解热毒，凉血止血。

主治：阴虚火旺之肺痨，症见干咳少痰或痰黏带血，午后潮热，咽干声嘶，五心烦热，胸痛隐隐，舌红少苔或舌暗有瘀点，脉细数。

用法：水煎内服，每日 1 剂，分 3 次温服。

方义：方中以大树理肺散为母药，甘寒质润，功专滋阴润肺、化痰止咳，填补肺肾之阴以退虚热。藤茶为助药，性味苦寒，可清热解毒、抗痨杀虫，清解痨虫蚀肺之热毒，兼化痰散结以消胸胁隐痛。刀壳树为助药兼引药，性凉微涩，可凉血止血、修复肺络。全方共奏滋阴润肺、清解热毒、凉血止血之效。

方十五（西盟佤族自治县勐梭镇他郎村岩科提供）

组成：歪叶子兰（小麻疙瘩）12g，百合 10g，百部（士打洗）15g，骨碎补（刮喂）12g，鸡根（考国县醒）12g，白虎草（辣杰怀）10g。

功效：滋阴润肺，凉血止血。

主治：阴虚火旺之肺痨，症见干咳少痰或痰黏带血，午后潮热，咽干声嘶，五心烦热，舌红少苔或舌暗有瘀点，脉细数。

用法：水煎，每日 1 剂，分 3 次温服。

方义：方中以百部与百合为母药，前者苦甘微温，可润肺杀虫、止咳化痰，直击痨虫蚀肺之病源；后者甘寒质润，可滋阴退热、宁心安神。助药中白虎草性味苦寒，可凉血清热解毒，清泻肺络伏火以止咯血；歪叶子兰性味辛温，可通络活血散结，疏通胸肺气滞血瘀，缓解胸痛如刺；骨碎补性味苦温，可益肾强骨生髓，补肺肾精气以固先天。鸡根为引药，性味甘平，可健脾益气生津，引诸药力归经肺脾，兼补中焦以资化源，既防苦寒药伤胃，又助滋阴药运化。全方共奏滋阴润肺、凉血止血之效。

方十六（沧源佤族自治县班洪乡富公村陈金明提供）

组成：白及（小白鸡）10g，百部（土打洗）15g，十大功劳（考土顶）10g，七叶一枝花（嘎关艾）12g，川贝母10g。

功效：杀虫抗痨，润肺止血，清热解毒。

主治：痨虫蚀肺，阴虚火旺之肺痨，症见干咳少痰或痰黏带血，午后潮热，胸痛隐隐，咽干声嘶，舌红苔薄黄或舌暗有瘀点，脉细数。

用法：上述药物取干品研末，用温开水冲服，每日3次，每次10g。

方义：方中以百部、七叶一枝花攻邪杀虫为母药，百部苦甘微温，润肺杀虫、止咳化痰；七叶一枝花苦寒，清热解毒、散结消肿，协同百部增强抗痨之力，尤善消瘰疬及痰热壅滞。白及、十大功劳止血护络为助药，白及甘涩微寒，收敛止血、生肌敛疮；十大功劳性味苦寒，可凉血退蒸解毒，清退肺中虚火。川贝母为引药，甘润微寒，可润肺化痰、止咳散结，助百部化解痰黏壅塞，兼护阴津防燥咳伤络。全方共奏杀虫抗痨、润肺止血、清热解毒之效。

方十七（沧源佤族自治县班洪乡富公村田志光提供）

组成：三台红花（土打舌喂）10g，山慈菇（日不吉党）12g，野花椒根（斯给木醒）10g，杜仲10g，山芝麻（哈来）8g，歪叶子兰（小麻疙瘩）10g，通光散（努白）12g，大木通6g。

功效：清解热毒，祛湿通络，滋阴强肾。

主治：湿热瘀阻，肝肾不足之肺痨兼证，症见咳嗽痰黏带血，胸胁胀痛，潮热盗汗，腰膝酸软，兼见肢体水肿，小便短赤或关节拘挛，舌暗红苔黄腻，脉细滑。

用法：水煎，代茶饮。

方义：方中以通光散与三台红花为母药，前者辛凉微苦，可宣肺化痰、透散热毒，开泄肺气壅滞以平咳喘，兼利咽止咳；后者苦寒，凉血活血散结，清解肺络瘀热。二者协同攻逐痨虫毒邪，化解痰黄带血、胸痛如刺。助药山慈菇性味苦寒，清热解毒，能消瘰疬及痰瘀互结；歪叶子兰辛温通络，祛风除湿，疏通胸胁气滞血瘀；山芝麻甘苦微寒，可滋阴润燥、凉血退蒸，兼顾肺阴耗伤之潮热；大木通苦寒利水，引湿热从小便分消，防滋阴壅滞。引药野花椒根辛温芳香，可行气止痛、温中散寒，导诸药力归经肺络，兼制寒凉伤胃；杜仲性味甘温，可补肝肾、强筋骨，固先天之本以助肺肾精气互化。全方共奏清解热毒、祛湿通络、滋阴强肾之效。

方十八（沧源佤族自治县芒卡镇芒岗村李正祥提供）

组成：大树理肺散（考宗别）10g，灯盏细辛 6g，陈皮 6g，七叶一枝花（嘎关艾）15g，肉桂 10g。

功效：滋阴润肺，解毒散结。

主治：虚中夹实之肺痨证，症见干咳痰黏，潮热盗汗，胸痛隐作，兼见痰中带血，手足不温，舌红少津或舌暗苔薄白，脉细数或沉弱。

用法：水煎，调蜂蜜内服，每日 3 次。

方义：方中以大树理肺散与七叶一枝花为母药，前者甘寒质润，可滋阴润肺、化痰止咳，填补肺阴以退虚热，针对肺痨"阴虚燥咳"之本；后者苦寒，可清热解毒、散结消肿，直击痨虫热毒，化解痰瘀互结及淋巴结肿痛，二者共成"滋阴解毒"之基。助药中，灯盏细辛辛温通络，活血化瘀，疏通肺络气滞血瘀以缓胸痛，其温通之性可防滋阴药壅滞气机；陈皮苦辛温，可理气化痰、健脾和中，助母药消痰散结，兼护中焦防寒凉伤胃。引药肉桂辛甘大热，可温阳散寒、引火归原。全方共奏滋阴润肺、解毒散结之效。

方十九（沧源佤族自治县勐董镇田华昌提供）

组成：白花蛇舌草（日不打昔吻）8g，歪叶子兰（小麻疙瘩）8g，南木香 8g。

功效：清解热毒，活血通络。

主治：热毒瘀阻之肺痨，症见痰黏带血，胸痛如刺，舌暗苔黄腻。

用法：水煎，每日 1 剂，分 3 次温服。

方义：方中以白花蛇舌草为母药，性味苦寒，功专清热解毒、活血消肿，清解肺络痨虫热毒，化瘀散结以缓胸痛痰血，直击肺痨"热毒壅滞，瘀血阻络"之标。歪叶子兰为助药，辛温通络，祛风除湿，疏通胸胁气滞血瘀，兼散痰湿互结，助母药化解局部肿痛。南木香为引药，芳香辛温，行气止痛，引药归经，导诸药力聚于胸肺络脉，兼开宣气机以散瘀结，其温散之性可制白花蛇舌草寒凉，防冰伏气血，调和全方寒热偏性。全方共奏清解热毒、活血通络之效。

备注：服用此药物的同时须加服治疗肺结核的西药。

方二十（沧源佤族自治县岩帅镇贺科村赵改块提供）

组成：双参（斑白博）30g，大树理肺散（考宗别）25g，冰糖适量。

功效：益气养阴，润肺止咳。

主治：气阴两虚之肺痨，症见干咳少痰，痰黏带血，潮热盗汗，气短乏力，食欲不振，舌淡红少津，脉细弱。

用法：水煎，每日 1 剂，分 3 次温服。

方义：方中以双参、大树理肺散为母药。双参甘平质润，功专益气养阴、健脾润肺，补肺脾之气，改善气短懒言、纳差、消瘦。大树理肺散同为母药，甘寒质润，可滋阴润肺、化痰止咳，填补肺肾之阴以退虚热，二者协同气阴双补，直击肺痨“气耗阴伤”之病根。冰糖为引药，甘平润肺，调和药性，既助双参、大树理肺散滋阴生津，又防甘寒药滋腻碍胃，兼引药力归经肺脾。全方共奏益气养阴、润肺止咳之效。

方二十一（沧源佤族自治县岩帅镇公曼村赵一提供）

组成：蓖麻叶（考国呀）10g，黄泡树根（考果塞）10g，南木香 10g，车前草（德对西娘）6g，大树理肺散（考宗别）10g，血满草（辣惹南）10g，大接骨丹（考刮散）10g，通光散（努白）12g，野黄瓜 10g。

功效：滋阴润肺，清热利湿，活血通络。

主治：湿热瘀阻，气阴两虚之肺痨，症见干咳痰黏带血，午后潮热，胸胁胀痛，气短乏力，兼见下肢水肿，小便短赤或淋巴结肿痛，舌暗红苔黄腻，脉细滑。

用法：上述药材均取干品研末，用温开水冲服，每日 3 次，每次 10g。

方义：方中以通光散与大树理肺散为母药，前者辛凉微苦，可宣肺化痰、透散热毒，开泄肺气壅滞以平咳喘，兼利咽止咳；后者甘寒质润，可滋阴润肺、化痰止咳，二者协同宣通肺气、润燥固本，直击肺痨“阴虚燥热，气机壅塞”之病根。助药中，蓖麻叶性味苦寒，可清热解毒、消肿散结，清解痨虫蚀肺之热毒；黄泡树根祛风除湿、活血通络，化解痰湿瘀阻；血满草活血凉血、止血生肌，修复肺络损伤；大接骨丹通络续筋，促进肺组织修复；野黄瓜辅助清热利湿、生津止渴，分消湿热。引药南木香芳香辛温，行气止痛，引药归经，导诸药力聚于胸肺络脉，兼开宣气机以散瘀结；车前草甘淡微寒，清热利湿，引湿热毒邪从小便而解，防滋阴药滋腻。全方以“滋阴宣肺为本，清解湿热为标，活血通络为用”，共奏滋阴润肺、清热利湿、活血通络之效。

方二十二（西盟佤族自治县翁嘎科镇魏华提供）

组成：大树理肺散（考宗别）10g，藤茶 12g，刀壳树（考搭昔歪）6g。

功效：滋阴清热，润肺止咳。

主治：阴虚火旺之肺痨，症见干咳少痰，潮热盗汗，痰血暗红，舌红少苔。

用法：水煎，每日 1 剂，分 3 次温服。

方义：方中以大树理肺散为母药，甘寒质润，可滋阴润肺、化痰止咳，针对肺痨“阴虚燥咳”之本，兼化痰以缓痰黏带血；藤茶作为助药，性味苦寒，可清热解毒、抗痨杀虫，清解痨虫蚀肺之热毒，协同母药增强抗痨之效；刀壳树为次药兼引药，性凉微涩，可凉血止血、修复肺络，针对痰中带血、咯血暗红，其收敛之性可固护阴液，兼引药力聚于肺络以促愈合。三药协同共奏滋阴清热、润肺止咳之效。

方二十三（西盟佤族自治县勐梭镇他郎村岩科提供）

组成：歪叶子兰（小麻疙瘩）12g，百合 10g，百部（士打洗）15g，骨碎补（刮喂）12g，鸡根（考国县醒）12g，白虎草（辣杰怀）10g。

功效：滋阴清热，杀虫抗痨，活血通络。

主治：阴虚火旺，痨虫蚀肺，气血瘀滞之肺痨，症见干咳带血，潮热盗汗，胸痛腰酸，舌红瘀斑。

用法：水煎，每日 1 剂，分 3 次温服。

方义：方中以百部与百合为母药，前者苦甘微温，可润肺杀虫、止咳化痰，直击痨虫蚀肺之病源；后者甘寒质润，可滋阴润肺、清心安神，填补肺阴以退虚热。助药中，白虎草性味苦寒，可凉血清热解毒，清泻肺络伏火以止咯血，兼修复痨虫灼伤；歪叶子兰性味辛温，可通络活血化瘀，疏通胸肺气滞血瘀；骨碎补性味苦温，可益肾强骨生髓，补肺肾精气以固先天。鸡根为引药，性味甘平，可健脾益气生津，引诸药力归经肺脾，兼补中焦以资化源，防苦寒伤胃。全方共奏滋阴清热、杀虫抗痨、活血通络之效。

方二十四（《中国佤族医药（四）》）

组成：白及（小白鸡）100g，猫耳朵花根 50g，翻白叶根（公塞不背）50g，蜂蜜适量。

功效：收敛止血，清热解毒，润肺生肌。

主治：阴虚热毒之肺痨，症见反复咯血，血色鲜红或暗红，干咳痰黏，潮热盗汗，咽干声嘶，舌红少苔或舌暗苔黄，脉细数。

用法：上述药材取鲜品，洗净，切片，水煎，每日1剂，分3次服。

方义：方中以白及为母药，甘涩微寒，重用以借其收敛止血、生肌敛疮之效，进而止咯血、促修复，直击肺痨“络损血溢”之急；翻白叶根同为母药，性味苦寒，可清热解毒、利湿退热，大剂量清泻痨虫热毒，分消湿热以退潮热，二者共成“敛血固脱，攻毒截源”之基。助药猫耳朵花根，性味苦寒，可散结消肿、清肺化痰，助翻白叶根化解痰热壅塞。引药蜂蜜适量，甘平润肺，调和白及之涩滞与翻白叶根之苦寒，兼引药力至肺络，增强滋阴生肌之效。全方共奏收敛止血、清热解毒、润肺生肌之效。

备注：本方为民间常用方剂，服用3～5剂后，病情可减轻，食欲增加；服用10～15剂，可获明显疗效。

方二十五（《中国佤族医药（四）》）

组成：白及（小白鸡）50g，刺五加根（德个母）30g，土人参根（德布）50g，茴香根50g，盐肤木根（考西咬）30g，蜂蜜30g。

功效：益气养阴，生津止血。

主治：气阴两虚兼湿热瘀阻之肺痨，症见反复咯血，潮热盗汗，气短纳呆，舌淡红，苔薄黄腻。

用法：上述药材均取鲜品，洗净，切段，水煎，每日1剂，分3次服。

方义：方中以白及为母药，甘涩微寒，功专收敛止血、生肌敛疮，急则固脱以止血生肌；土人参根同为母药，甘平，可益气养阴、健脾润肺，补肺脾之气。助药中，刺五加根补气健脾、强筋益肾，助土人参增强补益之力；盐肤木根苦寒利湿，清热解毒，分消肺中湿热毒邪；茴香根辛温理气，和中健胃，疏通中焦气滞，防滋补药壅滞碍胃。引药蜂蜜甘平润肺，调和白及之涩滞与盐肤木之苦寒，兼引药力至肺脾，增强滋阴生津之效。全方共奏益气养阴、生津止血之效。

备注：本方无明显毒副作用，对肺结核有较好疗效，一般服用5～10剂。

方二十六（《中国佤族医药（四）》）

组成：螺蛳肉20个，薏苡仁根30g，马鞭草根（日不安里）20g。

功效：清热解毒，软坚散结。

主治：湿热阴虚之肺痨，症见干咳痰黏，午后潮热，胸胁隐痛，兼见体倦纳差，小便短赤或淋巴结肿硬，舌红苔黄腻，脉细滑数。

用法：上述药材均取鲜品，洗净，切片，水煎，每日1剂，分3次服。

方义：方中以螺蛳肉为母药，甘咸性平，功专滋阴软坚、利水消肿，可润肺生津、化痰散结；薏苡仁根同为母药，甘淡微寒，可健脾利湿、清热排脓，分消肺中湿热痰浊。助药马鞭草根苦寒，可清热解毒、活血散瘀，清泻痨虫热毒，兼化瘀以缓胸胁刺痛。三药协同，共奏清热解毒、软坚散结之效。

备注：此方常用于治疗肺结核，疗效较好。

方二十七（《中国佤族医药（四）》）

组成：翻白叶根（公塞不背）50g，猪鬃草根（刮蓝）50g，大树理肺散（考宗别）30g，百合 50g，蜂蜜 50g。

功效：滋阴清热，利湿止血。

主治：阴虚火旺兼湿热瘀阻之肺痨，症见干咳带血，潮热盗汗，痰黏胸痛，舌红苔黄腻。

用法：上述药材均取鲜品，洗净，切段，水煎，每日 1 剂，分 3 次服。

方义：方中以翻白叶根、大树理肺散、百合为母药。翻白叶根苦寒，可清热解毒、利湿退热，分消肺中湿热以退潮热；大树理肺散甘寒质润，可滋阴润肺、化痰止咳，填补肺阴以固本；百合甘寒质润，可滋阴宁心、清退虚火，二者协同润肺固本。助药猪鬃草根性味苦寒，可通利水湿，助翻白叶根清解湿热瘀毒，兼利小便以分消痰浊。引药蜂蜜甘平润肺，调和翻白叶根之苦寒与百合之甘润，引药力至肺络，兼护胃生津。全方共奏滋阴清热、利湿止血之效。

备注：本方经数十例临床验证，尚未发现明显毒副作用，能止咳、止血，针对肺结核吐血症状，服用 5 ～ 10 剂，可获明显疗效。

方二十八（《中国佤族医药（四）》）

组成：蓖麻根 30g，倒钩草根 30g，翻白叶根（公塞不背）50g，大树理肺散（考宗别）30g，白蕨 50g，红糖适量。

功效：滋阴润肺，清热利湿，活血通络。

主治：湿热瘀阻，阴虚络损之肺痨，症见干咳痰黏带血，午后潮热，胸胁胀痛，气短乏力，兼见下肢水肿，小便短赤或淋巴结肿痛，舌暗红苔黄腻，脉细滑。

用法：上述药材均取鲜品，洗净，切段，水煎，每日 1 剂，分 3 次服。

方义：方中以翻白叶根与蓖麻根为母药，前者苦寒，可清热解毒、利湿退热，大剂量使用可清泻痨虫热毒，分消肺中湿热以退潮热；后者苦辛微寒，可通络散结、解毒消肿，尤善化解痰核及胸胁瘀痛。大树理肺散同为母药，甘寒质润，滋阴润肺、化痰止咳，填补肺阴以退虚热，针对肺痨“阴虚燥咳”之本。助药中，倒钩草根辛散苦降，可祛风除湿、活血通络，助蓖麻根疏通肺络瘀阻；白蔹性味甘凉，可止血生津润燥，修复肺络损伤以止咯血，兼生津液以缓咽干。引药红糖甘温补中，调和诸药寒性，引药力至肺脾，兼活血补血以助化瘀生新，全方共奏滋阴润肺、清热利湿、活血通络之效。

备注：经多人临床验证，此方具有消炎、止咳、止血的功效。

方二十九（《中国佤族医药（四）》）

组成：大树理肺散（考宗别）25g，鹅掌树 25g，娃娃蛇 1 条，板蓝根 20g，金荞麦 20g，岩蜂蜜 25g。

功效：清热解毒，化痰散结。

主治：阴虚火旺兼热毒蕴结之肺痨，症见干咳痰黏带血，潮热盗汗，淋巴结肿硬，舌红苔黄。亦可用于肺气肿。

用法：上述药材取鲜品或干品，洗净，切细，水煎，每日 1 剂，分 3 次服。用于治疗肺气肿时，一般服用 5 剂即可见效。

方义：方中以大树理肺散与娃娃蛇为母药，前者甘寒质润，可滋阴润肺、化痰止咳，填补肺阴以退虚热，针对肺痨“阴虚燥咳”之本；后者咸平入肺肾，可解毒散结、补虚生肌，直攻痨虫蚀肺之毒，兼扶正气以促修复，二者共成“滋阴解毒，标本同治”之基。助药中，鹅掌树苦寒，可清肺泻火、化痰散结，助母药清解痨虫热毒；板蓝根苦寒，可凉血利咽、抗毒消肿，尤善消淋巴结结核及咽喉肿痛；金荞麦微辛凉，可清热解毒、健脾利湿，分消肺中湿热痰瘀，兼护中焦以资化源。引药岩蜂蜜性味甘平，可润肺，兼调和诸药苦寒之性，引药力至肺络，兼滋阴生津以缓燥咳。全方共奏清热解毒、化痰散结之效。

方三十（《沧源佤族自治县农村实用科技》）

组成：白及（小白鸡）10g，天冬（该农）10g，十大功劳（考土顶）10g。

功效：养阴润肺，生津止血。

主治：肺阴亏虚，肺络受损之肺痨，症见干咳少痰，痰黏带血，午后潮热，舌红少苔。

用法：水煎，每日 1 剂，分 3 次温服。

方义：方中以白及与天冬为母药，白及甘涩微寒，收敛止血、生肌敛疮；天冬甘寒质润，滋阴润肺、生津退热，填补肺肾之阴以退虚火，二者协同止血固脱，滋阴润燥。助药十大功劳苦寒，凉血解毒，清泻肺中痨虫热毒，兼退潮热盗汗，助母药化解热毒壅滞。全方共奏养阴润肺、生津止血之效。

方三十一（《沧源佤族自治县农村实用科技》）

组成：白及（小白鸡）5g，土党参（怒胆跌）5g。

功效：益气健脾，补肺生肌。

主治：气阴两虚兼夹痰血之肺痨，症见偶发咯血，气短乏力，纳差消瘦，舌淡苔薄。

用法：将上述药材晒干，研末，用温水送服，每日 3 次。

方义：方中以白及为母药，甘涩微寒，可收敛止血、生肌敛疮；土党参为助药兼引药，性味甘平，可益气健脾、补肺生津，补中焦以资化源，助肺气宣发。两药合用，共奏益气健脾、补肺生肌之效。

方三十二（《沧源佤族自治县农村实用科技》）

组成：白及（小白鸡）、百合、百部（士打洗）、大树理肺散（考宗别）、陈皮各适量。

功效：杀虫抗痨，滋阴止血，理气化痰。

主治：阴虚火旺之肺痨，症见干咳少痰，痰中带血，潮热盗汗，胸胁隐痛，舌红少苔。

用法：将上述药材晒干，研末，蜜炼成丸，每日 2 次，每次 1 丸，每丸 10g。

方义：方中以百部与大树理肺散为母药，百部苦甘微温，可润肺杀虫、止咳化痰；大树理肺散甘寒质润，可滋阴润肺、化痰止咳，填补肺阴以退虚热。白及甘涩微寒，可收敛止血、生肌敛疮，修复痨虫蚀伤之肺络；百合甘寒，可滋阴清心安神，助大树理肺散润肺退热，兼宁心缓虚烦，二者为助药，协同母药强化“止血生肌，滋阴润燥”之效。陈皮苦辛温，可理气化痰、健脾和中，为助药兼引药，既防滋阴药滋腻碍胃，又助肺气宣降以通痰滞。全方共奏杀虫抗痨、滋阴止血、理气化痰之效。

方三十三（《佤族民间常用植物药》）

组成：双参（斑白博）10g，大树理肺散（考宗别）10g，瓜子金（聂良各）10g。

功效：益气养阴，清热止咳。

主治：气阴两虚兼余热未清之肺痨轻证，症见干咳少痰，声低气短，潮热盗汗，舌淡红少津。

用法：水煎，每日 1 剂，分 3 次温服。

方义：方中以双参与大树理肺散为母药，双参甘平，可益气养阴、健脾润肺，补肺脾之气；大树理肺散甘寒质润，可滋阴润肺、化痰止咳，填补肺阴以退虚热。瓜子金为助药兼引药，微苦辛平，可清热解毒、化痰散结，清解肺络痨虫余毒，兼利咽止咳，其轻扬之性可引药力至肺络，兼防滋阴药滋腻壅滞。全方共奏益气养阴、清热止咳之效。

方三十四（《佤族民间常用植物药》）

组成：独角莲（嘎独）15g，野百合 10g，双参（斑白博）10g，大树理肺散（考宗别）10g。

功效：滋阴清热，化痰散结。

主治：阴虚热毒之肺痨，症见干咳痰黏带血，潮热盗汗，淋巴结肿硬，舌红少津。

用法：水煎，每日 1 剂，分 3 次温服。

方义：方中以独角莲与大树理肺散为母药，独角莲解毒散结，尤善化解淋巴结结核及痰瘀壅滞；大树理肺散甘寒质润，可滋阴润肺、化痰止咳，填补肺阴以退虚热。助药中，双参甘平，可益气养阴、健脾生津；野百合甘寒，可滋阴润燥、清心安神，助大树理肺散增强润肺退热之力，兼宁心缓虚烦。全方共奏滋阴清热、化痰散结之效。

方三十五（《佤族民间常用植物药》）

组成：土党参（怒胆跌）20g，白及（小白鸡）10g，鱼子兰（土打舌弱）6g，大树理肺散（考宗别）10g。

功效：滋阴清热，生津止血。

主治：气阴两虚之肺痨恢复期，症见偶发痰血，气短声低，潮热盗汗，舌淡红少苔。

用法：水煎，调蜂蜜服用。

方义：方中以白及与大树理肺散为母药，白及甘涩微寒，可收敛止血、生肌敛疮；大树理肺散甘寒质润，可滋阴润肺、化痰止咳。助药土党参甘平，益气健脾、补肺生津。鱼子兰为引药兼助药，其味微苦，可凉血利湿解毒，轻清透散肺中余热，兼分消湿热以退潮热，其轻扬之性可引药力至肺络，防滋阴药滋腻壅滞。全方共奏滋阴清热、生津止血之效。

【单方】

方一（《沧源佤族自治县农村实用科技》）

组成：夏枯草 1000g，红糖适量。

主治：肺结核。

用法：熬膏。

方二（《佤族民间常用植物药》）

组成：仙鹤草（搬白叠）适量。

功效：肺结核，症见咯血等。

用法：取上述药材鲜品捣烂，加温水 1 杯，搅拌取汁，加适量红糖调服，每日 3 次。

【佤族特色方】

方一（《佤族民间常用植物药》）

组成：鸡蛋花茎枝（考冬呀）适量。

功效：肺结核。

用法：将上述药材切片，与猪脚一同炖煮，煮熟后服用。

方二（《佤族民间常用植物药》）

组成：岩白菜（德搞老然）15g，天冬（该农）15g，大树理肺散（考宗别）10g。

功效：滋阴润肺，收敛止血。

主治：阴虚肺燥之肺痨，症见干咳无痰或痰黏带血，午后潮热，夜间盗汗，咽干声嘶，舌红少苔。

用法：将上述药材与猪心肺一同炖煮，煮熟后服用。

方三（《中国佤族医药（四）》）

组成：娃娃蛇 3 条，猪肉或鸡肉 50g，食盐适量。

主治：肺结核。

用法：捉娃娃蛇，除去内脏，与猪肉或鸡肉一同用文火炖煮至熟烂，每日傍晚食用 1 次。

备注：常用于肺病消瘦患者，5 ～ 10 次可获得满意效果。此方多食无任何毒副作用，对其他病后体虚亦有明显疗效。

第四章　心系病证

第一节　心　悸

心悸是因外感或内伤，致使气血阴阳亏虚、心失所养，或痰饮瘀血阻滞、心脉不畅，进而引起以心中急剧跳动、惊慌不安，甚则不能自主为主要表现的临床病证。发病时常伴随胸部闷胀、呼吸不畅等症状，常见于冠状动脉粥样硬化性心脏病、肺源性心脏病、高原性心脏病、风湿性心脏病等西医疾病。

【复方】

方一（《佤族民间常用植物药》）

组成：鹿仙草（地种背）15g，回心草（嘎叠）10g，三七 5g，小红参（日不别下）10g，岩川芎（辣士喂然）10g。

功效：益气养心，活血安神，定悸止忡。

主治：气血两虚兼心脉瘀阻之心悸，症见心悸不宁，胸闷气短，失眠多梦，神疲乏力。

用法：水煎，每日 1 剂，分 3 次温服。

方义：方中以鹿仙草为母药，具有补益心气、安神定悸的功效，针对心悸不宁、胸闷气短等主要症状；回心草和小红参为助药，协同母药增强养心安神、活血通络的作用；三七和岩川芎为引药，兼具活血化瘀、芳香理气之效，引药力至心脉并调和药性。全方共奏益气养心、活血安神、定悸止忡之效。

方二（沧源佤族自治县勐董镇田华昌提供）

组成：笔管草（博母）8g，回心草（嘎叠）10g，三七 10g，鸡矢藤（本粗）8g，螺蛳 3 个，丹参 10g。

功效：养心安神，活血化瘀，清热除烦。

主治：气血不足兼瘀热扰心之心悸，症见心悸不宁，胸闷气短，失眠多梦，烦躁不安。

用法：水煎，每日 1 剂，分 3 次温服。

方义：方中以回心草为母药，具有养心安神、清肝明目的功效，针对心悸不宁、失眠多梦等主要症状；笔管草和丹参为助药，协同母药增强清热除烦、活血通络的作用；三七、鸡矢藤和螺蛳为引药，兼具活血化瘀、消食导滞、利水消肿之效，可引药力至心脉并调和药性。全方共奏养心安神、活血化瘀、清热除烦之效。

方三（沧源佤族自治县岩帅镇坝岭村肖光荣提供）

组成：回心草（嘎叠）20g，红糖适量，猪心 1 个，天麻 15g，马蹄香（埂克）15g。

功效：养心安神，平肝定悸，理气活血。

主治：心气虚兼肝阳上亢或气滞之心悸，症见心悸怔忡，失眠多梦，胸闷气短，头晕目眩。

用法：水煎，每日 1 剂，分 3 次温服。

方义：方中以回心草为母药，具有养心安神、镇静舒缓的功效，针对心悸怔忡、失眠多梦等主要症状；天麻和马蹄香为助药，协同母药增强平肝息风、理气止痛、息风安神的作用，改善肝阳上亢、气滞所致的心悸不适；猪心和红糖为引药，猪心“以形补形”，增强养心效果；红糖甘缓和中，调和药性并助药力入心经。全方共奏养心安神、平肝定悸、理气活血之效。

方四（沧源佤族自治县佤医佤药研究所刘宝林提供）

组成：鸡根（考国县醒）12g，辰砂 3g，回心草（嘎叠）10g。

功效：养心安神，补气活血，镇惊定悸。

主治：气血不足兼心火亢盛或心神失养之心悸，症见心悸怔忡，失眠多梦，胸闷气短，烦躁不安。

用法：将上述药材与猪心肺一同炖服，每日 2 次。

方义：方中以回心草为母药，具有养心安神、清肝明目的功效，针对心悸怔忡、烦躁不安等主要症状；鸡根为助药，协同母药增强补气活血、安神定志的作用；辰砂为引药，兼具清心镇惊、安神解毒之效，可引药力至心经并调和药性。全方共奏养心安神、补气活血、镇惊定悸之效。

方五（《中国佤族医药（四）》）

组成：鸡血藤（考归西也）30g，桂枝10g，川芎12g，生姜（士埂）10g。

功效：活血通络，温阳定悸，行气止痛。

主治：气血瘀滞兼心阳不足之心悸，症见心悸怔忡，胸闷气短，手足不温，面色晦暗。

用法：上述药材取鲜品或干品，洗净，切片，水煎，每日1剂，分3次温服。

方义：方中以鸡血藤为母药，具有活血通络、补血养心的功效，针对心悸怔忡、胸闷气短等主要症状；桂枝和川芎为助药，协同母药增强温通心阳、行气活血的作用；生姜为引药，兼具温中散寒、和胃醒脾之效，调和药性并引药力达心脉。全方共奏活血通络、温阳定悸、行气止痛之效。

方六（《中国佤族医药（四）》）

组成：香樟树15g，岩姜（士梗然）10g，岩七（西我然）10g。

功效：行气活血，安神定悸，化瘀通络。

主治：气滞血瘀兼心神失养之心悸，症见心悸怔忡，胸闷气短，失眠多梦，胸胁刺痛。

用法：上述药材取鲜品或干品，洗净，切片，水煎，每日1剂，分3次温服。

方义：方中以香樟树为母药，具有芳香开窍、行气止痛的功效，针对胸闷气短、胸胁刺痛等主要症状；岩姜为助药，协同母药增强活血化瘀、强筋健骨的作用；岩七为引药，兼具疏风清热、活血止痛之效，引药力至心脉并调和药性。全方共奏行气活血、安神定悸、化瘀通络之效。

方七（《民族医药抢救性发掘》）

组成：鸡根（考国县醒）、长命草、紫金龙（丫来母）各适量。

功效：补气安神，活血定悸，清热利湿。

主治：气血两虚兼瘀热扰心之心悸，症见心悸怔忡，失眠多梦，胸闷气短，肢体浮肿。

用法：水煎，每日1剂，分3次温服，连续服用15天。

方义：方中以鸡根为母药，具有补气活血、安神定志的功效，针对失眠多梦、胸闷气短等主要症状；长命草为助药，协同母药增强清热解毒、利尿消肿的作用，改善心悸伴发的烦躁不安或水肿；紫金龙为引药，兼具活血化瘀、止痛消肿之效，可引药力至心脉并调和药性。全方共奏补气安神、活血定悸、清热利湿之效。

方八（《中国佤族医药（四）》）

组成：草乌10g，黄芪20g，龙骨30g，生姜（土埂）15g。

功效：镇静安神，补气定悸，温通心阳。

主治：心阳不足兼气血虚弱之心悸，症见心悸怔忡，失眠多梦，气短乏力，手足不温。

用法：取草乌洗净，用文火煎煮3～4小时，以不麻舌为度，然后再加入其他药材一同炖熟后食用，每日1剂，分3次服。

方义：方中以龙骨为母药，具有镇静安神、平肝潜阳的功效，针对心神不宁、惊悸失眠等主要症状；黄芪为助药，协同母药增强补气固表、益卫固本的作用，改善气血不足引发的心悸怔忡；草乌和生姜为引药，草乌温经散寒、止痛通络，生姜温中止呕、发散风寒，二者共同引药入心经并调和药性。全方共奏镇静安神、补气定悸、温通心阳之效。

方九（沧源佤族自治县班老乡彭建新提供）

组成：鸡根（考国县醒）50g，回心草（嘎叠）3g。

功效：补气安神，养心定悸。

主治：气血两虚兼肝郁扰神之心悸，症见心悸怔忡，失眠多梦，气短乏力，头晕目眩。

用法：水煎，每日1剂，分3次温服。

方义：方中以鸡根为母药，具有补气活血、安神定志的功效，针对心悸怔忡、气短乏力、头晕目眩等主要症状；回心草为助药兼引药，协同母药增强养心安神、清肝明目的作用，并引药力至心经。全方共奏补气安神、养心定悸之效。

方十（沧源佤族自治县班老乡彭建新提供）

组成：红葱、绿葱、提心吊胆各5g。

功效：凉血解毒，散瘀止痛。

主治：热毒瘀血兼肝郁扰神之心悸，症见心悸怔忡，胸闷刺痛，烦躁不安，失眠多梦。

用法：水煎或与猪心、猪肝一同炖煮，每日1剂，分3次温服。

方义：方中以红葱为母药，具有清热凉血、活血通经的功效，针对胸闷刺痛、烦躁不安等主要症状；绿葱为助药，协同母药增强清热解毒、活血散瘀的作用；提心吊胆为引药，兼具安神定志、疏肝解郁之效，引药力至心经并调和药性。全方共奏凉血解毒、散瘀止痛之效。

方十一（沧源佤族自治县班老乡彭建新提供）

组成：卷柏（盖然）5g，酸枣仁 3g，合欢皮 4g，大叶回心草、龙胆草（日不给吉）3g。

功效：活血通络，养心安神，清热解郁。

主治：气血瘀滞兼肝郁化火之心悸，症见心悸怔忡，失眠多梦，胸闷刺痛，烦躁易怒。

用法：水煎，每日 1 剂，分 3 次温服。

方义：方中以卷柏为母药，具有活血通经、宁心安神的功效，针对胸闷刺痛、烦躁易怒等主要症状。酸枣仁和合欢皮为助药，协同母药增强养心安神、解郁定悸的作用。大叶回心草和龙胆草为引药，大叶回心草养心安神、改善微循环；龙胆草清热泻火、疏肝利胆，二者共为引药，调和药性并助药力达心脉。全方共奏活血通络、养心安神、清热解郁之效。

方十二（沧源佤族自治县班老乡彭建新提供）

组成：三七 3g，山楂 2g，鸡血藤（考归西也）2g。

功效：活血化瘀，通络定悸，调和气血。

主治：气血瘀滞兼心脉失养之心悸，症见心悸怔忡，胸闷刺痛，气短乏力，肢体麻木。

用法：水煎，每日 1 剂，分 3 次温服。

方义：方中以三七为母药，具有活血化瘀、通络止痛的功效，针对心悸怔忡、胸闷刺痛等主要症状；山楂为助药，协同母药增强行气散瘀、化浊降脂的作用；鸡血藤为引药，兼具补血活血、舒筋通络之效，引药力至心脉并调和气血。全方共奏活血化瘀、通络定悸、调和气血之效。

【佤族特色方】

方一（《佤族民间常用植物药》）

组成：回心草（嘎叠）15g，小红参（日不别下）10g，神砂 5g，猪心 1 个。

功效：镇静安神，活血通络。

主治：心悸。

用法：水煎后服用汤和猪心。

方二（《佤族民间常用植物药》）

组成：桑树半生半熟果实（考良）。

功效：养血补心。

主治：心悸。

用法：泡酒。

方三（民间经验方）

组成：八宝镇心丹（大叶沿阶草）50g，大枣 50g。

功效：养血补心，安神定悸。

主治：心悸，服用 3 ～ 4 剂可有良好效果。

用法：上述药材均取干品，研末，塞入新鲜的猪心里，用针缝合，以文火炖烂，喝汤食渣。

方四（民间经验方）

组成：草乌 10g，黄芪 20g，龙骨 30g，生姜（土埂）15g。

功效：温阳益气，镇静安神。

主治：心悸，症见气短乏力。

用法：取草乌洗净，用文火煎煮 3 ～ 4 小时，以不麻舌为度，然后再加入其他药材炖熟后食用，每日 1 剂，分 3 次服。

方五（民间经验方）

组成：马鹿血 15g，猪肉适量，食盐少许。

功效：补血益精，滋阴润燥。

主治：心悸。

用法：取马鹿血干品或鲜品，新鲜猪肉洗净，二者混匀剁成肉泥隔水蒸食，每日 1 次，一般连续炖服 1 ～ 2 次即可。

方六（《中国佤族医药（四）》）

组成：猪砂 25g，鸡肉 500g，食盐少许。

功效：清心豁痰。

主治：心悸。

用法：将猪砂研细，鸡肉剁成泥状，混匀蒸食，每日蒸食 1 次，每个疗程

3次。

方七（《佤族医药选编》）

组成：回心草（嘎叠）15g，小红参（日不别下）10g，神砂5g，猪心1个。

功效：养血补心，安神定惊。

主治：心悸，症见胸闷。

用法：水煎后服用汤和猪心。

方八（沧源佤族自治县班老乡彭建新提供）

组成：硫黄1.5g，土鸡蛋2个。

功效：镇静安神。

主治：高血压引起的心脏病，症见心悸，胸闷。

用法：用硫黄加水炖煮土鸡蛋，临睡前服用此土鸡蛋。

第二节 胸 痹

胸痹是由正气亏虚、饮食不节、情志失调、寒邪侵袭等因素引起的，以痰浊、瘀血、气滞、寒凝等痹阻心脉，导致膻中或左胸部发作性憋闷、疼痛为主要临床表现的一种病证。轻者偶发短暂轻微的胸部沉闷或隐痛，或为发作性膻中或左胸部模糊不清的不适感；重者疼痛剧烈，呈压榨样绞痛。本病常伴有心悸、气短、呼吸不畅，甚至喘促、惊恐不安、面色苍白、冷汗自出等症状，多由劳累、饱餐、寒冷及情绪激动而诱发，亦可无明显诱因或在安静时发病，常见于西医学的心绞痛。

【复方】

方一（沧源佤族自治县岩帅镇昔勒村田门荣提供）

组成：鸡枞根6g，大胖菜（德轮汞）10g，紫金龙（丫来母）6g。

功效：活血通络，健脾益气，宽胸止痛。

主治：气滞血瘀兼脾虚湿阻之胸痹，症见胸闷刺痛，心悸气短，倦怠乏力，脘腹胀满。

用法：水煎，每日1剂，分3次温服。

方义：方中以紫金龙为母药，具有活血化瘀、通络止痛的功效，针对胸闷刺痛等主要症状；鸡枞根为助药，协同母药增强健脾益气、养血通络的作用；大胖菜为引药，兼具理气化湿、调和脾胃之效，引药力至心胸并调和药性。全方共奏活血通络、健脾益气、宽胸止痛之效。

方二（沧源佤族自治县班老乡彭建新提供）

组成：瓜蒌30g，丹参15g，鸡血藤（考归西也）25g，当归、茯苓各10g。

功效：化痰散结，活血通络，宽胸止痛。

主治：痰瘀阻滞兼气血不足之胸痹，症见胸闷刺痛，心悸气短，痰多黏稠，倦怠乏力。

用法：水煎，以草果或砂仁为引，每日1剂，分3次温服。

方义：方中以瓜蒌为母药，具有宽胸散结、化痰通络的功效，针对胸闷气短、痰多黏稠等主要症状；丹参和鸡血藤为助药，协同母药增强活血化瘀、通络止痛的作用；当归和茯苓为引药，当归补血活血，茯苓健脾渗湿，二者共同引药入心经并调和气血。全方共奏化痰散结、活血通络、宽胸止痛之效。

方三（沧源佤族自治县班老乡彭建新提供）

组成：山慈菇（西亚）、荜茇、高良姜、细辛、砂仁各10g。

功效：清热解毒，化痰散结，温中行气。

主治：痰热瘀阻兼寒凝气滞之胸痹，症见胸闷刺痛，心悸气短，痰多黏稠，畏寒肢冷。

用法：研末，用水调服，以胡椒为引。

方义：方中以山慈菇为母药，具有清热解毒、化痰散结的功效，针对胸闷气短、痰多黏稠等主要症状；荜茇和高良姜为助药，协同母药增强温中散寒、行气止痛的作用；细辛和砂仁为引药，细辛辛温通窍、散寒止痛，砂仁芳香化湿、理气和胃，二者共同引药入心胸并调和药性。全方共奏清热解毒、化痰散结、温中行气之效。

方四（沧源佤族自治县班老乡彭建新提供）

组成：山乌龟（革啦西爷）、紫金龙（丫来母）各15g。

功效：清热解毒，活血通络，宽胸止痛。

主治：痰热瘀阻兼寒凝气滞之胸痹，症见胸闷刺痛，呼吸气促，痰多黄稠，心烦口干，畏寒肢冷。

用法：水煎服，以姜水送服。

方义：方中以山乌龟为母药，具有清热解毒、祛风止痛的功效，针对胸闷刺痛、痰多黄稠等主要症状；紫金龙为助药，协同母药增强活血化瘀、通络止痛的作用。全方共奏清热解毒、活血通络、宽胸止痛之效。

方五（沧源佤族自治县班老乡彭建新提供）

组成：三七 7g，山楂 5g，银杏 3g。

功效：活血通络，化瘀止痛，宽胸降浊。

主治：气滞血瘀兼痰浊内阻之胸痹，症见胸闷刺痛，心悸气短，倦怠乏力，舌暗紫或有瘀斑。

用法：水煎，每日 1 剂，分 3 次温服。

方义：方中以三七为母药，具有活血化瘀、通络止痛的功效，针对胸闷刺痛、舌暗紫或有瘀斑等主要症状；银杏为助药，协同母药增强扩张血管、改善微循环的作用；山楂为引药，兼具消食化积、行气散瘀之效，引药力至心胸并调和气血。全方共奏活血通络、化瘀止痛、宽胸降浊之效。

第三节　心　衰

心力衰竭是指各种病因导致心肌收缩力减弱，使心排血量减少，不足以维持机体代谢需求，进而出现心悸、乏力、呼吸困难等临床表现的一种危急重症。

【复方】

方一（沧源佤族自治县班老乡彭建新提供）

组成：制附片、甘草各 15g。

功效：温阳救逆，益气复脉。

主治：心肾阳虚之心衰，症见心悸气短，四肢厥冷，冷汗淋漓，脉微欲绝。

用法：水煎，每日 1 剂，分 3 次温服。

方义：方中以制附片为母药，具有回阳救逆、温补心肾的功效，针对四肢厥冷、脉微欲绝等主要症状；甘草为助药兼引药，协同母药增强益气复脉、调和药性的作用。全方共奏温阳救逆、益气复脉之效。

方二（沧源佤族自治县班老乡彭建新提供）

组成：野菊花、水茚菜、车前草（德对西娘）、玉米须（西网）、生礵各15g。

功效：解毒消肿，降压利水。

主治：水湿壅盛之心衰，症见心悸气短，肢体浮肿，小便不利，脘腹胀满。

用法：水煎，每日1剂，分3次温服。

方义：方中以车前草为母药，具有利水渗湿、清热通淋的功效，针对肢体浮肿、脘腹胀满等主要症状；玉米须和水茚菜为助药，协同母药增强利水消肿、健脾化湿的作用；野菊花和生礵为引药，野菊花清热解毒、平肝明目，生礵通利水道，二者共同引药力至三焦并调和药性。全方共奏解毒消肿、降压利水之效。

第四节　不　寐

不寐是由于情志失调、饮食内伤、病后体虚、年迈体衰、禀赋不足、心虚胆怯等病因，导致心神失养或心神不安，以经常性不能获得正常睡眠为特征的一类病证。主要表现为睡眠的时间和深度不足，或睡眠不能消除疲劳、恢复体力与精力，轻者入睡困难，或寐而不酣、时寐时醒，或醒后不能再寐；重者彻夜不寐。

【复方】

方一（西盟佤族自治县翁嘎科镇魏华提供）

组成：回心草（嘎叠）10g，含羞草（日楷）10g。

功效：宁心安神，清热除烦，调和阴阳。

主治：心肾不交或阴虚火旺之不寐，症见失眠多梦，心悸易惊，烦躁不安，口干咽燥。

用法：水煎，每日1剂，分3次温服。

方义：方中以回心草为母药，具有养心安神、补气养阴的功效，针对心悸易惊、口干咽燥等主要症状；含羞草为助药兼引药，协同母药增强镇静安神、清热除烦的作用。全方共奏宁心安神、清热除烦、调和阴阳之效。

方二（民间经验方）

组成：大叶回心草5g，龙胆草（日不给吉）3g，红花2g。

功效：养心安神，清肝泻火，活血通络。

主治：肝郁化火兼心血瘀阻之不寐，症见失眠多梦，烦躁易怒，心悸怔忡，舌红或有瘀斑。

用法：用开水泡服，可放些冰糖同泡。

方义：方中以大叶回心草为母药，具有养心安神、清热除烦的功效，针对失眠多梦、烦躁易怒等主要症状；龙胆草为助药，协同母药增强清肝泻火、镇静安神的作用；红花为引药，活血化瘀以调和气血，引药力至心脑并调和药性。全方共奏养心安神、清肝泻火、活血通络之效。

方三（《佤族民间常用植物药》）

组成：鸡根（考国县醒）10g，回心草（嘎叠）5g，冰糖 10g，大枣 7 枚。

功效：补气养血，宁心安神，调和脾胃。

主治：心脾两虚或气血不足之不寐，症见失眠多梦，心悸怔忡，倦怠乏力，食欲不振。

用法：水煎，每日 1 剂，分 3 次温服。

方义：方中以鸡根为母药，具有补气活血、安神定志的功效，针对失眠多梦、倦怠乏力等主要症状；回心草为助药，协同母药增强养心安神、清热除烦的作用；冰糖和大枣为引药，冰糖甘润和中，大枣补脾和营，二者调和药性并引药力至心脾。全方共奏补气养血、宁心安神、调和脾胃之效。

方四（《民族医药抢救性发掘》）

组成：小红参（日不别下）、回心草（嘎叠）、辰砂、猪心各适量。

功效：活血调血，养心安神，镇惊定志。

主治：气血瘀滞兼心火亢盛之不寐，症见失眠难卧，多梦易醒，心悸怔忡，惊惕不安，烦躁易怒，口苦咽干，舌暗紫或有瘀斑，舌尖红，脉弦涩或细数。

用法：水煎，每日 1 剂，分 3 次温服。

方义：方中以小红参为母药，具有活血养血、调养气血的功效，针对失眠多梦、惊惕不安等主要症状；回心草为助药，协同母药增强养心安神、清热除烦的作用；辰砂和猪心为引药，辰砂镇静安神，引药入心经，猪心“以形补形”并调和药性。全方共奏活血调血、养心安神、镇惊定志之效。

方五（《佤族民间常用植物药》）

组成：独蕨（刮第公）15g，树葱（德某考）15g，何首乌 15g。

功效：清热平肝，活血解毒，养心安神。

主治：肝郁化火兼血瘀热毒之不寐，症见失眠多梦，烦躁易怒，心悸不宁，舌红或有瘀斑。

用法：上述药材均取鲜品，洗净，切片，水煎，每日 1 剂，分 3 次服，连服 7 日可获得较好效果。

方义：方中以独蕨为母药，具有清热解毒、平肝散结的功效，针对烦躁易怒、心悸不宁等主要症状；树葱为助药，协同母药增强活血散瘀、解毒安神的作用；何首乌为引药，滋补肝肾、养血安神，引药力至心脑并调和药性。全方共奏清热平肝、活血解毒、养心安神之效。

方六（《佤族民间常用植物药》）

组成：酸浆草（昔断苦）15g，回心草（嘎叠）15g，冰糖 5g。

功效：清热安神，养心除烦，调和气血。

主治：心火亢盛或阴虚内热之不寐，症见失眠多梦，心烦易怒，口干咽燥，舌红少津。

用法：水煎，每日 1 剂，分 3 次温服。

方义：方中以酸浆草为母药，具有清热除烦、凉血安神的功效，针对心烦易怒、口干咽燥、舌红少津等主要症状；回心草为助药，协同母药增强养心安神、镇静除烦的作用；冰糖为引药，甘润和中，调和药性并引药力至心经。全方共奏清热安神、养心除烦、调和气血之效。

方七（《佤族民间常用植物药》）

组成：鸡矢藤（本粗）15g，首乌藤 15g，小红参（日不别下）10g。

功效：活血通络，养血安神，调和肝肾。

主治：气血瘀滞兼肝肾不足之不寐，症见失眠多梦，心悸不宁，肢体麻木，腰膝酸软。

用法：水煎，每日 1 剂，分 3 次温服。

方义：方中以鸡矢藤为母药，具有祛风除湿、活血通络的功效，针对心悸不宁、肢体麻木等主要症状；首乌藤为助药，协同母药增强养血安神、滋补肝肾的作用；小红参为引药，活血调经，引药入心脑并调和气血。全方共奏活血通络、养血安神、调和肝肾之效。

方八（《佤族民间常用植物药》）

组成：西南远志（娘母良）10g，回心草（嘎叠）6g，小红参（日不别下）6g。

功效：补心安神，化痰定志，活血通络。

主治：心脾两虚兼痰瘀交阻之不寐，症见失眠多梦，心悸怔忡，神志恍惚，痰多胸闷。

用法：水煎，每日 1 剂，分 3 次温服。

方义：方中以西南远志为母药，具有补心安神、祛痰解痉的功效，针对神志恍惚、痰多胸闷等主要症状；回心草为助药，协同母药增强安神镇静、养心除烦的作用；小红参为引药，活血调经，引药入心脑并调和气血。全方共奏补心安神、化痰定志、活血通络之效。

方九（《中国佤族医药（四）》）

组成：南木香 10g，岩姜（土梗然）15g，龙骨 25g。

功效：理气活血，镇心安神，调和肝肾。

主治：气滞血瘀兼肝肾不足之不寐，症见失眠多梦，心悸怔忡，腰膝酸软，烦躁易怒。

用法：上述药材均取鲜品，洗净，切片，水煎，每日 1 剂，分 3 次温服。

方义：方中以南木香为母药，具有温中理气、舒筋活络的功效，针对失眠多梦、腰膝酸软等主要症状；岩姜为助药，协同母药增强活血止痛、续筋接骨的作用；龙骨为引药，可镇静安神、收敛浮阳，引药入心肾并调和气血。全方共奏理气活血、镇心安神、调和肝肾之效。

【佤族特色方】

方一（沧源佤族自治县岩帅镇田文学提供）

组成：回心草（嘎叠）10g，山药 15g，猪蹄 2 个。

功效：养心安神。

主治：失眠、健忘。

用法：炖服。

方二（沧源佤族自治县勐董镇田华昌提供）

组成：回心草（嘎叠）12g，小红参（日不别下）12g，红糖 6g，天麻 8g，螺蛳 3 个，笔管草（博母）8g，何首乌 10g，猪心 1 个。

功效：养心安神。

主治：失眠。

用法：水煎，取药汁炖鸡蛋 3 枚，不加盐。每日 3 次，每次服 1 枚。

方三（沧源佤族自治县班老乡彭建新提供）

组成：回心草（嘎叠）25g，神砂 5g，卷柏（盖然）50g。

功效：安心定神。

主治：失眠。

用法：将上述药材研末，与黑毛猪心一同炖服，于每晚临睡前服用，每 3 日服 1 次，3 ～ 5 次为 1 个疗程。

方四（沧源佤族自治县班老乡彭建新提供）

组成：药用硫黄 10g，土鸡 1 只。

功效：安心定神。

主治：失眠。

用法：水煎，服鸡肉。

方五（《中国佤族医药（四）》）

组成：大蒜 50g，猪脑 1 个，食盐少许。

功效：益精安神。

主治：对神经衰弱引起的失眠有效。

用法：取上述药材混合隔水炖熟，每日食用 1 次。

方六（《中国佤族医药（四）》）

组成：鱼腥草（得西委改艾）100g，通气香 50g，茴香根 50g，猪脑 1 个，食盐少许。

功效：安神助眠。

主治：失眠。

用法：上述药材均取鲜品，洗净，混匀，剁细，蒸熟食用，每日 3 次。

方七（《中国佤族医药（四）》）

组成：野芹菜（德个惹）100g，冰糖 50g。

功效：安神助眠。

主治：对神经衰弱引起的失眠效果较好。

用法：上述药材均取鲜品，洗净，水煎，每日服 3 次。

方八（《佤族民间常用植物药》）

组成：猪脊髓 100g，红糖 50g。

主治：神经衰弱，症见失眠多梦。

用法：水煎 3 个小时，分 3 次服。

方九（《佤族民间常用植物药》）

组成：云南松针 150g。

功效：宁心安神。

主治：神经衰弱，症见失眠多梦，心烦。

用法：取上述药材鲜品泡酒 500mL，密封浸泡 3 日，每日饮用 25mL，分 2 次饮用（早晚各 1 次）。

方十（《佤族民间常用植物药》）

组成：云南松 100g，五味子（不李板里）50g。

功效：补肾宁心安神。

主治：神经衰弱，症见自汗，盗汗，内热消渴，心悸失眠。

用法：水煎服或代茶饮，每日 1 剂，7 日为 1 个疗程。

方十一（《佤族民间常用植物药》）

组成：红、黑灵芝粉各 5g（共 10g）。

功效：补气安神。

主治：神经衰弱，症见眩晕不眠，心悸气短。

用法：将上述药材与猪脑一同炖煮，每日 1 次，7 日为 1 个疗程。

方十二（民间经验方）

组成：寡鸡蛋 3 ～ 5 个。

功效：镇心安神。

主治：神经衰弱，症见惊惕不宁，噩梦频作。

用法：寡鸡蛋煮熟后，取出并剥壳，置于炭火上烧至焦黄，然后逐口食用。连续服用多次，效果更佳。

第五章　脑系病证

第一节　头　痛

头痛是指由于外感或内伤，致使脉络拘急或失养、清窍不利而引起的以头部疼痛为主要临床特征的疾病。头痛既是一种常见病证，也是一个常见症状，可发生于多种急、慢性疾病过程中，有时亦是某些相关疾病加重或恶化的先兆。

【复方】

方一（《佤族民间常用植物药》）

组成：山乌龟（革啦西爷）10g，何首乌 10g，岩川芎（辣士喂然）10g。

功效：祛风止痛，活血行气，补肝益肾。

主治：外感风邪，气血瘀滞或肝肾不足之头痛，症见头部胀痛、刺痛或隐痛，伴头晕目眩，腰膝酸软，舌暗苔薄。

用法：水煎，每日 1 剂，分 3 次温服。

方义：方中以山乌龟为母药，祛风通络，直折风邪。何首乌为助药，补肝肾以固本。岩川芎为引药，引药上行，活血通窍。三者协同，共奏祛风止痛、补虚通络之效。

方二（《佤族民间常用植物药》）

组成：紫苏（捏拢）15g，松叶防风（得吉拉汞）15g，山白芷 15g，生姜（土埂）3 片。

功效：祛风散寒，通窍止痛。

主治：外感风寒，寒邪阻滞清阳之头痛，症见恶寒发热，头胀痛如裹，鼻塞流涕，肢体酸楚，舌苔薄白，脉浮紧。

用法：水煎，每日 1 剂，分 3 次温服。

方义：方中以紫苏为母药，散表寒、通头目。松叶防风与山白芷为助药，可祛风止痛、通窍散寒。生姜为引药，调和表里，引药上行，使寒邪从表而解，气机通畅则头痛自止。四药相伍，共奏祛风散寒、通窍止痛之效。

方三（《佤族民间常用植物药》）

组成：岩川芎（辣士喂然）15g，松叶防风（得吉拉汞）15g，柴胡 15g。

功效：祛风通络，和解少阳，疏肝止痛。

主治：外感风寒，肝郁气滞或气血不畅之头痛，症见头胀痛或跳痛，伴恶寒发热，胸胁胀满，口苦咽干，舌淡苔白或黄，脉弦紧或浮数。

用法：水煎，每日 1 剂，分 3 次温服。

方义：方中以岩川芎为母药，可祛风通络、活血止痛。松叶防风为助药，可祛风胜湿、调和气血。柴胡为引药，可和解少阳、疏肝引经，既调畅气机，又引药至肝胆与头窍。三药配伍，共奏祛风通络、和解少阳、疏肝止痛之效。

方四（沧源佤族自治县勐董镇田华昌提供）

组成：盐肤木（考西咬）8g，天麻 12g，三七 10g，何首乌 10g。

功效：平肝息风，活血化瘀，补肝益肾。

主治：肝阳上亢，血瘀阻络或肝肾不足之头痛，症见头胀痛或刺痛，伴眩晕耳鸣，腰膝酸软，舌暗红或有瘀斑，脉弦细或涩。

用法：水煎，每日 1 剂，分 3 次温服。

方义：方中以天麻为母药，可平肝息风、通络止痛。三七、何首乌同为助药，三七活血化瘀、通窍止痛，何首乌补肝肾以固本，防肝阳化风伤阴。盐肤木引药上行、祛风通络，为引药，调和诸药。四药相合，共奏平肝息风、活血化瘀、补肝益肾之效。

方五（沧源佤族自治县勐董镇田华昌提供）

组成：天麻 10g，三七 10g，何首乌 8g，歪叶子兰（小麻疙瘩）8g，白花蛇舌草（日不打昔吻）8g。

功效：平肝息风，活血化瘀，清热解毒。

主治：肝阳上亢，血瘀阻络兼热毒内蕴之头痛，症见头胀痛或刺痛反复发作，伴头晕目眩，口苦咽干，心烦易怒，舌暗红或有瘀斑，苔黄腻，脉弦细数或滑数。

用法：水煎，每日 1 剂，分 3 次温服。若血压不高，可酌加适量红糖。

方义：方中以天麻为母药，平肝息风、通络止痛。三七、何首乌共为助药，活血化瘀、通窍止痛，何首乌补肝肾以固本，防肝阳化风伤阴。歪叶子兰、白花蛇舌草共为引药，歪叶子兰引药上行、祛风通络、调和药性，白花蛇舌草辅助清热解毒，清肝经郁热。全方共奏平肝息风、活血化瘀、清热解毒之效。

方六（西盟佤族自治县翁嘎科镇魏华提供）

组成：香樟木 15g，大叶钩藤（努英革兰）20g，荜铃 10g，芸香草（日不波）10g。

功效：平肝熄风，祛风散寒，理气止痛。

主治：肝阳上亢，寒凝气滞或气血不畅之头痛，症见头胀痛或刺痛反复发作，伴头晕目眩，胸闷胁胀，遇寒加重，舌暗苔白或黄，脉弦紧或浮数。

用法：水煎，每日 1 剂，分 3 次温服。

方义：方中以大叶钩藤为母药，可平肝熄风、通络止痛。香樟木为助药，可祛风散寒、理气止痛。荜铃为引药，可温中散寒、下气通络，助母药、助药驱散寒邪；芸香草同为引药，调和药性，引药上行，使寒邪从表而解，气机调畅则头痛自止。四药配伍，共奏平肝熄风、祛风散寒、理气止痛之效。

方七（西盟佤族自治县勐梭镇他郎村岩科提供）

组成：歪叶子兰（小麻疙瘩）15g，藤杜仲 12g，地息香 10g，川芎 15g，藁本 12g，红花 10g。

功效：活血化瘀，祛风通络，平肝止痛。

主治：肝阳上亢，瘀血阻络兼风寒侵袭之顽固性头痛，症见头胀痛或刺痛反复发作，伴头晕目眩，遇寒加重，舌暗红或有瘀斑，苔薄白或黄，脉弦涩或浮紧。

用法：水煎，每日 1 剂，分 3 次温服。

方义：方中以川芎为母药，可活血行气、祛风止痛。歪叶子兰、藁本为助药，可祛风散寒、通络止痛。藤杜仲、红花共为引药，藤杜仲补肝肾以固本，防肝阳化风伤阴；红花调和气血，引药上行，增强全方通窍止痛之效。全方共奏活血化瘀、祛风通络、平肝止痛之效。

方八（《中国佤族医药（四）》）

组成：大叶钩藤（努英革兰）25g，山柏枝 15g，桂枝 15g，紫金龙根（丫来母）5g。

功效：平肝熄风，祛风散寒，温经通络。

主治：肝阳上亢，寒凝血瘀或外感风寒之头痛，症见头胀痛或刺痛反复发作，伴头晕目眩，遇寒加重，四肢不温，舌暗苔白，脉弦紧或浮迟。

用法：水煎，每日1剂，分3次温服。

方义：方中以大叶钩藤为母药，可平肝熄风、通络止痛。山柏枝为助药，可祛风散寒、通络止痛。桂枝、紫金龙根为引药，桂枝温经散寒、解肌发表，助母药驱散表寒；紫金龙根调和药性，引药上行，使寒邪从表而解，气血得畅。全方共奏平肝熄风、祛风散寒、温经通络之效。

方九（《中国佤族医药（四）》）

组成：三椏苦（德种考）15g，紫金龙（丫来母）10g，龙胆草（日不给吉）10g。

功效：清热泻火，燥湿通络，平肝止痛。

主治：肝胆湿热，肝火上炎或热毒内蕴之头痛，症见头痛如裂，口苦咽干，目赤烦躁，舌红苔黄腻，脉弦滑数或洪数。

用法：水煎，每日1剂，分3次温服。

方义：方中以三椏苦为母药，可清热燥湿、平肝泻火。龙胆草为助药，可清肝泻火、燥湿解毒，增强母药清泻肝火之力。紫金龙为引药，调和药性，引药上行，增强全方清肝热、通经络之效。三药相合，以达清热泻火、燥湿通络、平肝止痛之效。

方十（《中国佤族医药（四）》）

组成：龙胆草根（日不给吉）100g，红糖适量。

功效：清热泻火，养血缓中，调和寒热。

主治：肝胆实火上炎或湿热内蕴兼血虚寒凝之头痛，症见头部胀痛或灼痛，伴口苦咽干，目赤烦躁，面色苍白或萎黄，舌红苔黄腻，或舌淡苔白，脉弦滑数或细涩。

用法：水煎，每日1剂，分3次温服。服药前，用火罐在额头及左右太阳穴各拔一罐，然后再用药外包头部。

方义：方中以龙胆草根为母药，可清肝泻火、燥湿通络。红糖为引药，可调和寒热、补血缓中，既制龙胆草根之峻烈，又防血虚寒凝加重头痛。二者配伍，以达清热泻火、养血缓中、调和寒热之效。

方十一（《中国佤族医药（四）》）

组成：血满草（辣惹南）100g，蓖麻叶（考国呀）50g，狗黑桃草 50g，八角枫（考种各拢）30g，藤三七根（努三七）50g，酸浆草（昔断苦）30g，五叶草 30g，苞谷酒适量。

功效：活血化瘀，祛风通络，行气止痛。

主治：气血瘀滞，风寒湿邪阻络或肝阳上亢之顽固性头痛，症见头痛如刺，痛有定处，遇寒加重，舌暗红或有瘀斑，苔白腻或黄腻，脉弦涩或沉紧。

用法：上述药材均取鲜品，洗净，切细，混匀，捣成泥状，加入苞谷酒，置于文火上加热，取出放入布袋中压扁敷在患部，每日 3 次。此方为外用药，不可内服。

方义：方中以血满草为母药，可活血散瘀、通络止痛。蓖麻叶、藤三七根为助药，增强化瘀通络之力；八角枫同为助药，祛风通窍，缓解外感风邪或风湿夹杂的头痛；狗黑桃草等亦为助药，狗黑桃草强化逐瘀，酸浆草散瘀清热，五叶草祛风除湿。苞谷酒为引药，引药上行，调和寒热，使全方攻补兼施。全方共奏活血化瘀、祛风通络、行气止痛之效。

方十二（《佤族医药选编》）

组成：半边莲、蛇莓、犁头草（日不饶别）各 15g。

功效：清热解毒，凉血消肿，通络止痛。

主治：热毒壅盛，血热上扰或湿热蒙窍之头痛，症见头部胀痛如裂，局部灼热红肿，口苦咽干，小便短赤，舌红绛苔黄腻，脉弦滑数或洪数。

用法：水煎，每日 1 剂，分 3 次温服。

方义：方中以半边莲为母药，可清热解毒、凉血消肿。蛇莓为助药，助君药清血分热毒。犁头草为引药，可引药上行、通络止痛，兼调和寒凉药性。三药相合，共奏清热解毒、凉血消肿、通络止痛之效。

方十三（《佤族医药选编》）

组成：全蝎 1.5g，地龙干 3g，甘草 1.5g。

功效：平肝息风，通络止痛。

主治：肝风内动，气血瘀滞或风阳上扰之顽固性头痛，症见头胀痛或刺痛反复发作，伴头晕目眩，肢体麻木，口苦咽干，舌暗红或有瘀斑，脉弦细或涩。

用法：研末，每日 3 次，每次吞服 3g。

方义：方中以全蝎为母药，息风止痉、通络止痛，直击肝风内动之本。地龙干为助药，可通络活血、清热定惊。甘草为引药，调和药性，引药上行，防全蝎毒性伤正。三药配伍，共奏平肝息风、通络止痛之效。

【单方】

方一（西盟佤族自治县翁嘎科镇魏华提供）

组成：水菖蒲叶（斯不惹）适量。

功效：开窍止痛。

主治：头痛。

用法：将水菖蒲叶用火烤热，然后捆绑在头上。

方二（沧源佤族自治县班洪乡芒库村下嘎嘎村王岩伞提供）

组成：芸香草（日不波）适量。

功效：祛风利湿止痛。

主治：头痛。

用法：水煎服，每日 3 次；或取鲜品捣烂，外敷头部。

【佤族特色方】

方一（民间经验方）

组成：天麻、三七磨粉各 15g，土鸡蛋 2 枚。

功效：祛风活血止痛。

主治：瘀血阻络兼肝阳上亢所致的偏头痛。

用法：上述药材加白糖、草果（粉）、砂仁（粉）及少许猪油一同炖服。

方二（民间经验方）

组成：火药 10g，臭虫数只，大蒜 2 头（去皮）。

功效：祛风通络，活血止痛，清利头目，兼散表邪。

主治：外感风邪或瘀血阻络所致的头痛。

用法：将上述药材捣烂，敷太阳穴、风池穴、百会穴等处，每日 1 剂，3 剂即愈。

备注：火药在使用时须严格控制剂量，仅限外用，严禁内服；使用时避免接触黏膜及破损皮肤，外敷后若局部出现红肿灼痛，须立即停用并清洗。

方三（民间经验方）

组成：臭牡丹叶（辣轮木）、三椏苦叶（德种考）、麻叶（考国呀）、青蒿（拉昔别龙）、树薄荷（德站个母）、鸭嘴花或叶（考呆别）、苦参叶各1把。

功效：祛风除湿，清热止痛。

主治：风邪、湿热等所致的头痛。

用法：将上述药材混合后烘热，然后包前额及后枕部，每日1次，连包3～5日，可有效降低半年内复发的概率。

方四（民间经验方）

组成：麝香适量。

功效：开窍醒神，活血通经，消肿止痛。

主治：瘀血阻滞，窍道不通等引起的头痛。

用法：将上述药材点燃，熏头顶及太阳穴、风池穴、百会穴等处，每日1次，一般3～5次可缓解症状，部分人群在较长时间内不再发病。

方五（民间经验方）

组成：黄菊花50g。

功效：疏风散热，平肝明目。

主治：风热上攻或肝阳上亢所致的头痛。

用法：将上述药材炒黄，加酒调敷太阳穴，每日1剂，连敷7日。

第二节 眩 晕

眩晕是由于情志失调、饮食内伤、体虚久病、失血劳倦，以及外伤、手术等因素，引起风、火、痰、瘀上扰清窍，或精亏血少、清窍失养为基本病机，以头晕、眼花为主要临床表现的一种病证。“眩”即眼花，“晕”即头晕，两者常同时并见，故统称为“眩晕”。其轻者闭目可止；重者如坐车船，旋转不定，不能站立，或伴有恶心、呕吐、汗出、面色苍白等症状。

【复方】

方一（《佤族民间常用植物药》）

组成：马尾黄连（聂沟西叠）15g，鬼针草（拽）10g。

功效：清热平肝，燥湿化痰，活血通络。

主治：肝火上炎，痰热内阻或气血不畅之眩晕，症见头晕目眩，头胀痛，头重如裹，口苦咽干，肢体麻木，舌红苔黄腻，脉弦滑数或沉涩。

用法：冷水煎，每日1剂，分2次服。

方义：方中以马尾黄连为母药，可清肝泻火、燥湿化痰。鬼针草为助药，助母药清热通络、活血通窍。两药相合，以奏清热平肝、燥湿化痰、活血通络之效。

方二（《佤族民间常用植物药》）

组成：大叶钩藤（努英革兰）15g，何首乌15g，柴胡10g，菊花5g。

功效：平肝潜阳，滋阴养血，疏肝解郁。

主治：肝阳上亢，肝肾阴虚兼肝郁气滞之眩晕，症见头晕目眩反复发作，伴头胀痛或刺痛，口苦咽干，腰膝酸软，心烦易怒，舌红苔少或薄黄，脉弦细数或沉涩。

用法：冷水煎，每日1剂，分3次服。

方义：方中以大叶钩藤为母药，可平肝熄风、通络定眩。何首乌、柴胡共为助药，何首乌补益肝肾、固本防虚，柴胡疏肝解郁、调畅气机。菊花为引药，清肝明目，调和药性，引药上行至头面。四药配伍，共奏平肝潜阳、滋阴养血、疏肝解郁之效。

方三（《佤族民间常用植物药》）

组成：豨莶草（娘并）20g，龙葵（德考）20g，玉米须（西网）10g，老茶树根15g。

功效：祛风除湿，清热平肝，利水通络。

主治：湿热内蕴，肝阳上亢或痰瘀阻络之眩晕，症见头晕目眩反复发作，伴头重如裹，肢体困倦，口苦咽干，小便短赤，舌红苔黄腻，或舌暗、边有瘀斑，脉弦滑数或沉涩。

用法：冷水煎，每日1剂，分3次服。

方义：方中以豨莶草为母药，可祛风除湿、通络清热。龙葵、玉米须为助药，可清肝解毒、活血利水；玉米须利湿降浊、平肝通窍。老茶树根为引药，调和药性，引药入络，使湿热从下焦分消，肝阳得以下潜。诸药相伍，共奏祛风除湿、清热平肝、利水通络之效。

方四（沧源佤族自治县勐董镇田华昌提供）

组成：螺蛳 5 只，螃蟹 3 只，野芹菜（德个惹）12g。

功效：清热利湿，平肝潜阳，通络息风。

主治：肝经湿热，肝阳上亢或痰瘀阻络之眩晕，症见头晕目眩反复发作，伴头胀闷痛，口苦咽干，肢体困重，小便短赤，舌红苔黄腻或舌暗、边有瘀斑，脉弦滑数或沉涩。

用法：冷水煎，每日 1 剂，分 3 次服。

方义：方中以螺蛳为母药，可清热利湿、平肝潜阳。螃蟹为助药，可平肝散结、活血通络。野芹菜为引药，通络利湿，引药上行，调和湿热壅滞与气血不畅的矛盾病机。三药相合，共奏清热利湿、平肝潜阳、通络息风之效。

方五（沧源佤族自治县勐董镇田华昌提供）

组成：野杜仲 15g，龙胆草（日不给吉）5g，野芹菜根（德个惹）15g，老茶叶根 10g，三七 20g 大叶钩藤（努英革兰）15g，臭牡丹（辣轮木）10g，桑树根（考良）15g。

功效：平肝潜阳，清热利湿，补肾固本。

主治：肝阳上亢，湿热内阻或肝肾不足之顽固性眩晕，症见头晕目眩反复发作，伴头胀痛或刺痛，口苦咽干，腰膝酸软，肢体麻木，小便短赤，舌暗红或有瘀斑，苔黄腻或薄白，脉弦细数或沉涩。

用法：冷水煎，每日 1 剂，分 3 次服。

方义：方中以大叶钩藤为母药，可平肝熄风、通络定眩。野杜仲、龙胆草、野芹菜根、三七等四者共为助药，野杜仲补益肝肾、固本防虚，龙胆草、野芹菜根清肝泻火、利湿通窍，三七活血通络。老茶叶根、臭牡丹、桑树根为引药，调和药性，引药归经。全方共奏平肝潜阳、清热利湿、补肾固本之效。

方六（《中国佤族医药（四）》）

组成：三椏苦花（德种考）10g，薏苡仁 20g、紫金龙（丫来母）5g，白茅根（不拢）20g。

功效：清热利湿，平肝潜阳，通络祛湿。

主治：湿热内蕴，肝胆湿热或痰湿壅阻之眩晕，症见头晕目眩反复发作，伴头胀闷痛如裹，口苦咽干，肢体困重，小便短赤，舌红苔黄腻、边有瘀斑，脉弦滑数或沉涩。

用法：冷水煎，每日 1 剂，分 3 次服。

方义：方中以三椏苦花为母药，可清热燥湿、平肝潜阳。薏苡仁、白茅根共为助药，薏苡仁利水渗湿、健脾和中，白茅根清热利尿、凉血化瘀。紫金龙为引药，调和药性，引药上行，使湿热从三焦分消、清阳得以上升。四药相合，共奏清热利湿、平肝潜阳、通络祛湿之效。

方七（《中国佤族医药（四）》）

组成：野芹菜（德个惹）30g，棕树根 30g，桑树枝（考良）27g，玉米须（西网）30g，冰糖 20g。

功效：清热利湿，平肝潜阳，通络祛湿。

主治：湿热内蕴，肝阳上亢或痰湿壅阻之眩晕，症见头晕目眩反复发作，伴头胀闷痛如裹，口苦咽干，肢体困重，下肢浮肿，小便短赤，舌红苔黄腻、边有瘀斑，脉弦滑数或沉涩。

用法：冷水煎，每日 1 剂，分 3 次服。

方义：方中以野芹菜为母药，可清热利湿、通络祛湿。玉米须、棕树根为助药，玉米须利水通淋、平肝降浊，增强祛湿之力；棕树根收敛固涩、调和药性，防利湿过度伤阴。桑树枝为引药，引药上行，通窍息风，使湿热从三焦分消；冰糖亦为引药，可调和寒热、护胃和中。全方共奏清热利湿、平肝潜阳、通络祛湿之效。

方八（《中国民族民间医药》）

组成：大叶钩藤（努英革兰）40g，紫金龙（丫来母）10g，龙胆草（日不给吉）15g，茶根 35g。

功效：平肝潜阳，清肝泻火。

主治：肝阳上亢，肝火炽盛或顽固性眩晕，症见头晕目眩反复发作，伴头胀痛或刺痛，口苦咽干，烦躁易怒，肢体麻木，小便短赤，舌红苔黄腻、边有瘀斑，脉弦滑数或沉涩。

用法：将上述药材依比例微焙研末，每次服用时，用温开水冲服 5g，每日 3 次，7 日为 1 个疗程。

方义：方中以大叶钩藤为母药，可平肝熄风、通络定眩。龙胆草、紫金龙为助药，龙胆草清肝泻火、燥湿利水，紫金龙活血通络、引药上行。茶根为引药，调和药性、引药归经。四药相合，共奏平肝潜阳、清肝泻火之效。

方九（《沧源佤族自治县农村实用科技》）

组成：紫金龙（丫来母）7g，金竹菇 50g。

功效：清热利湿，活血通络，平肝息风。

主治：湿热内蕴，痰瘀阻络或肝阳上亢之眩晕，症见头晕目眩反复发作，伴头胀闷痛如裹，肢体困重，口苦咽干，小便短赤，舌红苔黄腻、边有瘀斑，脉弦滑数或沉涩。

用法：将紫金龙去外皮研末，用金竹菇煎汤送服，每日 1 次，5 ～ 7 日为 1 个疗程，忌荞面。

方义：方中金竹菇为母药，可利水渗湿、清热解毒。紫金龙为助药，活血通络。两药相合，共奏清热利湿、活血通络、平肝息风之效。

方十（《佤族医药选编》）

组成：大叶钩藤（努英革兰）、鱼子兰（士打舌弱）、白树爱脱各适量。

功效：平肝潜阳，活血通络。

主治：肝阳上亢，气血瘀滞或风痰上扰之顽固性眩晕，症见头晕目眩反复发作，伴头胀痛或刺痛，口苦咽干，肢体麻木，舌暗红或有瘀斑，苔薄黄或白腻，脉弦细数或涩。

用法：冷水煎，每日 1 剂，分 2 次服。

方义：方中以大叶钩藤为母药，可平肝熄风、通络定眩。鱼子兰为助药，活血通络，调和药性。白树爱脱为引药，引药上行，祛风化痰，使肝阳得以下潜、气血得畅。三药配伍，共奏平肝潜阳、活血通络之效。

方十一（《佤族医药选编》）

组成：芥菜、鲜车前草（德对西娘）各 120g，红枣 10 个。

功效：清热利湿，益气养血，通窍止眩。

主治：湿热内蕴，气血不足或清阳不升之眩晕，症见头晕目眩反复发作，伴头重如裹，肢体困倦，口苦咽干，面色萎黄，舌淡红苔黄腻，脉弦滑或细弱。

用法：水煎，代茶饮，每日 3 次。

方义：方中以芥菜为母药，可清热利湿、祛痰化浊。车前草为助药，可利水通淋、分清降浊。红枣为引药，可益气养血，调和药性，使全方清利而不伤正、通窍而不耗气。三药合用，共奏清热利湿、益气养血、通窍止眩之效。

方十二（《中国佤族医药（四）》）

组成：黄瓜秧 80g，米糠 100g。

功效：清热利湿，健脾化浊，升清降浊。

主治：湿热内蕴，痰湿中阻或脾虚气滞之眩晕，症见头晕目眩反复发作，伴头重如裹，肢体困倦，口苦黏腻，食欲不振，舌淡红苔黄腻或白腻，脉弦滑或濡缓。

用法：上述药材均取鲜品，水煎或用开水浸泡 20 分钟，每日 1 剂，分 3 ～ 5 次内服。

方义：方中以黄瓜秧为母药，可清热利湿、祛痰开窍。米糠为助药，可健脾利湿、升清降浊。两药相合，共奏清热利湿、健脾化浊、升清降浊之效。

方十三（《中国佤族医药（四）》）

组成：野芹菜（德个惹）30g，棕树根 30g，桑树寄生 27g，玉米须（西网）30g，冰糖 20g。

功效：清热利湿，平肝潜阳，通络化浊。

主治：湿热内蕴，肝阳上亢或痰湿壅阻之眩晕，症见头晕目眩反复发作，伴头重如裹，肢体困倦，口苦咽干，小便短赤，舌红苔黄腻、边有瘀斑，脉弦滑数或沉涩。

用法：冷水煎，每日 1 剂，分 3 次服。

方义：方中以野芹菜为母药，可清热利湿、通络祛浊。玉米须、棕树根二者共为助药，玉米须利水通淋、平肝降浊，增强祛湿之力；棕树根收敛固涩、调和药性，防止利湿伤阴。桑树寄生、冰糖共为引药，桑树寄生补益肝肾、固本防虚，冰糖调和寒热、引药上行。全方共奏清热利湿、平肝潜阳、通络祛浊之效。

【单方】

方一（《佤族医药选编》）

组成：玉米须（西网）50g。

功效：利尿消肿，平肝止眩。

主治：高血压引起的头晕。

用法：将上述药材洗净，放入杯中，冲入沸水浸泡片刻，即可饮用，每日 3 次，一般要连续服用 6 个月。

方二（《沧源佤族自治县农村实用科技》）
组成：紫金龙粉（丫来母）适量。
功效：降压。
主治：高血压。
用法：温水冲服，每日 1 次，每次 2 ～ 3g。
备注：忌服豆类。

【佤族特色方】

方一（《佤族民间常用植物药》）
组成：野芹菜（德个惹）适量。
功效：降压。
主治：高血压。
用法：取上述药材鲜品绞汁半小碗服用，每日 3 次。
备注：服药期间忌服豆类。

方二（《佤族民间常用植物药》）
组成：多依树树皮（考麻果）适量。
功效：降压。
主治：高血压。
用法：水煎，代茶饮。

方三（沧源佤族自治县佤医佤药研究所刘宝林提供）
组成：野芹菜（德个惹）适量。
功效：降压。
主治：高血压。
用法：取上述药材鲜品绞汁，口服，每日 3 次。

方四（沧源佤族自治县勐董镇田华昌提供）
组成：螺蛳 5 只，螃蟹 3 只，野芹菜（德个惹）12g。
功效：降压清热。
主治：高血压。
用法：水煎服，每日 3 次。

方五（民间经验方）

组成：猪、牛、鸡、羊、狗、乌龟等动物苦胆汁 3 ～ 5 种。

功效：清热解毒，利湿通便。

主治：高血压、高血脂、高血糖。

用法：每种胆汁取一定量，各 3 包，调和，加入 200g 绿豆粉一同搅拌均匀，调匀阴干备用，每日 10 ～ 15g，用水吞服，9 ～ 15 日为 1 个疗程。

方六（沧源佤族自治县班老乡彭建新提供）

组成：鸡根果根皮（考国县醒）150g，车前子 50g。

功效：补肾。

主治：高血压引起的头晕。

用法：将上述药材全部碾粉，与 250g 猪肝或羊肝一同炖煮，一个月炖服 1～2 次，3 次为 1 个疗程。

方七（《民族医药抢救性发掘》）

组成：臭牡丹（辣轮木）、米酒 5mL，鸡蛋 1 个。

功效：降压。

主治：高血压。

用法：水煎服。

第三节　中　风

中风是由于正气亏虚、饮食不节、情志失调、劳倦内伤等因素，引起气血逆乱，产生风、火、痰、瘀，导致脑脉痹阻或血溢脑脉之外为基本病机，以突然昏仆、半身不遂、口舌歪斜、言语謇涩或不语、偏身麻木等为主要临床表现的病证。根据脑髓神机受损程度的不同，中风有中经络和中脏腑之分，并各有相应的临床表现。本病多见于中老年人，四季皆可发病，但以冬春两季最为多见。

【复方】

方一（《佤族民间常用植物药》）

组成：岩川芎（辣士喂然）15g，三七 5g，天麻 10g，回心草（嘎叠）10g，青叶胆（日不润卜歪）15g，龙胆草（日不给吉）10g。

功效：平肝息风，清热通络，化痰开窍。

主治：肝阳上亢，风火夹痰，瘀血阻络之中风，症见半身不遂，口舌歪斜，舌强语謇，头晕目眩，肢体麻木，舌暗红或有瘀斑，苔黄腻，脉弦滑数或涩。

用法：冷水煎，每日 1 剂，分 3 次服。

方义：方中以岩川芎为母药，可活血通络、祛风开窍。天麻、三七、青叶胆、龙胆草四者共为助药，天麻平肝息风、定惊止痉；三七化瘀止血、通络止痛，防活血伤正；青叶胆、龙胆草清肝泻火、利湿化痰。回心草为引药，调和药性、引药入络，使气血得畅、神明得复。全方共奏平肝息风、清热通络、化痰开窍之效。

方二（《佤族民间常用植物药》）

组成：野三七（三七叠）15g，三七 5g，大叶钩藤（努英革兰）15g，岩川芎（辣士喂然）10g，土党参（怒胆跌）10g，何首乌 10g，天麻 10g，回心草（嘎叠）10g，白花蛇舌草（日不打昔吻）15g，鸡矢藤（本粗）15g，野杜仲 15g，黑胡椒 5 粒。

功效：平肝潜阳，通络开窍。

主治：肝阳上亢，风火痰瘀交阻于清窍之中风，症见半身不遂，口舌歪斜，舌强语謇，头晕目眩，肢体麻木，舌暗红或有瘀斑，苔黄腻，脉弦滑数或涩。

用法：冷水煎，每日 1 剂，分 3 次服。

方义：方中以野三七为母药，可活血通络、破瘀开窍。大叶钩藤、岩川芎、天麻、回心草、土党参、何首乌等共为助药，大叶钩藤平肝熄风、通络止痛；天麻、回心草息风止痉、调和气血；土党参、何首乌补益肝肾、固本防虚。白花蛇舌草、鸡矢藤、野杜仲、黑胡椒为引药，可清热化痰、祛风通络，引药归经。全方共奏平肝潜阳、通络开窍之效。

方三（《佤族民间常用植物药》）

组成：扁担藤（努考拱拢）30g，地龙 10g，龙血树（考南西勇）5g。

功效：祛风通络，活血化痰，平肝息风。

主治：肝阳上亢，风痰瘀阻或气血逆乱之缺血性中风，症见半身不遂，口舌歪斜，舌强语謇，头晕目眩，肢体麻木，舌暗红或有瘀斑，苔黄腻或薄白，脉弦滑数或涩。

用法：冷水煎，每日 1 剂，分 3 次服。

方义：方中以扁担藤为母药，可祛风通络、活血化瘀。地龙为助药，可平肝息风、清热通络。龙血树为引药，活血引经，调和药性，使全方祛风不燥、化瘀不伤。三药配伍，以达祛风通络、活血化痰、平肝息风之效。

方四（沧源佤族自治县班老乡彭建新提供）

组成：丹参、三七、大叶钩藤（努英革兰）各25g，红花、葛根、山楂各15g，鸡血藤（考归西也）、红藤各7g，五味子（不李板里）、天麻各3g。

功效：活血化瘀，平肝息风，通络开窍。

主治：肝阳上亢，气血逆乱，痰瘀阻络之中风，症见半身不遂，口舌歪斜，舌强语謇，头晕目眩，肢体麻木刺痛，舌暗红或有瘀斑，苔黄腻或薄白，脉弦滑数或涩。

用法：冷水煎，每日1剂，分3次服，连服15～25剂。

方义：方中以丹参、三七、大叶钩藤共为母药，可活血化瘀、平肝息风。红花、葛根、山楂、鸡血藤、红藤为助药，可通络止痛、降脂化瘀；鸡血藤、红藤舒筋活络、清热解毒。五味子、天麻为引药，可收敛固本、平肝息风，调和攻补偏性。全方共奏活血化瘀、平肝息风、通络开窍之效。

方五（沧源佤族自治县岩帅镇公曼村赵伟成提供）

组成：伸筋草（怒解底）10g，木通10g，稻草花15g，盐肤树（考西咬）15g，石韦（刮然）10g。

功效：舒筋活络，清热利湿，祛风通络。

主治：湿热内蕴，风痰阻络之中风后遗症，症见半身不遂，肢体麻木，屈伸不利，口舌歪斜，舌暗红或有瘀斑，苔黄腻或白腻，脉弦滑或涩。

用法：冷水煎，每日1剂，分3次服。

方义：方中以伸筋草为母药，可舒筋活络、祛风通窍。木通、稻草花为助药，可清热利湿、健脾和中。盐肤树、石韦为引药，散瘀止血，引药归经，调和肝阳上亢与气血逆乱。全方共奏舒筋活络、清热利湿、祛风通络之效。

方六（沧源佤族自治县岩帅镇公曼村赵伟成提供）

组成：伸筋草（怒解底）10g，木通6g，稻草花10g，松树尖10g，风湿叶（拉多）12g，米汤花（西得）10g，肉桂叶尖10g，桃子树叶尖12g。

功效：舒筋活络，祛风除湿，清热利湿。

主治：风痰瘀血阻络兼湿热壅滞之中风后遗症，症见半身不遂，口舌歪斜，肢体肿胀，屈伸不利，舌暗红或有瘀斑，苔黄腻或白腻，脉弦滑或涩。

用法：水煎外洗。

方义：方中以伸筋草为母药，可舒筋活络、祛风通窍。木通、稻草花、松树尖、风湿叶为助药，可通利经络、祛湿散寒。米汤花、肉桂叶尖、桃子树叶尖为引药，调和药性，引药归经，使全方祛风不燥、化瘀不伤。全方共奏舒筋活络、祛风除湿、清热利湿之效。

方七（《中国佤族医药（四）》）

组成：苎麻根（干）100g，花椒寄生 50g，火药 30g。

功效：清热凉血，祛风通络，活血化瘀。

主治：湿热内蕴，风痰瘀阻或血热妄行之出血性中风，症见半身不遂，口舌歪斜，舌强语謇，头晕目眩，肢体麻木刺痛，舌暗红或有瘀斑，苔黄腻或薄黄，脉弦滑数或洪数。

用法：上述药材取鲜品或干品，洗净，切碎，混合，舂烂至泥状外敷患处。左歪敷右边、右歪敷左边。每日换敷 1 次，连续敷 5 ～ 6 剂，疗效明显。

方义：方中以苎麻根为母药，可清热凉血、解毒开窍。花椒寄生为助药，可祛风通络、活血散瘀。火药为引药，调和药性，引药归经，使全方清热不碍中焦、凉血不留瘀滞。三药配伍，共奏清热凉血、祛风通络、活血化瘀之效。

备注：火药在使用时须严格控制剂量，仅限外用，严禁内服；使用时避免接触黏膜及破损皮肤；敷后若局部出现红肿灼痛，须立即停用并清洗。

【单方】

方（沧源佤族自治县班老乡彭建新提供）

组成：犀牛角粉适量。

功效：清热凉血，解毒定惊。

主治：中风，症见神昏谵语，斑疹，吐血，衄血。

用法：调水服，每次 2g。

【佤族特色方】

方一（沧源佤族自治县佤医佤药研究所刘宝林提供）

组成：黄鳝血适量。

功效：通络。

主治：中风后遗症，症见口眼歪斜。

用法：涂于面部。

方二（沧源佤族自治县班老乡彭建新提供）

组成：杜仲、金毛狗脊（刮格拢）各25g，大叶钩藤（努英革兰）、威灵仙、红藤各35g，半截叶（拉汞巴）、血七、酸木瓜树寄生、苏木、红花、通光散（努白）各25g，菟丝子、五味子（不李板里）各15g。

功效：补肾活血通络。

主治：瘫痪。

用法：将上述药材全部切碎，拌匀后平分为7份，每日水煎服1份，以白酒为引；或用此方配伍49份，每日服1份，49天为1个疗程。同时辅以熏蒸疗法配合治疗，7～9次为1个疗程。

第四节 癫 狂

癫病是由于情志所伤或先天遗传，导致痰气郁结、蒙蔽心窍，或阴阳失调、精神失常，以精神抑郁、表情淡漠、沉默痴呆、喃喃自语、出言无序、静而多喜少动为主要临床表现的常见多发的精神疾病。狂病多因五志过极或先天遗传所致，以痰火瘀血闭塞心窍、神机错乱为基本病机，临床以精神亢奋、狂躁不安、骂詈毁物、动而多怒，甚至持刀杀人为主要临床表现的常见多发的精神疾病。由于癫、狂难以截然分开，遂常以“癫狂”并称。

【复方】

方一（《佤族民间常用植物药》）

组成：岩葱（德某然）10g，石斛5g，板蓝根6g，茅草6g，树芭蕉8g，小铜锤（动待）6g。

功效：清热息风，化痰开窍，舒筋通络。

主治：痰火扰心，肝阳上亢或气滞血瘀之癫狂，症见狂躁不安，胡言乱语，面红目赤，头痛如刺，舌暗红或有瘀斑，苔黄腻或黄燥，脉弦滑数或洪大。

用法：冷水煎，每日1剂，分3次服。

方义：方中以岩葱为母药，可清热息风、凉血开窍。石斛、板蓝根、树芭蕉、茅草为助药，石斛、板蓝根滋阴降火、解毒化痰；树芭蕉、茅草舒筋通络、利水祛湿，改善肝风内动与痰湿壅滞。小铜锤为引药，通窍醒神，调和药性，使痰瘀得去、神明得复。全方共奏清热息风、化痰开窍、舒筋通络之效。

方二（沧源佤族自治县岩帅镇赵赛门提供）

组成：狗闹花6g，树葱（德某考）8g，石斛5g，板蓝根6g，一根草6g，树芭蕉8g，小铜锤（动待）6g。

功效：清热平肝，化痰开窍，舒筋通络。

主治：肝火痰热，风阳上扰或气滞血瘀之癫狂，症见狂躁不安，胡言乱语，面红目赤，头痛如刺，舌暗红或有瘀斑，苔黄腻或黄燥，脉弦滑数或洪大。

用法：冷水煎，每日1剂，分3次服。

方义：方中以狗闹花为母药，可清肝泻火、凉血息风。树葱、石斛、板蓝根、树芭蕉、一根草共为助药，树葱、石斛、板蓝根平肝息风、滋阴解毒；树芭蕉、一根草舒筋通络、利水祛湿，改善肝风内动与湿热壅滞。小铜锤为引药，通窍醒神，调和药性，使痰瘀得去、神明得复。全方共奏清热平肝、化痰开窍、舒筋通络之效。

方三（沧源佤族自治县班老乡彭建新提供）

组成：石菖蒲30g，龙胆草（日不给吉）15g，川芎15g，大黄10g，大叶钩藤（努英革兰）、天麻、生石膏各10g，地龙干品、冰片（辣昔打堵）、朱砂各5g，龙骨5g。

功效：清热化痰，平肝息风，开窍醒神。

主治：痰火蒙蔽清窍，肝阳上亢或气滞血瘀之癫狂，症见狂躁不安，胡言乱语，面红目赤，头痛如刺，舌暗红或有瘀斑，苔黄腻或黄燥，脉弦滑数或洪大。

用法：将上述药材全部研末，加适量蜂蜜调和，制成药丸，晒干备用。每日服3次，每次11粒。

方义：方中以石菖蒲为母药，可化痰开窍、醒神定志。龙胆草、川芎、大黄、大叶钩藤、天麻、生石膏共为助药，龙胆草、川芎、大黄清肝泻火、活血通腑，大叶钩藤、天麻、生石膏平肝息风、清热泻火，缓解肝阳亢逆之症。地龙、冰片、朱砂、龙骨为引药，可通络开窍、镇心安神，使痰火得泻、神明得复。全方共奏清热化痰、平肝息风、开窍醒神之效。

【佤族特色方】

方（民间经验方）

组成：治地龙、小黑鸡各适量。

功效：除烦安神。

主治：心脏病引起的烦躁、癫狂。

用法：将十几条治地龙，又名白颈蚯蚓，捣烂如泥，涂抹在患者的心口处，然后用一只250g左右的小黑鸡从脊背直线划开一条长口子，把鸡身剥开，迅速倒扣（敷）到患者的心口处［预先涂有地龙（泥）的位置上］，以布包好，固定3个小时后，小黑鸡发臭则病退。

第五节 痫 病

痫病是由先天或后天因素使脏腑受伤、神机受损、元神失控，以突然意识丧失、发则仆倒、不省人事、两目上视、口吐涎沫、四肢抽搐，或口中怪叫、移时苏醒、醒后一如常人为主要临床表现的发作性疾病。又称为“痫证”“癫痫”等。

【复方】

方（《佤族民间常用植物药》）

组成：水菖蒲（斯不惹）20g，鸡矢藤（本粗）15g，何首乌10g，松树花5g。

功效：化痰开窍，祛风通络，补益肝肾。

主治：痰瘀阻络，风痰上扰或肝肾不足之痫病，症见反复抽搐，口吐涎沫，头晕目眩，肢体麻木，舌暗红或有瘀斑，苔白腻或黄腻，脉弦滑或涩。

用法：冷水煎，每日1剂，分3次服。

方义：方中以水菖蒲为母药，可化痰开窍、镇惊定志。鸡矢藤、何首乌两药为助药，可祛风通络、活血化瘀，何首乌兼能补益肝肾、固本防虚。松树花为引药，清热通络、引药归经，使全方化痰不碍气机、通络不耗阴血。四药配伍，共奏化痰开窍、祛风通络、补益肝肾之效。

【单方】

方一（《佤族医药选编》）

组成：黄瓜藤60～70g。

功效：清热化痰镇痉。

主治：癫痫。

用法：煎汁分 2 次服，上午、下午各 1 次。

方二（《佤族医药选编》）

组成：七叶一枝花（嘎关艾）适量。

功效：清热解毒，消炎止痛，止血。

主治：癫痫，病史短者效果更佳。

用法：取上述药材的块茎，洗净，晒干，研末，每次吞服 1.5g，服药后，癫痫症状的发作间隔时间可逐渐延长。

第六章　脾胃病证

此处所说的胃病，是指病位在胃的病证，包括慢性胃炎、胃痛、消化不良、胃及十二指肠溃疡等。常见症状有胃痛、胃胀、嗳气、反酸、恶心、呕吐等。

第一节　胃　痛

胃痛，又称胃脘痛，是以上腹胃脘部近心窝处疼痛、不适为主要症状的病证。胃痛主要由外邪犯胃、饮食伤胃、情志不畅和脾胃素虚等因素，导致胃气郁滞、胃失和降而引发。在西医学中，急性胃炎、慢性胃炎、胃溃疡、十二指肠溃疡等病皆属于此范畴。佤医基于传统医学，结合西医学的诊断，对脾胃系统病证进行分类诊治，对胃炎、胃及十二指肠溃疡、胃出血等有着较好的疗效。

从用药角度来看，佤族人民热情好客，喜好酒和苦茶，由此引发胃痛不适的情况也较为多见。为此，佤医总结了大量的治疗经验，在“芸芸众方”的使用中，亦有一定的规律。例如，祛湿药与行气药同用，对应中医“气行则津行”的理论；清热药与温中药同用，对应中医“辛开苦降”，恢复脾胃升降之机的功用；祛寒药与行气药同用，注重调整中焦枢纽之机，使凝滞的气机得以斡旋；活血药与止血药同用，对应“祛瘀不留瘀”的理念；化瘀药与生肌药同用，则能促进胃黏膜恢复，具有修复胃络的功效。可见，治疗胃病的药方虽多，但皆有理可依，而其中的核心，则重在辨证。

【复方】

方一（沧源佤族自治县勐董镇田华昌提供）

组成：白花蛇舌草（日不打昔吻）8g，白及（小白鸡）5g，歪叶子兰（小麻疙瘩）8g。

功效：清热解毒，活血止痛。

主治：瘀血阻络之胃痛，症见胃脘疼痛如针刺或刀割，痛处固定不移，拒按，夜间疼痛加剧，或见呕血、黑便，面色晦暗，舌质紫暗或有瘀斑，脉弦涩。

用法：水煎服，每日 3 次。

方义：方中以白花蛇舌草为母药，性寒味苦，善清三焦实热，可发挥清热解毒、消痈散结之功，尤宜于毒邪壅滞之症。白及乃助药，其性微寒，可制母药寒凉伤胃之弊，同时黏腻之质可增强护膜生肌之力。引药歪叶子兰，活血通络，使全方寒凉之性得行而不滞，助药力布散周身。全方寒温并用，母药寒清热毒，引药辛散通络，避免寒凝冰伏；攻补兼施，以清热解毒为主，辅以收敛护正，契合“祛邪不伤正”的思想。

方二（西盟佤族自治县翁嘎科镇魏华提供）

组成：山乌龟（革啦西爷）10g，陈皮 10g，肉桂 6g，藤茶 10g，七叶一枝花（嘎关艾）12g，大白解 6g。

功效：平肝散火，降逆和胃。

主治：肝胃郁热之胃痛，症见胃脘灼痛，痛势急迫，烦躁易怒，泛酸嘈杂，口干口苦，舌红苔黄，脉弦或数。

用法：水煎服，每日 3 次。

方义：方中山乌龟性味苦寒，能清肝胃郁热、止胃痛；七叶一枝花清热解毒、消肿止痛；藤茶性味苦凉，平肝、活血、通络，三者共为母药。助药陈皮辛温理气，醒脾和胃，防寒凉碍运；助药肉桂辛热反佐，引火归原，制全方寒性。引药大白解活血通络，引药力深入肝胃经络，增强解毒透邪之功。全方寒热并调，气血同治，以“清肝胃热、降逆和胃”为核心，兼能理气护阳、通络散结，契合佤医“祛邪不伤正，调平为本”之旨。

方三（西盟佤族自治县翁嘎科镇魏华提供）

组成：藤茶 10g，大白解 6g，肉桂 10g，苦楝皮（考老乃）6g，陈皮 10g。

功效：平肝散火，泄热和胃。

主治：肝胃郁热之胃痛，症见胃脘灼热疼痛，痛势急迫，烦躁易怒，泛酸嘈杂，口干口苦，舌红苔黄，脉弦数。

用法：水煎服，每日 3 次。

方义：方中母药藤茶苦凉清热，长于平肝降火，苦楝皮燥湿解毒，善清胃肠积热，二者协同清解肝胆、脾胃湿热，直击主症核心。助药陈皮辛温理气，破滞醒脾，防藤茶、苦楝皮寒凉碍胃；肉桂辛热反佐，引火归原，既制全方寒性，又温通经脉止痛，契合佤医“寒热调平”原则。引药大白解活血通络，既助母药解毒消肿，又引药力透达肝胃经络，增强全方“通”“散”之力。全方以“清湿热，调肝胃”为纲，寒热并用，气血同治，兼能护阳通络，体现佤医“祛邪不伤正，调平为本”之精髓。

方四（西盟佤族自治县翁嘎科镇莫关下组娜台提供）

组成：水菖蒲（斯不惹）10g，马蹄香（埂克）12g，木香10g，山乌龟（革啦西爷）12g。

功效：健脾清热化湿，理气和胃止痛。

主治：湿热中阻之胃痛，症见胃脘疼痛，痛势急迫，脘闷灼热，口干口苦，口渴而不欲饮，纳呆恶心，小便色黄，大便不畅，舌红，苔黄腻，脉滑数。

用法：水煎服，每日3次。

方义：方中母药水菖蒲辛温化湿，醒脾开胃，专攻湿阻中焦；木香辛苦温，行气止痛，通降胃气，为理气核心；马蹄香辛香走窜，通络止痛，兼散胃肠气滞，三者共筑“化湿－行气－止痛”三位一体的治疗体系。助药山乌龟苦寒清解，直折肝胃郁热，防湿郁化热伤阴，与母药温燥之性互补，契合佤医“湿温同治”的原则。全方以“理气化湿”为主，佐以清热解毒，寒温并用，气机调畅则湿热自化、胃痛自止。

方五（沧源佤族自治县勐董镇田华昌提供）

组成：岩七（西我然）10g，七叶一枝花（嘎关艾）10g，三颗针（考土下）8g。

功效：化瘀和胃止痛。

主治：瘀血停滞之胃痛，症见胃脘疼痛，痛处固定不移，如针刺、刀割，夜间疼痛加剧，疼痛拒按，或伴有面色晦暗，舌质紫暗或有瘀斑，脉弦涩等。若瘀血日久，损伤脉络，还可见呕血、黑便等症状。

用法：水煎服，每日3次。

方义：方中岩七、七叶一枝花为君药，二者皆具活血化瘀、行气止痛之功，可直入病所，祛除瘀血，通畅气血，缓解疼痛；臣以三颗针，其活血止痛之效，能助力君药增强活血化瘀之力，使瘀滞得散，疼痛得止。三药伍用，瘀血化则胃络通畅，胃气得和，诸症皆消。此方紧扣佤医“活血化瘀、行气止痛”之治疗核心，辅以和胃之法，药少力专，相得益彰。

方六（《佤族民间常用植物药》）

组成：三桠苦（德种考）10g，马蹄香（埂克）10g。

功效：消食导滞，和胃止痛。

主治：宿食积滞之胃痛，症见胃脘胀满疼痛，嗳腐吞酸，或呕吐不消化食物，吐后痛减，不思饮食，大便不爽，舌苔厚腻，脉滑。

用法：水煎服，每日 2 次。

方义：方中母药马蹄香辛温行散，健胃消食以治本，理气止痛以缓标，直击食滞气逆之核心；助药三桠苦苦寒清热，解毒消肿，既清宿食壅滞所生郁热，又佐制马蹄香温燥之性，契合佤医“消补兼施、寒热调平”的原则。二药一温一寒，一升一降，共奏“消食导滞、清热和胃”之功，使食积得消、湿热得清、气机得畅，胃痛自止。

方七（《佤族民间常用植物药》）

组成：鱼子兰（士打舌弱）10g，水菖蒲（斯不惹）10g，七叶一枝花（嘎关艾）5g。

功效：清化湿热，理气止痛。

主治：湿热中阻之胃痛，症见胃脘灼热疼痛，胀满不适，口苦口黏，渴不欲饮，或有恶心呕吐，小便色黄，大便不畅，舌苔黄腻，脉象滑数。

用法：水煎服，每日 3 次。

方义：方中七叶一枝花以清利湿热为主，水菖蒲健脾利湿为辅，共为母药，以祛除脾胃湿热，恢复脾胃升降之机能。鱼子兰行血止痛为助药，既助母药加强理气止痛之功，又兼治因气滞血瘀所致的疼痛。三药相伍，清利湿热与理气止痛并用，湿热去则脾胃运化复常，气行血畅则痛止，共奏清化湿热、理气止痛之功，体现了佤医“祛邪扶正、气血同调”的组方特点。

方八（《佤族民间常用植物药》）

组成：枪子果（辣乐外）15g，七叶一枝花（嘎关艾）10g，仙鹤草（搬白叠）10g。

功效：清热解毒，行气活血，祛瘀止痛。

主治：瘀热互结之胃痛，症见胃脘部疼痛如刺，痛处固定不移，伴有灼热感，口干口苦，心烦易怒，大便干结，小便短赤，舌质紫暗或有瘀斑，苔黄腻，脉弦数或涩。

用法：水煎服，每日 3 次。

方义：方中母药枪子果性温味苦，可活血祛瘀、通络止痛，直击气血瘀滞之核心；助药仙鹤草性平收敛，既止血不留瘀，又补虚扶正，佐制枪子果破血之峻性；七叶一枝花性寒清热，解毒消肿，既清瘀血化热之毒，又助消散痈肿，与仙鹤草共调“止血 - 化瘀 - 解毒”之平衡。全方以“活血祛瘀”为纲，寒温并用，攻补兼施，契合佤医“祛瘀不伤正，清热不碍气”之旨。

方九（《中国佤族医药（四）》）

组成：象皮 10g，松明子 10g。

功效：温中健脾，和胃止痛。

主治：脾胃虚寒之胃痛，症见胃脘冷痛，得温痛减，口淡不渴，或喜热饮，舌淡苔白，脉弦紧。常因天气变冷、感寒食冷而引发疼痛，疼痛时伴有胃部寒凉感。患者平素可能畏寒肢冷，神疲乏力，饮食减少，大便溏薄。

用法：上述药材取干品切细，用文火焙黄，研末，用开水送服，每日 3 次，每次 3g。佤医常用此方治疗胃下垂，有一定的疗效。

方义：方中母药松明子辛甘大热，直入脾经，温阳升陷、健运中焦，针对脾胃虚寒之本；助药象皮咸涩平，可收敛止血、缓急止痛，既佐制松明子温燥动血之弊，又固摄气血以治标。二药一补一敛、一升一降，形成“温补中焦、固脱止痛”的闭环。松明子升发脾阳，象皮沉降止血，升降相济，温阳不助火，收敛不碍气，契合佤医“调平阴阳、动静结合”之旨。

方十（沧源佤族自治县班老乡彭建新提供）

组成：丁香、木香、树薄荷（德站个母）、砂仁各 10g。

功效：温中健脾，行气止痛。

主治：脾胃虚寒之胃痛，症见胃脘冷痛，得温痛减，口淡不渴，或口泛清水，舌淡苔白，脉弦紧。疼痛多在空腹时发作或加重，进食后缓解，常伴有神疲乏力，手足不温，大便溏薄。

用法：水煎服，每日 3 次。

方义：方中丁香温中散寒，木香行气健脾，为母药，二者辛温通达，散寒邪以温中焦，理气机以健脾运，恢复脾胃运化之职。树薄荷、砂仁化湿行气、温脾止泻为助药，辛温芳香，既助母药加强行气之效，使气行则湿化，又可温脾止泻，巩固中焦。四药合用，寒去脾温，湿化气行，痛止泻止，共奏温中健脾、行气止痛之效，以成中焦通畅、诸症悉除之功。

方十一（《佤族民间常用植物药》）

组成：山大黄（革绕并）15g，仙鹤草（搬白叠）10g，岩七（西我然）5g，胡椒 3 ～ 5 粒。

功效：活血止痛。

主治：瘀血停滞之胃痛，症见胃脘疼痛，痛有定处而拒按，或痛如针刺，食后痛甚，或见吐血、黑便，舌质紫暗或有瘀斑，脉涩。

用法：将上述药材研末，吞服，每日 3 次，每次 3 ～ 5g。

方义：方中母药岩七性温味苦，可活血定痛、化瘀生新，针对血瘀气逆之核心。助药山大黄苦寒逐瘀，通经泻热，既清瘀血化热之毒，又助岩七破滞通络；仙鹤草涩平收敛，止血不留瘀，补虚固本，佐制岩七破血之峻性。引药胡椒辛热，温中散寒，既制全方寒凉伤胃之弊，又引药力透达脾胃气分，契合“寒热调平，气血同治”的原则。三药共奏“化瘀不伤正，清热不碍气”之功。

方十二（《佤族民间常用植物药》）

组成：龙血树（考南西勇）10g，岩七（西我然）10g，黑胡椒 7 粒。

功效：活血化瘀止痛。

主治：瘀血阻络之胃痛，症见胃脘刺痛，痛处固定不移，拒按，夜间疼痛加剧，或伴有面色晦暗，舌质紫暗或有瘀斑、瘀点，脉弦涩。

用法：水煎服，每日 3 次。

方义：方中母药岩七性温味苦，可活血定痛、化瘀生新，针对气血瘀滞之核心病机。助药龙血树苦涩平，活血化瘀之力强，与岩七协同，增强通络止痛之效。引药胡椒辛热，一则温中散寒，制岩七、龙血树破血之偏性，防寒凉伤胃；二则引药力直透中焦脾胃。三药共奏“活血不伤正，通络不碍气”之功。

方十三（《佤族民间常用植物药》）

组成：紫金龙（丫来母）5g，杏叶防风（盖克叠）15g，岩参（丝干然）15g，水菖蒲（斯不惹）10g，芦子（得堆）15g。

功效：散寒止痛，健脾和胃。

主治：脾胃虚寒之胃痛，症见胃脘冷痛，得温痛减，口淡不渴，或喜热饮，舌淡苔白，脉弦紧。

用法：水煎服，每日 2 次。

方义：方中杏叶防风祛风散寒、岩参行气止痛、芦子辛苦温通经络，合水菖蒲除湿健脾、温脾阳，四药共为母药，可祛寒湿、畅气机、健脾胃，恢复中焦运化之功。紫金龙收敛止血、止痛为助药，强化方中止痛之力。诸药合用，寒湿散则气机通畅，脾胃和则疼痛自止，全方共成散寒止痛、健脾和胃之功，充分体现了佤医“以母为纲，佐助相宜”的组方原则，以达寒去痛消、脾胃健运之效。

方十四（《民族医药抢救性发掘》）

组成：山乌龟（革啦西爷）15g，山胡椒根（考西勒）10g，盐肤树根（考西咬）10g。

功效：辛开苦降，理气止痛。

主治：寒热错杂之胃痛，症见胃脘胀满疼痛，时而得温痛减，时而遇热则舒，口苦口干，食欲不振，嗳气反酸，大便时干时溏，舌淡红，苔黄白相间，脉弦数。

用法：水煎服，每日 3 次。

方义：方中母药山乌龟性寒味苦，可清热解毒、消痈散结，针对热毒壅盛之核心病机；助药盐肤树根辛苦平，可理气活血、解毒消肿，既助母药疏泄气机，又协同清解热毒。引药山胡椒根辛温，一则辛开苦降，调和山乌龟寒凉之性，防寒凝气滞；二则温通经络，引药力透达胃肠气分。三药共奏“清热不碍气，行气不助火”之功。

方十五（《佤族医药选编》）

组成：七叶一枝花（嘎关艾）30g，山慈菇（日不吉党）30g，木香 30g，丁香 30g。

功效：清化湿热，和胃止痛。

主治：湿热中阻之胃痛，症见胃脘疼痛，胀满不适，口苦口黏，头身困重，小便短黄，大便不爽，舌苔黄腻，脉象滑数。

用法：将上述药材研末，吞服，每日 2 次，每次 10g。

方义：方中丁香行气化湿为母药，木香行气健脾为辅，二药相伍，辛温通达，化湿浊以畅气机，健脾运以复中州。七叶一枝花清利湿热、山慈菇清热止痛为助药，既清泄湿热之邪，又缓解因热毒所致的疼痛。四药合用，清热化湿与和胃止痛并重，湿热去则脾胃运化复常，气机调畅则痛止，共成清热化湿、和胃止痛之功，达中焦清和、诸症悉除之效。

方十六（《佤族医药选编》）

组成：一见喜 9g，铁扫帚 30g。

功效：清化湿热，和胃止痛。

主治：湿热中阻之胃痛，症见胃脘疼痛，胀满嘈杂，口干口苦，渴不欲饮，纳呆恶心，小便色黄，大便不畅，舌红，苔黄腻，脉滑数。

用法：水煎服，每日 3 次。

方义：方中母药铁扫帚性凉味苦，可清热利湿、消食化积，针对湿热壅滞胃肠之核心病机。助药一见喜性寒味苦，清热解毒之力强，既助铁扫帚清解湿热，又消肿止痛，缓解脘腹灼痛。二药一主一辅，一清一消，铁扫帚偏于祛除中焦湿热与积滞，一见喜长于清解气分热毒与局部肿痛，寒热相济。

方十七（《佤族医药选编》）

组成：车前草（德对西娘）60g，酸浆草（昔断苦）60g。

功效：清化湿热，和胃止痛。

主治：湿热阻滞之胃痛，症见胃脘灼热疼痛，胀满不舒，口苦口黏，渴不欲饮，或有恶心呕吐，小便色黄，大便不畅，舌红，苔黄腻，脉滑数。

用法：水煎服，每日 3 次。

方义：方中车前草、酸浆草均为性凉之品，共为母药；车前草擅长清热利湿，使湿热之邪从小便而去；酸浆草既能清热利湿，又能散瘀消肿，增强方剂消炎止痛之效，二者相须为用，清化湿热之力倍增，湿热得祛则脾胃运化得复，胀痛自消。全方紧扣佤医“以凉制热，祛邪扶正”之则，方虽简，然力专效宏，实为清利湿热之良方。

方十八（《佤族医药选编》）

组成：番石榴（不李麻拐）10g，石榴 6g，沙针 6g。

功效：清热解毒，和胃止痛。

主治：肝胃郁热之胃痛，症见胃脘灼痛，痛势急迫，烦躁易怒，泛酸嘈杂，口干口苦，舌红苔黄，脉弦或数。

用法：上述药材均取鲜品，口嚼吞服。

方义：方中母药番石榴性凉味甘涩，可清热解毒、涩肠止泻，针对热毒壅盛或湿热伤胃之核心病机。助药沙针苦寒消肿，善解局部热毒肿痛，石榴酸涩性平，既收敛止血、涩肠和胃，又制番石榴寒凉之性，防过用伤阳。三药一凉一收一清，契合“清热不碍气，涩肠不恋邪”之旨。沙针与石榴协同，既消肿止痛又固护中焦，番石榴主攻热毒，引药力直趋胃肠。

方十九（沧源佤族自治县勐董镇田华昌提供）

组成：山慈菇（日不吉党）12g，枪子果（辣乐外）6g，七叶一枝花（嘎关艾）8g，三颗针（考土下）10g。

功效：清化湿热，理气止痛。

主治：湿热中阻之胃痛，症见胃脘疼痛，胀满闷塞，疼痛多为胀痛、闷痛，口黏、口苦，恶心呕吐，纳呆，身重肢倦，小便色黄，大便不畅，舌苔黄腻，脉象滑数。

用法：水煎服，每日 3 次。

方义：方中山慈菇、七叶一枝花清热解毒为母药，七叶一枝花兼活血止痛，增强止痛之功。三颗针、枪子果清热燥湿为助药，加强化湿行气之力。全方清热与化湿并用，理气与止痛同施，共奏清化湿热、理气止痛之效，深合“热者清之、湿者燥之、痛者理之”的组方之法，可成湿热清、气机畅、疼痛止之功。

备注：若有腹泻，减去七叶一枝花。

方二十（西盟佤族自治县勐梭镇他郎村岩科提供）

组成：山乌龟（革啦西爷）12g，过江龙叶（嘎然）10g，土木香 10g，山慈菇（日不吉党）12g。

功效：化瘀通络，理气和胃。

主治：瘀血停滞之胃痛，症见胃脘疼痛如针刺、刀割，痛有定处，按之痛甚，痛时持久，食后加剧，入夜尤甚，或见吐血，黑便，舌质紫黯或有瘀斑，脉涩。

用法：水煎服，每日 3 次。

方义：方中母药中山乌龟性寒味苦，可活血止痛、清热解毒，直攻瘀血阻络之核心；山慈菇苦辛温，破瘀散结力强，与山乌龟协同增强通络止痛之效。助药过江龙辛散活血，既助母药消肿止痛，又通利关节，针对局部气血壅滞。引药土木香辛温行气，一则调和山乌龟、山慈菇寒凉之性，防寒凝气滞；二则健脾和胃，引药力透达中焦，契合佤医“寒热调平，气血同治”的原则。全方以“破瘀通络”为纲，寒温并用，攻补兼施。

方二十一（沧源佤族自治县班洪乡富公村陈金明提供）

组成：生姜（土埂）10g，砂仁 15g，胡椒 3 ～ 5 粒。

功效：温中健脾，和胃止痛。

主治：脾胃虚寒之胃痛，症见胃脘冷痛，得温痛减，口淡不渴，或喜热饮，舌淡苔白，脉弦紧。

用法：将上述药材研末，用温水冲服，每日 3 次。或研末泡酒内服，每日 3 次。

方义：方中生姜温阳健脾，砂仁行气化湿，为母药，二者辛温入中焦，温阳以健脾，化湿以醒脾，恢复脾胃运化升清之职。胡椒散寒止痛为助药，增强温中祛寒之力，缓解因寒邪内蕴所致的胃脘疼痛。三药合用，温中祛寒，健脾化湿，胃阳得振，脾运得复，气机调畅，共奏温中健脾、和胃止痛之效，深合"寒者温之，以通为补"的组方之法，成中焦温煦、疼痛止消之功。

方二十二（沧源佤族自治县芒卡乡芒岗村鲍光明提供）

组成：七叶一枝花（嘎关艾）15g，木香 10g，砂仁 10g，岩参（丝干然）12g，胡椒 3 ～ 5 粒。

功效：温胃散寒，行气止痛。

主治：寒邪客胃之胃痛，症见胃脘冷痛，得温痛减，口淡不渴，或喜热饮，舌淡苔白，脉弦紧。

用法：将上述药材研末，吞服。

方义：方中母药木香辛温行气，破滞止痛，针对气机壅滞之核心；砂仁辛温醒脾，化湿开胃，专治中焦虚寒之痞满；胡椒辛热散寒，直温胃腑。助药七叶一枝花性寒，清热解毒，与母药温性互补，既清寒郁化热之弊，又消肿止痛；岩参甘温补气，健脾和胃，可佐制胡椒辛燥伤阴之虞，同时增强黏膜修复之力。全方以"温中行气"为纲，寒热并用，攻补兼施。

备注：若胀痛明显，可加石菖蒲。

方二十三（沧源佤族自治县佤医佤药研究所刘宝林提供）

组成：七叶一枝花（嘎关艾）12g，山慈菇（日不吉党）12g，甘草 6g。

功效：活血化瘀，理气止痛。

主治：瘀血停滞之胃痛，症见胃脘刺痛，痛处固定不移，拒按，夜间疼痛加剧，面色晦暗，舌质紫暗或有瘀斑，脉弦涩。

用法：泡水服用，每日 3 次。

方义：方中母药七叶一枝花性寒味苦，可清热解毒、消肿止痛，针对热毒壅盛或气血瘀滞之核心病机。助药山慈菇苦辛温，破瘀散结力强，与七叶一枝花协同，增强通络止痛之效。引药甘草甘平，一则补中益气，缓七叶一枝花寒凉伤胃之性；二则调和诸药，引药力固守中焦，契合佤医“寒热调平，攻补兼施”的原则。全方以“清解热毒”为纲，寒温并用，攻守兼备，暗合“祛瘀不伤正，清热不碍气”之旨。

方二十四（《佤族民间常用植物药》）

组成：马蹄香（埂克）15g，草果（不李草果）1 个（烧焦）。

功效：温胃散寒，理气止痛。

主治：寒邪客胃之胃痛，症见胃脘冷痛，得温痛减，口淡不渴，或喜热饮，舌淡苔白，脉弦紧。

用法：水煎服，每日 2 次。

方义：方中母药马蹄香辛温行散，可健胃消食、理气止痛，针对气滞食积的核心病机。助药草果辛温燥烈，可温中散寒、燥湿运脾，既佐制马蹄香温燥伤阴之偏，又助其破滞消胀。二药一温一燥、一升一降，共奏“寒湿同治，气顺则胀消”之效。马蹄香偏于消导积滞，草果长于温化寒湿，寒热相济，契合佤医“调平中焦，以通为和”之旨。

方二十五（《佤族民间常用植物药》）

组成：七叶一枝花（嘎关艾）10g，野三七（三七叠）5g，木香 5g，草果（不李草果）1 个。

功效：化瘀止痛，温中散寒。

主治：寒瘀互结之胃痛，症见胃脘冷痛，得温痛减，痛处固定拒按，面色青白，舌紫暗或有瘀斑，脉弦紧或涩。

用法：水煎服，每日 3 次。

方义：方中母药七叶一枝花性寒味苦，可清热解毒、消肿散结，针对热毒壅盛或瘀血化热之标；三七甘温活血，化瘀生新，与七叶一枝花协同“破中有补”，防破血伤正。助药木香辛温行气，破滞消胀，针对气滞脘腹胀痛；草果辛温燥烈，温中散寒、燥湿运脾，既佐制七叶一枝花寒凉之性，又助木香行气之力。全方以“化瘀通络”为纲，暗合“祛瘀不伤正，温中不助火”之旨。

方二十六（《佤族民间常用植物药》）

组成：佤芫荽（德吉噶）10g，草果（不李草果）1个，生姜（士埂）少许。

功效：温胃散寒，醒脾和中。

主治：脾胃虚寒之胃痛，症见胃脘冷痛，得温痛减，口淡不渴，或喜热饮，舌淡苔白，脉弦紧。

用法：水煎服，每日3次。

方义：方中母药草果辛温燥烈，可温中散寒、燥湿运脾，直攻寒湿壅滞之核心；生姜辛温止呕，助草果温胃散寒，又化饮降逆，针对呕吐清水、胃寒气逆之标。助药佤芫荽辛香醒脾，消食下气，既助草果、生姜温散寒湿，又调畅中焦气机，防止温燥伤津。三药一温一燥一香，寒湿同治，气顺则寒散。

方二十七（《佤族民间常用植物药》）

组成：鸡矢藤（本粗）30g，七叶莲（考干噶）15g，五味子（不李板里）10g。

功效：清胃泻火，和胃止痛。

主治：脾胃郁热之胃痛，症见胃脘灼痛，痛势急迫，心烦易怒，泛酸嘈杂，口干口苦，舌红苔黄，脉弦数。

用法：水煎服，每日3次。

方义：方中母药鸡矢藤性凉味甘，可清热解毒、消食化积，针对胃热积滞之核心病机。助药七叶莲苦寒止痛，既助清胃热，又通络止痛，缓解脘腹灼痛；五味子酸甘性温，生津敛阴，既制鸡矢藤寒凉伤胃之弊，又固护胃阴，契合“清热不伤津，泻火不碍气”的原则。

方二十八（《佤族民间常用植物药》）

组成：山乌龟（革啦西爷）2份，七叶一枝花（嘎关艾）1份。

功效：清热泻火，和胃止痛。

主治：脾胃蕴热之胃痛，症见胃脘胀满，灼热嘈杂，大便干结，小便短赤，口气秽臭，牙龈肿痛，食欲不振。

用法：将上述药材研末，混匀备用。用温开水冲服，每日3次，每次3～5g。

方义：方中母药山乌龟性寒味苦，清热解毒、镇静止痛，直折胃热上冲之标，其镇静之性可缓胃热扰神之烦躁。助药七叶一枝花性寒味苦，清热解毒力强，善清血分热毒，既增强山乌龟清胃热之功，又止血固络，防热毒灼伤胃络。二药一主一辅，寒热并济，攻守兼备。

方二十九（《佤族民间常用植物药》）

组成：吹风散（龚叩叶）15g，山慈菇（日不吉党）5g，七叶一枝花（嘎关艾）6g。

功效：清热解毒，理气止痛。

主治：脾胃蕴热之胃痛，症见胃脘灼痛，痛势急迫，伴有口苦口干，烦躁易怒，泛酸嘈杂，或见胃脘部胀满，食后尤甚，大便干结，小便短赤，舌红，苔黄腻，脉弦数。

用法：水煎服，每日 2 次。

方义：方中母药吹风散辛温行散，以理气止痛、调畅气机，针对气滞血瘀的核心病机。助药山慈菇苦寒破瘀，既助清解热毒，又消散脘腹痞块，与吹风散协同“理气破瘀”；七叶一枝花性寒味苦，既清血分热毒，又消肿止痛，佐制吹风散温燥之性。三药一温一寒、一气一血，行气以助清解，清热以固护气机。吹风散引药力透达胃肠气分，山慈菇、七叶一枝花直攻血分瘀热。

方三十（《佤族民间常用植物药》）

组成：水菖蒲（斯不惹）15g，马蹄香（埂克）10g，木香 8g，山慈菇（日不吉党）5g，胡椒 7 粒。

功效：温中健脾，和胃止痛。

主治：脾胃虚寒之胃痛，症见胃脘冷痛，得温痛减，口淡不渴，或喜热饮，舌淡苔白，脉弦紧。

用法：水煎服，每日 3 次。

方义：方中母药木香辛温行散，可行气止痛、健运中焦；胡椒辛热散寒，助木香温中止痛，尤宜寒凝气逆之脘腹冷痛；水菖蒲辛温芳香，除湿醒脾，既增强脾胃运化，又防木香、胡椒温燥伤阴。三味母药一温一燥一香，可温中、行气、除湿。助药马蹄香味苦清热，通络止痛；山慈菇破瘀散结，清热解毒。二者寒性反佐，既清湿热瘀毒，又制母药温燥。

方三十一（《佤族民间常用植物药》）

组成：番木瓜根（不李马上坡）15g，鸡矢藤（本粗）10g，苹果 1 个（烧焦）。

功效：化瘀通络，和胃止痛。

主治：瘀血阻络之胃痛，症见胃脘刺痛，痛处固定不移，拒按，或见胃脘部有积块，入夜尤甚，或伴有呕血、黑便，舌质紫暗或有瘀斑，脉涩。

用法：水煎服，每日 3 次。

方义：方中母药鸡矢藤性平味甘，可活血化瘀、消积通络，针对“久病入络”的瘀血病机。助药番木瓜根辛温，既能除湿舒筋，又助鸡矢藤通络止痛，针对湿瘀互结之标；苹果甘凉，健脾和胃以固护中焦，既制鸡矢藤破血之偏性，又生津润燥，以防祛瘀伤阴。三药一攻一补一调，契合“祛瘀不伤正，祛湿不碍脾”之旨。番木瓜根与苹果协同，既祛湿邪又调气机，暗合“湿去则气顺，气顺则瘀消”之理。

方三十二（《佤族民间常用植物药》）

组成：草果（不李草果）10g，山慈菇（日不吉党）15g，七叶一枝花（嘎关艾）15g，豪猪肚 10g，黄姜 15g。

功效：清热止痛，益气健脾，温中补气。

主治：寒热错杂之胃痛，症见胃脘疼痛，痛势急迫，有灼热感，口苦而干，口渴但不欲饮，或呕吐酸水，嘈杂不适，纳呆恶心，喜温喜按，大便时干时稀，舌淡红，苔黄腻，脉弦数。

用法：上述药材均取干品，研末，用温开水冲服，每日 2 次，每次 3 ～ 5g。

方义：方中中山慈菇苦寒破瘀，直清胃肠湿热瘀毒，七叶一枝花性寒味苦，善清血分热毒，二者协同以清热解毒消癥；黄姜辛温通络，既助清湿热，又温散寒凝，调和全方寒性，三者共为母药。助药草果辛温燥烈，温中燥湿，针对湿阻中焦之痞满；豪猪肚甘温补气，固护脾胃，既制草果温燥伤阴，又助运化水湿。山慈菇、七叶一枝花直攻湿热瘀毒，草果、豪猪肚反佐护中，暗合“祛邪不伤正，调平为本”的思想。

方三十三（《佤族民间常用植物药》）

组成：芦子（得堆）15g，山胡椒（考西勒）5g，七叶一枝花（嘎关艾）5g，生姜（土埂）适量。

功效：清热泻火，和胃止痛。

主治：肝胃郁热之胃痛，症见胃脘灼痛，痛势急迫，烦躁易怒，泛酸嘈杂，口干口苦，舌红苔黄，脉弦数。

用法：水煎服，每日 2 次。

方义：方中母药七叶一枝花性寒味苦，可清热解毒、消肿止痛，直折湿热火毒之标；芦子苦寒利湿，助七叶一枝花清解湿热，导热从小便而出。山胡椒辛温散寒，既佐制七叶一枝花、芦子寒凉伤胃之弊，又行气止痛，针对寒凝气滞之脘腹胀痛。助药生姜辛温止呕，一则温中和胃，制母药寒性；二则引药力透达中焦，契合佤医“寒热并调、升降相因”的原则。诸药合用，以“清湿热、散寒凝”。

方三十四（《佤族民间常用植物药》）

组成：野花椒根（斯给木醒）15g，七叶一枝花（嘎关艾）10g，山乌龟（革啦西爷）10g，草果（不李草果）1个。

功效：清化湿热，理气和胃。

主治：湿热中阻之胃痛，症见胃脘疼痛，胀满不舒，有灼热感，口干口苦，恶心呕吐，食欲不振，小便短赤，大便黏滞不爽，舌红，苔黄腻，脉滑数。

用法：水煎服，每日3次。

方义：方中母药山乌龟性寒味苦，可清热解毒、消痈散结，针对热毒壅盛之核心病机。助药野花椒根辛温散瘀，既助清解热毒，又通络止痛，缓解脘腹刺痛；七叶一枝花性寒味苦，善清血分热毒，佐制山乌龟寒凉伤胃之弊，同时健脾和胃以固护中焦。草果辛温燥烈，一则温中散寒，制全方寒凉之性；二则理气止痛，针对寒凝气滞之脘腹胀满。四药一寒一温一散一补，可清热化瘀、温中护胃。山乌龟主攻热毒，野花椒根通络散瘀，七叶一枝花调和脾胃，草果反佐护阳，暗合“祛邪不伤正，调平为本”的思想。

方三十五（《佤族民间常用植物药》）

组成：山慈菇（日不吉党）20g，七叶一枝花（嘎关艾）30g，草果（不李草果）10g，干姜15g，叶子兰（大麻疙瘩）20g。

功效：寒热平调，消痞散结。

主治：寒热错杂之胃脘痞痛，症见胃脘部胀满不适，时冷时热，口苦而干却不欲饮水，或有恶心欲吐之感，食欲减退，大便或干或溏，舌淡红，苔黄白相间，脉弦细。

用法：上述药材均取干品，研末，用温开水冲服，每日2次，每次3～5g。

方义：方中山慈菇和七叶一枝花可清热解毒、消炎止痛；叶子兰行气止痛，三药为母药。助药草果、干姜能温中燥湿，使脾胃气机得复。清热药与温中药并用，辛开苦降、消痞止痛，诸药共奏辛开苦降、寒热平调、消痞散结之功。

方三十六（《佤族民间常用植物药》）

组成：野三七（三七叠）15g，山慈菇（日不吉党）5g，草果（不李草果）1个，生姜（土埂）。

功效：温中行气，和胃化湿。

主治：气机阻滞之胃痛，症见胃脘胀满，攻撑作痛，痛连两胁，胸闷嗳气，善太息，每因情志因素而痛作或加重，得嗳气、矢气则痛舒，苔薄白，脉弦。

用法：水煎服，每日3次。

方义：方中母药野三七性温味甘，活血定痛力强，直攻瘀血阻络之标；山慈菇苦寒破瘀，助清湿热瘀毒，与野三七协同“破中有补”；山乌龟性凉清热，既清血分热毒，又防温燥伤阴。助药草果辛温燥烈，一则温中散寒，制三药寒凉之性；二则理气醒脾，恢复脾胃升降气机。引药生姜辛温，既引药力透达中焦，又温中和胃，契合佤医“寒热调平，气顺则瘀消”的原则。

方三十七（《佤族民间常用植物药》）

组成：岩姜（士梗然）15g，山胡椒（考西勒）5g。

功效：温胃散寒，行气止痛。

主治：寒邪客胃之胃痛，症见胃脘冷痛，得温痛减，口淡不渴，或喜热饮，舌淡苔白，脉弦紧。

用法：水煎服，每日3次。

方义：方中岩姜性温，善于散瘀消肿、活血止痛，为母药。山胡椒温中散寒、行气止痛，为助药。两药相伍，温胃散寒与活血止痛并用，寒得温而散，瘀得行而通，胃中寒凝得解，气机通畅，共奏温胃散寒止痛之效，深合佤医“寒则温之，通则不痛”之组方原则，使胃阳得振、寒痛自消。

方三十八（《佤族民间常用植物药》）

组成：岩七（西我然）50g，岩参（丝干然）50g，叶子兰（大麻疙瘩）50g，山慈菇（日不吉党）15g。

功效：清热祛湿通络，理气和胃止痛。

主治：湿热阻滞之胃痛，症见胃脘疼痛，痛势急迫，脘闷灼热，口干口苦，口渴而不欲饮，纳呆恶心，小便色黄，大便不畅，舌红，苔黄腻，脉滑数。

用法：上述药材均取干品，研末，用温开水冲服，每日2次，每次3～5g。

方义：方中岩七、岩参、叶子兰三药共为母药，岩七活血止痛，岩参消炎止痛，叶子兰行气止痛，三者协同，既可行气活血以通络，又能消炎止痛以除患。山慈菇清热解毒、消炎止痛为助药，既加强清热祛湿之力，又助消炎止痛之功。诸药合用，清热祛湿与理气活血并重，湿热得清，瘀滞得散，气机通畅，则胃络得通，痛止而胃和，契合“清热通络、行气活血”之组方原则，达热清湿祛、胃和痛止之效。

方三十九（《佤族民间常用植物药》）

组成：岩川芎（辣士喂然）15g，七叶一枝花（嘎关艾）10g，山慈菇（日不吉党）5g，草果籽（不李草果）7 粒，生姜（土埂）3 片。

功效：化瘀通络，理气和胃。

主治：瘀血停滞之胃痛，症见胃脘疼痛如针刺、刀割，痛处固定不移，拒按，疼痛常在夜间加剧，或伴有黑便，舌质紫黯或有瘀斑，脉涩。

用法：水煎服，每日 2 次。

方义：方中岩川芎行气、活血、止痛，为母药，善通胃中气血瘀滞，缓解疼痛。七叶一枝花和山慈菇消肿止痛，草果籽燥湿散寒以除胃中之寒，三药共为助药，既助母药增强消肿止痛之功，又散胃中寒湿。生姜温中，为引药，引导诸药直达胃中，增强温中之效。全方寒者温之、瘀者行之、滞者通之，共奏行气活血、消肿止痛、散寒温中之功，达胃中寒散、气血通畅、疼痛止消之效。

方四十（《佤族民间常用植物药》）

组成：岩参（丝干然）15g，鱼子兰（士打舌弱）10g，青木香 5g。

功效：活血化瘀，行气止痛。

主治：瘀血停滞之胃痛，症见胃脘疼痛，痛处固定不移，宛如针刺，拒按，疼痛夜间加剧，或伴有面色晦暗，舌质紫暗或有瘀斑，脉弦涩。

用法：水煎服，每日 3 次。

方义：方中岩参消炎止痛，为母药。鱼子兰活血化瘀，青木香行气止痛，二者共为助药。三药合用，消炎止痛与活血行气并重，炎消则痛止，瘀化气行则胃络通畅，共奏消炎止痛、活血化瘀、行气止痛之效，契合“瘀血则通、气滞则行”之组方原则，成胃中通畅、疼痛止消之功。

方四十一（《中国佤族医药（四）》）

组成：三桠苦（德种考）30g，鸡矢藤（本粗）10g。

功效：化瘀通络，理气和胃。

主治：瘀血阻滞之胃痛，症见胃脘疼痛如针刺、刀割，痛处固定，拒按，疼痛夜间加剧，或见黑便，面色晦暗，舌质紫暗或有瘀斑，脉涩。

用法：上述药材均取干品，文火焙黄，研末，用温开水冲服，每日 3 次，每次 2 ～ 6g。

方义：方中三桠苦为母药，活血化瘀，通经络以止痛，祛瘀滞以畅气血。鸡矢藤为助药，可行气止痛、消食化积，既能助母药行气止痛，缓解胀满不适，又能消食化积，改善纳呆、嗳腐等症状。二药合用，化瘀与理气并施，活血与化积同用，瘀血化则络脉通畅，气机顺则胃气和降，食积消则中焦得畅，共奏化瘀通络、理气和胃、消食化积之效，契合“祛瘀通络、调气和胃、食滞宜化”之组方原则，成瘀化气顺、胃和痛止之功。

方四十二（民间经验方）

组成：砂仁 25g，草果（不李草果）25g，干姜 25g，丁香 15g，木香 15g，树薄荷（德站个母）15g。

功效：温中健脾，和胃止痛。

主治：脾胃虚寒之胃痛，症见胃脘冷痛，得温痛减，口淡不渴，或喜热饮，舌淡苔白，脉弦紧。

用法：水煎服，每日 3 次。

方义：方中砂仁、草果、干姜三药皆具温中之性，砂仁化湿行气，草果燥湿，干姜化饮，共为母药，协同散寒祛湿，驱除胃中寒湿水饮，恢复脾胃阳气。丁香温中降逆，木香行气止痛为助药，温中散寒的同时，恢复因寒邪阻滞的气机，使胃中气顺痛止。树薄荷疏风止痛为引药，引导诸药直达病所，增强止痛之效。全方温中与化湿并施，散寒与行气同用，共成温中散寒、化湿行气、止痛和胃之功，契合“寒湿宜温、气滞宜通”之组方原则，达寒散湿祛、气机通畅、胃痛止消之效。

方四十三（沧源佤族自治县班老乡彭建新提供）

组成：荜茇 15g，良姜 15g，丁香 15g。

功效：温中健脾，和胃止痛。

主治：脾胃虚寒之胃痛，症见胃脘冷痛，得温痛减，口淡不渴，或喜热饮，舌淡苔白，脉弦紧。

用法：水煎服，每日 3 次。

方义：方中荜茇散寒止痛、下气除胀，良姜温中祛寒、止痛，丁香温阳散寒，三药共为母药，散寒与理气并用，寒得散则痛止，气得行则胀消，共成散寒止痛、温中理气之功，契合“寒者温之、痛者通之”之组方原则，达胃中寒散、阳气得振、胃痛止消之效。

方四十四（沧源佤族自治县班老乡彭建新提供）

组成：吴茱萸（拉囡南）15g，五味子（不李板里）15g，胡椒 5g。

功效：温中健脾，和胃止痛。

主治：脾胃虚寒之胃痛，症见胃脘隐痛，绵绵不休，喜温喜按，空腹痛甚，得食则缓，劳累或受凉后发作或加重，泛吐清水，神疲纳呆，四肢倦怠，手足不温，大便溏薄等。

用法：水煎服，每日 3 次。

方义：方中吴茱萸、胡椒二药，辛温香燥，善温中散寒、止痛，共为母药，直入脾胃，逐寒邪以温中州，止胃痛而呕自平。五味子酸涩收敛，涩肠止泻，收敛固涩为助药，既可防泄泻耗气伤津，又可敛肺气而止咳喘。三药合用，温中与涩肠并施，散寒与止痛同用，胃中寒得散，脾运得复，肠中泻自止，共成温中健脾、涩肠止泻、和胃止痛之功，达寒散痛止、脾健泻止之效。

方四十五（沧源佤族自治县勐省镇李光明提供）

组成：土茯苓（努让惹）15g，紫金龙（丫来母）8g，石菖蒲 10g，青木香 10g，山慈菇（日不吉党）8g，土木香 10g，丁香 10g，七叶一枝花（嘎关艾）8g，岩参（丝干然）10g，罗锅底 10g，砂仁 5g，胡椒 3 ～ 5 粒。

功效：温中健脾，和胃止痛。

主治：脾胃虚寒之胃痛，症见胃脘冷痛，得温痛减，口淡不渴，或喜热饮，舌淡苔白，脉弦紧。

用法：上述药物均取干品，研末，用温开水冲服，每日 3 次，每次 10g。

方义：方中母药砂仁、胡椒温中散寒，土木香、青木香行气止痛，丁香降逆，石菖蒲化湿，土茯苓利湿，共成温中散寒、燥湿健脾之功。草血竭下气消积除胀满，紫金龙、七叶一枝花、山慈菇、岩参、罗锅底五药消炎止痛为助药，强化母药止痛之效。诸药相伍，温中与化湿并施，行气与止痛同用，寒湿散则脾运复，气机畅则痛自止，共成温中健脾、和胃止痛之功，达寒散湿祛、脾健胃和、疼痛消失之效。

方四十六（沧源佤族自治县团结乡贺科田新刚提供）

组成：紫金龙（丫来母）8g，山慈菇（日不吉党）5g，白头翁15g，三颗针（考土下）10g，冬瓜皮（毕娘）10g，七叶一枝花（嘎关艾）8g，白虎草（辣杰怀）5g，十大功劳（考土顶）8g。

功效：活血化瘀，行气止痛。

主治：瘀血内停之胃痛，症见胃脘刺痛，痛处固定不移，拒按，或见胃脘部有积块，或伴有呕血、黑便，面色晦暗，舌质紫暗或有瘀斑，脉弦涩。

用法：水煎服，每日3次。

方义：方中紫金龙、山慈菇、七叶一枝花、三颗针四药可消炎止痛；白虎草能行气活血，共为母药。白头翁能凉血止痢，十大功劳亦能清热解毒，共为助药，辅助母药加强止痛、活血、消炎之功效。冬瓜皮利水消肿，为引药。诸药合用，共成活血化瘀、行气止痛之功。

方四十七（沧源佤族自治县勐董镇田华昌提供）

组成：山慈菇（日不吉党）5g，枪子果（辣乐外）8g，七叶一枝花（嘎关艾）8g，三颗针（考土下）6g，岩参（丝干然）10g，草血竭（公克）8g。

功效：活血化瘀，行气止痛。

主治：瘀血停滞之胃痛，症见胃脘部疼痛如针刺、刀割，疼痛持续不解，夜间疼痛加剧，进食后疼痛无明显缓解，有时可因情绪波动而诱发或加重，常伴有胸闷，胁肋胀满不适，急躁易怒，嗳气频作，食欲不振，大便干结或色黑。

用法：水煎服，每日3次。

方义：方中山慈菇活血止痛、草血竭散瘀止血，共为母药，直击瘀血阻滞、疼痛之病所。助以山慈菇、枪子果、七叶一枝花清热解毒，三颗针、岩参消炎止痛，佐助君药增强整体疗效。诸药合用，共成活血化瘀、行气止痛、清热解毒、消炎之功，使瘀血得散、热毒得清、炎症得消、疼痛得止。

备注：七叶一枝花可研末冲服。若有腹泻，减山慈菇。

方四十八（沧源佤族自治县班洪乡赵开荣提供）

组成：山慈菇（日不吉党）12g，马尾黄连（聂沟西叠）6g，紫金龙（丫来母）10g，橄榄皮（不李西灭）10g，苦丁菜6g，七叶一枝花（嘎关艾）12g，木香10g，丁香6g，金毛狗脊（刮格拢）10g，砂仁10g，龙胆草（日不给吉）10g，三椏苦（德种考））6g，骏荚10g。

功效：清热解毒，活血化瘀，行气止痛。

主治：瘀热互结之胃痛，症见胃脘疼痛如刺，痛处固定拒按，伴有灼热感，口干口苦，心烦易怒，大便干结，小便短赤，舌质暗红或有瘀斑，苔黄腻，脉弦数或涩。

用法：上述药物均取干品，研末，用温开水或酒吞服，每日 3 次，每次 15g。

方义：方中山慈菇、马尾黄、橄榄皮、苦丁菜、七叶一枝花、骏荚皆能清热解毒；紫金龙、七叶一枝花能消炎止痛；三桠苦散瘀止痛，以上共为母药。龙胆草可清热燥湿，辅助母药增强清热消炎之力；金毛狗脊性温，能补益肝肾，可防清热药物过于寒凉；丁香温中降逆；砂仁温中化湿；木香行气止痛，五味合用为助药。诸药合用，共奏清热解毒、活血化瘀、行气止痛之效。

方四十九（《佤族民间常用植物药》）

组成：岩参（丝干然）15g，七叶一枝花（嘎关艾）10g，木香 10g，草果（不李草果）1 个，豪猪肚 10g。

功效：清热健脾，消炎止痛。

主治：湿热中阻之胃痛，症见胃脘胀满疼痛，嘈杂灼热，口干口臭，渴不欲饮，头重如裹，身重肢倦，纳呆恶心，小便色黄，大便不畅，舌苔黄腻，脉象滑数。

用法：将上述药材研末，用温开水吞服，每日 2 次，每次 3 ～ 5g。

方义：方中七叶一枝花、岩参清热解毒、消炎止痛，共为母药，直折胃中热毒，缓解炎症肿痛。木香行气止痛，豪猪肚补气健脾为助药，既畅胃中气滞以止痛，又复脾气以增运化。诸药合用，清热与健脾共施，消炎与止痛同用，热清脾健，气行痛止，共奏清热健脾、消炎止痛之功，达热消脾健、胃和痛止之效。

方五十（《佤族民间常用植物药》）

组成：山慈菇（日不吉党）5g，七叶一枝花（嘎关艾）5g，仙鹤草（搬白叠）6g。

功效：清热止痛，收敛止血。

主治：瘀热互结之胃痛，症见胃脘刺痛，痛有定处，拒按，或见吐血，黑便，面色晦暗，舌质紫暗或有瘀斑，脉弦涩。

用法：水煎服，每日 3 次。

方义：方中山慈菇、七叶一枝花清热解毒、解毒止痛，共为母药，直折胃中热邪，缓解胃脘疼痛。助药仙鹤草收敛止血，既可防止胃溃疡出血，又能辅助清热药恢复胃络正常。全方清热与止血并用，解毒与止痛同施，热清血止，胃络安宁，共奏清热解毒、消炎止痛、收敛止血之功，以达热去痛消、溃疡愈合之效。

方五十一（《佤族民间常用植物药》）

组成：七叶莲（考干噶）1份，山乌龟（革啦西爷）2份。

功效：清热健脾，消炎止痛。

主治：湿热中阻之胃痛，症见胃脘胀满疼痛，嘈杂灼热，口干口苦，渴不欲饮，头重如裹，身重肢倦，纳呆恶心，小便色黄，大便不畅，舌苔黄腻，脉象滑数。

用法：上述药材均取干品，研末，混匀，用温水送服，每次3～5g。

方义：方中七叶莲活血消肿、止痛，为母药，善祛胃中郁滞、消肿止痛。山乌龟清热解毒、消炎，为助药，直折热毒，扶助正气。二药合用，清热与健脾并施，消炎与止痛同用，热清脾健，气行痛止，共奏清热健脾、消炎止痛之功。达热消脾健、胃和痛止之效。

方五十二（沧源佤族自治县班老乡彭建新提供）

组成：通光散（努白）2.5g，荜茇2.5g，良姜各2.5g。

功效：温中健脾，和胃止痛。

主治：寒邪客胃之胃痛，症见胃脘冷痛，得温痛减，口淡不渴，或喜热饮，舌淡苔白，脉弦紧。

用法：水煎服，每日3次。

方义：方中良姜性温，善于温中散寒，作为母药可温暖胃脘，驱散寒邪，恢复脾胃的温煦之性。荜茇能消炎止痛，通光散能清热解毒，二者共为助药，既可清解胃中郁热，又能消炎止痛。三药合用，温中与清热并施，散寒与止痛同用，寒得温而散，热得清而解，共成温中健脾、和胃止痛之功，达中焦调和、胃痛止消之效。

方五十三（沧源佤族自治县班老乡彭建新提供）

组成：砂仁、草果（不李草果）各7g，干姜5g。

功效：温中健脾，和胃止痛。

主治：脾胃虚寒之胃痛，症见胃脘隐痛，绵绵不休，喜温喜按，空腹痛甚，得食则缓，劳累或受凉后发作或加重，泛吐清水，神疲纳呆，四肢倦怠，手足不温，大便溏薄，舌淡苔白，脉虚弱或迟缓。

用法：将上述药材一同研末，混匀，装瓶备用，用温水稍加点盐送服，每次20g。

方义：方中砂仁、草果、干姜皆具温中之性，为母药。砂仁既能温中又能行气化湿，可畅脾胃气机、祛寒湿；草果长于燥湿，助砂仁化湿浊；干姜温中助阳，散寒力强，三药合用，温中与化湿并用，寒得散、阳得振、湿得化，共成温中止痛之功，达胃中寒散、气机通畅、疼痛止消之效。

方五十四（沧源佤族自治县班老乡彭建新提供）

组成：山慈菇（日不吉党）、岩参（丝干然）各3g，七叶一枝花（嘎关艾）各15g。

功效：清热解毒，消炎止痛。

主治：湿热中阻之胃痛，症见胃脘疼痛，嘈杂灼热，口干口苦，渴不欲饮，头重如裹，身重肢倦，纳呆恶心，小便色黄，大便不畅，舌苔黄腻，脉象滑数。

用法：水煎服，每日3次。

方义：方中山慈菇、七叶一枝花清热解毒、消炎止痛，为母药，直折胃中热毒，消炎而止痛。岩参健胃行气、消炎止痛为助药，既助消炎止痛之功，又畅胃气、复胃运。三药合用，清热与健胃并施，消炎与止痛同用，热清胃健，气行痛止，共成清热解毒、消炎止痛、健胃行气之功。

方五十五（沧源佤族自治县班老乡彭建新提供）

组成：通光散（努白）、土茯苓（努让惹）、雷丸各15g。

功效：清化湿热，理气和胃。

主治：湿热中阻之胃痛，症见胃脘痞闷，灼热疼痛，胸膈满闷，恶心呕吐，口中黏腻，食欲不振，身热不扬，汗出不解，舌质红，苔黄腻，脉濡数。

用法：水煎服，每日3次。

方义：方中土茯苓利水渗湿，为母药，可祛除体内水湿，消水肿、利小便。通光散清热解毒、消炎，为助药，可清除热毒，减轻炎症。雷丸清热消积为引药，可引导诸药直达病所，增强清热消积之效。三药合用，利水与清热并施，湿祛热清，共成利水渗湿、清热解毒、消炎消积之功。

【单方】

方一（西盟佤族自治县翁嘎科镇魏华提供）

组成：芝麻未成熟的花适量。

功效：消食导滞，和胃止痛。

主治：宿食积滞之胃痛，症见胃脘胀满疼痛，拒按，嗳腐吞酸，或呕吐不消化食物，其味腐臭，吐后痛减，不思饮食，大便不爽，得矢气及便后稍舒，舌苔厚腻，脉滑。

用法：水煎服，每日 3 次；或泡水喝。

方二（沧源佤族自治县班洪乡芒库村下嘎嘎村王岩伞提供）

组成：番木瓜根（不李马上坡）适量。

功效：清化湿热，理气和胃。

主治：湿热中阻之胃痛，症见胃脘疼痛，痛势急迫，脘闷灼热，口干口苦，口渴而不欲饮，纳呆恶心，小便色黄，大便不畅，舌红，苔黄腻，脉滑数。

用法：水煎服，每日 3 次。

方三（《中国佤族医药（四）》）

组成：岩七（西我然）40g。

功效：化瘀通络，理气和胃。

主治：瘀血阻络之胃痛，症见胃脘疼痛如针刺、刀割，痛有定处，按之痛甚，痛时持久，食后加剧，入夜尤甚，或见吐血、黑便，舌质紫黯或有瘀斑，脉涩。

用法：上述药材取鲜品或干品，口嚼细，用开水送服，每日 3 次，每次约 10g。

备注：岩七生食时有小毒，不宜过量。对胃炎、吐酸水等均有疗效。

方四（《沧源佤族自治县农村实用科技》）

组成：芦子叶（得堆）15g。

功效：消食导滞，和胃止痛。

主治：饮食积滞之胃痛，症见胃脘胀满疼痛，嗳腐吞酸，或呕吐不消化食物，吐后痛减，不思饮食，大便不爽，舌苔厚腻，脉滑。

用法：取上述药材鲜品，水煎服，每日 3 次。

方五（《中国佤族医药（四）》）

组成：象皮 50g。

功效：温中健脾，和胃止痛。

主治：脾胃虚寒之胃痛，症见胃脘冷痛，得温痛减，口淡不渴，或喜热饮，舌淡苔白，脉弦紧。

用法：取上述药材干品，切片，用文火焙干，研末，装瓶备用。用温开水送服，每日 3 次，每次 3g。

备注：本方为民间常用药，有消炎止血的作用，对胃溃疡出血有一定的治疗效果。

方六（沧源佤族自治县班老乡彭建新提供）

组成：车前草（德对西娘）50g。

功效：清化湿热，理气和胃。

主治：湿热中阻之胃痛，症见胃脘灼热疼痛，嘈杂泛酸，口干口苦，渴不欲饮，或口甜黏浊，食甜则冒酸水，纳呆恶心，身重肢倦，小便色黄，大便不畅，舌苔黄腻，脉象滑数。

用法：将上述药材捣烂，挤汁，调甜酒汁，加温水送服一杯或半杯。

方七（沧源佤族自治县班老乡彭建新提供）

组成：大红黄泡根（果塞莫）50 ～ 100g。

功效：化瘀通络，理气和胃。

主治：瘀血阻络之胃痛，症见胃脘疼痛如针刺、刀割，痛有定处，按之痛甚，痛时持久，食后加剧，入夜尤甚，或见吐血、黑便，舌质紫黯或有瘀斑，脉涩。

用法：水煎去渣后，用药液煮 1 个鸡蛋，随后服用此鸡蛋，每日 1 次，7 日为 1 个疗程。

方八（《佤族医药选编》）

组成：岩参（丝干然）15g。

功效：化瘀通络，理气和胃。

主治：瘀血阻络之胃痛，症见胃脘部刺痛拒按，痛处固定不移，夜间疼痛加重，面色晦暗，口唇色紫，伴有胁肋胀痛，急躁易怒，情志不舒时疼痛加剧，舌有瘀点或瘀斑，脉弦涩。

用法：上述药材用沸水冲泡，焖泡5分钟后即可饮用。

方九（《佤族民间常用植物药》）

组成：三桠苦（德种考）适量。

功效：化瘀通络，理气和胃。

主治：瘀血阻络之胃痛，症见胃脘部疼痛如针刺、刀割，痛处拒按且固定不移，疼痛常在夜间发作或加剧，常伴有面色黧黑，肌肤甲错，口干但欲漱水而不欲咽，舌质紫暗或有瘀斑、瘀点，脉涩。

用法：将上述药材用火焙黄，研末，装瓶备用，用温开水冲服，每日3次，每次5～10g。

方十（沧源佤族自治县班老乡彭建新提供）

组成：山慈菇（日不吉党）100g。

功效：化瘀通络，理气和胃。

主治：瘀血阻络之胃痛，症见胃脘胀满，时有刺痛感，疼痛程度轻重不一，发作无明显规律，有时因情绪波动、饮食不当等因素诱发或加重，疼痛发作时，常感烦躁不安，伴有胸闷、气短等不适。

用法：将上述药材研末，用温水或淡盐水送服，每日早晚各1匙。

方十一（沧源佤族自治县班老乡彭建新提供）

组成：象皮适量。

功效：温中健脾，和胃止痛。

主治：中焦虚寒之胃痛，症见胃脘冷痛，得温痛减，口淡不渴，或喜热饮，舌淡苔白，脉弦紧。

用法：将上述药材用火焙黄，研末，用温水送服，每日早晚各2匙。

方十二（沧源佤族自治县班老乡彭建新提供）

组成：豪猪（刺猬）肚子（胃内粪便）适量。

功效：化瘀通络，理气和胃。

主治：瘀血阻络之胃痛，症见胃脘刺痛，痛有定处，按之痛甚，食后加剧，入夜尤甚，或见呕血、黑便，舌质紫黯或有瘀斑，脉涩。

用法：各季捕获皆为上品，尤以春季捕获最佳。取上述药材一小块，烤至表面焦黄，内部微焦，研末，装瓶备用，用温盐水送服，每次 20 ～ 25g。

方十三（沧源佤族自治县佤医佤药研究所刘宝林提供）

组成：大树理肺散（考宗别）适量。

功效：清热解毒，消炎止泻。

主治：湿热中阻之胃痛，症见胃脘灼热疼痛，得凉痛减，口苦、口干喜饮，身重肢倦，纳呆恶心，小便色黄，大便不畅，舌苔黄腻，脉滑数。

用法：水煎服，每日 3 次。

方十四（《中国佤族医药（四）》）

组成：山乌龟（革啦西爷）15g。

功效：理气止痛。

主治：气机阻滞之胃痛，症见胃脘胀满，攻撑作痛，痛连两胁，胸闷嗳气，善太息，每因烦恼郁怒而痛作或痛甚，得嗳气、矢气则痛舒，苔薄白，脉弦。

用法：取上述药材干品，研末，用生姜煎汤送服，每日 2 ～ 3 次，每次 1.5g。

方十五（《中国佤族医药（四）》）

组成：子母灰 200g，开水 300mL。

功效：消食导滞，和胃止痛。

主治：宿食积滞之胃痛，症见胃脘疼痛，胀满拒按，嗳腐吞酸，或呕吐不消化食物，其味腐臭，吐后痛减，不思饮食，大便不爽，得矢气及便后稍舒，舌苔厚腻，脉滑。

用法：将开水倒入碗里，取热子母灰放入开水中，搅匀，停片刻，沉淀后倒上层清液服用，每日 2 ～ 3 次。

备注：本方为民间传统用法，历史悠久，能消食、通气，对腹部胀痛有较好疗效。

【佤族特色方】

方一（《中国佤族医药（四）》）

组成：大红黄泡根（果塞莫）50g，鸡蛋 2 个。

功效：凉血止血，清热解毒。

主治：瘀热互结之胃痛，症见胃脘灼热疼痛，痛势急迫，烦躁易怒，泛酸嘈杂，口干口苦，舌红苔黄，脉弦数。

用法：取大红黄泡根鲜品，洗净，加水煎煮约20分钟，去渣，用药液煮1个鸡蛋，随后服用此鸡蛋。每日2次，每次1个，7日为1个疗程。

备注：本方对胃及十二指肠溃疡、萎缩性胃炎均有疗效。

方二（西盟佤族自治县勐梭镇他郎村岩科提供）

组成：七叶一枝花（嘎关艾）适量，猪肚子1个。

功效：清热解毒止痛。

主治：湿热中阻之胃痛，症见胃脘疼痛，胀满闷塞，按之尤甚，口干口苦，渴不欲饮，身重肢倦，纳呆恶心，小便色黄，大便不畅，舌苔黄腻，脉象滑数。

用法：将七叶一枝花和猪肚子一同炖服。

方三（沧源佤族自治县班老乡彭建新提供）

组成：七叶一枝花（嘎关艾）根50g，砂仁5g，陈皮5g。

功效：清热解毒，理气和胃。

主治：湿热中阻之胃痛，症见胃脘灼热疼痛，痛势急迫，心中烦热，口苦口干，纳呆恶心，小便短赤，大便干结，舌红，苔黄腻，脉弦数。

用法：取七叶一枝花根鲜品与其他两味和鲜瘦肉一同炖服。

方四（《沧源佤族自治县农村实用科技》）

组成：大米适量。

功效：消食导滞，和胃止痛。

主治：宿食停滞之胃痛，症见胃脘胀满疼痛，嗳腐吞酸，或呕吐不消化食物，吐后痛减，不思饮食，大便不爽，舌苔厚腻，脉滑。

用法：大米取老米、糙米为佳，炒焦，研末，用开水冲服。

方五（沧源佤族自治县班老乡彭建新提供）

组成：鸡蛋壳100g。

功效：消炎止痛。

主治：湿热中阻之胃痛，症见胃脘疼痛，嘈杂灼热，口干口苦，渴不欲饮，头重如裹，身重肢倦，纳呆恶心，小便色黄，大便不畅，舌苔黄腻，脉滑数。

用法：将鸡蛋壳炒黄，与25g炒盐共研为末，调匀，装瓶备用，用温开水送服，每日清晨服用3匙。

第二节 呕 吐

呕吐是指由于胃失和降、气逆于上，迫使胃内容物从口而出的一种病证。有物有声谓之呕，有物无声谓之吐，无物有声谓之干呕。临床上，呕与吐常同时发生，很难截然分开，故统称为“呕吐”。外邪犯胃、饮食不节、情志失调、素体脾胃虚弱等病因，扰动胃腑或胃虚失和、气逆于上，则出现呕吐。

【复方】

方一（《民族医药抢救性发掘》）

组成：砂仁6g，胡椒6g，生姜（土埂）6g。

功效：温中健脾，和胃降逆。

主治：脾胃虚寒之呕吐，症见胃脘冷痛，得温痛减，口淡不渴或喜热饮，舌淡苔白，脉弦紧。

用法：将上述药材研末，每日1次。

方义：方中以生姜温中和胃、降逆止呕为母药，针对胃寒呕吐之本。助以砂仁、胡椒行气温中，祛除肠胃之寒而增强止呕之力。三药相伍，君臣协同，共成温中健脾、和胃降逆之功，使脾胃得温、气机得顺、呕吐得止。

方二（《佤族民间常用植物药》）

组成：山胡椒（考西勒）5粒，生姜（土埂）少量。

功效：温中健脾，和胃降逆。

主治：脾胃虚寒之呕吐，症见胃脘冷痛，得温痛减，口淡不渴，或口泛清水，舌淡苔白，脉弦紧。

用法：将上述药材捣烂，用温开水冲服，每日2次。

方义：方中以生姜温中和胃、降逆止呕为母药，针对胃寒呕吐之本。助以山胡椒温中止呕，辅助增效。二药合用，君臣协同，共成温中健脾、和胃降逆之功，使脾胃得温、气机得顺、呕吐得止。

方三（沧源佤族自治县勐董镇田华昌提供）

组成：白花蛇舌草（日不打昔吻）8g，白及（小白鸡）10g，通光散（努白）

10g，歪叶子兰（小麻疙瘩）8g，十大功劳（考土顶）10g。

功效：清热解毒。

主治：湿热中阻之呕吐，症见胃脘胀满，口苦口黏，头身困重，小便短赤，大便不爽。

用法：水煎服，每日 3 次。

方义：方中以白花蛇舌草、十大功劳、歪叶子兰、通光散为母药，重在清热解毒，直击热毒壅盛之病机。白及收敛止血、消肿生肌，为助药，辅助母药增强止血消肿、促进创面愈合之效。诸药合用，母药清热解毒为主攻，助药收敛止血、消肿生肌为辅佐，共成清热解毒、收敛止血、消肿生肌之功，主治热毒炽盛所致的疮疡肿毒、炎症疼痛、出血不止等，通过清热解毒以驱邪，收敛止血、消肿生肌以扶正，使邪去正安，炎症消退，肿痛止，出血止，创面愈合。

【单方】

方一（《佤族民间常用植物药》）

组成：藿香（德娘波）15g。

功效：化湿和胃。

主治：水湿内停之呕吐，症见呕吐清水痰涎，脘闷不食，头眩心悸，舌苔白腻，脉滑。

用法：取上述药材鲜品，捣烂，开水泡服，每日 3 次。

方二（《佤族民间常用植物药》）

组成：紫苏（捏拢）15g。

功效：疏肝和胃，降逆止呕。

主治：气机阻滞之呕吐，症见呕吐频繁，伴有胸胁胀满，烦闷不舒，每因情志刺激而发作或加重，嗳气频繁，饮食减少，舌淡红，苔薄白，脉弦。

用法：取上述药材鲜品，水煎服，每日 3 次。

方三（《佤族民间常用植物药》）

组成：葫芦茶（日不给丝念）30g。

功效：疏肝和胃，降逆止呕。

主治：肝气犯胃之呕吐，症见呕吐吞酸，胃脘胀痛，痛连两胁，烦闷不舒，急躁易怒，嗳气频繁，每因情志因素而发作或加重，舌红，苔薄黄，脉弦数。

用法：水煎服，每日 3 次。

【佤族特色方】

方一（《佤族民间常用植物药》）

组成：生姜（土埂）根茎及叶各 15g。

功效：温中健脾，和胃降逆。

主治：脾胃虚寒之呕吐，症见呕吐时作时止，食入难化，胸脘痞闷，口淡不渴，或喜热饮，面色㿠白，倦怠乏力，四肢不温，大便溏薄，舌淡苔白腻，脉濡弱。

用法：取上述药材鲜品，捣烂，绞汁，加适量红糖，用温开水冲服，每日 3 次。

方二（沧源佤族自治县班老乡彭建新提供）

组成：鸡蛋壳 200g。

功效：消炎止痛。

主治：湿热中阻之呕吐，症见呕吐频繁，呕吐物酸腐热臭，胃脘灼痛，口苦咽干，渴喜冷饮，小便短赤，大便秘结，舌红，苔黄腻，脉滑数。

用法：鸡蛋壳去内膜，放土瓦片上烘烤至黄、脆，碾粉，放糖少许，每顿饭后取 1 匙，调以温水送服。

方三（沧源佤族自治县班老乡彭建新提供）

组成：葵花籽 100g。

功效：补虚降脂。

主治：脾胃虚弱之呕吐，症见饮食稍多即吐，时作时止，面色萎黄，倦怠乏力，喜暖恶寒，四肢不温，口干而不欲饮，大便溏薄。

用法：将上述药材去皮，与 150g 精瘦肉同煮食用。

第三节 呃 逆

呃逆是一种以喉间频发短促“呃、呃”声响，不能自止为主要临床表现的病证。呃逆的发生多由外邪犯胃、饮食不当、情志不遂、正气亏虚等因素，导致胃失和降、胃气上逆、动膈冲喉而引起。

【单方】

方（沧源佤族自治县班老乡彭建新提供）

组成：刺猬签（刺）适量。

功效：化瘀止痛，降逆止嗝。

主治：瘀血阻络之呃逆，症见呃声短促而不连续，胸胁胀满，或刺痛拒按，入夜尤甚，面色晦暗，舌质紫黯或有瘀斑，脉弦涩。常因情志不畅、外伤等因素诱发或加重。

第四节 腹 痛

腹痛是指胃脘以下、耻骨毛际以上的部位发生的疼痛。腹痛的病因多为感受外邪、饮食所伤、情志失调，以及素体虚弱、劳倦内伤等，导致气机阻滞、脉络痹阻或经脉失养。

【复方】

方一（《佤族民间常用植物药》）

组成：树薄荷（德站个母）15g，草果（不李草果）1个，生姜（士埂）适量。

功效：温中散寒，化湿行气。

主治：湿阻中焦之腹痛，症见腹部胀满疼痛，胸闷不舒，肢体困重，口淡不渴，舌苔白腻，脉濡缓。常因居住环境潮湿、过食生冷油腻等因素引发。其疼痛性质多为闷痛、胀痛，疼痛部位多在中焦，且疼痛程度一般随湿邪的轻重而有所变化。若湿邪久蕴化热，还可见口苦、口渴但不欲饮、小便短赤、舌苔黄腻等。

用法：水煎服，每日3次。

方义：方中以草果为母药，其辛香浓烈、温中燥湿，可有效消除脾胃寒湿之浊气，恢复脾胃的正常气机。助以树薄荷，其味辛行气之特性，能疏导肠胃壅滞之气，增强母药恢复脾胃气机的作用。引以生姜，其温中之功，既能协助母药温中燥湿，又能引导全方药力，使药效更好地发挥于脾胃。三药合用，草果祛寒湿、树薄荷行气、生姜温中，共同发挥温中散寒、化湿行气之功效，专治脾胃虚寒夹湿、气机不畅所引起的消化道疾病。

方二（沧源佤族自治县勐董镇田华昌提供）

组成：青叶胆（日不润卜歪）5g，南木香 8g，翻白叶（公塞不背）8g，半截叶（拉汞巴）8g。

功效：清热化湿，行气除胀。

主治：湿热蕴结之腹胀痛，症见腹部胀满疼痛，拒按，胸闷不舒，烦热口渴，大便秘结或溏滞不爽，小便短赤，舌红，苔黄腻，脉弦数或滑数。

用法：水煎服，每日 3 次。

方义：方中以青叶胆和半截叶为母药，青叶胆性寒归肝胆经，善于清肝胆湿热，半截叶具有消炎止血的功效，二者配合，专清肝胆湿热并兼消炎止血。助以翻白叶行气、清热活血，增强母药清热活血之力，并助母药行气畅中。引以南木香理气止痛，引药力直达病所，缓解因湿热壅滞引起的胀痛不适。三药合用，母药清肝胆湿热，助药行气活血，引药理气止痛，共成清热化湿、行气除胀之功。

方三（沧源佤族自治县班老乡彭建新提供）

组成：草果（不李草果）15g，砂仁粉 15g。

功效：化湿行气。

主治：湿阻中焦之腹痛，症见腹部胀满，疼痛，痛处固定，按之痛甚，食欲不振，恶心呕吐，口中黏腻，肢体困重，大便溏泄不爽，舌苔白腻或黄腻，脉象濡数或滑数。

用法：研末，用温水服下，每日 1 次。

方义：方中以草果为母药，其性辛温，能温中燥湿，祛除脾胃寒湿之邪，消脾胃湿浊，扶助正气，使脾胃运化得健、湿浊得消。助以砂仁化湿行气，醒脾和胃，行气畅中，增强母药燥湿之力，且其辛香之气可辟秽化浊、调畅气机，使湿邪化、气机畅。两药合用，温中燥湿以祛邪，化湿行气以扶正，共奏温中燥湿、化湿行气之效。

方四（沧源佤族自治县班老乡彭建新提供）

组成：紫金龙粉（丫来母）5g，陈皮粉 1g。

功效：化湿行气。

主治：湿阻中焦之腹痛，症见腹部痞闷不舒，身重困倦，头重如裹，口淡不渴，或有恶心欲吐，大便稀溏，小便短少，舌淡胖、边有齿痕，苔白腻，脉濡缓。

用法：将上述药粉混合，用红糖水服下，每日 3 次。

方义：方中以紫金龙为母药，其性味辛温，既能行气以疏通气机，又能消肿止痛，直击湿浊阻滞、气机郁滞所致的胀满疼痛之病机。助以陈皮，其味辛而苦，能燥湿化痰、行气健脾，既增强母药行气化湿之力，又燥化湿浊，调畅脾胃气机，使湿浊得除、气机得畅。二药合用，行气除胀以疏通中焦，燥湿化痰以消除湿浊，共奏行气燥湿、除胀止痛之效。

方五（沧源佤族自治县班老乡彭建新提供）

组成：鬼针草（拽）、蒲公英、白花蛇舌草（日不打昔吻）各 7g。

功效：清热解毒，活血止痛。

主治：瘀热互结之腹痛，症见腹部疼痛，痛处固定，按之痛甚，伴有发热，口干口苦，小便短赤，大便干结，舌质暗红，有瘀斑，苔黄腻，脉弦数或涩。

方义：方中以鬼针草和蒲公英为母药，二者皆具清热解毒、活血止痛之效，直击热毒瘀滞之病机。助以白花蛇舌草，其清热解毒、消痈散结之力，既增强母药清热解毒之功，又消痈溃坚，使热毒得清、痈肿得消。三药合用，清热解毒与活血止痛共奏，通过清热解毒以驱邪外出，活血止痛以通络止痛，使热毒得清、瘀滞得通、肿痛得止。

方六（沧源佤族自治县班老乡彭建新提供）

组成：黄芩、树薄荷（德站个母）、臭灵丹（哦度）、三椏苦（德种考）各 7g。

功效：清热解毒，活血止痛。

主治：瘀热互结之腹痛，症见腹部胀满，时有刺痛，夜间疼痛加剧，烦躁不安，身热汗出不解，面色暗红，口唇色紫，或伴有恶心呕吐，吐出物为胃内容物，气味酸腐，小便色黄且量少，大便干结难下，形如羊屎，或伴有黏液，肛门灼热，舌边尖红，瘀斑更为明显，苔黄燥，脉弦涩而数。

用法：水煎服，每日 3 次。

方义：方中以黄芩、臭灵丹、三椏苦为母药，三药皆善清热解毒消炎，直击热毒之邪。树薄荷散瘀止痛，既助母药增强止痛之效，又兼散郁热，协同增效。诸药合用，清热解毒与泄热通腑并施，共奏清热解毒、泄热通腑之功，使热毒得清，腑气得通，诸症悉除。

方七（沧源佤族自治县班老乡彭建新提供）

组成：橘皮、木香、土大黄（德兰干）各 5g。

功效：疏肝解郁，理气止痛。

主治：肝郁气滞之腹痛，症见胁肋胀痛，痛无定处，常随情志变化而增减，胸闷不舒，善太息，嗳气频作，食欲不振，或有口苦咽干，头晕目眩，舌苔薄白或薄黄，脉弦。

用法：水煎服，每日 3 次。

方义：方中以木香为母药，其性辛行，善于疏肝行气止痛，直击肝郁气滞、气机不畅之病机。助以陈皮行气燥湿，既增强母药行气之力，又燥化湿浊，使气行湿化。引以土大黄清热祛瘀、消痈肿，既清热解毒，又祛瘀止痛，协同增效。三药合用，疏肝解郁以畅达气机，理气止痛以缓解胀痛，清热祛瘀以消痈止痛，共奏疏肝解郁、理气止痛之效，使肝郁得解，气机得畅，诸症自愈。

方八（沧源佤族自治县班老乡彭建新提供）

组成：紫金龙（丫来母）15g，通光散（努白）15g，茯苓 15g。

功效：清热解毒，消炎止痛。

主治：湿热壅滞之腹痛，症见腹部胀满疼痛，拒按，伴有身热汗出，口渴喜冷饮，大便秘结或黏滞不爽，小便短赤，舌红，苔黄腻，脉滑数。

用法：水煎服，每日 3 次。

方义：方中以紫金龙、通光散为母药，二者清热解毒、消炎止痛，直击热毒瘀滞之病机。助以茯苓利水健脾，既能健运脾胃、化湿浊，又可淡渗利水，减轻湿邪对热毒的滋生，辅助母药增强祛邪之力。三药合用，清热解毒以除热毒，利水健脾以运脾胃，止痛消炎以定疼痛，共奏清热解毒、健脾利湿、消炎止痛之功。

方九（沧源佤族自治县班老乡彭建新提供）

组成：十大功劳（考土顶）50g，山慈菇（日不吉党）30g。

功效：清热解毒。

主治：脾胃蕴热之腹痛，症见腹部灼热疼痛，口气秽臭，食欲不振，恶心呕吐，大便干结或臭秽溏泻，小便色黄，舌红苔黄厚腻，脉弦数。

用法：上述药材均取干品，用文火焙黄，研末，用温开水冲服，每日 3 次，每次 5 ～ 10g。

方义：方中以十大功劳为母药，其性寒味苦，善于滋阴清热解毒，直击阴虚火旺、热毒内蕴之病机。山慈菇解毒消痈，为助药，能增强母药清热解毒之力，且其苦寒之性可助母药清降。二药合用，共奏滋阴清热解毒之效。

方十（沧源佤族自治县班老乡彭建新提供）

组成：南木香 20g，七叶一枝花（嘎关艾）30g。

功效：清热解毒，行气止痛。

主治：脾胃蕴热之腹痛，症见胃脘胀满，有灼热感，进食后疼痛加剧，心烦易怒，睡眠不安，牙龈肿痛，口腔溃疡，舌质红绛，苔黄燥，脉滑数。

用法：上述药材均取干品，用文火焙黄，研末，用温开水冲服，每日 3 次，每次 5 ～ 10g。

方义：方中以七叶一枝花为母药，其苦寒之性，善于清热解毒、消肿止痛，直击热毒壅盛之病机。南木香理气止痛为助药，既能行气畅中，又能缓解因热毒引起的气滞血瘀之痛，二者协同增效。共奏清热解毒、理气止痛之效。

方十一（沧源佤族自治县班老乡彭建新提供）

组成：十大功劳（考土顶）30g，青木香 25g，紫金龙（丫来母）15g。

功效：清热解毒止痛。

主治：湿热壅滞之腹痛，症见腹部胀满疼痛，拒按，大便秘结或黏滞不爽，肛门灼热，身热汗出，小便短赤，口苦口臭，舌苔黄腻，脉象滑数。

用法：上述药材取鲜品或干品，洗净，切片，水煎服，每日 1 剂，分 3 次温服，亦可用文火焙黄，研末后用淡盐水送服，每次 4g。

方义：方中以紫金龙和十大功劳为母药，二者清热解毒、消炎止痛之力较强，直击热毒瘀滞之病机。青木香行气止痛、解毒消肿，为助药，既能行气畅中以止痛，又可解毒消肿以增效。三药合用，清热解毒与行气止痛并重，共奏清热解毒、止痛之效。

方十二（沧源佤族自治县班老乡彭建新提供）

组成：水菖蒲（斯不惹）15g，石菖蒲 10g，芦子（得堆）5g，荜茇 5g。

功效：温中散寒，理气止痛。

主治：寒邪内阻之腹痛，症见腹痛拘急，遇寒痛甚，得温痛减，口淡不渴，或喜热饮，小便清长，大便溏薄，舌淡苔白腻，脉弦紧。

用法：上述药材均取干品，用烫火灰炮制，生熟各半，研末，用温开水送服，每日 3 次。

方义：方中以芦子和荜茇为母药，二者性味辛温，能温中散寒、下气止痛，直击脾胃虚寒、冷气上逆之病机。水菖蒲行气止痛为助药，可增强母药止痛之力，使气机畅达。石菖蒲化湿开胃、助脾胃运化为引药，既可健运脾胃，又能引药归经，促进药效发挥。三药合用，温中散寒以祛寒邪，理气止痛以畅气机，共奏温中散寒、理气止痛之效。

方十三（沧源佤族自治县班老乡彭建新提供）

组成：通气香 100g，炒煳米 50g。

功效：消食导滞，理气止痛。

主治：饮食积滞之腹痛，症见胃脘胀满疼痛，拒按，嗳腐吞酸，或呕吐不消化食物，吐后痛减，不思饮食，大便不爽，臭如败卵，矢气频作，舌苔厚腻，脉滑。

用法：取通气香干品，切片，与炒煳米一同用开水煎煮，每日 1 剂，分 3 次服。

方义：方中以炒煳米为母药，其性平味甘，能健脾消食，直击脾胃虚弱、食积停滞之本；助以通七香行气，增强母药作用，使食积得消、气机得畅。两药合用，消食导滞以祛积，理气止痛以畅中，共奏消食导滞、理气止痛之效。

方十四（《佤族医药选编》）

组成：鸡内金 15g，木香 15g。

功效：消食导滞，理气止痛。

主治：饮食积滞之腹痛，症见腹部胀满疼痛，疼痛部位拒按，伴有嗳腐吞酸，恶心欲吐，吐出不消化食物后疼痛稍有缓解，常感食欲不振，大便秘结或不爽，气味酸臭如败卵，矢气频繁且气味较重，舌苔厚腻，脉象弦滑。

用法：将上述药材混合，研末，用温开水送服，每日 3 次。

方义：方中以鸡内金为母药，其性平味甘，能健脾消食，促进脾胃运化，直击食积停滞之本。助以木香行气消食，既增强母药消食之效，又疏导气机，使食积得行、气滞得畅。二药合用，消食导滞以祛积，理气止痛以畅中，共奏消食导滞、理气止痛之效。

【单方】

方一（沧源佤族自治县班老乡彭建新提供）

组成：车前草（德对西娘）50g。

功效：清热解毒，行气导滞。

主治：湿热阻滞之腹痛，症见腹部灼热疼痛，痛势急迫，遇热痛增，得凉稍减，伴有口苦口黏，口渴但不欲多饮，小便短黄，大便溏滞不爽或秘结，肛门灼热，舌质红，苔黄腻，脉象滑数。

用法：将上述药材捣烂，挤汁，调甜酒汁，加温水服下 1 杯或半杯。

方二（沧源佤族自治县班老乡彭建新提供）

组成：山茨菇粉（日不吉党）20g。

功效：清热解毒。

主治：中焦蕴热之腹痛，症见胃脘部胀满疼痛，按之尤甚，心中烦热，恶心欲吐，食欲不振，口气热臭，小便短赤，大便干结，舌苔黄厚而腻，脉弦数。

用法：温水调服。

方三（沧源佤族自治县佤医佤药研究所刘宝林提供）

组成：大树理肺散（考宗别）适量。

功效：清热消肿止痛。

主治：中焦蕴热之腹痛，症见胃脘部嘈杂不适，似饥非饥，似痛非痛，伴有胃灼热反酸，心烦易怒，睡眠不安，手足心热，舌边尖红，苔薄黄少津，脉细数。

用法：水煎服，每日 3 次。

方四（沧源佤族自治县班老乡彭建新提供）

组成：鸡内金 5g。

功效：消食导滞止痛。

主治：饮食积滞之腹痛，症见脘腹胀满，嗳腐吞酸，恶心呕吐，大便不爽，气味酸臭，舌苔厚腻，脉滑实。

用法：取上述药材干品，用文火焙黄，研末，开水送服，每日 3 次。

备注：本方为民间常用药，对腹部胀满、消化不良等症有较好效果。大人、小孩均可服用。

方五（沧源佤族自治县班老乡彭建新提供）

组成：青蒿（拉昔别龙）1 把。

功效：清热解毒。

主治：湿热壅滞之腹痛，症见腹痛拒按，胸闷不舒，大便秘结或溏滞不爽，烦渴引饮，小便短赤，舌红，苔黄燥或黄腻，脉滑数。

用法：将上述药材置于火上烘热，外包患处，或配千解草、鬼针草、同烘热，待其变软后，外包患处。

方六（《佤族民间常用植物药》）

组成：草果果实（不李草果）1～2个。

功效：温中行气。

主治：寒湿中阻之腹痛，症见腹痛绵绵，得温痛减，口淡不渴，或喜热饮，舌淡苔白，脉弦紧。

用法：将上述药材置火炭中烧焦，用开水泡服。

第五节 泄 泻

泄泻是以排便次数增多、粪便稀溏，甚至泻出如水样便为主要临床表现的一种病证。泄泻的病因主要为感受外邪、饮食所伤、情志不调、禀赋不足，以及年老体弱、大病久病之后脏腑虚弱。

佤医认为，泄泻的主要病因是“湿、热、寒邪”侵扰人体正气，故治疗时多使用涩肠药、清热药、温中散寒药等，但方中还常见祛风药，取“风能胜湿”之意，祛湿可助小肠泌别清浊，恢复脾阳升清。此外，佤医习惯于止泻方中加入行气、通络的药物，究其原因是气行则湿热、寒邪、瘀血等阻滞之病邪得去，肠道通畅，旧邪有去处，新陈代谢正常，水谷精微可输布排泄，则病可愈。

【复方】

方一（沧源佤族自治县岩帅镇田文学提供）

组成：番石榴树叶（不李麻拐）12g，臭灵丹（哦度）6g，桑枝（考良）10g。

功效：清热燥湿，涩肠止泻。

主治：湿热中阻之泄泻，症见腹痛即泻，泻下急迫，势如水注，或泻而不爽，粪色黄褐而臭，肛门灼热，烦热口渴，小便短黄，舌苔黄腻，脉滑数或濡数。

用法：水煎服，每日3次。

方义：方中以番石榴树叶为母药，其性涩味苦，能涩肠止泻，直击腹泻病机。助以臭灵丹清热解毒，桑枝祛风行水，二者助母药清热燥湿、祛邪止泻。三药合用，清热燥湿以除病因，涩肠止泻以固本，共奏清热燥湿、涩肠止泻之效。

方二（沧源佤族自治县班洪乡富公村陈金明提供）

组成：枪子果根（辣乐外）15g，水冬瓜树皮（考脑）10g，鸡血藤（考归西也）10g，金花果 12g。

功效：清热解毒，燥湿止泻。

主治：湿热中阻之泄泻，症见腹部痞闷，纳呆呕恶，肢体困重，身热起伏，汗出热不解，大便溏泄不爽，色黄如酱，气味臭秽，小便短赤，舌红，苔黄腻，脉濡数。

用法：水煎服，每日 3 次。

方义：方中以枪子果根为母药，其性寒味苦，善于清热止泻，直击湿热泄泻之病机。助以水冬瓜树皮和金花果清热解毒，增强母药清热之力，祛除湿热之邪。引以鸡血藤祛风通络，引药达经络，通络止痛，调畅气机。三药合用，清热解毒以祛湿热，燥湿止泻以复脾运，祛风通络以调经络，共奏清热解毒、燥湿止泻之效。

方三（沧源佤族自治县勐董镇田华昌提供）

组成：金花果 8g，枪子根（辣乐外）10g，龙胆草（日不给吉）5g，酸浆草（昔断苦）8g，钻地风 8g，草血竭（公克）5g，青蒿尖（拉昔别龙）6g，土茯苓（努让惹）15g。

功效：清热燥湿止泻。

主治：湿热中阻之泄泻，症见大便溏泄，黏滞不爽，气味秽臭，伴有腹痛，里急后重，肛门灼热，身热口渴，小便短赤，舌红，苔黄腻，脉滑数。

用法：水煎服，每日 3 次。

方义：方中金花果、枪子根清热解毒，龙胆草、青蒿尖清热祛湿，四者共为母药，直击湿热之邪。酸浆草收敛止泻、土茯苓利水渗湿为助药，增强母药祛湿止泻之力。钻地风、草血竭行气祛风为引药，引药入经络，调畅气机。八药合用，清热解毒以祛邪，燥湿止泻以复脾运，行气祛风以畅经络，共奏清热燥湿、止泻之效。

方四（沧源佤族自治县勐董镇田华昌提供）

组成：土茯苓（努让惹）15g，木香 8g，仙鹤草（搬白叠）10g，枪子根（辣乐外）10g，龙胆草（日不给吉）5g，金花果 8g。

功效：清热燥湿，涩肠止泻。

主治：湿热中阻之泄泻，症见大便溏泄，黏滞不爽，气味秽臭，肛门灼热，伴有腹胀、腹痛，恶心呕吐，食欲不振，身热口渴，小便短赤，舌红，苔黄腻，脉滑数。

用法：水煎服，每日 3 次。

方义：方中以金花果、枪子根为母药，二者清热解毒，直击肠中湿热之邪。助以仙鹤草收涩止泻，龙胆草清热祛湿，土茯苓利水渗湿，三药协同助母药祛除湿邪、固涩止泻。引以木香行气，以调畅气机，使肠道气机通畅，促进药物作用发挥。六药合用，清热解毒以除病根，燥湿止泻以复脾胃之健运，行气调中以畅气机，共奏清热燥湿、涩肠止泻之效。

方五（《佤族民间常用植物药》）

组成：仙鹤草（搬白叠）15g，三颗针（考土下）10g，鬼针草（拽）10g。

功效：清热利湿止泻。

主治：湿热中阻之泄泻，症见大便溏泄，黏滞不爽，气味秽臭，肛门灼热，伴有腹胀腹痛，恶心呕吐，食欲不振，肢体困重，小便短赤，舌苔黄腻，脉象濡数。

用法：水煎服，每日 3 次。

方义：方中以仙鹤草收涩止泻、三颗针清热利湿为母药，直击泻痢之本。助以鬼针草清热散瘀，既增强清热之力，又化瘀滞。三药合用，收涩与利湿相得益彰，共奏清热、利湿、止泻之效，主治湿热泻痢、大便溏薄、腹痛等症，使热清湿利、肠道得固、泄泻自止。

方六（《佤族医药选编》）

组成：枪子果（辣乐外）15g，黄泡（考果塞）15g，翻白叶（公塞不背）15g。

功效：清热利湿止泻。

主治：湿热中阻之泄泻，症见大便急迫而不爽，色黄褐而臭，肛门有灼热感，可伴有发热，心烦，口渴等症状，还可能出现脘腹胀满，肠鸣辘辘等不适，小便量少且颜色深黄，舌质红，苔黄腻，脉滑数。

用法：水煎服，每日 3 次。

方义：方中枪子根与翻白叶为母药，二者皆能清热收敛，直击腹痛腹泻之热毒内蕴、肠腑不固之本。助以黄泡清热利湿，助母药清除体内湿热之邪，增强止泻之力。三药合用，清热利湿以除病因，收敛止泻以固肠腑，共奏清热止泻之效，主治湿热蕴结所致的腹痛腹泻、大便黄稠、肛门灼热等症，使湿热得清、肠腑得固、腹泻得止。

方七（《佤族民间常用植物药》）

组成：水冬瓜树皮（考脑）15g，金花果 15g，土茯苓（努让惹）15g。

功效：清热利湿止泻。

主治：湿热中阻之泄泻，症见大便稀薄且黏滞，气味臭秽，排便次数明显增多，每日可达数次甚至十余次。

用法：水煎服，每日 3 次。

方义：方中以水冬瓜树皮、金花果为母药，二者均有清热止泻之效，直击腹泻病机。助药土茯苓利湿止泻，增强母药祛湿止泻之力。三药合用，清热与利湿并施，共奏清热、利湿、止泻之功，主治湿热蕴结所致的腹痛腹泻、大便黄稠、肛门灼热等症，使热清湿利、肠道得固、泻痢自止。

方八（《中国佤族医药（四）》）

组成：三匹叶（绒毛）50g，姜片 10g，胡椒 5 粒。

功效：温阳散寒，收涩止泻。

主治：脾胃阳虚之泄泻，症见大便清稀，甚至如水样，完谷不化，伴有腹中冷痛，得温痛减，口淡不渴，或喜热饮，形寒肢冷，神疲乏力。

用法：三匹叶取鲜品或干品，加姜片，将胡椒捣烂，水煎煮，每日 1 剂，分 3 次温服。

方义：方中以三匹叶为母药，其性味涩敛，善于收涩止泻，直击慢性腹泻之滑脱不禁。助药胡椒、姜片温中散寒，温煦脾胃，驱散寒邪，扶助中阳，增强母药的止泻功效。三药合用，收涩止泻以固根本，温中散寒以祛病邪，共奏温阳散寒、收涩止泻之效，用于治疗脾胃虚寒所致的慢性腹泻，症见大便清稀、完谷不化、脘腹冷痛、喜温畏寒等，使寒邪得散、脾阳得温、肠道得固，腹泻自止。

方九（《中国佤族医药（四）》）

组成：酸浆草（昔断苦）全草 50g，红毛树嫩尖 50g，缅石榴嫩尖 50g，红糖适量。

功效：清热燥湿，收涩止泻。

主治：湿热中阻之泄泻，症见腹痛即泻，泻下急迫，粪色黄褐而臭，肛门灼热，烦热口渴，小便短黄。

用法：上述药材均取鲜品，洗净，开水煎煮，每日 1 剂，分 3 次服。

方义：方中以红毛树嫩尖、缅石榴嫩尖为母药，二者性味涩敛，善于收涩止泻，直击腹泻的滑脱不禁之状。助药酸浆草全草清热利湿，既可清除湿热之邪，又能增强母药止泻功效。红糖补中且能调和诸药，温补中阳，缓和药性，使全方攻补兼施。四药合用，收涩止泻以固脾胃，清热利湿以除病因，共奏清热燥湿、收涩止泻之效。

方十（《中国佤族医药（四）》）

组成：枪子果树嫩尖（辣乐外）50g，野荞麦根 50g，炒煳米 50g，红糖适量。

功效：清热燥湿，涩肠止泻。

主治：湿热中阻之泄泻，症见腹痛即泻，泻下急迫，粪色黄褐而臭，肛门灼热，烦热口渴，小便短黄，舌苔黄腻，脉象濡数。

用法：上述药材取鲜品或干品，洗净，切片，水煎内服，每日 1 剂，分 3 次温服。

方义：方中以枪子果树嫩尖为母药，其性涩味苦，善于收涩止泻，直击腹泻病机。助药野荞麦根清热利湿，炒煳米温中消食，二者共助母药清热燥湿、健脾止泻，增强止泻功效。引以红糖补中、调和诸药，温补中阳，缓和药性，使药力均衡。四药合用，收涩止泻以固肠止泻，清热利湿以祛邪，温中消食以健运脾胃，共奏清热燥湿、涩肠止泻之效。

方十一（《中国佤族医药（四）》）

组成：甘蔗嫩尖 100g，茶叶 25g，大米 30g，红糖少许。

功效：清热燥湿，涩肠止泻。

主治：湿热中阻之泄泻，症见大便溏泄或泻下急迫，粪色黄褐而臭，肛门灼热，烦热口渴，小便短黄，舌苔黄腻，脉濡数或滑数。

用法：将大米炒煳与其他三味药材混合，水煎，每日 1 剂，分 3 次服。

方义：方中以茶叶为母药，其性味收敛，善于涩肠止泻，直击腹泻病机。助药甘蔗嫩尖清热利湿，大米补脾调中，二者共助母药清热燥湿、健脾止泻，增强止泻功效。引以红糖调和诸药，温补中阳，缓和药性，使药力均衡。四药合用，收敛止泻以固肠，清热利湿以祛邪，补脾调中以健运脾胃，共奏清热燥湿、涩肠止泻之效，主治湿热内蕴所致的泄泻，症见大便溏泻、腹胀腹痛、食欲不振等，使湿热得清、肠道得固、脾胃得健、腹泻自止。

【单方】

方一（《佤族民间常用植物药》）

组成：枪子果根（辣乐外）20g。

功效：清热燥湿止泻。

主治：湿热中阻之泄泻，症见大便黏滞不爽，色黄褐而臭，肛门灼热，烦热口渴，小便短黄。

用法：水煎服，每日 3 次。

方二（《佤族民间常用植物药》）

组成：多依树树皮（考麻果）适量。

功效：清热解毒，收涩止泻。

主治：湿热中阻之泄泻，症见腹部疼痛，泻下如注，粪色黄褐而黏，气味秽臭，伴有恶心呕吐，发热口苦，舌苔黄腻，脉象滑数。

用法：水煎服，每日 3 次。

方三（《佤族民间常用植物药》）

组成：十大功劳（考土顶）15g。

功效：清热解毒止泻。

主治：湿热中阻之泄泻，症见泻下频繁，粪便稀溏如糜，伴有肠鸣腹痛，身热多汗，肢体困重，口中黏腻，食欲不振，小便色黄且量少。

用法：水煎服，每日 3 次。

方四（《佤族民间常用植物药》）

组成：娘三端（聂杉躲）适量。

功效：清热燥湿止泻。

主治：湿热中阻之泄泻，症见大便稀溏，色黄而黏，有明显的酸臭味，腹痛即泻，泻后痛减，伴有心烦口渴，胸脘痞闷，身热不扬，小便短赤，舌红，苔黄腻，脉濡数。

用法：嚼服。

方五（《佤族民间常用植物药》）

组成：野拔子（辣比考）10g。

功效：清热利湿止泻。

主治：湿热中阻之泄泻，症见大便如水样，伴有不消化食物，气味臭秽，腹部疼痛，痛势急迫，肛门有灼热感，发热，口苦，恶心呕吐，肢体困倦，舌苔黄腻，脉滑数。

用法：取上述药材鲜品，用手搓揉后兑温开水服，每日3次。

方六（沧源佤族自治县班老乡彭建新提供）

组成：鸡矢藤（本粗）60g。

功效：祛风解毒止泻。

主治：湿阻中焦之泄泻，症见大便黏滞不爽，色褐而臭，脘腹胀满，纳呆呕恶，肢体困重，身热起伏，汗出热不解，口淡不渴或渴不欲饮，舌苔白腻或黄腻，脉濡缓或濡数。对消化不良、腹泻效果较好。

用法：取上述药材干品，用刀刮至粉末状，每次20g，每日3次，用开水送服。

第六节 便 秘

便秘主要是由外感寒热之邪、内伤饮食情志、病后体虚、阴阳气血不足等导致的热结、气滞、寒凝、气血阴阳亏虚，致使邪滞胃肠，壅塞不通，肠失温润，推动无力，糟粕内停而引起的。临床上以大便排出困难、排便周期延长，或周期不长，但粪质干结、排出艰难；或粪质不硬、频有便意但排便不畅为主要表现。

【复方】

方一（《中国佤族医药（四）》）

组成：山乌龟（革啦西爷）15g，马蹄蕨20g，三桠苦（德种考）20g，土大黄（德兰干）10g，五除叶皮40g。

功效：清热通便。

主治：热结便秘，症见大便干结，腹胀腹痛，面红身热，口干口臭，心烦不安，小便短赤，舌红，苔黄燥，脉滑数。

用法：上述药材均取鲜品，洗净，切片，水煎，每日1剂，分3次温服。

方义：方中山乌龟和马蹄蕨为母药，二者性苦寒，善于清热泻火，直击火热内盛、热结肠腑之病机。助药三椏苦、土大黄清热祛瘀，既增强母药清热之力，又能通腑导滞、祛除瘀滞，使热邪有去路。引以五除叶皮温润，既能缓和诸药寒性，又能引导药力深入脏腑，调畅气机。四药合用，清热泻火以除内热，祛瘀通腑以导滞，共奏清热通便之效，主治火热内盛所致的大便干结、腹胀腹痛、面红心烦、口干口臭、小便短赤等，使热邪得清、肠道通畅，诸症自解。

方二（沧源佤族自治县班老乡彭建新提供）

组成：桃仁 15g，杏仁 15g。

功效：润肠通便。

主治：阴亏肠燥之便秘，症见大便干结如羊屎状，形体消瘦，头晕耳鸣，两颧红赤，心烦少眠，潮热盗汗，腰膝酸软，舌红少苔，脉细数。

用法：将上述药材一同捣烂，用温水送服，每日 1 次。

方义：方中以桃仁为母药，其性味苦甘平，既能润肠通便，又能活血化瘀，直击肠燥便秘及瘀血阻滞之病机。助药杏仁，其性味苦温，既能润肠通便，又能宣通肺气，使肺与大肠气机通畅，助母药增强润肠通便之力，且宣肺以利大肠传导。二者合用，润肠通便、活血化瘀并施，共奏润肠通便、化瘀行滞之功。

方三（沧源佤族自治县班老乡彭建新提供）

组成：土大黄（德兰干）50g，鲜木耳 25g，硫黄粉 5g。

功效：泻热导滞，润肠通便。

主治：热结便秘，症见大便干结，腹部胀满疼痛，口干口臭，面红身热，心烦不安，小便短赤。

用法：水煎服，每日 1 剂，分 3 次温服。

方义：方中以土大黄为母药，其性味苦寒，善于清热泻火、通便排毒，直击热结肠腑、大便秘结之病机。鲜木耳补气润肠通便为助药，既能滋养肠道津液，又能辅助母药增强通便之力。硫黄粉性味温辛，虽少量却能加强通便之功，且能补火助阳，反佐以温药可防土大黄寒性过度，符合“热远热”之意，平衡药性。三药合用，清热通便以泻实火，润肠通便以导滞，共奏泻热导滞、润肠通便之效，主治热结便秘、大便干结难解、腹胀腹痛、面红身热等症，使热邪得泻，肠道得润，大便通畅。

【单方】

方一（《佤族民间医药选编》）

组成：山大黄（革绕并）9g。

功效：泻热导滞，润肠通便。

主治：热结便秘，症见大便干结如羊屎，腹胀腹痛明显，伴有口干口臭，面红身热，心烦不安，小便短赤，舌红，苔黄燥，脉滑数。

用法：煮沸 3 ～ 5 分钟后饮服，每日 1 ～ 2 次。

备注：孕妇禁用。

方二（《佤族民间常用植物药》）

组成：土大黄（德兰干）10g。

功效：泻热导滞，润肠通便。

主治：热结便秘，症见大便干结，腹部胀满，疼痛拒按，口苦咽干，心中烦热，夜寐不安，小便短赤且颜色深黄，舌质红绛，舌苔黄厚而燥裂，脉象弦数有力。

用法：煮水服，每日 2 次。

方三（《佤族民间常用植物药》）

组成：生决明子（呆比）15g。

功效：润肠通便。

主治：热结便秘，症见大便干结难解，形如颗粒，腹中胀满不舒，有明显的坠胀疼痛感，嗳气频繁，食欲减退，伴口苦口臭，面色红赤，自觉燥热，心烦不宁，睡眠质量差，多梦易醒，小便短少且色深黄，舌红少津，苔黄腻，脉弦数。

用法：煮水服，每日 3 次。

方四（《佤族民间常用植物药》）

组成：火麻仁（给松）20g。

功效：润肠通便。

主治：血虚肠燥之便秘，症见大便干结，面色无华，头晕目眩，心悸健忘，口唇色淡，失眠多梦，大便干结如羊屎状，排便困难，舌淡苔白，脉细涩。

用法：将上述药材捣烂，调蜂蜜水煎服，每日 2 次。

方五（《中国佤族医药（四）》）

组成：授山虎（树蕨基）50g。

功效：润肠通便。

主治：热结便秘，症见大便干结，腹胀腹痛，口干口臭，面红心烦，或有身热，小便短赤，舌红，苔黄燥，脉滑数。

用法：取上述药材鲜品，洗净，切片，水煎，每日 1 剂，分 3 次温服。如兼见四肢冰凉，可加胡椒 5 ～ 6 粒。

【佤族特色方】

方一（《佤族民间医药选编》）

组成：蜂蜜 2 汤匙。

功效：滋阴增液，润肠通便。

主治：肠燥便秘，症见大便干结，状如羊矢，形体消瘦，头晕耳鸣，两颧红赤，心烦少眠，潮热盗汗，腰膝酸软，舌红少苔，脉细数。

用法：用温开水冲服。

备注：对习惯性便秘、年老体弱者效果良好。

方二（沧源佤族自治县班老乡彭建新提供）

组成：火龙果适量。

功效：泻热通便。

主治：热结便秘，症见大便干结，腹部胀满疼痛拒按，身热面赤，口干口苦，小便短赤，舌红，苔黄厚燥，脉弦数。

用法：直接切开食用。

方三（沧源佤族自治县班老乡彭建新提供）

组成：生香油 100g。

主治：肠燥便秘，症见大便艰涩，排出困难，面色无华，心悸气短，失眠多梦，健忘，口唇色淡，舌淡苔白，脉细涩。

用法：直接食用。

方四（《佤族民间医药选编》）

组成：黑芝麻、胡桃肉各适量。

主治：肠燥便秘，症见大便干结如羊屎状，形体消瘦，或见颧红，眩晕耳鸣，腰膝酸软，舌红少苔，脉细数。

用法：上述药材炒后研末，每日 2 次，可酌加蜂蜜或白糖，用温开水调服。

方五（沧源佤族自治县班老乡彭建新提供）

组成：盐水泡过一年的酸木瓜（移果、玛果）。

功效：润肠通便。

主治：严重便秘，一般药物无法有效者。

用法：炒着吃或炖肉或煮汤喝。

方六（沧源佤族自治县班老乡彭建新提供）

组成：木耳 25g。

功效：润肠通便。

主治：便秘。

用法：将上述药材烧灰，调水，或调蜂蜜服下，每日 1 次。

第七节　痢　疾

痢疾是以腹痛、里急后重、下痢赤白脓血为主要表现的一种病证，具有传染性，多发于夏秋季节。痢疾多因外感湿热、疫毒之邪，内伤饮食，损及脾胃与肠，邪气客于大肠，与气血搏结，肠道脂膜血络受伤、传导失司而致。

【复方】

方一（沧源佤族自治县岩帅镇公曼村赵一提供）

组成：草血竭（公克）12g，翻白叶（公塞不背）10g，枪子果根（辣乐外）15g，野拔子（辣比考）10g，杨柳树皮 6g，肉桂 6g，十大功劳（考土顶）6g。

功效：清热解毒化湿，调气和血止泻。

主治：湿热痢疾，症见腹痛阵作，痛而拒按，便后腹痛暂缓，下痢赤白脓血，黏稠如胶冻，腥臭，肛门灼热，小便短赤，舌苔黄腻，脉滑数。

用法：水煎服，每日 3 次。

方义：方中草血竭解毒利湿、收敛止泻，翻白叶亦有收敛之功，合野拔子能清热解毒，三者共为母药。枪子果根清热止血，合杨柳树皮、十大功劳消炎止痛，共为助药，辅助母药增强消炎、解毒之效。肉桂补火助阳、散寒止痛、温经通脉，为引药。诸药合用，寒温并用，清热而不伤阳，共成清热解毒化湿、调气和血止泻之功。

方二（沧源佤族自治县岩帅镇贺科村田新刚提供）

组成：翻白叶（公塞不背）10g，草血竭（公克）10g，枪子果根（辣乐外）15g，冬瓜皮（毕娘）10g，橄榄树皮（不李西灭）15g，白头翁 15g，十大功劳（考土顶）10g，三颗针（考土下）10g。

功效：清热利湿，涩肠止泻。

主治：湿热痢疾，症见腹痛，里急后重，下痢赤白相杂，肛门灼热，小便短赤，舌红，苔黄腻，脉滑数。

用法：水煎服，每日 3 次。

方义：方中以白头翁清热解毒、凉血止痢为母药。三颗针燥湿；冬瓜皮利湿；翻白叶、草血竭收敛止泻，加强清热利湿、收涩止泻之力；枪子果根、橄榄树皮、十大功劳合用，能清热解毒、消炎，此七味共为助药。再加白头翁，全方共奏清热利湿、涩肠止泻之效。

方三（西盟佤族自治县勐梭镇他郎村岩科提供）

组成：三颗针（考土下）12g，翻白叶（公塞不背）10g，藤甘草 6g，厚朴 10g，白虎草（辣杰怀）6g，龙胆草（日不给吉）10g。

功效：清肠化湿，调气和血。

主治：湿热痢疾，症见发热，口渴，恶心呕吐，大便次数频繁，每次量少且伴有黏液脓血，气味秽臭，伴有心烦不安，食欲不振，身体困重，倦怠乏力。

用法：水煎服，每日 3 次。

方义：方中以三颗针、藤甘草、龙胆草为母药，三者均能清热燥湿、泻火解毒，直击湿热蕴结、肠道失司之病机，主攻湿热泻痢这一主要症状。助药白虎草消炎镇痛，可缓解肠道炎症引起的腹痛；翻白叶收敛止血，止泻痢中因瘀滞而致的便血；厚朴行气燥湿，调畅中焦气机，使湿邪得化、气机得畅。诸药合用，清热燥湿以除湿热之邪，调气和血以复肠道气血之常，共奏清肠化湿、调气和血之功，主治湿热泻痢，症见泻下脓血、里急后重、腹痛腹胀、肛门灼热等，使热毒得清、湿邪得除、气血得调，泻痢自止。

方四（沧源佤族自治县班老乡彭建新提供）

组成：土茯苓（努让惹）、炮仗果根（辣乐外）各 50g。

功效：解毒利湿，消炎止痢。

主治：湿热痢疾，症见腹痛腹泻，大便黏滞不爽，气味秽臭，发热口渴，小便短赤，舌苔黄腻，脉象滑数。

用法：水煎服，每日 3 次。

方义：方中以土茯苓为母药，其性味甘淡平，善于解毒利湿，直击湿热毒邪之病机。助药炮仗果根清热解毒、消炎，增强母药解毒之力，同时兼有消炎之效。二药合用，一方面清热解毒祛除病因，另一方面利湿消炎巩固疗效，共奏消炎、止痢之效，主治湿热毒邪所致的痢疾，使湿热毒邪得除，肠道炎症得消，痢疾自止。

方五（沧源佤族自治县班老乡彭建新提供）

组成：大红藤 50g，大蒜头 3 个（去皮、切片）。

功效：清热泻火，消炎止痢。

主治：热痢，症见高热，烦躁不安，口渴多饮，下痢脓血频繁，腹痛剧烈，里急后重明显，且伴有肛门坠胀灼热感，大便气味极臭，小便短少色黄，身热汗出，但热势不减，舌红，苔黄燥，脉弦数或滑数。

用法：水煎服，每日 3 次。

方义：方中以大红藤为母药，其性寒味苦，善于清热泻火，直击肠中湿热火毒之病机，清泻肠腑郁热。助药大蒜头具有消炎、抗菌的作用，增强母药的抗炎效果，既能缓解炎症引起的肠道不适，又能抑制病菌生长。二药合用，清热泻火与消炎抗菌并施，共奏清肠泻火、消炎止痢之效。

方六（《佤族民间常用植物药》）

组成：橄榄树（不李西灭）15g，十大功劳（考土顶）10g。

功效：清热凉血，消炎止痢。

主治：热痢，症见发热持续不退，大便脓血相杂，气味恶臭，肛门灼热坠胀，小便短赤，心烦不安，食欲不振，恶心呕吐，舌质红，苔黄腻，脉濡数。

用法：水煎服，每日 3 次。

方义：方中以橄榄树为母药，其性味苦寒，善于清热凉血，直击热毒血瘀之病机。助药十大功劳可解毒、消炎，既能增强母药清热之效，又可抑制病菌、消除炎症。两药合用，清热凉血以除血分热毒，消炎解毒以祛肠道邪气，共奏清肠凉血、消炎止痢之效。

方七（《佤族民间常用植物药》）

组成：枪子果（辣乐外）15g，十大功劳（考土顶）10g，草血竭（公克）10g。

功效：清热解毒，消炎止痢。

主治：热痢，症见发热口渴，烦躁不安，痢下赤多白少，或纯下鲜血，黏稠如胶冻，腹痛剧烈，里急后重明显，肛门坠胀灼热，舌红，苔黄燥，脉滑数。

用法：水煎服，每日3次。

方义：方中以枪子果、十大功劳为母药，二者清热解毒、消炎，直击热毒之邪。草血竭解毒、利湿为助药，既能增强母药解毒之力，又可祛除湿邪。三药合用，清热解毒以除热毒，利湿消炎以祛湿邪，共奏清热解毒、消炎止痢之效。

方八（《佤族民间常用植物药》）

组成：盐肤木根（考西咬）15g，枪枝葛根15g，三颗针（考土下）15g。

功效：清热泻火，利湿止痢。

主治：湿热痢疾，症见腹部胀满，恶心呕吐，食欲不振，小便短赤，大便黏滞不爽，或伴有发热，口苦，舌苔黄腻。

用法：水煎服，每日3次。

方义：方中以三颗针为母药，其性苦寒，善于清热燥湿、泻火解毒，直击湿热泻痢之病机。助药盐肤木根利湿解毒，枪枝葛根消炎，二者共为助药，既能增强母药清热解毒之力，又能祛湿消炎，巩固疗效。诸药合用，清热泻火以除热毒，利湿消炎以祛湿邪，共奏清热泻火、利湿止痢之效，主治湿热泻痢，使热毒得清、湿邪得祛、肠道得安，泻痢自止。

方九（《佤族民间常用植物药》）

组成：车前草（德对西娘）30g，大仙茅根（布刷）10g，酸浆草（昔断苦）30g。

功效：清热解毒，利湿止痢。

主治：热痢，症见发热，腹痛，里急后重，下痢脓血，肛门灼热，小便短赤。

用法：水煎服，每日3次。

方义：方中以车前草为母药，其性寒味甘，善于清热利湿、凉血解毒，直击湿热内蕴、血分热毒之病机。助药酸浆草，其味涩性凉，能收敛止泻，可缓解湿热泻痢所致的便溏症状；大仙茅根温脾止泻，亦为助药，既能温脾止泻，又能平衡车前草的寒凉之性，防止其损伤脾阳。三药合用，清热解毒以除病因，利湿止泻以复脾运，共奏清热解毒止痢之效。

方十（《佤族民间常用植物药》）

组成：黄泡（考果塞）15g，枪枝葛根 10g，三颗针（考土下）5g。

功效：清热利湿，解毒止痢。

主治：湿热痢疾，症见腹痛腹泻，里急后重，泻下急迫，粪便黄褐而臭，肛门灼热，伴有发热、口渴、小便短赤等。部分患者还可能出现恶心、呕吐、食欲不振等胃肠道症状。病情严重者，可出现高热、神昏、抽搐等危象。

用法：水煎服，每日 3 次。

方义：方中以三颗针为母药，其性味苦寒，善于清热燥湿、泻火解毒，直击湿热毒邪之病机。助药黄泡、枪枝葛根消炎，二者共为助药，既增强母药清热解毒之力，又兼利湿，使湿热毒邪得以清除。三药合用，清热解毒以除病因，燥湿消炎以复脾运，共奏清热解毒、利湿止痢之效。

方十一（《佤族民间常用植物药》）

组成：翻白叶（公塞不背）15g，草血竭（公克）10g，三颗针（考土下）10g。

功效：清热利湿，解毒止痢。

主治：湿热痢疾，症见腹痛腹泻，里急后重，下痢赤白脓血，肛门灼热，小便短赤，舌苔黄腻，脉象滑数。

用法：水煎服，每日 3 次。

方义：方中以三颗针、翻白叶为母药，三颗针清热燥湿、泻火解毒，直击湿热毒邪；翻白叶收敛止血、清热凉血，既助三颗针清热解毒，又可止血。草血竭利湿解毒为助药，进一步增强利湿解毒之力。三药合用，清热解毒以除病因，燥湿止痢以复肠腑安宁，共奏清热利湿、解毒止痢之效。

方十二（《佤族民间常用植物药》）

组成：白牛胆根（考斯国躲）30g，三颗针（考土下）10g。

功效：清热泻火，解毒止痢。

主治：热痢，症见发热口渴，烦躁不安，痢下脓血黏稠，气味腥臭，腹痛剧烈，里急后重明显，大便次数频繁但量少。

用法：开水煎服，每日 3 次。

方义：方中以白牛胆根为母药，其性味寒苦，善于消炎止痛，直击肠道炎症及痛症之病机。助药三颗针清热燥湿、泻火解毒，既增强母药的清热之力，又助其祛除湿热毒邪。二药合用，清热泻火以除内热，解毒止痢以复肠道安宁，共奏清热泻火、解毒止痢之效。

方十三（沧源佤族自治县班老乡彭建新提供）

组成：三颗针（考土下）20g，草血竭（公克）10g，枪枝葛根 10g。

功效：清热止血，燥湿止痢。

主治：热痢，症见发热，口苦，小便短赤，痢下赤白脓血，黏稠如胶冻，量少难出，腹痛拒按，肛门灼热，舌红苔黄腻，脉滑数。

用法：水煎服，每日 2 次。

方义：方中以三颗针为母药，其性味苦寒，善于清热燥湿、泻火解毒，直击湿热毒邪之病机。助药枪枝葛根、草血竭，枪枝葛根升阳止泻，草血竭利湿解毒，二者共助母药增强止泻之力，且草血竭还能凉血止血。三药合用，清热燥湿以除病因，解毒止痢以复肠腑安宁，共奏清热止血、燥湿止痢之效。

方十四（《佤族民间常用植物药》）

组成：草血竭（公克）10g，翻白叶（公塞不背）10g，枪枝葛根 10g，十大功劳（考土顶）1g。

功效：解毒消炎，止泻止痢。

主治：热痢，症见腹痛剧烈，里急后重明显，高热烦渴，小便短赤，舌苔黄腻，脉象滑数。

用法：水煎服，每日 2 次。

方义：方中以草血竭、翻白叶为母药，二者可解毒利湿、收敛止泻、生肌止痛，切中湿热泻痢、正气受损之病机。助药十大功劳解毒消炎，枪枝葛根升阳止泻，既助母药清热解毒，又增强止泻力度，使热毒得清、泻痢得止。诸药合用，清热解毒以除病因，利湿收敛以固肠道，共奏清热解毒、消炎止痢之功。

方十五（《佤族医药选编》）

组成：车前草（德对西娘）、酸浆草（昔断苦）各适量。

功效：清热解毒，收敛止血，凉血止痢。

主治：湿热痢疾，症见腹部坠胀，灼热，便次频繁但量少，排便时有灼热感，肛门有灼热不适之感，可伴有发热缠绵不退，口苦口黏，食欲不振。

用法：水煎服，每日 3 次。

方义：方中以车前草为母药，其性味甘寒，能清热利湿、凉血解毒，直击湿热蕴结、热毒血瘀之病机。助以酸浆草，其性味涩凉，可收敛止泻，既助母药清热解毒，又可止血。二药合用，清热解毒以除病因，收敛止泻以固肠道，共奏清热解毒、收敛止血、凉血止痢之效。

方十六（《佤族医药选编》）

组成：番石榴（不李麻拐）、石榴树、沙针树各适量。

功效：解毒消炎，收涩止泻。

主治：热毒痢，症见高热，口渴，烦躁，神昏惊厥，大便脓血且恶臭，舌红，苔黄腻，脉滑数。

用法：取鲜番石榴、石榴、沙针等嫩尖各适量，口嚼吞服，每日 3 次。

方义：方中以番石榴和沙针树为母药，二者均能解毒消炎，直击湿热毒邪蕴结之病机。助药石榴树收涩止泻，增强母药止泻之力，调节肠道功能。三药合用，解毒消炎以除病因，收涩止泻以固肠道，共奏解毒消炎、收涩止泻之效。

方十七（《佤族医药选编》）

组成：翻白叶（公塞不背）、黄泡树根（考果塞）各 15g。

功效：清肠化湿，解毒止痢。

主治：热毒痢，症见起病急骤，壮热口渴，头痛烦躁，恶心呕吐，大便频频，痢下鲜紫脓血，腹痛剧烈。

用法：水煎服，每日 3 次。

方义：方中以翻白叶为母药，其性味凉苦，既能收敛止血以固肠道，又能清热活血，调畅气血运行，直击湿热瘀滞之病机。助药黄泡树根解毒除湿，既能祛除湿热之邪，又能增强母药的解毒功效。二药合用，收敛止血以治标，清热活血以治本，共奏清肠化湿、调气和血之效，使湿热得清、瘀滞得化、肠道得复、痢疾自止。

【单方】

方一（西盟佤族自治县翁嘎科镇魏华提供）

组成：大姜黄适量。

功效：止血止痢。

主治：热痢，症见发热，腹痛，里急后重明显，痢下脓血，血色鲜红，质地黏稠，气味臭秽，肛门灼热，小便短赤，舌红，苔黄腻，脉滑数。

用法：水煎服，每日 3 次。

方二（沧源班洪乡芒库村下嘎嘎村王岩伞提供）

组成：青蒿尖（拉昔别龙）适量。

功效：清热止痢。

主治：湿热痢，症见腹部坠胀，痢下赤白黏冻，白多赤少，或纯为白冻，腹痛拘急，里急后重，饮食乏味，胃脘饱闷，头身困重，小便不利，舌苔白腻，脉濡缓，或见身热不甚，口渴但不多饮，舌红，苔黄腻，脉濡数。

用法：生吃，每日 2 次。

方三（沧源佤族自治县佤医佤药研究所刘宝林提供）

组成：酸浆草（昔断苦）适量。

功效：清热解毒，消炎止痢。

主治：热毒痢，症见发病急骤，壮热口渴，头痛烦躁，恶心呕吐，大便频频，痢下鲜紫脓血，腹痛剧烈，后重感特著，甚者神昏惊厥，舌质红绛，苔黄燥，脉滑数或微欲绝。

用法：绞汁服用，每日 2 次。

方四（沧源佤族自治县班老乡彭建新提供）

组成：酸浆草根（昔断苦）50g。

功效：清热止痢。

主治：热痢，症见身热不扬，胸脘痞闷，纳呆呕恶，肢体困重，便下赤白黏冻，里急后重，舌苔黄腻，脉象濡数。

用法：水煎服，红痢加白糖，白痢加红糖。

方五（《佤族民间常用植物药》）

组成：酸浆草（昔断苦）适量。

功效：清热除湿，止痢。

主治：热痢，症见发热口渴，腹痛腹泻，痢下脓血，气味臭秽，肛门灼热，小便短赤，舌红苔黄腻，脉滑数。

用法：取上述药材鲜品，搅汁半小碗内服，每日 2 次。

方六（《佤族民间常用植物药》）

组成：鸡爪菜嫩叶（得度胆）适量。

功效：清热解毒止痢。

主治：热痢，症见高热，烦躁不安，口渴多饮，下痢脓血频繁，腹痛剧烈且呈阵发性加剧，里急后重明显，肛门坠胀灼热，大便呈黏液脓血状，质地黏稠，气味腐臭，同时伴有小便短少色黄，舌红绛，苔黄燥，脉弦数。

用法：嚼服。

方七（《佤族民间常用植物药》）

组成：细蒿子嫩尖（西别拢）适量。

功效：清热解毒止痢。

主治：湿热痢，症见腹部胀满疼痛，下痢赤白黏冻，里急后重，肛门灼热，身热口苦，渴不多饮，小便短黄，舌苔黄腻，脉滑数。

用法：兑温开水嚼服，每日 2 次。

方八（《佤族民间常用植物药》）

组成：大胖菜根（德轮汞）10 ～ 20g。

功效：消炎止痢。

主治：热痢，症见发热明显，面红目赤，心烦意乱，坐卧不宁，痢下急迫，便次频繁，一日可达十余次甚至更多，粪便呈赤色脓血样，量少而黏稠，腹痛如绞，痛势剧烈难忍，痛时拒按，里急后重，同时伴有口苦咽干，渴喜冷饮，小便短赤而量少，舌红苔黄厚腻，脉象滑数有力。

用法：水煎后取药汁，调入少许食盐内服。

方九（《佤族民间常用植物药》）

组成：铜锤玉带草（不李堵跌呀）20g。

功效：凉血解毒，止泻止痢。

主治：热痢，症见痢下脓血相杂，色泽鲜红，气味恶臭，质地黏稠如胶，腹部胀满疼痛，按压时疼痛加剧，且有灼热之感，肛门坠胀明显，总有排便不尽之感，便后也无法缓解，伴有恶心呕吐，食欲不振，口中散发臭秽之气，小便色黄且短少，大便干结与溏泄交替出现，舌苔黄燥，脉象弦数。

用法：水煎服，每日 3 次。

方十（《佤族民间常用植物药》）

组成：龙葵（德考）20g。

功效：解毒消炎止痢。

主治：热痢，症见高热，烦渴，腹痛剧烈，里急后重，脓血便，肛门灼热，口苦，尿赤。

用法：水煎服，每日 3 次。

方十一（《佤族民间常用植物药》）

组成：马尾黄连（聂沟西叠）10 ～ 15g。

功效：清热解毒，消炎止痢。

主治：热痢，症见发热，汗出，口渴喜冷饮，下痢频繁，便中脓血相兼，血色鲜红，气味秽臭，腹中绞痛，痛则欲泻，泻后痛减，肛门灼热，坠胀不适，心烦不安，小便短赤。

用法：水煎服，每日 2 次。

方十二（《佤族民间常用植物药》）

组成：番石榴（不李麻拐）适量。

功效：收涩止痢。

主治：湿热痢，症见腹部坠胀，痢下赤白脓血，黏稠如胶冻，腥臭，肛门灼热，小便短赤，舌苔黄腻，脉滑数。常伴有身热、口苦、恶心等。

用法：取番石榴鲜叶，嚼烂，温开水送服。

方十三（《佤族民间常用植物药》）

组成：鸡蛋花树皮（考冬呀）20g。

功效：清热止痢。

主治：热痢，症见高热，烦躁，口渴引饮，痢下鲜紫脓血，腹痛剧烈，里急后重明显，舌质红，苔黄燥，脉滑数。

用法：水煎服，每日3次。

方十四（《佤族民间常用植物药》）

组成：山慈菇根（西亚）研末3～5g。

功效：清热解毒，消炎止痛。

主治：热痢，症见发热，腹痛，下痢频繁，便下脓血且量多，气味恶臭，肛门灼热感强烈，伴有口苦咽干，小便短赤且颜色深黄，舌红，苔黄厚腻，脉弦数有力。

用法：用温开水送服，每日2次。

方十五（沧源佤族自治县班老乡彭建新提供）

组成：鲜辣蓼60g。

功效：解毒利湿，杀虫止痢。

主治：湿热痢，症见腹部胀满，下痢赤白脓血，黏稠如胶冻，腥臭异常，肛门灼热，小便短赤，身热口渴，舌苔黄腻，脉象滑数。

用法：水煎服，每日3次。

方十六（沧源佤族自治县班老乡彭建新提供）

组成：大红藤50g。

功效：清热解毒，杀虫消炎。

主治：热痢，症见高热，腹痛剧烈，下痢频作，脓血黏稠色鲜，恶臭，口渴烦躁，肛门坠胀，舌红绛，苔黄燥，脉数洪大。

用法：水煎服，以胡椒粉10g为引。

第八节　胃出血

胃出血属于上消化道出血的一种，是由胃部的炎症刺激或溃疡导致的小血管破裂引起的，一般可表现为呕血和黑便，进而出现发热、失血等症状。胃出血的危害较大，发病较急，可引发贫血、休克等后果，一旦出现须及时治疗。

虽然佤族地区医疗条件有限，尚缺乏标准的西医治疗，但其依托长期的生活实践及临证治疗，总结出了许多有效的胃出血止血方。这些方子以益气健脾、清热凉血、止血化瘀为主。

【复方】

方一（沧源佤族自治县岩帅镇昔勒村田门荣提供）

组成：大红参（日不别）15g，薏苡仁根12g，黑头草10g，白虎草（辣杰怀）10g。

功效：凉血止血，调和胃肠。

主治：胃热炽盛之胃出血，症见胃脘灼热疼痛，口干口苦，呕血鲜红或紫暗，夹有食物残渣，大便色黑如漆，烦躁不安，舌红苔黄，脉弦数。

用法：水煎服，每日3次。

方义：方中白虎草、黑头草清热解毒、凉血止痛，共为母药。大红参大补元气、益气摄血，为助药，以助母药凉血之功，增补气之力，使气旺血止。薏苡仁根性寒清热，为引药，以引诸药直达病所，增强凉血止血之效。全方共奏清热解毒、凉血止血之效，使热毒去、血凉止。

方二（沧源佤族自治县勐董镇田华昌提供）

组成：三颗针（考土下）8g，紫金龙（丫来母）8g，十大功劳（考土顶）10g，百部（士打洗）10g，南木香6g，七叶一枝花（嘎关艾）8g，枪子果（辣乐外）8g，山慈菇（日不吉党）3g，草血竭（公克）6g。

功效：清热解毒，凉血止血。

主治：热毒炽盛之胃出血，症见胃脘灼热疼痛，痛势急迫，吐血鲜红或紫暗，夹有食物残渣，口干口苦，烦躁易怒，大便秘结，小便短赤，舌红，苔黄腻，脉弦数。

用法：水煎服，每剂每日3次，连用2日。

方义：方中以三颗针、十大功劳、七叶一枝花、山慈菇、枪子果作为母药，以清热解毒。三颗针能凉血止痛，紫金龙能收敛止血，草血竭可散瘀止血，共为助药。百部、紫金龙、枪子果、南木香为引药，能消炎止痛。全方诸药共用，共成清热解毒、消炎止痛、凉血止血之功，主治热毒所致的炎症、疼痛及出血等病症，可使热毒清解，止血止痛。

方三（《中国民族民间医药》）

组成：三椏苦（德种考）、叶和花、马蹄草（日不咬昔勇）各适量。

功效：清热解毒，散瘀止痛。

主治：瘀热互结之胃出血，症见胃脘疼痛，痛处固定拒按，血色紫暗或夹有血块，伴有口干口苦，大便干结，小便短赤，舌质紫暗或有瘀斑，脉弦涩或数。

用法：将上述药材洗净阴干，共研为细粉，每日 3 次，每次以温蜂蜜开水冲服 3g，7 日为 1 个疗程。

方义：方中以三椏苦和马蹄草为母药，其中三椏苦清热解毒、散瘀止痛，马蹄草活血散瘀，二者相辅相成，既能清解热毒，又能散瘀止痛。叶和花作为助药，清热消炎之力较强，可进一步增强方中清热解毒的功效。三药合用，共成清热解毒、散瘀止痛之功，主治热毒瘀滞所致的肿胀疼痛、跌打损伤等。本方在于清热解毒以除病源，散瘀止痛以疏通局部，活血化瘀以促病愈，使热毒消散，瘀肿得解，疼痛缓解。

方四（《中国佤族医药（四）》）

组成：岩七（西我然）30g，木耳 30g，蜂蜜 30g。

功效：健脾益气，清热止血。

主治：脾不统血之胃出血，症见胃脘部隐痛，血色紫暗或呈咖啡色，伴有面色萎黄，神疲乏力，心悸气短，纳呆便溏。

用法：上述药材取干品或鲜品，洗净，剁成肉泥，盛于碗里，置于文火上隔水炖熟，每日食用 1 次。使用此方，一般 3 ～ 5 次后，可显著缓解慢性胃炎引发的相关症状。

方义：此方由岩七、蜂蜜、木耳三药组成，其中岩七与蜂蜜皆能清热解毒、活血止痛，共为母药，以清热解毒、活血止痛。蜂蜜尚可补中，木耳能补气养血、止血，二者共为助药，以补气养血、止血，辅助母药治疗胃部疾病。全方清补兼施，共奏清热解毒、活血止痛、补气养血、止血之效。

方五（《中国佤族医药（四）》）

组成：紫金龙（丫来母）40g，水蜡合种仁 30g，胖光树根皮 30g，金花果块根 30g。

功效：活血行气，解痉止痛。

主治：气滞血瘀之胃出血，症见胃脘刺痛，痛有定处，拒按，或见吐血紫暗，夹有血块，面色晦暗，舌质紫暗或有瘀斑，脉弦涩。

用法：将上述药材洗净，切片，水煎，每日 1 剂，分 3 次服。

方义：方中以紫金龙为母药，其能清热消肿、解痉止痛，并促进溃疡愈合。胖光树根皮和金花果块根为助药，可活血止血，防止出血过多；水蜡合种仁与紫金龙并用，能理气止痛，缓解胃部不适。全方活血行气以除瘀滞，解痉止痛以缓急迫，止血愈疡以固根本，共奏活血行气、解痉止痛之效。

备注：此方对慢性胃炎引起的胃痛有明显疗效。

方六（《沧源佤族自治县农村实用科技》）

组成：山慈菇（日不吉党）5g，青木香 5g。

功效：疏肝解郁，顺气止痛。

主治：肝气犯胃之胃出血，症见胃脘胀痛连胁，嗳气频作，呕血，黑便，心烦口苦，情志不舒，舌边红，苔薄黄，脉弦数。

用法：研末，用温水送服，每日 2 剂。

方义：方中以青木香为母药，借其辛香走窜之性，顺气止痛。山慈菇为助药，长于清热解毒、消炎。二者伍用，能疏肝解郁、理气止痛，共奏疏肝理气、解郁止痛、清热消炎之效。

方七（《沧源佤族自治县农村实用科技》）

组成：岩参（丝干然）15g，鱼子兰（士打舌弱）10g，青木香 5g。

功效：活血化瘀，行气止痛。

主治：瘀血内停之胃出血，症见胃脘刺痛，痛有定处，拒按，或见吐血紫暗，或夹有血块，大便色黑如漆，面色晦暗，舌质紫暗或有瘀斑，脉涩。

用法：温水煎服，每日 1 剂。

方义：方中岩参与青木香同有行气止痛之功，共为母药。青木香兼能健脾，鱼子兰活血化瘀、消肿止痛，为助药，以消瘀止痛、减轻炎症。三药合用，共奏活血化瘀、行气止痛之效。

方八（《沧源佤族自治县农村实用科技》）

组成：马蹄香（埂克）20g，七叶一枝花（嘎关艾）10g，陈皮 10g，肉桂 15g。

功效：健胃理气，消炎止血。

主治：湿热中阻之胃出血，症见呕血，胃脘灼热疼痛，口苦口黏，渴不欲饮，恶心呕吐，或伴发热，小便短赤，大便不畅，舌苔黄腻，脉滑数。

方义：方中以马蹄香和七叶一枝花为母药，二者皆能清热解毒、消炎止痛，直击病灶，清除体内热毒，消散炎症，缓解疼痛。陈皮为助药，行气、健脾、燥湿，既可顺畅气机，又可使气行则痛缓。肉桂为引药，其性温热，可散寒止痛，平衡方中寒凉药性，防止寒凉太过损伤脾胃阳气。诸药合用，共奏清热解毒、理气止血之效。

方九（《沧源佤族自治县农村实用科技》）

组成：山慈菇（日不吉党）15g，青木香 15g，大白解 10g。

功效：清热消炎，行气止痛。

主治：热毒炽盛之胃出血，症见高热烦躁，面红目赤，口干唇燥，吐血鲜红或紫暗成块，胃脘疼痛剧烈，痛处固定拒按，大便干结色黑，舌质红绛，苔黄燥，脉弦数有力。

用法：研末，用温水冲服，每日 3 次。

方义：方中以山慈菇和大白解为母药，二者清热解毒、消炎之力显著，直击热毒病邪，以消炎症、解毒热。青木香为助药，可行气止痛、健脾运化，既能疏畅气机、缓解疼痛，又能健脾助运，杜绝痰湿之源。全方合用，共奏清热解毒、消炎止痛、健脾行气之效。

方十（《中国佤族医药（四）》）

组成：岩参（丝干然）30g，岩七（西我然）25g，鱼子兰（士打舌弱）25g，山慈菇（日不吉党）20g。

功效：化瘀止血，活血止痛。

主治：瘀血内停之胃出血，症见胃脘刺痛，痛有定处，拒按，或见呕血紫暗，面色晦暗，肌肤甲错，舌质紫暗或有瘀斑，脉涩。

用法：上述药材均取鲜品，洗净，切片、晒干，研末，装瓶备用。用温开水送服，每日 2 次，每次 2g。

方义：方中以岩七、鱼子兰为母药，均能活血止痛，直击病痛所在，通畅血脉、缓解疼痛。山慈菇清热解毒、消肿毒，岩参行气止痛，共为助药，前者可除热毒、消痈肿，后者能行气机、止疼痛。诸药合用，共奏化瘀止血、活血止痛之效。

备注：此方对吐酸水、胃腹胀痛同样有效。15 日为 1 个疗程，忌酒、酸、冷、辣食物。

方十一（《中国佤族医药（四）》）

组成：三椏苦（德种考）30g，鸡矢藤（本粗）10g。

功效：清热解毒，化瘀止痛。

主治：瘀血阻络之胃出血，症见胃脘刺痛，痛处固定拒按，面色晦暗，唇色紫暗，舌质紫暗或有瘀斑，脉涩，常伴有呕血，血色紫暗，或夹有血块。

用法：上述药材取干品，用文火焙黄，研末，分成小包。用温开水送服，每日 3 次，每次 1 包，每包 2 ～ 6g。

方义：方中以三椏苦为母药，其能清热解毒、散瘀止痛，直击病灶。鸡矢藤为助药，可消食健胃、止痛，助三椏苦增强止痛之力，同时健胃以助运化。诸药合用，共奏清热解毒、散瘀止痛之效。

备注：此方为佤族民间常用方，对胃痛、食欲不振等均有疗效。

方十二（《沧源佤族自治县农村实用科技》）

组成：鸡矢藤（本粗）30g，七叶莲（考干噶）、五味子（不李板里）各 15g。

功效：活血止痛，收敛止血。

主治：气滞血瘀之胃出血，症见胃脘刺痛，痛处固定不移，拒按，或有呕血紫暗，或大便色黑如漆，面色晦暗，舌质紫暗或有瘀斑，脉弦涩。

用法：水煎服，每日 3 次。

方义：方中以鸡矢藤和七叶莲为母药，二者皆具止痛之效，且鸡矢藤消食健胃，七叶莲活血消肿。五味子收敛止血，为助药。全方合用，共奏活血止痛、收敛止血之效，使血瘀得化、疼痛得止、出血得止。

方十三（《沧源佤族自治县农村实用科技》）

组成：香附子 15g，生姜（士埂）15g，红糖 50g。

功效：益气补血，温中止痛。

主治：中虚脏寒之胃出血，症见胃脘冷痛，得温痛减，面色苍白，神疲乏力，大便溏薄，甚则完谷不化，口淡不渴或喜热饮，舌淡苔白，脉弦紧。常因感受寒邪、过食生冷等因素诱发或加重病情。

用法：水煎服，每日 3 次。

方义：方中以香附子为母药，理气解郁兼能止痛，畅达气机，缓解气滞所致疼痛。生姜为助药，温中散寒，助香附子温煦中焦，增强止痛之力；红糖亦为助药，暖胃且益气补血，既助诸药发挥效力，又补益气血。三药协力，理气温中且补血，共奏益气补血、温中止痛之效。

方十四（《沧源佤族自治县农村实用科技》）

组成：草血竭（公克）100g，糯米25g，青木香10g。

功效：散瘀止血，行气止痛。

主治：瘀血阻络之胃出血，症见胃脘刺痛，痛有定处，拒按，或见呕血、黑便，面色晦暗，舌质紫暗或有瘀斑，脉涩。

用法：水煎服，每日3次。

方义：方中以草血竭为母药，可散瘀止痛、下气止血。青木香和糯米为助药，青木香行气止痛，兼可健脾，糯米补中益气、健脾养胃。诸药合用，共奏散瘀止血、行气止痛之效。

方十五（《沧源佤族自治县农村实用科技》）

组成：山慈菇（日不吉党）、草果（不李草果）各适量。

功效：温中健脾，和胃止痛。

主治：中虚脏寒之胃出血，症见胃脘冷痛，得温痛减，口淡不渴，或喜热饮，舌淡苔白，脉弦紧。

用法：研末，用白糖水送服，每日3次，每次2～3g。

方义：方中以草果为母药，其能燥湿健脾，且清中有健，直击脾湿之源。山慈菇为助药，可清热解毒、消炎止痛，辅助增强整体疗效。二药共用，相辅相成，既可温中健脾，又可和胃止痛。

方十六（《沧源佤族自治县农村实用科技》）

组成：马蹄香（埂克）15g，鸡内金10g，青木香5g，砂仁5g。

功效：清热止痛，行气消积。

主治：火热炽盛之胃出血，症见吐血量大，血色鲜红或紫暗，常夹有血块，伴有口苦口干，烦躁易怒，大便秘结，小便短赤，舌红苔黄，脉弦数。

用法：水煎服，每日1剂，每日3次。

方义：方中以马蹄香为母药，其能清热解毒、消炎止痛，直击病灶，消除热毒与炎症，缓解疼痛。鸡内金消食化积，青木香行气健脾，合砂仁行气化湿为助药，协助母药理气消积、健脾化湿。全方共奏清热解毒、行气消积、健脾化湿之效。

方十七（《沧源佤族自治县农村实用科技》）

组成：马蹄香（埂克）10g，胡椒 5g。

功效：温中散寒，消肿止痛。

主治：寒凝血滞之胃出血，症见胃脘冷痛，得温痛减，口淡不渴，或喜热饮，舌淡苔白，脉弦紧等。出血时血色紫暗，夹有血块，遇寒则病情加重，保暖或饮用热汤后症状可稍有缓解。

用法：研末，分 2 次，用温水送服。

方义：方中以胡椒和马蹄香为母药，其中胡椒性温，能温中散寒；马蹄香则清热解毒、消肿止痛。二药相伍，寒温并用，共奏温中散寒、消肿止痛之效。

方十八（《沧源佤族自治县农村实用科技》）

组成：辣蓼、青蒿（拉昔别龙）、面粉、麦麸、苍耳子（麻克并）各适量。

功效：健脾消食，养胃止血。

主治：脾胃亏虚之胃出血，症见胃脘隐痛，绵绵不休，喜温喜按，空腹痛甚，得食则缓，劳累或受凉后发作或加重，泛吐清水，神疲纳呆，四肢倦怠，手足不温，大便溏薄。

用法：将上述药材混合制成曲块，炒黄，水煎服，每服 10 ～ 15g。

方义：方中以面粉、麦麸和苍耳子为母药，面粉和麦麸健脾消食、养胃止血，苍耳子能除湿，三者合用，既可健脾养胃，又能止血补虚。辣蓼和青蒿为助药，辣蓼散瘀止痛、解毒消肿，青蒿清热解毒。二者合用，能清热解毒、消散瘀滞，消除食积之热，共奏健脾消食、养胃止血之效。

方十九（《中国民族民间医药》）

组成：岩参（丝干然）4 份，山慈菇（日不吉党）2 份，三椏苦（德种考）2 份，紫金龙（丫来母）1 份，鸡蛋壳 1 份。

功效：清热解毒，化瘀止血。

主治：瘀热互结之胃出血，症见胃脘疼痛，痛处固定拒按，痛如针刺，伴有呕血或黑便，血色紫暗，口干口苦，烦躁易怒，舌质紫暗或有瘀斑，脉弦涩或数。

用法：将上述药材炒微黄，研末，拌匀备用，用温开水冲服，每日 3 次，每次 2 ～ 5g。

方义：方中以岩参、三椏苦、紫金龙、鸡蛋壳为母药，四药均具止痛之效，可分别行气、散瘀、止血、消炎，直击疼痛、出血及炎症病灶。山慈菇清热解毒、消炎为助药，能增强方中止痛之力，协同君药清除热毒、消散炎症。全方相合，共奏清热解毒、化瘀止血之效。

方二十（《中国佤族医药（四）》）

组成：盐肤木果（考西咬）200g，蜂蜜 100g。

功效：清热解毒，散瘀止血。

主治：瘀热互结之胃出血，症见胃脘灼热疼痛，痛处固定拒按，吐血紫暗或夹有血块，口苦口干，大便色黑如漆，舌质紫暗或有瘀斑，苔黄腻，脉弦数或涩。

用法：上述药材取干品，研末，用蜂蜜调匀备用，用温开水送服，每日 3 次。

方义：方中以盐肤木果为母药，其可清热解毒、散瘀止血，直击胃热出血病灶，既除热毒又止血。蜂蜜为助药，能滋养补中，益气养胃，防止清热解毒药伤正。两药合用，一清一补，攻补兼施，共奏清热解毒、止血散瘀之效。

方二十一（《中国佤族医药（四）》）

组成：鹅不食草全草 100g，红糖适量。

功效：散寒解毒，缓急止痛。

主治：寒凝血滞之胃出血，症见胃脘冷痛，得温痛减，口淡不渴，或喜热饮，舌淡苔白，脉弦紧。

用法：取鹅不食草全草鲜品，洗净，加适量红糖，开水煎，每日 1 剂，分 3 次服。

方义：方中以鹅不食草为母药，其能散寒、解毒、消炎，直击病灶，祛除病因。红糖为助药，益气补血、缓中止痛，既可辅助治疗，又能顾护脾胃，减少鹅不食草的药物刺激，防止过量服用引起胃肠道不适、胃脘疼痛、恶心等。方中补益药与攻伐药同用，攻补兼施，共奏散寒、解毒、消炎之功，主治因寒邪所致的炎症、疼痛等。方义在于以鹅不食草散寒、解毒、消炎以治本，红糖补血缓痛、顾护脾胃以扶正，使寒邪得散，炎症得消，正气得护，疼痛得止。

备注：民间常用此方治疗胃溃疡。

方二十二（《中国佤族医药（四）》）

组成：土茯苓（努让惹）25g，红糖适量。

功效：清热止血补血。

主治：消化道出血和出血引起的贫血症。

用法：将土茯苓洗净，加入红糖，水煎，每日 1 剂，分 3 次服。

方义：方中以土茯苓为母药，其能解毒利湿。红糖为助药，可益气补血、缓中止痛、活血化瘀。二药相合，共奏清热止血补血之效。

方二十三（《沧源佤族自治县农村实用科技》）

组成：山乌龟（革啦西爷）2 份，七叶莲（考干噶）1 份。

功效：活血化瘀通络，理气和胃止痛。

主治：瘀血阻滞之胃出血，症见胃脘疼痛剧烈，痛处固定拒按，宛如针刺刀割，面色晦暗，口唇紫暗，舌质紫暗或有瘀斑，脉弦涩；出血时血色紫暗，常夹有瘀块。

用法：将上述药材一同研末，调匀，用温水送服，每次 2g。

方义：山乌龟清热解毒、消炎止痛，为母药。七叶莲活血止痛、消肿为助药。二者皆能止痛，配伍使用又能消炎，共奏活血化瘀通络、理气和胃止痛之效。

方二十四（《沧源佤族自治县农村实用科技》）

组成：仙鹤草（搬白叠）、白及（小白鸡）、翻白叶（公塞不背）各 25g。

功效：化瘀通络，收敛止血。

主治：瘀血阻滞之胃出血，症见胃脘刺痛，痛处固定不移，拒按，面色晦暗，舌质紫暗或有瘀斑，脉弦涩；出血时血色紫暗，常夹有血块。

用法：水煎服，每日 1 剂，每日 3 次。

方义：仙鹤草、白及、翻白叶皆能收敛止血，为母药。翻白叶又能清热，仙鹤草亦能解毒，白及可消肿，共为助药。三药配伍，共奏化瘀通络、收敛止血之效。

方二十五（《沧源佤族自治县农村实用科技》）

组成：侧柏叶、藕节各 50g。

功效：收敛凉血止血。

主治：血热炽盛之胃出血，症见吐血鲜红或紫暗，常夹有食物残渣，伴有脘腹胀闷，甚则疼痛，口臭，便秘或大便色黑，舌红，苔黄腻，脉滑数。

用法：将上述药材一同炒炭，研末，用温水冲服，每日 3 次，每次 1 ～ 2g。

方义：方中以侧柏叶为母药，其性寒能凉血止血，善于治疗各种出血症。藕节为助药，其味涩能收敛止血，与侧柏叶相伍，一凉血、一收敛，协同增强止血效果。全方共奏凉血收敛之效。

方二十六（《佤族民间常用植物药》）

组成：紫珠（考昔畏败勇）20g，仙鹤草（搬白叠）20g。

用法：水煎服，每日 3 次。

功效：清热活血，收敛止血。

主治：瘀血阻滞之胃出血，症见胃脘疼痛，痛有定处而拒按，或痛如针刺，食后痛甚，或见吐血紫暗，或夹有血块，大便色黑如漆，面色晦暗，舌质紫暗或有瘀斑，脉涩。

方义：方中以紫珠为母药，其能活血化瘀、收敛止血，善于治疗各种出血证。仙鹤草为助药，可增强止血效果，同时具有清热解毒之功。全方共奏清热活血、收敛止血之效。

方二十七（《佤族民间常用植物药》）

组成：白及（小白鸡）5g，七叶一枝花（嘎关艾）5g，三桠苦（德种考）5g。

用法：水煎服，每日 3 次。

功效：凉血止血。

主治：血热炽盛之胃出血，症见胃脘灼热疼痛，血色鲜红或紫暗，常夹有血块，伴有口苦口干，烦躁易怒，面红目赤，大便干结，小便短赤等，舌质红，苔黄腻，脉弦数或滑数。

方义：方中白及收敛止血；七叶一枝花清热解毒、消肿止痛，此二者为方中母药。三桠苦清热解毒，能增强母药清热之力，为助药。全方共奏清热解毒、凉血止血之效。

方二十八（《佤族民间常用植物药》）

组成：翻白叶（公塞不背）25g，仙鹤草（搬白叠）20g，白及（小白鸡）10g。

用法：水煎服，每日 3 次。

功效：理气止血。

主治：气滞血瘀之胃出血，症见胃脘疼痛如针刺，痛处固定不移，拒按，或见吐血紫暗，夹有血块，面色晦暗，舌质紫暗或有瘀斑，脉弦涩。

方义：方中以翻白叶为母药，其能行气、收敛止血、清热活血，既理气活血，又止血清热。仙鹤草、白及为助药，二者均善于收敛止血，增强方中止血效果。三药合用，共奏清热理气、收敛止血之效。

方二十九（沧源佤族自治县岩帅镇昔勒村田门荣提供）

组成：大红参（日不别）15g，薏苡仁根 12g，黑头草 10g，白虎草（辣杰怀）10g。

用法：水煎服，每日 3 次。

功效：益气健脾止痛，凉血止血化瘀。

主治：瘀血阻滞之胃出血，症见胃脘疼痛如针刺、刀割，痛处固定不移，拒按，夜间痛甚，面色晦暗，或有呕血，血色紫暗或夹有血块，舌质紫暗或有瘀斑，脉弦涩。

方义：方中大红参峻补脾胃之气，使中州健运，以固后天之本，兼能防范因出血过多导致气随血脱之危候，力挽生命之将倾。白虎草活血散瘀，其散瘀之力可畅行血脉，防止瘀血阻滞。薏苡仁根清热利湿，能直入中焦，清解胃中蕴结之湿热。黑头草，又称黄药、大黄药，可解热止痛，解除患者痛苦。诸药结合，共奏益气健脾止痛、凉血止血化瘀之效。

方三十（沧源佤族自治县勐董镇田华昌提供）

组成：三颗针（考土下）8g，紫金龙（丫来母）8g，十大功劳（考土顶）10g，百部（土打洗）10g，南木香 6g，七叶一枝花（嘎关艾）8g，枪子果（辣乐外）8g，山慈菇（日不吉党）3g，草血竭（公克）6g。

用法：水煎服，每剂可用 2 日，每日 3 次。

功效：清热解毒，凉血止血。

主治：热毒炽盛之胃出血，症见发病迅猛，吐血量大且颜色鲜红，胃脘部灼热疼痛，口干口苦，烦躁不安，大便干结，小便短赤。

方义：方中以三颗针、山慈菇、百部、七叶一枝花、枪子果为母药。三颗针清热利湿、散瘀，专攻湿热邪气与消化道瘀血；山慈菇、百部、七叶一枝花、枪子果清热解毒，五药相合，针对湿热毒邪羁留脾胃的致病之本，直折病势。草血竭、十大功劳、紫金龙为助药。草血竭散血止血、下气止痛，对慢性胃炎及胃溃疡疗效显著。十大功劳清热补虚，善治吐血；紫金龙兼具止痛、止血、清热解毒与麻醉镇痛之效。三药协同，针对胃出血病证中的出血、疼痛等标症，缓解患者当下痛苦，辅助母药标本兼顾。南木香为引药，其性温，能温中理气、止痛，既可减轻疼痛症状，又可调和方中诸多寒凉药物之性，防止伤正，引导全方药力直达病所，使诸药相辅相成，共奏清热利湿、止血化瘀镇痛之效，实现缓急同治。

【单方】

方（《佤族民间常用植物药》）

组成：仙鹤草（搬白叠）30g。

用法：水煎服，每日 3 次。

功效：收敛止血。

主治：胃出血，症见发病急骤，吐血前多有恶心、胃脘不适等症，血随呕吐而出，可伴有食物残渣等胃内容物。

第七章 肝胆病证

第一节 胁痛与黄疸

胁痛与黄疸在西医学中归属于肝胆系统病证，主要包括黄疸型肝炎、无黄疸型肝炎等。若久病失治或误治，易发展成为肝硬化、肝癌等疾患。中医学认为，该类患者常出现胁痛，伴或不伴黄疸等症，其是由肝络失和所致的胁肋部疼痛；同时，湿邪困遏脾胃，壅塞肝胆，致使疏泄失常，胆汁泛溢，或血败不华于色，从而引发目黄、身黄、小便黄等症状。

佤族人民性情豪爽且热情好客，在迎接客人时以酒当先，他们认为无酒不成礼。然而，嗜酒日久导致肝病是佤族聚居地区的常见病及多发病之一。佤医在该病的治疗上积累了丰富的临床经验。

一、胁痛（无黄疸型肝炎）

【复方】

方一（《沧源佤族自治县农村实用科技》）

组成：龙胆草 20g，青叶胆 15g，马尾黄连 15g，青木香 5g。

功效：清肝利胆，泻火解毒，通络止痛。

主治：肝胆湿热兼气滞之胁痛，症见胁肋胀痛，口苦咽干，小便短赤，舌红苔黄腻。

用法：水煎，每日 1 剂，分 3 次温服。

方义：方中以龙胆草为母药，清热解毒。青叶胆、马尾黄连为助药，直清湿热，釜底抽薪。青木香为引药，行气通络，既佐助君药疏泄肝郁，又引药力直达病所，形成“清热祛湿、理气止痛”的立体治法。全方共奏清肝利胆、泻火解毒、通络止痛之效。

方二（《沧源佤族自治县农村实用科技》）

组成：龙胆草 25g，过路黄 25g，板蓝根 15g，金银花 15g。

功效：清热利湿，解毒退黄。

主治：肝胆湿热兼热毒壅盛之胁痛，症见胁肋灼痛，口苦咽干，身目发黄，小便短赤，舌红苔黄腻。

用法：水煎，每日 1 剂，分 3 次温服。

方义：方中以龙胆草、过路黄为母药，直折湿热，釜底抽薪。板蓝根、金银花为助药，清解热毒，阻断湿热化毒致瘀的病理环节，形成“清湿热、解热毒”双线并治。四药合用，共奏清热利湿、解毒退黄之效。

方三（沧源佤族自治县班洪乡赵开荣提供）

组成：半截叶 10g，野牡丹 10g，龙胆草 8g，岩参 15g。

功效：清热利湿，行气活血，调和肝脾。

主治：肝胆湿热兼气滞血瘀之胁痛，兼夹脾虚气弱，症见胁肋刺痛或胀满，口苦咽干，身重困倦，脘腹胀闷，舌暗红苔黄腻。

用法：水煎，每日 1 剂，分 3 次温服。

方义：方中以龙胆草为母药，直清肝胆实火并燥下焦湿热，针对胁痛病机中“湿热瘀阻、气机壅滞”的核心矛盾，破除湿热困阻之根本。半截叶为助药，行气活血、化瘀止痛，缓解胁痛气滞血瘀之症，助母药疏通经络壅塞；野牡丹同为助药，清热利湿、活血散结，协同龙胆草增强清利肝胆湿热之功，兼散瘀滞，契合佤医“湿热瘀同治”的原则。岩参为引药，可补中益气、健脾和胃，调和前三药苦寒之性，防伤脾胃；同时引药力布散至胁肋及中焦，兼顾脾土以助运化。四药合用，共奏清热利湿、行气活血、调和肝脾之效。

方四（西盟佤族自治县翁嘎科镇魏华提供）

组成：酸浆草 20g，盐肤木根 20g。

功效：清热利湿，消炎解毒。

主治：肝胆湿热蕴结之胁痛，兼夹毒邪内阻，症见胁肋灼痛，口苦尿赤，身目发黄，舌红苔黄腻。

用法：水煎，每日 1 剂，分 3 次温服。

方义：方中以酸浆草为母药，清利肝胆湿热。盐肤木根为引药，解毒散结，其收敛之性可间接固护中焦，防苦寒伤胃，调和药性。两药合用，共奏清热利湿，消炎解毒之效。

方五（西盟佤族自治县翁嘎科镇魏华提供）

组成：盐肤木根 20g。

功效：清热解毒，活血散瘀。

主治：肝胆湿热蕴结之胁痛，症见胁肋灼痛，口苦咽干，小便短赤，舌红苔黄腻等。因此方为单味药，功效较为单一，侧重清利湿热，适用于轻症或辅助治疗。

用法：水煎，每日 1 剂，分 3 次温服。

方义：方中以盐肤木根为母药，性味苦寒，直清肝胆湿热，解毒消肿，针对胁痛病机中“湿热毒邪壅滞”的核心矛盾，破除湿热困阻之标，以奏清热解毒、活血散瘀之效。

方六（沧源佤族自治县勐董镇田华昌提供）

组成：板蓝根 15g，青叶胆 8g，翻白叶 10g，龙胆草 1～2g。

功效：清肝胆湿热，凉血解毒，行气止痛。

主治：肝胆湿热蕴结兼血热气滞之胁痛，症见胁肋刺痛或灼痛，口苦咽干，身目发黄，小便短赤，舌红绛苔黄腻。

用法：水煎，每日 1 剂，分 3 次温服。味苦难以下咽者，可加红糖。需要利尿者，可加西药，但利尿要循序渐进，不可过猛。

方义：方中以龙胆草为母药，直清肝胆实火，燥化湿热。青叶胆为助药，助母药疏泄肝胆郁热，共解湿热蕴结之标；翻白叶同为助药，凉血活血，化解湿热化毒入络导致的血瘀胁痛。板蓝根为引药，清气分热毒，防湿热酿毒伤络。四药合用，清肝胆湿热、凉血解毒、行气止痛之功显著。

方七（沧源佤族自治县班洪乡富公村陈金明提供）

组成：柴胡 15g，半截叶 10g，叶下果 10g，枳壳 10g，茵陈 6g，板蓝根 15g。

功效：疏肝利胆，清热利湿，行气活血。

主治：肝胆湿热壅滞兼气滞血瘀之胁痛，症见胁肋胀痛或刺痛，口苦咽干，身目发黄，小便短赤，脘腹胀闷，舌暗红苔黄腻。

用法：水煎，每日 1 剂，分 3 次温服。

方义：方中以柴胡为母药，性升散，可疏肝解郁、和解少阳，为治胁痛之要药。半截叶为助药，能行气活血、化瘀止痛，助柴胡疏通气滞血瘀，缓解胁肋刺痛；叶下果同为助药，可清热利湿、解毒散结，协同茵陈增强清利肝胆湿热之功，针对湿热蕴结之标；枳壳亦为助药，可理气宽中、降逆消胀，调和肝脾，缓解脘腹胀闷，佐助柴胡疏泄肝郁。茵陈为引药，轻清利湿退黄，引湿热从小便而出，防湿热化毒伤络；板蓝根同为引药，清解气分热毒，凉血利咽，防湿热酿毒入络成瘀，与柴胡共调“肝胆火郁”之机。全方共奏疏肝利胆、清热利湿、行气活血之效。

方八（《佤族民间常用植物药》）

组成：马蹄草 15g，青叶胆 10g，白牛胆根 10g。

功效：清热利湿，解毒退黄。

主治：肝胆湿热壅滞兼毒邪内阻之胁痛，症见胁肋胀痛或灼痛，口苦咽干，身目发黄，小便短赤，舌红苔黄腻。

用法：水煎，每日 1 剂，分 3 次温服。

方义：方中以马蹄草为母药，性味苦寒，直清肝胆湿热、解毒利湿，破除湿热困阻、毒邪内蕴之标。青叶胆为助药，助马蹄草增强清肝胆湿热之功，疏肝利胆，缓解胁痛气机壅滞；白牛胆根同为助药，清热利湿、解毒散结，协同马蹄草分解湿热毒邪，兼能活血通络，改善胁肋气血阻滞。诸药合用，清热利湿、解毒退黄之功显著。

方九（《佤族民间常用植物药》）

组成：大红黄泡根 30g，白牛胆 15g，狗响铃 10g。

功效：清热利湿，行气活血，解毒消肿。

主治：肝胆湿热壅滞兼气滞血瘀之胁痛，症见胁肋胀痛或刺痛，口苦咽干，身重困倦，小便短赤，舌暗红苔黄腻。

用法：水煎，每日 1 剂，分 3 次温服。

方义：方中以大红黄泡根为母药，性味苦寒，直清肝胆湿热、解毒利湿，去除湿热困阻、毒邪内蕴之标。白牛胆为助药，助母药增强清热利湿之功，兼能活血通络，改善胁肋气血阻滞，契合佤医“湿热瘀同治”的原则；狗响铃同为助药，行气止痛、舒筋活络，调和肝郁气滞，缓解胁痛伴见的脘腹胀闷或筋脉拘急，佐助母药疏通气机壅塞。三药合用，共奏清热利湿、行气活血、解毒消肿之效。

方十（《佤族民间常用植物药》）

组成：鬼针草 15g，龙胆草 15g，金竹叶 5g。

功效：清热利湿，解毒活血。

主治：肝胆湿热毒邪壅滞兼血分瘀阻之胁痛，症见胁肋刺痛或灼痛，口苦咽干，身目发黄，小便短赤，舌暗红苔黄腻。

用法：水煎，每日 1 剂，分 3 次温服。

方义：方中以龙胆草为母药，性苦寒沉降，直折肝胆实火，燥下焦湿热，破除湿热困阻、火毒内炽之标。鬼针草为助药，清热解毒、活血散瘀，助龙胆草增强清利肝胆湿热之功，兼能破血通络，化解湿热瘀阻导致的胁肋刺痛；金竹叶同为助药，轻清利湿、导热下行，佐助母药疏泄湿热，防湿热壅滞化毒伤络，同时调和苦寒药性。三药合用，共奏清热利湿、解毒活血之效。

方十一（《佤族民间常用植物药》）

组成：酸浆草 15g，鬼针草 10g，水针草 10g，龙葵根 15g。

功效：清热利湿，解毒活血，通络止痛。

主治：肝胆湿热毒邪壅滞兼血瘀气滞之胁痛，症见胁肋刺痛或灼痛，口苦咽干，身目发黄，小便短赤，舌暗红苔黄腻。

用法：水煎，每日 1 剂，分 3 次温服。

方义：方中以酸浆草为母药，性味苦凉，直清肝胆湿热、解毒利湿，破除湿热困阻、毒邪内蕴之标。鬼针草为助药，清热解毒、活血散瘀，助酸浆草增强清利肝胆湿热之功，兼能破血通络，化解湿热瘀阻导致的胁肋刺痛；水针草同为助药，清热利湿、凉血消肿，协同酸浆草分解湿热毒邪，佐助母药疏通气机壅塞。龙葵根为引药，清热解毒、活血止痛，其性偏走窜，可引药力深入血分，缓解血瘀络阻之痛，与鬼针草共调“血分瘀滞”之机。全方共奏清热利湿、解毒活血、通络止痛之效。

方十二（《佤族民间常用植物药》）

组成：鸡爪菜树皮 30g，刀壳树皮 30g，马蹄草 15g，红糖少量。

功效：清热利湿，解毒消肿，行气止痛。

主治：肝胆湿热毒邪壅滞兼气滞血瘀之胁痛，症见胁肋刺痛或灼痛，口苦咽干，身目发黄，小便短赤，脘腹胀闷，舌暗红苔黄腻。

用法：水煎，每日 1 剂，分 3 次温服。

方义：方中以鸡爪菜树皮为母药，性味苦寒，直清肝胆湿热、解毒利湿，破除湿热困阻、毒邪内蕴之标。刀壳树皮为助药，协同鸡爪菜树皮增强清热解毒之力，兼能活血散结，化解湿热瘀阻导致的胁肋硬结或刺痛，与母药共筑清热利湿、解毒化瘀之功；马蹄草同为助药，清热利湿、活血通络，佐助母药疏泄肝胆湿热，同时活血行气，改善胁痛伴见的气滞血瘀，调和肝脾。三药合用，清热利湿、解毒消肿、行气止痛之功显著。

方十三（《佤族民间常用植物药》）

组成：鸡矢藤 25g，糯谷草 25g。

功效：清热利湿，行气活血，消积止痛。

主治：肝胆湿热壅滞兼气滞食积之胁痛，症见胁肋胀痛或钝痛，口苦咽干，脘腹胀闷，嗳气频作，舌暗红苔黄腻。

用法：水煎，每日 1 剂，分 3 次温服。

方义：方中以鸡矢藤为母药，性味平甘苦，清热利湿、消食化积，既能清利肝胆湿热，又能消解脘腹积滞，疏通气机壅塞。糯谷草为助药，其性味甘温，行气活血、健脾和中，助鸡矢藤增强行气止痛之效，调和肝脾，缓解脘腹胀闷及食积不化，同时制约鸡矢藤寒凉之性，防伤脾胃阳气。二药合用，共奏清热利湿、行气活血、消积止痛之效。

方十四（《佤族民间常用植物药》）

组成：臭牡丹根 15g，白牛胆 10g，车前草 10g。

功效：清热利湿，解毒活血，通淋止痛。

主治：肝胆湿热壅滞兼膀胱湿热下注之胁痛，症见胁肋灼痛或胀痛，口苦咽干，小便短赤涩痛，身目发黄，舌红苔黄腻。

用法：水煎，每日 1 剂，分 3 次温服。

方义：方中以臭牡丹根为母药，性味苦寒，直清肝胆湿热、解毒活血，破除湿热困阻、毒瘀互结之标。白牛胆为助药，助母药增强清热利湿之功，兼能活血散结，疏通胁肋气血阻滞，契合佤医“湿热瘀同治”的原则；车前草同为助药，清热利湿、通淋止痛，导湿热从小便而出，防湿热壅滞下焦，兼缓解小便涩痛，佐助母药分解湿热毒邪。三药合用，清热利湿、解毒活血、通淋止痛之功显著。

方十五（《佤族民间常用植物药》）

组成：虎杖 15g，小理肺散 10g，南板蓝根 15g，白花蛇舌草 10g。

功效：清热解毒，活血利湿，止咳化痰。

主治：肝胆湿热毒邪壅滞兼肺热气逆之胁痛，症见胁肋刺痛或灼痛，口苦咽干，咳嗽痰黄，小便短赤，身目发黄，舌红绛苔黄腻。

用法：水煎，每日 1 剂，分 3 次温服。

方义：方中以虎杖为母药，性味苦寒，直清肝胆湿热、活血解毒，破除湿热瘀阻、火毒内炽之标，兼具止咳化痰之功，调和肺肝气机。南板蓝根为助药，助虎杖增强清热解毒之力，凉血利咽，防湿热化毒入络成瘀，契合佤医“湿热毒同治”的原则；白花蛇舌草同为助药，可清热解毒、活血消肿，协同虎杖分解湿热毒邪，兼通利下焦，导湿热从小便而出；小理肺散亦为助药，理肺气、止咳化痰，佐助虎杖疏泄肝肺气机壅滞，缓解胁痛伴见的咳喘痰黄，调和肝肺表里气机。全方清热解毒、活血利湿、止咳化痰之功显著。

方十六（《佤族民间常用植物药》）

组成：十大功劳 15g，半截叶 10g，过路黄 10g。

功效：清热利湿，行气活血，解毒退黄。

主治：肝胆湿热壅滞兼气滞血瘀之胁痛，症见胁肋刺痛或灼痛，口苦咽干，身目发黄，小便短赤，舌暗红苔黄腻。

用法：水煎，每日 1 剂，分 3 次温服。

方义：方中以十大功劳为母药，性味苦寒，直清肝胆湿热、泻火解毒，破除湿热困阻、火毒内炽之标，兼具活血散瘀之功，疏通肝络壅塞。半截叶为助药，可行气活血、化瘀止痛，助十大功劳增强疏泄肝胆气机之效，化解湿热瘀阻导致的胁肋刺痛，契合佤医“湿热瘀同治”原则；过路黄同为助药，清热利湿、通淋退黄，佐助母药分解湿热毒邪，导湿热从小便而出，兼能活血通络，缓解胁痛伴见的黄疸或局部气血阻滞。三药合用，清热利湿、行气活血、解毒退黄之功显著。

方十七（《佤族民间常用植物药》）

组成：龙胆草 15g，半截叶 15g，虎杖 10g，奶浆草 10g。

功效：清热利湿，解毒活血，行气止痛。

主治：肝胆湿热毒邪壅滞兼气血瘀阻之胁痛，症见胁肋刺痛或灼痛，口苦咽干，身目发黄，小便短赤，舌暗红苔黄腻。

用法：水煎，每日 1 剂，分 3 次温服。

方义：方中以龙胆草为母药，性味苦寒，直折肝胆实火、燥下焦湿热，破除湿热困阻、火毒内炽之标，兼具活血通络之功，疏通肝络壅塞。半截叶为助药，行气活血、化瘀止痛，助龙胆草增强疏泄肝胆气机之效，化解湿热瘀阻导致的胁肋刺痛，契合佤医“湿热瘀同治”的原则；虎杖同为助药，可清热解毒、活血定痛，协同龙胆草分解湿热毒邪，兼通利下焦，导湿热从小便而出，防毒邪内陷血分。奶浆草为引药，性味辛平，可利湿退黄、调和肝脾，既可引药力布散至胁肋及中焦，又能调和苦寒药性，防伤脾胃阳气，调和药性。全方共奏清热利湿、解毒活血、行气止痛之效。

方十八（《佤族民间常用植物药》）

组成：水茄 15g，马蹄草 10g，龙胆草 15g。

功效：清热利湿，解毒活血，行气止痛。

主治：肝胆湿热毒邪壅滞兼气滞血瘀之胁痛，症见胁肋刺痛或灼痛，口苦咽干，身目发黄，小便短赤，舌暗红苔黄腻。

用法：水煎，每日 1 剂，分 3 次温服。

方义：方中以龙胆草为母药，性味苦寒，直折肝胆实火兼燥下焦湿热，破除湿热困阻、火毒内炽之标，兼具活血通络之功，疏通肝络壅塞。马蹄草为助药，可清热利湿、活血通络，助龙胆草增强清利肝胆湿热之功，兼能破血通络，化解湿热瘀阻导致的胁肋刺痛，契合佤医“湿热瘀同治”的原则；水茄同为助药，可清热解毒、消肿止痛，其辛散之性可调和药性，佐助母药疏泄肝胆郁热，同时缓解胁痛伴见的局部肿胀或气滞胀满。三药合用，共奏清热利湿、解毒活血、行气止痛之效。

方十九（《佤族民间常用植物药》）

组成：猪鬃草 15g，马蹄草 10g，龙胆草 15g。

功效：清热利湿，活血通络，解毒退黄。

主治：肝胆湿热毒邪壅滞兼血分瘀阻之胁痛，症见胁肋刺痛或灼痛，口苦咽干，身目发黄，小便短赤，舌暗红苔黄腻。

用法：水煎，每日 1 剂，分 3 次温服。

方义：方中以龙胆草为母药，性味苦寒，直折肝胆实火兼燥下焦湿热，破除湿热困阻、火毒内炽之标，兼具活血通络之功，疏通肝络壅塞。马蹄草为助药，清热利湿、活血通络，助龙胆草增强清利肝胆湿热之功，兼能破血通络，化解湿热瘀阻导致的胁肋刺痛，契合佤医“湿热瘀同治”的原则；猪鬃草同为助药，能清热解毒、利湿消肿，其辛散之性可调和药性，佐助母药疏泄肝胆郁热，同时缓解胁痛伴见的局部肿胀或气滞胀满。三药合用，共奏清热利湿、活血通络、解毒退黄之效。

方二十（《佤族民间常用植物药》）

组成：小理肺散 20g，龙胆草 15g，车前草 10g，鸡根 15g。

功效：清热利湿，理肺止咳，通淋止痛。

主治：肝胆湿热壅滞兼肺热气逆之胁痛，症见胁肋灼痛或胀痛，口苦咽干，咳嗽痰黄，小便短赤涩痛，身目发黄，舌红苔黄腻。

用法：水煎，每日 1 剂，分 3 次温服。

方义：方中以龙胆草为母药，性味苦寒，直折肝胆实火兼燥下焦湿热，破除湿热困阻、火毒内炽之标，兼清肺热，调和肝肺气机壅滞。小理肺散为助药，理肺气、止咳化痰，佐助龙胆草疏泄肝肺气机壅滞，缓解胁痛伴见的咳喘痰黄，调和肝肺表里气机，防湿热壅肺致咳喘加重；车前草同为助药，清热利湿、通淋止痛，导湿热从小便而出，防湿热壅滞下焦，兼缓解小便涩痛，佐助母药分解湿热毒邪。鸡根为引药，性味甘平，可补益中焦、调和肝脾，间接辅助药力布散至胁肋及中焦，调和药性。四药合用，共奏清热利湿、理肺止咳、通淋止痛之效。

方二十一（《佤族民间常用植物药》）

组成：田基黄 15g，马蹄金 15g，青叶胆 10g，奶浆草 10g。

功效：清利肝胆，利湿退黄。

主治：肝胆湿热毒邪壅滞兼气滞血瘀之胁痛，症见胁肋刺痛或灼痛，口苦咽干，身目发黄，小便短赤，舌暗红苔黄腻。

用法：水煎，每日 1 剂，分 3 次温服。

方义：方中以田基黄为母药，性味苦寒，直清肝胆湿热、解毒消肿，破除湿热困阻、火毒内炽之标，兼具活血通络之功，疏通肝络壅塞。青叶胆为助药，助田基黄增强清热利湿之功，疏肝利胆，缓解胁痛气机壅滞；马蹄金同为助药，清热利湿、活血散瘀，协同田基黄分解湿热毒邪，兼通利下焦，导湿热从小便而出，防毒邪内陷血分。奶浆草为引药，性味辛平，调和肝脾、利湿退黄，既可引药力布散至胁肋及中焦，又能调和苦寒药性，防伤脾胃阳气，调和药性。四药合用，共奏清利肝胆、利湿退黄之功。

方二十二（《佤族民间常用植物药》）

组成：土连翘 30g，青叶胆 15g，白牛胆 10g。

功效：清热利湿，解毒退黄，行气止痛。

主治：肝胆湿热毒邪壅滞兼气滞血瘀之胁痛，症见胁肋刺痛或灼痛，口苦咽干，身目发黄，小便短赤，舌暗红苔黄腻。

用法：水煎，每日1剂，分3次温服。

方义：方中以土连翘为母药，性味苦寒，直清肝胆湿热、解毒利湿，破除湿热困阻、火毒内炽之标，兼具活血散结之功，疏通肝络壅塞。青叶胆为助药，助土连翘增强清热利湿之功，疏肝利胆，缓解胁痛气机壅滞，契合佤医“湿热瘀同治”的原则；白牛胆同为助药，可清热解毒、活血消肿，其辛散之性可调和药性，佐助母药分解湿热毒邪，导湿热从小便而出，防毒邪内陷血分。三药合用，共奏清热利湿、解毒退黄、行气止痛之效。

方二十三（《佤族民间常用植物药》）

组成：海金沙15g，半截叶10g，小理肺散15g，青叶胆15g。

功效：清热利湿，行气活血，通淋止痛。

主治：肝胆湿热毒邪壅滞兼肺失宣降，三焦气化不利之胁痛，症见胁肋灼痛或刺痛，口苦咽干，咳嗽痰黄，小便短赤涩痛，身目发黄，舌暗红苔黄腻。

用法：水煎，每日1剂，分3次温服。

方义：方中以海金沙为母药，性味甘淡寒，直清肝胆湿热、通淋止痛，破除湿热困阻、火毒内炽之标，兼能利水通淋，导湿热从小便而出。青叶胆为助药，助海金沙增强清热利湿之功，疏肝利胆，缓解胁痛、气机壅滞，契合佤医“湿热瘀同治”的原则；半截叶同为助药，可行气活血、化瘀止痛，佐助母药疏通肝胆气滞血瘀，改善胁肋刺痛，同时调和肝脾，防湿热化毒入络。小理肺散为引药，性味辛温，可理肺气、止咳化痰，调和肝肺气机壅滞，引药力布散至胁肋及中焦，调和药性。四药合用，共奏清热利湿、行气活血、通淋止痛之效。

方二十四（《沧源佤族自治县农村实用科技》）

组成：龙胆草20g，板蓝根15g，柴胡10g，鸡矢藤10g，陈皮15g，青木香10g。

功效：清肝胆湿热，疏肝理气，活血止痛。

主治：肝胆湿热壅滞兼气滞血瘀之胁痛，症见胁肋刺痛或灼痛，口苦咽干，胸腹胀闷，小便短赤，舌暗红苔黄腻。

用法：水煎，每日1剂，分3次温服。

方义：方中以龙胆草为母药，性味苦寒，直折肝胆实火兼燥下焦湿热，破除湿热困阻、火毒内炽之标，兼具活血通络之功，疏通肝络壅塞。板蓝根为助药，清热解毒、凉血利咽，助龙胆草清解肝胆郁热，防湿热化毒入络成瘀；柴胡同为助药，可疏肝解郁、和解少阳，调畅肝气壅滞，疏解肝郁化火之源；鸡矢藤亦为助药，可消食化积、祛湿通络，佐助母药分解湿热痰瘀，缓解胁痛伴见的脘腹胀满。青木香为引药，可芳香理气、活血止痛，引药力布散至胁肋经络，调和苦寒药性，防伤脾胃阳气；陈皮同为引药，可理气健脾、燥湿化痰，调和肝脾，推动湿热从小便外泄，间接引药力达中焦。全方共奏清肝胆湿热、疏肝理气、活血止痛之效。

方二十五（《沧源佤族自治县农村实用科技》）

组成：鳝鱼 3 条，芦苇根、桑寄生各 10g。

功效：补益肝肾，祛湿通络，调和气血。

主治：肝肾不足，湿热瘀滞之胁痛，症见胁肋隐痛或胀满，口苦咽干，腰膝酸软，小便短赤，舌暗红苔黄腻。

用法：水煎，每日 1 剂，分 3 次温服。

方义：方中以鳝鱼为母药，性味甘平，补肝肾、强筋骨、祛湿毒，补益肝肾以固本，祛湿毒以安神，契合佤医“补土”（健脾胃）与“调水”（利湿）并重的原则。芦苇根为助药，可清热利湿、生津止渴，助鳝鱼清利肝胆湿热，导湿热从小便外泄，防湿热化毒扰神；桑寄生同为助药，可补肝肾、强筋骨、通络止痛，协同鳝鱼增强补益肝肾之力，调和气血，改善因虚火上炎或血虚导致的胁痛。三药合用，补益肝肾、祛湿通络、调和气血之功显著。

方二十六（《中国民族民间医药》）

组成：无根藤 50g，海床皮 25g。

功效：清热利湿，活血通络，解毒止痛。

主治：肝胆湿热壅滞兼血分瘀阻之胁痛，症见胁肋刺痛或灼痛，口苦咽干，身目发黄，小便短赤，舌暗红苔黄腻。

用法：水煎，每日 1 剂，分 3 次温服。

方义：方中以无根藤为母药，性味苦寒，直清肝胆湿热、活血通络，破除湿热困阻、火毒内炽之标，兼具解毒散结之功，疏通肝络壅塞。海床皮为助药，可清热解毒、活血散瘀，助无根藤增强清利肝胆湿热之功，同时活血通络，改善湿热瘀阻导致的胁肋刺痛及局部肿胀。两药合用，共奏清热利湿、活血通络、解毒止痛之效。

方二十七（《中国民族民间医药》）

组成：葫芦茶 50g，冰糖草 10g，树萝卜 10g。

功效：清热利湿，调和肝脾，行气止痛。

主治：肝胆湿热壅滞兼肝郁气滞之胁痛，症见胁肋胀痛或灼痛，口苦咽干，胸脘痞闷，小便短赤，舌暗红苔黄腻。

用法：水煎，每日 1 剂，分 3 次温服。

方义：方中以葫芦茶为母药，性味苦寒，直清肝胆湿热、利水解毒，破除湿热困阻、火毒内炽之标，兼具调和肝脾之功，疏通肝络壅塞。冰糖草为助药，甘凉清热、润肺止咳，助葫芦茶清解肝胆郁热，防湿热化燥伤阴，同时调和药性，缓解苦寒之性对脾胃的损伤；树萝卜同为助药，可健脾益气、生津止渴，佐助母药固护中焦，改善湿热伤脾导致的纳呆、便溏，间接调和肝气壅滞。三药合用，共奏清热利湿、调和肝脾、行气止痛之效。

方二十八（《中国佤族医药（四）》）

组成：马蹄金 15g，酸浆草 15g，大树理肺散 10g，红糖 30g。

功效：清热利湿，行气活血，通络止痛。

主治：肝胆湿热壅滞兼气滞血瘀之胁痛，症见胁肋刺痛或灼痛，口苦咽干，胸腹胀闷，小便短赤，舌暗红苔黄腻。

用法：上述药材取鲜品或干品，洗净，切段，水煎，每日 1 剂，分 3 次温服。

方义：方中以马蹄金为母药，性味苦寒，可清热利湿、活血散瘀，直清肝胆湿热，破气血瘀滞；酸浆草同为母药，可清热解毒、活血通络，助马蹄金增强清利湿热之功，兼破血通络，缓解胁肋刺痛。大树理肺散为助药，可理肺气、止咳化痰，调和肝肺气机壅滞，疏通气滞血瘀之源，防湿热壅肺致咳喘加重。红糖为引药，可调和药性、缓急止痛。全方共成清热利湿、行气活血、通络止痛之功。

【单方】

方一（《佤族民间常用植物药》）

组成：铜锤玉带草（不李堵跌呀）适量。

功效：活血通经。

主治：胁痛。

用法：煎煮后滴入适量糯米酒内服。

方二（《佤族民间常用植物药》）

组成：半截叶藤（拉汞巴）适量。

功效：清肝利湿。

主治：胁痛。

用法：上述药材切段晒干后研粉过筛备用，另配以猪肝适量置水中煮熟，切片后沾药粉食用。每日 1 次。

方三（《佤族民间常用植物药》）

组成：叶下果（刮昔灭）20 ～ 30g。

功效：清热解毒消炎。

主治：胁痛。

用法：取叶下果鲜品水煎，代茶饮。

二、黄疸（黄疸型肝炎）

【复方】

方一（沧源佤族自治县勐董镇田华昌提供）

组成：奶浆草 8g，青叶胆（日不润卜歪）8g，三七 10g。

功效：清热利湿，活血化瘀，利胆退黄。

主治：肝胆湿热壅滞兼血分瘀阻之黄疸，症见身目发黄，胁肋胀痛，口苦咽干，小便短赤，大便秘结，舌暗红苔黄腻。

用法：水煎，每日 1 剂，分 3 次温服。

方义：方中以青叶胆为母药，性味苦寒，直清肝胆湿热、疏肝利胆，破除湿热困阻、瘀毒内结之标，兼具利胆退黄之功，促进胆汁疏泄。奶浆草为助药，清热利湿、调和肝脾，助青叶胆增强清利肝胆湿热之功，调和肝郁气滞，缓解胁痛及脘腹胀闷；三七同为助药，可活血化瘀、通络止痛，佐助母药分解湿热瘀毒，改善血分瘀阻导致的胁肋刺痛及黄疸色泽晦暗，防湿热化毒入络伤络。三药合用，共奏清热利湿、活血化瘀、利胆退黄之效。

方二（沧源佤族自治县岩帅镇贺科村田新刚提供）

组成：龙胆草 5g，半截叶 10g，三颗针 15g，十大功劳 5g，白头翁 15g，板蓝根 15g。

功效：清热燥湿，泻火解毒，凉血消瘀。

主治：肝胆湿热壅滞兼血分瘀阻之黄疸，症见身目发黄，胁肋刺痛，口苦咽干，小便短赤，腹壁青筋暴露，舌暗红苔黄腻。

用法：水煎，每日 1 剂，分 3 次温服。

方义：方中以龙胆草为母药，性味苦寒，直折肝胆实火兼燥下焦湿热，破除湿热困阻、火毒内炽之标，兼利胆退黄，促进胆汁疏泄。白头翁同为母药，可清热解毒、凉血止痢，助龙胆草清解肝胆郁热，防湿热化毒入血分，契合佤医“湿热瘀同治”的原则。板蓝根为助药，可清热解毒、凉血利咽，增强清解肝胆湿热之力，防湿热壅滞化毒扰神；十大功劳同为助药，清热燥湿、泻火解毒，佐助母药分解湿热痰瘀，缓解黄疸伴见的脘腹胀闷。半截叶、三颗针为引药，可清热利湿、活血散瘀、通利下焦，导湿热从小便外泄，改善血分瘀阻导致的黄疸色泽晦暗。全方共奏清热燥湿、泻火解毒、凉血消瘀之效。

方三（沧源佤族自治县勐董镇田华昌提供）

组成：马蹄草 8g，青叶胆 10g，三七 5g，奶浆草 8g。

功效：清热利湿，活血化瘀，利胆退黄。

主治：肝胆湿热壅滞兼血分瘀阻之黄疸，症见身目发黄，胁肋刺痛，口苦咽干，小便短赤，腹壁青筋暴露，舌暗红苔黄腻。

用法：水煎，每日 1 剂，分 3 次温服。

方义：方中以青叶胆为母药，性味苦寒，直清肝胆湿热、疏肝利胆，破除湿热困阻、火毒内炽之标，兼具利胆退黄之功，促进胆汁疏泄。马蹄草为助药，清热利湿、活血通络，助青叶胆增强清利肝胆湿热之功，兼破血通络，改善湿热瘀阻导致的胁肋刺痛及黄疸色泽晦暗；三七同为助药，可活血化瘀、止血定痛，佐助母药分解湿热瘀毒，改善血分瘀阻导致的黄疸色泽晦暗及胁痛，防湿热化毒入络伤络。奶浆草为引药，可调和肝脾、清热利湿，助青叶胆疏导气机壅滞，缓解脘腹胀闷，同时利湿从小便外泄，间接退黄。四药合用，共奏清热利湿、活血化瘀、利胆退黄之效。

方四（沧源佤族自治县芒卡乡芒岗村李正祥提供）

组成：刺五加根（德个母）20g，黄姜 15g，铜钱草适量。

功效：清热利湿，活血散瘀，通络退黄。

主治：肝胆湿热壅滞兼血分瘀阻之黄疸，症见身目发黄，胁肋刺痛，口苦咽干，小便短赤，腹壁青筋暴露，舌暗红苔黄腻。

用法：水煎，每日 1 剂，分 3 次温服。

方义：方中以刺五加根为母药，性味苦寒，直清肝胆湿热、活血通络，破除湿热困阻、火毒内炽之标，兼具利胆退黄之功，促进胆汁疏泄。黄姜为助药，性味辛温，可温中散寒、活血通络，助刺五加根增强活血散瘀之力，但需要注意其温性可能会助生湿热，故须配伍清热药以制衡。铜钱草为引药，性味甘凉，可清热利湿、解毒退黄，可引药力至肝胆经络，增强退黄效果。三药合用，共奏清热利湿、活血散瘀、通络退黄之效。

方五（《佤族民间常用植物药》）

组成：葫芦茶 20g，青叶胆 15g，奶浆草 10g。

功效：清热利湿，疏肝利胆，调和肝脾。

主治：肝胆湿热壅滞兼肝郁气滞之黄疸，症见身目发黄，胁肋胀痛，口苦咽干，小便短赤，脘腹胀闷，舌暗红苔黄腻。

用法：水煎，每日 1 剂，分 3 次温服。

方义：方中以葫芦茶为母药，性味苦寒，直清肝胆湿热、利水解毒，破除湿热困阻、火毒内炽之标，兼具利胆退黄之功，促进胆汁疏泄。青叶胆为助药，可清热利湿、疏肝利胆，助葫芦茶增强清利肝胆湿热之效，疏解肝郁气滞，改善胁肋胀痛及黄疸色泽晦暗。奶浆草为引药，可调和肝脾、清热利湿，助母药分解湿热痰瘀，缓解黄疸伴见的脘腹胀闷及纳呆，同时利湿从小便外泄，间接退黄。三药合用，共奏清热利湿、疏肝利胆、调和肝脾之效。

方六（《佤族民间常用植物药》）

组成：三颗针 15g，青叶胆 15g，过路黄 10g，奶浆草 5g。

功效：清热利湿，活血通络，利胆退黄。

主治：肝胆湿热壅滞兼血分瘀阻之黄疸，症见身目发黄，胁肋刺痛，口苦咽干，小便短赤，腹壁青筋暴露，舌暗红苔黄腻。

用法：水煎，每日 1 剂，分 3 次温服。

方义：方中以三颗针为母药，性味苦寒，可清热利湿、活血散瘀，直清肝胆湿热，破瘀毒壅滞，促进胆汁疏泄，恢复肝胆功能。青叶胆为助药，可清热利湿、疏肝利胆，助三颗针增强清利肝胆湿热之效，疏解肝郁气滞，改善胁肋刺痛及黄疸色泽晦暗；过路黄同为助药，利水通淋、活血退黄，佐助母药导湿热从小便外泄，缓解小便短赤，兼活血通络，改善血分瘀阻导致的黄疸色泽晦暗。奶浆草为引药，性味辛平，可调和肝脾、利湿退黄，可间接引导药力至肝胆经络。四药合用，清热利湿、活血通络、利胆退黄之功显著。

方七（《佤族民间常用植物药》）

组成：青叶胆 20g，龙胆草 15g，半截叶 10g，车前草 10g。

功效：清热利湿，解毒退黄，疏肝利胆。

主治：肝胆湿热壅滞兼气滞血瘀之黄疸，症见身目发黄，胁肋刺痛，口苦咽干，小便短赤，腹壁青筋暴露，舌暗红苔黄腻。

用法：水煎，每日 1 剂，分 3 次温服。

方义：方中以青叶胆为母药，性味苦寒，直清肝胆湿热、疏肝利胆，破除湿热困阻、火毒内炽之标，兼具利胆退黄之功，促进胆汁疏泄。龙胆草为助药，可清热燥湿、泻肝胆实火，助青叶胆增强清利肝胆湿热之力，釜底抽薪，化解湿热瘀毒，恢复胆汁疏泄；半截叶同为助药，可行气活血、化瘀止痛，佐助母药疏通肝胆气滞血瘀，改善胁肋刺痛及湿热瘀阻导致的黄疸色泽晦暗；车前草亦为助药，可利水通淋、清热解毒，导湿热从小便外泄，缓解小便短赤，兼活血通络，防湿热壅滞下焦。全方共奏清热利湿、解毒退黄、疏肝利胆之效。

方八（《中国佤族医药（四）》）

组成：虎掌草根 20g，白牛胆根 30g，酸浆草根 30g，白牡丹根 25g，白花蛇舌草 25g，野绿谷根 30g，红糖适量。

功效：清热利湿，活血解毒，通络退黄。

主治：肝胆湿热壅滞兼血分瘀阻之黄疸，症见身目发黄，胁肋刺痛，口苦咽干，小便短赤，腹壁青筋暴露，舌暗红苔黄腻。本方对肝硬化亦有一定疗效。

用法：上述药材均取鲜品，洗净，切段，水煎，每日 1 剂，分 3 次温服。

方义：方中以白牛胆根为母药，性味苦寒，可清热利湿、解毒退黄，直清肝胆湿热，破瘀毒壅滞，促进胆汁疏泄，恢复肝胆功能；虎掌草根同为母药，可清热解毒、活血散瘀，助白牛胆根增强清利湿热之力，破除湿热瘀毒互结之标，改善胁肋刺痛及黄疸色泽晦暗。酸浆草根为助药，可清热利湿、活血通络，佐助母药分解湿热痰瘀，缓解湿热瘀阻导致的脘腹胀闷及小便短赤；白花蛇舌草同为助药，可清热解毒、凉血消肿，协同母药清解肝胆郁热，防湿热化毒入血分，契合佤医“湿热瘀同治”的原则；野绿谷根亦为助药，可利水通淋、导湿热外泄，佐助母药通利下焦，缓解小便短赤及湿热壅滞下焦之症。红糖为引药，可调和药性、缓急止痛，其甘温之性可间接引药力至中焦脾胃。全方共奏清热利湿、活血解毒、通络退黄之效。

备注：虎掌草、白牡丹均有毒，使用量不宜过大。

方九（《佤族民间常用植物药》）

组成：刀壳树皮 20g，青叶胆 15g，狗响铃 10g。

功效：清热利湿，活血解毒，通络退黄。

主治：肝胆湿热壅滞兼血分瘀阻之黄疸，症见身目发黄，胁肋刺痛，口苦咽干，小便短赤，腹壁青筋暴露，舌暗红苔黄腻。

用法：水煎，每日 1 剂，分 3 次温服。

方义：方中以青叶胆为母药，性味苦寒，直清肝胆湿热、疏肝利胆，破除湿热困阻、火毒内炽之标，兼具利胆退黄之功，促进胆汁疏泄。刀壳树皮为助药，清热利湿、活血散瘀，助青叶胆增强清利肝胆湿热之力，破除湿热瘀毒互结之标，改善胁肋刺痛及黄疸色泽晦暗。狗响铃为引药，清热利湿。三药合用，共奏清热利湿、活血解毒、通络退黄之效。

方十（《中国佤族医药（四）》）

组成：葫芦茶 50g，冰糖草 50g，竹节黄 60g。

功效：清热利湿，活血退黄，调和肝脾

主治：肝胆湿热壅滞兼气血痰瘀互结之黄疸，症见身目发黄，胁肋胀痛，口苦咽干，小便短赤，脘腹胀闷，舌暗红苔黄腻。

用法：上述药材取鲜品或干品，洗净，切段，水煎，每日 1 剂，分 3 次温服。

方义：方中以葫芦茶为母药，性味苦寒，直清肝胆湿热、利水解毒，破除湿热困阻、火毒内炽之标，兼具利胆退黄之功，促进胆汁疏泄。冰糖草为助药，甘凉清热、润肺止咳，助葫芦茶清解肝胆郁热，防湿热化燥伤阴，同时调和药性，缓解苦寒之性对脾胃的损伤；竹节黄同为助药，可清热利湿、活血散瘀，佐助母药分解湿热痰瘀，导湿热从小便外泄，改善血分瘀阻导致的黄疸色泽晦暗及胁肋刺痛。三药合用，清热利湿、活血退黄、调和肝脾之功显著。

方十一（《中国佤族医药（四）》）

组成：薏苡仁根30g，谷芽20g，玉米黑包20g，谷子黑包15g，鸡爪菜树皮20g，螺蛳20颗。

功效：清热利湿，健脾和胃，通络退黄。

主治：肝胆湿热壅滞兼脾胃失调之黄疸，症见身目发黄，胁肋胀闷，口苦咽干，小便短赤，脘腹胀满，纳呆便溏，舌暗红苔黄腻。

用法：上述药材取鲜品或干品，洗净，切段，水煎，每日1剂，分3次温服。

方义：方中以薏苡仁根为母药，性味甘淡寒，可利湿退黄、清热解毒，直清肝胆湿热，导湿浊从小便外泄，恢复胆汁疏泄，促进湿浊分解。玉米黑包、谷子黑包为助药，可利尿通淋、利湿退黄，助薏苡仁根增强利水渗湿之力，导湿热从小便外泄，缓解小便短赤；谷芽同为助药，可健脾开胃、消食化积，调和肝脾，缓解湿热困脾导致的脘腹胀满、纳呆等，兼防苦寒伤胃；鸡爪菜树皮亦为助药，可清热解毒、祛湿通络，佐助母药分解湿热瘀毒，疏通肝络壅塞，改善胁肋胀闷。螺蛳为引药，清热利湿。全方共奏清热利湿、健脾和胃、通络退黄之效。

方十二（《沧源佤族自治县农村实用科技》）

组成：青叶胆20g，龙胆草15g，车前草25g。

功效：清热利湿，疏肝利胆，通淋退黄。

主治：肝胆湿热壅滞兼气机不畅之黄疸，症见身目发黄，胁肋灼痛，口苦咽干，小便短赤涩痛，舌红苔黄腻。

用法：水煎，每日1剂，分3次温服。

方义：方中以青叶胆为母药，性味苦寒，直清肝胆湿热、疏肝利胆，破除湿热困阻、火毒内炽之标，兼具利胆退黄之功，促进胆汁疏泄。龙胆草为助药，可清热燥湿、泻肝胆实火，助青叶胆增强清利肝胆湿热之力，釜底抽薪，化解湿热瘀毒，恢复胆汁疏泄；车前草为助药，可利水通淋、清热解毒，导湿热从小便外泄，缓解小便短赤涩痛，兼活血通络，防湿热壅滞下焦。三药合用，共奏清热利湿、疏肝利胆、通淋退黄之效。

方十三（《沧源佤族自治县农村实用科技》）

组成：青叶胆25g，笔管草20g。

功效：清热利湿，疏肝利胆，通络退黄。

主治：肝胆湿热壅滞兼气机不畅之黄疸，症见身目发黄，胁肋胀闷，口苦咽干，小便短赤，舌暗红苔黄腻。

用法：水煎，每日 1 剂，分 3 次温服。

方义：方中以青叶胆为母药性味苦寒，直清肝胆湿热、疏肝利胆，破除湿热困阻、火毒内炽之标，兼具利胆退黄之功，促进胆汁疏泄。笔管草为助药，可清热利湿、活血通络，助青叶胆增强清利肝胆湿热之力，疏通气滞血瘀之结，改善湿热瘀阻导致的胁肋刺痛及黄疸色泽晦暗。二药合用，共奏清热利湿、疏肝利胆、通络退黄之效。

方十四（《沧源佤族自治县农村实用科技》）

组成：龙胆草 20g，柴胡 10g，土大黄 10g，青木香 5g，车前草 10g。

功效：清热利湿，疏肝利胆，通络退黄。

主治：肝胆湿热壅滞兼气滞血瘀之黄疸，症见身目发黄，胁肋胀痛，口苦咽干，小便短赤，舌暗红苔黄腻。

用法：水煎，每日 1 剂，分 3 次温服。

方义：方中以龙胆草为母药，性味苦寒，直清肝胆湿热、泻肝胆实火，破除湿热困阻、火毒内炽之标，兼具利胆退黄之功，促进胆汁疏泄。柴胡为助药，可疏肝解郁、和解少阳，调畅肝气壅滞，疏解肝郁化火之源，助龙胆草疏通气机；土大黄同为助药，可清热凉血、活血通腑，佐助母药分解湿热瘀毒，导湿热从肠道外泄，改善血分瘀阻导致的黄疸色泽晦暗；车前草亦为助药，可利水通淋、清热解毒，导湿热从小便外泄，缓解小便短赤涩痛，兼活血通络。青木香为引药，可芳香理气、行气止痛，引药力布散至胁肋经络，调和苦寒药性，防伤脾胃阳气。全方共奏清热利湿、疏肝利胆、通络退黄之效。

方十五（《沧源佤族自治县农村实用科技》）

组成：过路黄 25g，青叶胆 15g。

功效：清热利湿，通络退黄。

主治：肝胆湿热壅滞兼气机不畅之黄疸，症见身目发黄，胁肋胀闷，口苦咽干，小便短赤，舌暗红苔黄腻。

用法：水煎，每日 1 剂，分 3 次温服。

方义：方中以青叶胆为母药，性味苦寒，直清肝胆湿热、疏肝利胆，破除湿热困阻、火毒内炽之标，兼具利胆退黄之功，促进胆汁疏泄。过路黄为助药，可清热利湿、活血通络，助青叶胆增强清利肝胆湿热之力，导湿热从小便排出，改善血分瘀阻导致的黄疸色泽晦暗及胁肋刺痛，均为治疗黄疸型肝炎的要药。两药相合，共奏清热利湿、通络退黄之效。

方十六（《沧源佤族自治县农村实用科技》）

组成：木通 10g，马鞭草 10g，小红参 15g。

功效：清热利湿，活血通络，益气养血。

主治：肝胆湿热壅滞兼气血不足之黄疸，症见身目发黄，胁肋隐痛，口苦咽干，小便短赤，神疲乏力，舌淡红苔黄腻。

用法：水煎，每日 1 剂，分 3 次温服。

方义：方中以木通为母药，性味苦寒，可清热利湿、活血通络，直清肝胆湿热，导湿热从小便外泄，破除湿热困阻之标。马鞭草为助药，可清热解毒、活血散瘀，佐助木通增强清利湿热之力，疏通气滞血瘀之结，改善湿热瘀阻导致的胁肋隐痛及黄疸色泽晦暗。小红参同为助药，可益气养血、健脾生津，补益气血以扶正，调和肝脾，防苦寒伤胃，助湿热外泄。三药合用，共奏清热利湿、活血通络、益气养血之效。

方十七（《沧源佤族自治县农村实用科技》）

组成：青叶胆 15g，鸡矢藤 15g，陈皮 15g，龙胆草 10g，柴胡 10g。

功效：清热利湿，疏肝利胆，理气退黄。

主治：肝胆湿热壅滞兼肝郁气滞之黄疸，症见身目发黄，胁肋胀痛，口苦咽干，小便短赤，脘腹胀闷，舌暗红苔黄腻。

用法：水煎，每日 1 剂，分 3 次温服。

方义：方中以青叶胆为母药，性味苦寒，直清肝胆湿热、疏肝利胆，破除湿热困阻、火毒内炽之标，兼具利胆退黄之功，促进胆汁疏泄。龙胆草为助药，可清热燥湿、泻肝胆实火，助青叶胆增强清利肝胆湿热之力，釜底抽薪，化解湿热瘀毒，恢复胆汁疏泄。鸡矢藤同为助药，可消食化积、祛湿通络，佐助母药分解湿热痰瘀，疏通气滞血瘀之结，改善胁肋胀痛及黄疸色泽晦暗；柴胡亦为助药，可疏肝解郁、和解少阳，调畅肝气壅滞，疏解肝郁化火之源，助青叶胆疏通气机。陈皮为引药，能理气健脾。全方共奏清热利湿、疏肝利胆、理气退黄之效。

方十八（《沧源佤族自治县农村实用科技》）

组成：狗响铃 50g，糯谷 25g，白糖 25g。

功效：清热利湿，健脾和胃，缓急退黄。

主治：肝胆湿热壅滞兼脾胃虚弱之黄疸，症见身目发黄，胁肋胀闷，口苦咽干，小便短赤，脘腹胀满，纳呆便溏，舌淡红苔黄腻。

用法：水煎，每日 1 剂，分 3 次温服。

方义：方中以狗响铃为母药，性味苦寒，可清热利湿、解毒退黄，直清肝胆湿热，导湿浊从小便排出，破除湿热困阻之标，恢复胆汁疏泄。糯谷为助药，可补中益气、健脾和胃，助狗响铃调和脾胃，缓解湿热困脾导致的脘腹胀满、纳呆等症，兼防苦寒伤胃；白糖同为助药，可甘平和中、润肺生津，缓和药性，缓急止痛。全方共奏清热利湿、健脾和胃、缓急退黄之效。

方十九（《中国民族民间医药》）

组成：牛尾巴蒿 30g，青叶胆 20g，龙胆草 15g，半截叶 10g。

功效：清热利湿，疏肝利胆，活血通络。

主治：肝胆湿热壅滞兼气滞血瘀之黄疸，症见身目发黄，胁肋刺痛，口苦咽干，小便短赤，脘腹胀闷，舌暗红苔黄腻。

用法：上述药材用冷水煎后，酌加糖服，每日 3 次。

方义：方中以青叶胆为母药，性味苦寒，直清肝胆湿热、疏肝利胆，破除湿热困阻、火毒内炽之标，兼具利胆退黄之功，促进胆汁疏泄；牛尾巴蒿同为母药，可清热利湿、解毒退黄，助青叶胆增强清利肝胆湿热之力，导湿热从小便外泄，恢复胆汁疏泄功能。龙胆草为助药，可清热燥湿、泻肝胆实火，协同青叶胆清解肝胆郁热，釜底抽薪，化解湿热瘀毒；半截叶同为助药，可行气活血、化瘀止痛，佐助母药疏通气滞血瘀之结，改善胁肋刺痛及湿热瘀阻导致的黄疸色泽晦暗。全方共奏清热利湿、疏肝利胆、活血通络之效。

方二十（《中国民族民间医药》）

组成：马蹄金 200g，田螺 200g，薄荷 50g。

功效：清热利湿，解毒退黄，疏肝利胆。

主治：肝胆湿热壅滞兼气机不畅之黄疸，症见身目发黄，胁肋胀痛，口苦咽干，小便短赤，脘腹胀闷，舌暗红苔黄腻。

用法：上述药材加调料适量，用冷水煮熟，喝汤，食螺肉。每日 1 剂，分 2 次服。

方义：方中以马蹄金为母药，性味苦寒，可清热利湿、活血散瘀，直清肝胆湿热，破除湿热困阻、火毒内炽之标，兼具利胆退黄之功，促进胆汁疏泄，恢复肝胆功能。田螺为助药，可清热利湿、解毒退黄，助马蹄金增强利湿退黄之力，导湿热从小便下泄，缓解黄疸色泽晦暗及胁肋刺痛，加之其性沉降，可固护中焦，兼防湿热上泛。薄荷为引药，可芳香透络、疏肝行气，引药力布散至肝胆经络，调和苦寒药性，防止伤脾胃阳气。三药合用，清热利湿、解毒退黄、疏肝利胆之功显著。

方二十一（《佤族民间常用植物药》）

组成：过路黄 30g，奶浆草 10g。

功效：清热利湿，活血通络，调和肝脾。

主治：肝胆湿热壅滞兼气血痰瘀互结之黄疸，症见身目发黄，胁肋胀闷，口苦咽干，小便短赤，脘腹胀满，舌暗红苔黄腻。

用法：水煎，每日 1 剂，分 3 次温服。

方义：方中以过路黄为母药，性味苦寒，可清热利湿、活血通络，直清肝胆湿热，导湿热从小便外泄，破除湿热困阻之标，恢复胆汁疏泄功能。奶浆草为助药，可调和肝脾、清热利湿，助过路黄分解湿热痰瘀，缓解湿热困脾导致的脘腹胀满及纳呆，同时利湿从小便外泄，间接退黄。二药合用，共奏清热利湿、活血通络、调和肝脾之功。

方二十二（《沧源佤族自治县农村实用科技》）

组成：猪胆 5g，丝瓜花 15g。

功效：清热利湿，解毒退黄，活血通络。

主治：肝胆湿热壅滞兼血分瘀阻之黄疸，症见身目发黄，胁肋刺痛，口苦咽干，小便短赤，舌暗红苔黄腻。

用法：将上述药材与鸡蛋一同煎煮，随后服用该鸡蛋。

方义：方中以猪胆为母药，性味苦寒，可清热解毒、利胆退黄，直清肝胆湿热，导湿热从小便外泄，破除湿热困阻之标，促进胆汁疏泄。丝瓜花为助药，可清热利湿、活血通络，助猪胆增强清利肝胆湿热之力，疏通气滞血瘀之结，改善湿热瘀阻导致的胁肋刺痛及黄疸色泽晦暗。二药合用，共奏清热利湿、解毒退黄、活血通络之效。

方二十三（《中国佤族医药（四）》）

组成：水冬瓜树皮 100g，黄牛肉 400g。

功效：清热利湿，健脾益气，通络退黄。

主治：肝胆湿热壅滞兼脾胃虚弱之黄疸，症见身目发黄，胁肋胀闷，口苦咽干，小便短赤，脘腹胀满，神疲乏力，舌淡红，苔黄腻。

用法：上述药材取鲜品，刮掉外层，切片，牛肉切成小块煮至熟烂，食肉喝汤。每日 1 剂，分 3 次服用，10 ～ 15 剂可获效。

方义：方中以水冬瓜树皮为母药，性味苦寒，可清热利湿、解毒退黄，直清肝胆湿热，导湿浊从小便外泄，破除湿热困阻之标，恢复胆汁疏泄功能。黄牛肉为助药，可补中益气、健脾和胃，助水冬瓜树皮调和脾胃，缓解湿热困脾导致的脘腹胀满、纳呆等症，防止苦寒伤胃，加之其性温润，可制衡寒凉药性，契合“调土”以助运化。二药合用，共奏清热利湿、健脾益气、通络退黄之效。

方二十四（《中国佤族医药（四）》）

组成：生猪肝 100g，锅烟子、食盐各少许。

功效：清热利湿，活血退黄，滋阴养肝。

主治：肝胆湿热壅滞兼阴血不足之黄疸，症见身目发黄，胁肋隐痛，口苦咽干，小便短赤，神疲乏力，舌淡红少苔。

用法：取生猪肝洗净后涂抹锅烟子和食盐，煮熟切片食用，每日 3 次。

方义：方中以生猪肝为母药，可补肝养血、滋阴退黄，滋补肝阴不足，促进胆汁分泌，兼具解毒利湿之功，缓解湿热瘀阻。锅烟子为助药，助生猪肝清解肝胆湿热，疏通气滞血瘀之结，改善黄疸色泽晦暗及胁肋隐痛。食盐为引药，咸寒软坚，引药入肾，调和药性。三药合用，共奏清热利湿、健脾益气、通络退黄之效。

方二十五（《中国佤族医药（四）》）

组成：菠萝蜜 100g，猪肝 50g，猪胆 25g，食盐少许。

功效：清热利湿，滋阴养肝，通络退黄。

主治：肝胆湿热壅滞兼肝阴不足之黄疸，症见身目发黄，胁肋隐痛，口苦咽干，小便短赤，神疲乏力，舌红少苔。

用法：上述药材均取鲜品，洗净，切片，混合剁成肉泥，蒸食，每日 1 次。

方义：方中以猪肝为母药，性味甘苦温，可补肝养血、滋阴退黄，直补肝阴不足，促进胆汁分泌，兼具解毒利湿之功，缓解湿热瘀阻。猪胆为助药，性味苦寒，可清热利湿、解毒退黄，助猪肝清解肝胆湿热，疏通气滞血瘀之结，改善黄疸色泽晦暗及胁肋隐痛；菠萝蜜同为助药，甘平补益，可滋阴生津、润燥和中，佐助猪肝滋阴养肝，防苦寒伤阴，兼调和药性。食盐为引药，能引药入肾、调和咸寒。四药合用，共奏清热利湿、滋阴养肝、通络退黄之效。

方二十六（《中国佤族医药（四）》）

组成：滴水芋 100g，猪肝 100g，食盐少许。

功效：清热利湿，滋阴养肝，通络退黄。

主治：肝胆湿热蕴滞兼肝阴不足之黄疸，症见身目发黄，胁肋隐痛，口苦咽干，小便短赤，神疲乏力，舌红少苔。

用法：上述药材均取鲜品，洗净，混合剁成肉泥，蒸食，每日 1 ～ 2 次。

方义：方中以滴水芋为母药，性味苦寒，清热利湿、解毒退黄，直清肝胆湿热，导湿浊从小便外泄，破除湿热困阻之标，恢复胆汁疏泄功能。猪肝同为母药，性味温甘苦，可补肝养血、滋阴退黄，直补肝阴不足，促进胆汁分泌，兼具解毒利湿之功，缓解湿热瘀阻。食盐为助药，可咸寒软坚、调和药性，引药入肾以固护下焦。三药合用，共奏清热利湿、滋阴养肝、通络退黄之效。

方二十七（《佤族民间常用植物药》）

组成：牛尾巴蒿根 15g，红糖适量。

功效：清热利湿，活血退黄，缓急和中。

主治：肝胆湿热蕴滞兼气血不足之黄疸，症见身目发黄，胁肋隐痛，口苦咽干，小便短赤，神疲乏力，舌淡红苔黄腻。

用法：水煎，每日 1 剂，分 2 次温服。

方义：方中以牛尾巴蒿根为母药，性味苦寒，可清热利湿、解毒退黄，直清肝胆湿热，导湿浊从小便外泄，去除湿热困阻之标，恢复胆汁疏泄功能。红糖为助药，可甘温补中、活血缓急，助牛尾巴蒿根调和药性，缓解苦寒伤胃之弊，同时补益气血，改善黄疸伴见的神疲乏力及血虚脉络失养。二药合用，共奏清热利湿、活血退黄、缓急和中之效。

第二节 鼓 胀

鼓胀是指以腹部胀大如鼓为主要表现的一类病证。其临床表现为腹大胀满、紧绷如鼓、皮色苍黄、脉络显露。参照本病的临床表现，类似西医学的肝硬化腹水，或由病毒性肝炎等多种原因导致的肝硬化腹水。

佤医对该病有着独到的治疗经验，但笔者并未收集到针对由肾病综合征、腹腔内晚期恶性肿瘤、慢性缩窄性心包炎等引起鼓胀的相关资料。本节所收录的药方仅适用于肝硬化腹水，即鼓胀的治疗。

【复方】

方一（西盟佤族自治县勐梭镇他郎村岩科提供）

组成：半截叶 15g，萆薢 12g，野绿谷根 10g，鱼眼草 10g，大叶钩藤根 10g，无根藤 12g。

功效：行气利水，活血化瘀，通络消胀。

主治：肝脾失调，气滞血瘀兼水湿内停之鼓胀，症见腹部胀大如鼓，胁肋胀痛，面色晦暗，下肢浮肿，小便短少，舌暗红苔黄腻。

用法：将上述药物用大锅煎煮，随后过滤药汁，用过滤后的药汁煮紫糯米，并熬成粥，每日服用 3 ～ 4 次。若患者黄疸症状较为严重，可同时泡丝瓜藤花，当茶饮。若患者出现浮肿症状，加浮萍少许，将 250 ～ 500g 田螺捣烂，再加入 15g 丝瓜藤花一同食用。

方义：方中以半截叶为母药，性味苦寒，可行气活血、利水消肿，直破气滞血瘀，疏通肝脾脉络壅塞，促进气机调畅，水湿外泄。萆薢为助药，可利湿去浊、分清泄浊，助半截叶导湿热从小便外泄，缓解下肢浮肿及小便短少；野绿谷根同为助药，可清热利湿、活血通络，佐助母药分解湿热瘀毒，疏通肝络壅滞，改善胁肋胀痛；鱼眼草亦为助药，可活血散瘀、解毒消肿，增强行气活血之力，消散腹部胀大之瘀结；大叶钩藤根、无根藤同为助药，可平肝熄风、通络止痛，调和肝脾，防肝郁化火加重气滞，可利水消肿、解毒利湿，协同半截叶导水湿外泄，缓解腹水及浮肿。全方共奏行气利水、活血化瘀、通络消胀之功。

方二（沧源佤族自治县勐董镇田华昌提供）

组成：黑心树 8g，半截叶 8g，青叶胆 5g，龙胆草 3g，南木香 3g。

功效：行气利水，活血化瘀，通络消胀。

主治：肝脾失调，气滞血瘀兼湿热壅滞之鼓胀，症见腹部胀大如鼓，胁肋胀痛，面色晦暗，下肢浮肿，小便短少，舌暗红苔黄腻。

用法：水煎服，每日 5 ～ 6 次。忌食酸冷、鸡肉、牛肉、鱼肉、豆豉、卷心菜、竹笋、酸笋等。

方义：方中以黑心树为母药，性味苦寒，可行气活血、利水消肿，直破气滞血瘀，疏通肝脾脉络壅塞，促进气机调畅，水湿外泄。半截叶为助药，可行气活血、化瘀止痛，助黑心树增强行气破瘀之力，疏通肝络壅滞，改善胁肋胀痛及腹部胀硬；青叶胆同为助药，可清热利湿、疏肝利胆，佐助母药分解湿热瘀毒，导湿热从小便外泄，缓解黄疸色泽晦暗及腹水；龙胆草亦为助药，可清热燥湿、泻肝胆实火，协同青叶胆清解肝胆郁热，化解湿热瘀毒。南木香为引药，可芳香理气、行气止痛，引药力布散至肝胆脾胃经络，调和苦寒药性，防伤脾胃阳气。全方共奏行气利水、活血化瘀、通络消胀之效。

方三（沧源佤族自治县勐董镇田华昌提供）

组成：白花蛇舌草 3g，歪叶子兰 5g，南木香 5g，三颗针 3g，笔管草 3g，石韦 3g，狗响铃 5g，车前草 3g。

功效：清热利湿，行气活血，通络消胀。

主治：湿热壅滞，气滞血瘀兼水湿内停之鼓胀，症见腹部胀大如鼓，胁肋刺痛，身目晦暗，小便短赤，下肢浮肿，舌暗红苔黄腻。

用法：水煎，每日 1 剂，分 3 次温服。可加用西药利尿剂。

方义：方中以白花蛇舌草为母药，性味苦寒，可清热解毒、利湿通淋，直清肝胆湿热，导湿热从小便外泄，破除湿热困阻之标，恢复气机调畅；狗响铃同为母药，可清热利湿、解毒退黄，助白花蛇舌草增强利湿退黄之力，疏通肝络壅塞，改善胁肋刺痛及腹水胀满。三颗针为助药，可清热燥湿、活血散瘀，佐助母药分解湿热瘀毒，疏通气滞血瘀之结，缓解腹部胀硬及脉络迂曲；笔管草同为助药，可利水通淋、活血通络，协同母药导湿热外泄，改善小便短赤及下肢浮肿；石韦、车前草亦为助药，可利尿通淋、清肺止咳，助母药通利下焦，导湿热从小便外泄，防湿热壅滞上泛。南木香为引药，可芳香理气、行气止痛，引药力布散至肝胆脾胃经络，调和苦寒药性，防伤脾胃阳气，但用量偏少，芳香透络之力有限；歪叶子兰同为引药，可调和肝脾、活血通络，辅助南木香疏解气滞血瘀。全方共奏清热利湿、行气活血、通络消胀之效。

方四（《沧源佤族自治县农村实用科技》）

组成：田基黄 25g，青叶胆 20g，玉米须 50g，车前草 10g。

功效：清热利湿，活血通络，利水消胀。

主治：肝胆湿热壅滞兼气滞血瘀之鼓胀，症见腹部胀大如鼓，胁肋刺痛，身目晦暗，小便短赤，下肢浮肿，舌暗红苔黄腻。

用法：水煎，每日 1 剂，分 3 次温服。

方义：方中以田基黄为母药，性味苦寒，可清热利湿、活血通络，直清肝胆湿热，导湿热从小便外泄，破除湿热困阻之标，恢复气机调畅；青叶胆同为母药，可清热利湿、疏肝利胆，助田基黄增强清利肝胆湿热之力，疏通肝络壅塞，改善胁肋刺痛及腹水胀满。玉米须为助药，可利尿通淋、利湿退黄，佐助母药导湿热外泄，缓解下肢浮肿及小便短赤；车前草同为助药，可利水通淋、清热解毒，协同母药导湿热从小便外泄，防湿热壅滞上泛犯肺。四药合用，共奏清热利湿、活血通络、利水消胀之效。

方五（《佤族民间常用植物药》）

组成：狗响铃 15g，羊奶果嫩尖 10g，白牛胆根 10g，歪叶子兰 10g。

功效：清热利湿，行气活血，通络消胀。

主治：肝脾失调，气滞血瘀兼湿热壅滞之鼓胀，症见腹部胀大如鼓，胁肋胀痛，身目晦暗，小便短赤，下肢浮肿，舌暗红苔黄腻。

用法：水煎，每日 1 剂，分 3 次温服。

方义：方中以狗响铃为母药，性味苦寒，可清热利湿、解毒退黄，直清肝胆湿热，导湿浊从小便外泄，破除湿热困阻之标，恢复气机调畅；白牛胆根同为母药，可清热利湿、疏肝利胆，助狗响铃增强清利肝胆湿热之力，疏通肝络壅塞，改善胁肋胀痛及腹水胀满。羊奶果嫩尖为助药，甘平补益，可润肺生津、调和肝脾，缓解湿热困脾导致的脘腹胀满及纳呆，防苦寒伤胃。歪叶子兰为引药，行气活血，引药力布散至肝胆脾胃经络，调和苦寒药性。四药合用，清热利湿、行气活血、通络消胀之功显著。

方六（《佤族民间常用植物药》）

组成：半截叶 20g，青叶胆 10g，白牛胆根 20g，狗响铃 5g，土党参 15g。

功效：行气活血，清热利湿，通络消胀。

主治：肝脾失调，气滞血瘀兼湿热壅滞之鼓胀，症见腹部胀大如鼓，胁肋刺痛，身目晦暗，小便短赤，下肢浮肿，舌暗红苔黄腻。

用法：水煎，每日 1 剂，分 3 次温服

方义：方中以半截叶为母药，性味苦寒，可行气活血、化瘀止痛，直破气滞血瘀，疏通肝脾脉络壅塞，促进气机调畅，水湿外泄。青叶胆为助药，可清热利

湿、疏肝利胆，助半截叶增强清利肝胆湿热之力，疏通肝络壅滞，改善胁肋刺痛及腹水胀满；白牛胆根同为助药，可清热利湿、解毒退黄，协同青叶胆导湿热从小便外泄，缓解黄疸色泽晦暗及下肢浮肿；狗响铃亦为助药，可清热利湿、解毒退黄，佐助母药分解湿热瘀毒；土党参补气健脾。全方共奏行气活血、清热利湿、通络消胀之效。

方七（《佤族民间常用植物药》）

组成：白牛胆根 30g，龙胆草 10g，车前草 10g，红糖少量。

功效：清热利湿，泻肝胆火，通利小便。

主治：肝胆湿热壅滞兼气机不畅之鼓胀，症见腹部胀大如鼓，胁肋灼痛，口苦咽干，小便短赤，身目晦暗，舌红苔黄腻。

用法：水煎，每日 1 剂，分 3 次温服。

方义：方中以白牛胆根为母药，性味苦寒，可清热利湿、解毒退黄，直清肝胆湿热，导湿浊从小便外泄，破除湿热困阻之标，恢复胆汁疏泄功能。龙胆草为助药，可清热燥湿、泻肝胆实火，助白牛胆根增强清利肝胆湿热之力，化解湿热瘀毒，缓解胁肋灼痛及腹水胀满；车前草同为助药，可利水通淋、清热解毒，导湿热从小便外泄，防湿热壅滞下焦，改善小便短赤及下肢浮肿。红糖为引药，甘温调和药性，缓急止痛。四药合用，共奏清热利湿、泻肝胆火、通利小便之功。

方八（《佤族民间常用植物药》）

组成：羊奶果 15g，半截叶 15g，龙胆草 10g，狗响铃 10g，车前草 10g。

功效：清热利湿，行气活血，通络消胀。

主治：肝脾失调，气滞血瘀兼湿热壅滞之鼓胀，症见腹部胀大如鼓，胁肋胀痛，身目晦暗，小便短赤，下肢浮肿，舌暗红苔黄腻。

用法：水煎，每日 1 剂，分 3 次温服。

方义：方中以羊奶果为母药，性味甘平，可补益肝脾、调和气血、缓急和中，改善腹胀及神疲乏力，加之其甘润之性可制衡苦寒药性，防伤脾胃。半截草为助药，可行气活血、化瘀消胀，助羊奶果疏通肝脾脉络壅塞，改善胁肋胀痛及腹部胀硬；龙胆草同为助药，可清热燥湿、泻肝胆实火，清解肝胆郁热，化解湿热瘀毒，缓解腹水胀满；狗响铃亦为助药，可清热利湿、解毒退黄，导湿热从小便外泄，协同龙胆草增强利湿退黄之力；车前草同为助药，可利水通淋、清热解毒，导湿热下泄，防湿热壅滞上泛犯肺，改善小便短赤及下肢浮肿。全方共奏清热利湿、行气活血、通络消胀之效。

第三节 肝 痈

肝痈以发热、右胁痛、右胁下肿块等为主要临床特征，类似西医学的肝脓肿。因邪热虫毒等瘀积于肝，致使气血壅滞腐败，进而酿成痈脓。若诊治不当，最终会形成肝痈。

【复方】

方一（《佤族民间常用植物药》）

组成：独蕨 10g，蒲公英 5g。

功效：清热解毒，活血散瘀，消肿止痛。

主治：热毒壅盛，气血瘀滞之肝痈，症见右胁疼痛拒按，身热烦躁，口苦咽干，黄疸尿赤，舌红绛苔黄腻。

用法：水煎，每日 1 剂，分 3 次温服。

方义：方中以独蕨为母药，性味苦寒，可清热解毒、活血散瘀，直清肝胆热毒，破除气血瘀滞，消散局部红肿热痛。蒲公英为助药，可清热解毒、消肿散结，佐助独蕨增强清解肝胆热毒之力，导湿热从下焦下泄，缓解胁痛及发热，加之其性平和，可调和独蕨苦寒之性。二药合用，共奏解毒散结之功。

方二（《佤族民间常用植物药》）

组成：铜锤玉带草 20g。

功效：清热解毒，活血散瘀，消肿止痛。

主治：热毒壅盛，气血瘀滞之肝痈，症见右胁疼痛拒按，身热烦躁，口苦咽干，局部红肿热痛，舌红绛苔黄腻。

用法：水煎，每日 1 剂，分 3 次温服。

方义：方中以铜锤玉带草为母药，性味苦寒，可清热解毒、活血散瘀，直清肝胆热毒，破除气血瘀滞，消散局部红肿热痛，促进脓毒外排，以达清热解毒、活血散瘀、消肿止痛之功。

【单方】

方一（《佤族民间常用植物药》）

组成：五味子果实（不李板里）5g。

功效：保肝护肝。

主治：肝痛。

用法：代茶饮，每日 2 次。

第四节 胆系相关病症

胆系病症是佤族地区的常见病之一。在西医临床中，属胆系病症的病症较多，本节重点收录了胆胀、胆石症、蛔厥这三种病症，并总结了佤医对以上病症的治疗经验。

胆胀的临床症状为右上腹不适、肝区隐隐作痛，或是在进食油腻食物后疼痛加重，常伴有恶心、腹胀、呕吐等症状。同时，该病也与“胁痛”症状相似。佤医把胆胀对应为西医学中的急、慢性胆囊炎，把本节的胆石症对应西医学的胆结石病，把蛔厥对应胆道蛔虫病。

一、胆胀

【复方】

方一（《佤族民间常用植物药》）

组成：半截叶 20g，青叶胆 15g，过路黄 10g，车前草 10g。

功效：清热利湿，行气活血，通络消胀。

主治：肝胆湿热壅滞兼气滞血瘀之胆胀，症见右胁胀痛拒按，口苦咽干，身目发黄，小便短赤，舌暗红苔黄腻。

用法：水煎服，每 2 日 1 次。

方义：方中以半截叶为母药，性味苦寒，可行气活血、化瘀止痛，直破肝胆气滞血瘀，疏通脉络壅塞，促进胆汁疏泄，缓解右胁胀痛。青叶胆为助药，可清热利湿、疏肝利胆，助半截叶清解肝胆湿热，导湿热从小便外泄，改善黄疸及胁痛；过路黄同为助药，可清热利湿、活血通络，协同青叶胆分解湿热瘀毒，增强利胆退黄之功，缓解腹水胀满；车前草亦为助药，可利水通淋、清热解毒，导湿热下泄，防湿热壅滞上泛犯肺，改善小便短赤及纳呆。全方共奏清热利湿解毒之效。

方二（《佤族民间常用植物药》）

组成：青叶胆 20g，田基黄 10g，奶浆草 10g。

功效：清热利湿，疏肝利胆，调和肝脾。

主治：肝胆湿热壅滞兼气血痰瘀互结之胆胀，症见右胁胀痛拒按，口苦咽干，身目发黄，小便短赤，脘腹胀闷，舌暗红苔黄腻。

用法：水煎，每日 1 剂，分 3 次温服。

方义：方中以青叶胆为母药，性味苦寒，可清热利湿、疏肝利胆，直清肝胆湿热，导湿浊从小便外泄，去除湿热困阻，恢复胆汁疏泄功能。田基黄为助药，可清热利湿、活血通络，助青叶胆增强清利肝胆湿热之力，疏通肝络壅塞，改善胁痛及黄疸。奶浆草为引药，可调和肝脾、清热利湿，佐助母药分解湿热痰瘀，缓解湿热困脾导致的脘腹胀闷及纳呆，防苦寒伤胃。全方共奏清热利湿、疏肝利胆、调和肝脾之效。

方三（沧源佤族自治县勐省镇李光明提供）

组成：隔夜找娘 10g，野绿谷根 8g，白花蛇舌草 6g，狗响铃 6g，小理肺散 6g。

功效：清热利湿，行气活血，通络利胆。

主治：肝胆湿热壅滞兼气滞血瘀之胆胀，症见右胁胀痛拒按，口苦咽干，身目发黄，小便短赤，脘腹胀闷，舌暗红苔黄腻。

用法：水煎，每日 1 剂，分 3 次温服。

方义：方中以隔夜找娘为母药，性味苦寒，可清热利湿、解毒退黄，直清肝胆湿热，导湿浊从小便外泄，破除湿热困阻，恢复胆汁疏泄功能。野绿谷根为助药，可清热利湿、活血通络，助隔夜找娘增强清利肝胆湿热之力，疏通肝络壅塞，改善胁痛及黄疸；白花蛇舌草同为助药，可清热解毒、利湿通淋，协同隔夜找娘分解湿热瘀毒，导湿热从小便外泄，缓解腹水胀满；狗响铃亦为助药，可清热利湿、解毒退黄，佐助母药利湿退黄，防湿热壅滞下焦，改善小便短赤及下肢浮肿。小理肺散为引药，能调和肺气。全方共奏清热利湿、行气活血、通络利胆之效。

方四（沧源佤族自治县勐董镇田华昌提供）

组成：青叶胆 10g，龙胆草 8g。

功效：清热利湿，泻肝胆火，通络利胆。

主治：肝胆湿热壅滞兼肝胆实火之胆胀，症见右胁胀痛拒按，口苦咽干，身目发黄，小便短赤，舌红苔黄腻。

用法：水煎，每日 1 剂，分 3 次温服。

方义：方中以青叶胆为母药，性味苦寒，可清热利湿、疏肝利胆，直清肝胆湿热，导湿浊从小便外泄，破除湿热困阻，恢复胆汁疏泄功能。龙胆草为助药，清热燥湿、泻肝胆实火，助青叶胆清解肝胆郁热，化解湿热瘀毒，缓解胁痛及黄疸。二药合用，消炎利胆、清热解毒之功显著。

方五（沧源佤族自治县佤医佤药研究所刘宝林提供）

组成：青叶胆 10g，柴胡 12g，龙胆草 8g，过路黄 10g。

功效：清热利湿，疏肝利胆，行气活血。

主治：肝胆湿热壅滞兼气滞血瘀之胆胀，症见右胁胀痛拒按，口苦咽干，身目发黄，小便短赤，脘腹胀闷，舌暗红苔黄腻。

用法：水煎，每日 1 剂，分 3 次温服。

方义：方中以青叶胆为母药，性味苦寒，可清热利湿、疏肝利胆，直清肝胆湿热，导湿浊从小便外泄，破除湿热困阻，恢复胆汁疏泄功能。龙胆草为助药，可清热燥湿、泻肝胆实火，助青叶胆清解肝胆郁热，釜底抽薪化解湿热瘀毒，缓解胁痛及黄疸；过路黄同为助药，可清热利湿、活血通络，协同青叶胆分消湿热瘀毒，疏通肝络壅塞，改善胁痛及腹水胀满。柴胡为引药，可疏肝解郁、和解少阳，引药力入肝胆经络，调畅气机。全方清热利湿、疏肝利胆、行气活血之功显著。

二、胆石症

【复方】

方（沧源佤族自治县勐省镇李光明提供）

组成：海金沙 10g，过路黄 10g，小理肺散 6g，车前草 10g，蛤蚧 1 对（1 公 1 母），血满草 6g，野麦穗 15g，猫爪草 8g。

功效：清热利湿，化石排石，行气止痛。

主治：肝胆湿热壅滞兼气滞血瘀之胆石症，症见右胁绞痛拒按，身目发黄，口苦咽干，小便短赤，舌暗红苔黄腻。

用法：水煎，每日 1 剂，分 3 次温服。

方义：方中以海金沙为母药，性味甘淡寒，可清热利湿、通淋排石，直清肝胆湿热，导湿热从小便外泄，促进结石排出；过路黄同为母药，可清热利湿、活血通络，助海金沙增强清利肝胆湿热之力，疏通肝络壅塞，改善胁痛及黄疸。车前草为助药，可利水通淋、清热解毒，协同海金沙导湿热下泄，防湿热壅滞上泛犯肺，缓解小便短赤及纳呆；血满草同为助药，可活血散瘀、祛风除湿，佐助母药分解湿热瘀毒，改善局部气血瘀滞；野麦穗亦为助药，可清热利湿、消肿止痛，增强利胆退黄之功，缓解胆石症伴发的脘腹胀闷。蛤蚧为引药，可补益肺肾、纳气平喘，但缺乏芳香透络之力，难以直接引导药力至肝胆经络；小理肺散同为引药，调和肺气，间接助肝胆气机调畅；猫爪草亦为引药，可化痰散结、解毒消肿，可辅助软坚散结。全方共奏清热利湿、化石排石、行气止痛之功。

三、蛔厥

【复方】

方一（民间经验方）

组成：苦楝子树皮 50g，石榴皮 75g。

功效：驱虫止痛，清热燥湿，涩肠止泻。

主治：蛔虫壅滞，湿热内蕴之蛔厥，症见突发性脘腹绞痛，呕吐蛔虫，手足厥冷，身热烦躁，舌红苔黄腻。

用法：水煎，每日 1 剂，分 3 次温服。

方义：方中以苦楝子树皮为母药，性味苦寒，可清热燥湿、杀虫驱蛔，直清蛔虫寄生之湿热，破坏虫体生存环境，化解虫毒壅塞。石榴皮为助药，性味酸涩温，可涩肠止泻、驱虫收敛，助苦楝子树皮增强驱虫之力，同时固护肠络，缓解蛔虫窜动导致的腹泻及滑脱不禁等症；其酸性可制约苦楝子树皮苦寒之性，防伤脾胃阳气。二药合用，驱虫止痛、清热燥湿、涩肠止泻之功显著。

方二（民间经验方）

组成：青叶胆 20g，苦楝子 15g，槟榔 10g。

功效：驱虫通腑，清热利湿，行气止痛。

主治：蛔虫壅滞，湿热内蕴兼气机逆乱之蛔厥，症见突发脘腹绞痛，呕吐蛔虫，手足厥冷，身热烦躁，舌红苔黄腻。

用法：水煎，每日 1 剂，分 3 次温服

方义：方中以青叶胆为母药，性味苦寒，可清热利湿、疏肝利胆，直清肝胆湿热，破坏蛔虫寄生环境，恢复胆汁疏泄与肠道气机调畅。苦楝子为助药，可清热燥湿、杀虫驱蛔，直接杀灭蛔虫，缓解蛔虫窜动引起的绞痛，与青叶胆协同清除湿热虫毒；槟榔同为助药，可行气驱虫、消积导滞，助苦楝子增强驱虫之力，

同时行气宽中，缓解蛔虫壅滞导致的脘腹胀闷及气机逆乱。三药合用，共奏利胆杀虫之效。

第五节 疟 疾

疟疾是一种因蚊虫叮咬而感染疟原虫所引起的虫媒传染病。其临床特征为周期性寒战、发热、头痛、出汗等症状，还常伴有贫血及脾肿大。疟疾多在夏秋季节流行，是佤族地区的常见病之一，佤医在此病的预防和治疗方面积累了丰富的经验。

【复方】

方一（沧源佤族自治县芒卡镇芒岗村李正祥提供）

组成：四块瓦 10g，三台红花 15g，白花曼陀罗 10g，鸡根 12g。

功效：清热解毒，活血化瘀，截疟止痛。

主治：湿热壅滞，气滞血瘀兼表里不和之疟疾，症见寒热往来，口苦咽干，胁肋胀痛，身痛骨节酸楚，舌暗红苔黄腻。

用法：水煎，每日 1 剂，分 3 次温服。

方义：方中以四块瓦为母药，性味苦寒，可清热解毒、截疟退热，直清疟邪壅滞之湿热，破除少阳枢机不利，化解疟毒壅塞。三台红花为助药，可活血化瘀、通络止痛，助四块瓦疏通肝胆气滞血瘀，改善胁肋胀痛及身痛，加之其辛散之性可透达少阳经络，增强截疟之力。白花曼陀罗同为助药，可麻醉镇痛、解痉平喘，佐助母药缓解疟疾发作时的骨节酸楚及气机逆乱，但需要注意其毒性，需要控量使用。鸡根为引药，可补益肝肾、调和脾胃，引药力入少阳经络，防苦寒伤正。诸药合用，能清热解毒、活血化瘀、截疟止痛。

方二（沧源佤族自治县班老乡彭建新提供）

组成：板蓝根、三桠苦叶、苦参、野拔子根、鱼子兰、石斛、三台红花各 25g。

功效：清热解毒，截疟祛湿，活血通络。

主治：湿热壅滞兼气血痰瘀互结之疟疾，症见寒热往来，口苦咽干，胁肋胀痛，身痛骨节酸楚，舌暗红苔黄腻。

用法：水煎服，以胡椒或草果为引。每日 1 剂，7 剂为 1 个疗程。

方义：方中以板蓝根、三台红花为母药，性味苦寒，可清热解毒、凉血利咽，直清疟邪壅滞之湿热，破除少阳枢机不利，化解疟毒壅塞。三椏苦叶同为母药，性味苦寒，可清热解毒、祛风除湿，助板蓝根增强清解湿热之力，疏通肝胆气滞，改善胁痛及身痛。苦参为助药，可清热燥湿、杀虫利尿，协同清利湿热，导湿热从小便外泄，缓解疟疾伴发的湿热下注；野拔子根同为助药，辛散透邪，佐助母药驱散表里之疟邪，调和气机壅滞；鱼子兰亦为助药，可活血化瘀、通络止痛，疏通肝络壅塞，改善疟疾伴发的胁肋刺痛及血瘀脉络；石斛同为助药，可滋阴清热、益胃生津，防苦寒药伤阴耗气，佐助调和疟疾后期阴液亏虚之症。诸药合用，能清热解毒、截疟祛湿、活血通络。

方三（沧源佤族自治县班老乡彭建新提供）

组成：大树理肺散、青蒿根、通光散、鸡矢藤、打破碗掌根各 5g。

功效：清热解毒，截疟祛湿，行气活血。

主治：湿热壅滞兼气血痰瘀互结之疟疾，症见寒热往来，口苦咽干，胁肋胀痛，身痛骨节酸楚，舌暗红苔黄腻。

用法：水煎，每日 1 剂，分 3 次温服。

方义：方中以青蒿根、打破碗掌根为母药，性味苦寒，可清热解暑、截疟退热，直清疟邪壅滞之湿热，破除少阳枢机不利，化解疟毒壅塞。大树理肺散为助药，可理气宽中、宣肺化痰，助青蒿根疏通气机壅滞，调和少阳枢机，改善疟疾伴发的胁肋胀痛及脘腹胀闷；通光散同为助药，可活血通络、散瘀止痛，协同青蒿根分解湿热瘀毒，疏通肝络壅塞，缓解疟疾伴发的骨节酸楚及血瘀脉络；鸡矢藤亦为助药，可消食化积、祛风活血，佐助母药调和脾胃，防苦寒伤胃，同时活血通络，改善疟疾后期气血亏虚。全方共奏清热解毒、截疟祛湿、行气活血之效。

方四（沧源佤族自治县班老乡彭建新提供）

组成：刀壳树皮 5g 或籽 3g，香附、芦子藤、臭牡丹根各 3g。

功效：清热解毒，截疟祛湿，行气活血。

主治：湿热壅滞兼气血痰瘀互结之疟疾，症见寒热往来，口苦咽干，胁肋胀痛，身痛骨节酸楚，舌暗红苔黄腻。

用法：水煎服，以草果为引，每日 1 剂，7 剂为 1 个疗程。

方义：方中以刀壳树皮、臭牡丹为母药，性味苦寒，可清热解毒、截疟退热，直清疟邪壅滞之湿热，破除少阳枢机不利，化解疟毒壅塞。其清热力强，可直折疟邪毒势，恢复胆汁疏泄与肠道气机调畅；若以籽入药，性味涩寒，兼具清热解毒与收敛之效，同时固护肠络，防疟邪窜动致滑脱不禁。香附为助药，可辛香行气、疏肝解郁，助刀壳树皮疏通气机壅滞，调和少阳枢机，改善疟疾伴发的胁肋胀痛及脘腹胀闷，加之其芳香之性可透达经络，可间接引药入少阳；芦子藤同为助药，可清热利湿、活血通络，协同刀壳树皮分解湿热瘀毒，疏通肝络壅塞，缓解疟疾伴发的骨节酸楚及血瘀脉络。诸药合用，共奏清热解毒、截疟祛湿、行气活血之效。

方五（沧源佤族自治县班老乡彭建新提供）

组成：马尾黄连、野拔子、水菖蒲各 5g。

功效：清热燥湿，解表散寒，化湿开窍。

主治：湿热壅滞兼表寒未解之疟疾，症见寒热往来，口苦咽干，胁肋胀痛，身重困倦，舌红苔黄腻。

用法：水煎，每日 1 剂，分 3 次温服。

方义：方中以马尾黄连为母药，性味苦寒，可清热燥湿、解毒退黄，直清疟邪壅滞之湿热，破除少阳枢机不利，化解湿热瘀毒，恢复胆汁疏泄与肠道气机调畅。野拔子为助药，可辛散解表、行气止痛，助马尾黄连驱散表寒未解之邪，调和少阳枢机，改善疟疾伴发的胁肋胀痛及脘腹胀闷，加之其辛散之性可透达经络，增强截疟之力。水菖蒲为引药，性味辛温，可芳香化湿、醒脾开窍，佐助母药分解湿热痰浊，疏通肝络壅塞，缓解疟疾伴发的头身困重及血瘀脉络，间接引药入少阳经络。三药合用，能清热截疟。

方六（沧源佤族自治县班老乡彭建新提供）

组成：老草烟根、老辣子根、老茄子根各 7g。

功效：清热解毒，活血通络，祛湿截疟。

主治：湿热壅滞兼气血痰瘀互结之疟疾，症见寒热往来，口苦咽干，胁肋刺痛，身重困倦，舌暗红苔黄腻。

用法：水煎服，以白酒 25mL 为引。

方义：方中以老草烟根为母药，性味苦寒，可清热解毒、截疟退热，直清疟邪壅滞之湿热，破除少阳枢机不利，化解疟毒壅塞，恢复胆汁疏泄与肠道气机调畅。老辣子根为助药，可辛温行气、散寒通络，助老草烟根驱散表寒未解之邪，调和少阳枢机，改善疟疾伴发的胁肋胀痛及脘腹胀闷。老茄子根为引药，其辛散之性可透达经络，增强截疟之力，可清热利湿、活血化瘀，协同老草烟根分解湿热瘀毒，疏通肝络壅塞，缓解疟疾伴发的骨节酸楚及血瘀脉络。诸药合用，共奏清热解毒、活血通络、祛湿截疟之效。

方七（沧源佤族自治县班老乡彭建新提供）

组成：野芝麻 7g，草果、酒各适量。

功效：截疟解毒，温中行气，活血通络。

主治：邪滞少阳兼寒湿痰瘀互结之疟疾，症见寒热往来，口苦咽干，胁肋刺痛，脘腹冷痛，舌暗红苔白腻。

用法：水煎，每日 1 剂，分 3 次温服。

方义：方中以野芝麻为母药，性味甘平，可清热解毒、活血通络，直清疟邪壅滞之湿热，疏通少阳枢机不利，釜底抽薪化解疟毒壅塞，恢复胆汁疏泄与肠道气机调畅。草果为助药，性味辛温，可燥湿温中、行气止痛，助野芝麻调和寒湿痰瘀，缓解疟疾伴发的脘腹冷痛及胁肋刺痛，其辛香之性可透达少阳经络，增强截疟之力。酒为引药，辛温走窜，引药力入少阳经络，增强草果、野芝麻的温通之性，同时助药性透达表里，驱散疟邪壅滞；但酒性升散，需要控量以防伤阴。全方共奏截疟解毒、温中行气、活血通络之效。

方八（沧源佤族自治县班老乡彭建新提供）

组成：番石榴叶尖尖 3 片，青蒿嫩尖 3 片。

功效：清热解毒，截疟退热，调和少阳。

主治：湿热壅滞兼表里不和之疟疾，症见寒热往来，口苦咽干，胁肋胀痛，身重困倦，舌红苔黄腻。

用法：上述药材均取鲜品，嚼服。

方义：方中以青蒿嫩尖为母药，性味苦寒，可清热解暑、截疟退热，直清疟邪壅滞之湿热，破除少阳枢机不利，釜底抽薪化解疟毒壅塞。其含青蒿素成分，现代研究证实其具有显著抗疟活性，可快速截断疟原虫的生命周期。番石榴叶尖同为母药，性凉味涩，可清热解毒、收敛止痢，佐助青蒿嫩尖清解湿热、固护肠络，防止疟邪窜动致下利不止，同时可以缓解疟疾伴发的里急后重。二药合用，有清热截疟之功。

方九（《佤族医药选编》）

组成：三台红花 15g，马鞭草 10g，臭灵丹 10g，红糖少许。

功效：截疟解毒，活血通络，清热利湿。

主治：邪滞少阳兼湿热痰瘀互结之疟疾，症见寒热往来如疟，口苦咽干，胁肋刺痛，身重困倦，舌暗红苔黄腻。

用法：水煎，每日 1 剂，分 3 次温服。

方义：方中以三台红花为母药，性味辛温，可活血化瘀、通络止痛，直破疟邪壅滞之气血痰瘀互结，疏通肝胆经络壅塞，改善疟疾伴发的胁肋刺痛及脘腹胀闷，加之其辛散之性可透达少阳经络，增强截疟之力。臭灵丹同为母药，性味苦寒，可清热解毒、截疟退热，直清疟邪壅滞之湿热，破除少阳枢机不利，化解疟毒壅塞。马鞭草为助药，苦凉清热，活血散瘀，助三台红花增强活血通络之力，协同臭灵丹分解湿热瘀毒，导湿热从小便外泄，缓解疟疾伴发的骨节酸楚及血瘀脉络。红糖为引药，甘温调和药性，缓急止痛。全方攻补兼施，共奏截疟解毒、活血通络、清热利湿之效。

方十（《沧源佤族自治县农村实用科技》）

组成：马鞭草 25g，臭灵丹 25g，一把针 25g。

功效：清热解毒，活血通络，截疟退热。

主治：湿热壅滞兼气血痰瘀互结之疟疾，症见寒热往来，口苦咽干，胁肋刺痛，身重困倦，舌暗红苔黄腻。

用法：水煎，每日 2 次，连服 3 日。

方义：方中以臭灵丹为母药，性味苦寒，可清热解毒、截疟退热，直清疟邪壅滞之湿热，破除少阳枢机不利，化解疟毒壅塞。其清热力强，可直折疟邪毒势，恢复胆汁疏泄与肠道气机调畅。马鞭草为助药，苦凉清热，活血散瘀，助臭灵丹分解湿热瘀毒，疏通肝络壅塞，改善疟疾伴发的胁肋刺痛及脘腹胀闷，加之其活血之性可增强疟邪外排之力；一把针同为助药，性味辛温，可活血通络、破瘀止痛，协同马鞭草增强行气活血之功，疏通少阳经络壅滞，缓解疟疾伴发的骨节酸楚及血瘀脉络。三药合用，共奏清热、截疟之效。

方十一（《沧源佤族自治县农村实用科技》）

组成：桉树叶 25g，草果 2 个。

功效：清热解毒，燥湿截疟，行气止痛。

主治：湿热壅滞兼寒湿、气滞之疟疾，症见寒热往来，口苦咽干，胁肋胀痛，脘腹痞满，舌暗红苔白腻。

用法：水煎，每日 4 次，连服 3 日。

方义：方中以桉树叶为母药，性味苦寒，可清热解毒、截疟退热，直清疟邪壅滞之湿热，破除少阳枢机不利，化解疟毒壅塞，恢复胆汁疏泄与肠道气机调畅，加之其苦寒之性可清解疟邪郁热，现代研究亦证实桉叶提取物具有抗疟活性。草果为助药，性味辛温，可燥湿温中、行气止痛，助桉树叶调和寒湿痰瘀，缓解疟疾伴发的脘腹痞满及胁肋刺痛，其辛香之性可透达少阳经络，增强截疟之力，同时温化寒湿，防桉树叶苦寒伤胃。二药合用，共奏清热解毒、燥湿截疟、行气止痛之效。

方十二（《沧源佤族自治县农村实用科技》）

组成：桃树皮 10g，樱桃树皮 10g。

功效：清热解毒，活血通络，截疟退热。

主治：湿热壅滞兼气血痰瘀互结之疟疾，症见寒热往来，口苦咽干，胁肋刺痛，身重困重，舌暗红苔黄腻。

用法：水煎，每日 2 次（于流行季节服用）。

方义：方中以桃树皮为母药，性味苦寒，可清热解毒、活血化瘀，直清疟邪壅滞之湿热，破除少阳枢机不利，化解疟毒壅塞，恢复胆汁疏泄与肠道气机调畅，加之其活血之力可疏通肝络壅塞，改善疟疾伴发的胁肋刺痛。樱桃树皮同为母药，性味甘温，可温中散寒、行气止痛，助桃树皮调和寒湿痰瘀，缓解疟疾伴发的脘腹痞满及气血不畅，另有其甘温之性可制衡桃树皮苦寒之弊，防伤脾胃阳气。二药合用，共奏清热解毒、活血通络、截疟退热之效。

方十三（《佤族民间常用植物药》）

组成：鬼针草 25g，臭灵丹 20g，马鞭草 25g。

功效：清热解毒，截疟退热，活血通络。

主治：湿热壅滞兼气血痰瘀互结之疟疾，症见寒热往来，口苦咽干，胁肋刺痛，身重困倦，舌暗红苔黄腻。

用法：水煎，每日 1 剂，分 2 次温服。

方义：方中以鬼针草为母药，性味苦寒，可清热解毒、活血通络，直清疟邪壅滞之湿热，破除少阳枢机不利，化解疟毒壅塞，恢复胆汁疏泄与肠道气机调畅，加之其活血之力可疏通肝络壅塞，改善疟疾伴发的胁肋刺痛；臭灵丹同为母药，性味苦寒，可清热解毒、截疟退热，直折疟邪毒势，清解少阳湿热，恢复枢机升降。马鞭草为助药，可苦凉清热、活血散瘀，助鬼针草、臭灵丹分解湿热瘀毒，疏通肝络壅塞，导湿热从小便外泄，改善疟疾伴发的骨节酸楚及血瘀脉络。三药合用，共奏清热解毒、截疟退热、活血通络之效。

方十四（《佤族民间常用植物药》）

组成：马鞭草15g，三台红花15g，南板蓝10g。

功效：清热解毒，活血通络，截疟退热。

主治：湿热壅滞兼气血痰瘀互结之疟疾，症见寒热往来，口苦咽干，胁肋刺痛，身重困倦，舌暗红苔黄腻。

用法：水煎，每日1剂，分3次温服。

方义：方中以马鞭草为母药，性味苦凉，可清热利湿、活血散瘀，直清疟邪壅滞之湿热，破除少阳枢机不利，化解疟毒壅塞，恢复胆汁疏泄与肠道气机调畅，加之其活血之力可疏通肝络壅塞，改善疟疾伴发的胁肋刺痛及脘腹胀闷；三台红花同为母药，性味辛温，可活血化瘀、通络止痛，助马鞭草增强行气活血之力，疏通少阳经络壅滞，改善疟疾伴发的骨节酸楚及血瘀脉络，其辛散之性可透达少阳，增强截疟之效。南板蓝为助药，性味苦寒，可清热解毒、凉血利咽，助马鞭草、三台红花清解湿热毒邪，导湿热从小便外泄，缓解疟疾伴发的黄疸及身热烦躁，现代研究证实其含抗疟成分，可抑制疟原虫活性。三药合用，共奏清热解毒、活血通络、截疟退热之效。

方十五（《佤族民间常用植物药》）

组成：虎掌草20g，南板蓝根10g，臭灵丹6g。

功效：清热解毒，截疟退热，活血通络。

主治：湿热壅滞兼气血痰瘀互结之疟疾，症见寒热往来，口苦咽干，胁肋刺痛，身重困倦，舌暗红苔黄腻。

用法：水煎，每日1剂，分3次温服。

方义：方中以虎掌草为母药，性味苦寒，可清热解毒、活血散瘀，直清疟邪壅滞之湿热，破除少阳枢机不利，化解疟毒壅塞，恢复胆汁疏泄与肠道气机调畅，加之其活血之力可疏通肝络壅塞，改善疟疾伴发的胁肋刺痛及脘腹胀闷；臭灵丹同为母药，性味苦寒，可清热解毒、截疟退热，直折疟邪毒势，清解少阳湿热，恢复枢机升降。南板蓝根为助药，性味苦寒，可清热解毒、凉血利咽，助虎掌草、臭灵丹清解湿热毒邪，导湿热从小便外泄，缓解疟疾伴发的黄疸及身热烦躁。现代研究证实其含抗病毒成分，可抑制疟原虫活性。三药合用，清热解毒、截疟退热、活血通络之功显著。

方十六（沧源佤族自治县佤医佤药研究所刘宝林提供）

组成：板蓝根 15g，大蒜 10g，火药 0.5g。

功效：清热解毒，温中行气，截疟退热。

主治：湿热壅滞兼寒热错杂之疟疾，症见寒热往来，口苦咽干，胁肋胀痛，脘腹痞满，舌暗红苔白腻。

用法：先舌下点刺放血，同时在百会穴及耳垂放血，再将上述药材捣烂外敷百会穴。

方义：方中以板蓝根为母药，性味苦寒，可清热解毒、凉血利咽，直清疟邪壅滞之湿热，破除少阳枢机不利，釜底抽薪化解疟毒壅塞，恢复胆汁疏泄与肠道气机调畅。大蒜为助药，性味辛温，可温中散寒、行气止痛，助板蓝根调和寒热，缓解疟疾伴发的脘腹痞满及胁肋刺痛，其辛香之性可透达少阳经络，增强截疟之力。火药为引药，性热味辛，辛散透邪，佐助药性透达表里，驱散疟邪壅滞。全方共奏清热解毒、温中行气、截疟退热之效。

备注：火药在使用时须严格控制剂量，仅限外用，严禁内服；使用时避免接触黏膜及破损皮肤，敷后若局部出现红肿灼痛，须立即停用并清洗。

方十七（西盟佤族自治县翁嘎科镇娜台提供）

组成：三台红花 15g，歪叶子兰 10g，钻地风 10g。

功效：清热解毒，活血通络，截疟退热。

主治：湿热壅滞兼气血痰瘀互结之疟疾，症见寒热往来，口苦咽干，胁肋刺痛，身重困倦，舌暗红苔黄腻。

用法：水煎，每日 1 剂，分 3 次温服。

方义：方中以三台红花为母药，性味辛温，可活血化瘀、通络止痛，直破疟邪壅滞之气血痰瘀互结，疏通肝胆经络壅塞，改善疟疾伴发的胁肋刺痛及脘腹胀闷，加之其辛散之性可透达少阳经络，增强截疟之力。歪叶子兰为助药，性味苦寒，可清热利湿、解毒消肿，助三台红花分解湿热瘀毒，导湿热从小便外泄，缓解疟疾伴发的黄疸及身热烦躁；同时，其清热力可制衡三台红花辛温之性，防伤阴耗气。钻地风为引药，性味辛温，可祛风除湿、通络止痛，佐助母药疏通气机壅滞。三药合用，能清热解毒、活血通络、截疟退热。

方十八（西盟佤族自治县勐梭镇他郎村岩科提供）

组成：三台红花 15g，草果 3 个。

功效：活血化瘀，燥湿截疟，行气止痛。

主治：湿热壅滞兼气血痰瘀互结之疟疾，症见寒热往来，口苦咽干，胁肋刺痛，脘腹痞满，舌暗红苔黄腻。

用法：水煎，每日 1 剂，分 3 次温服。

方义：方中以三台红花为母药，性味辛温，可活血化瘀、通络止痛，直破疟邪壅滞之气血痰瘀互结，疏通肝胆经络壅塞，改善疟疾伴发的胁肋刺痛及脘腹胀闷，加之其辛散之性可透达少阳经络，增强截疟之力。草果为助药，性味辛温，可燥湿温中、行气止痛，助三台红花调和寒湿痰瘀，缓解疟疾伴发的脘腹痞满及气机逆乱，其辛香之性可透达少阳经络，协同增强截疟之效。两药合用，共奏活血化瘀、燥湿截疟、行气止痛之效。

备注：若有贫血现象，加补气补血药。

方十九（沧源佤族自治县班洪乡富公村陈金明提供）

组成：三台红花 15g，大树理肺散 10g，马鞭草 10g，三椏苦 10g，臭灵丹 6g，臭牡丹 6g，青蒿 10g。

功效：清热解毒，活血通络，截疟退热。

主治：湿热壅滞兼气血痰瘀互结之疟疾，症见寒热往来，口苦咽干，胁肋刺痛，身重困倦，脘腹胀闷，舌暗红苔黄腻。

用法：水煎，每日 1 剂，分 3 次温服。

方义：方中以三台红花为母药，性味辛温，可活血化瘀、通络止痛，直破疟邪壅滞之气血痰瘀互结，疏通肝胆经络壅塞，改善疟疾伴发的胁肋刺痛及脘腹胀闷，加之其辛散之性可透达少阳经络，增强截疟之力。青蒿同为母药，性味苦寒，可清热解暑、截疟退热，直清疟邪壅滞之湿热，破除少阳枢机不利，化解疟毒壅塞，恢复胆汁疏泄与肠道气机调畅。马鞭草为助药，苦凉清热，活血散瘀，助三台红花分解湿热瘀毒，疏通肝络壅塞，导湿热从小便外泄，改善疟疾伴发的骨节酸楚及血瘀脉络；三椏苦同为助药，性味苦寒，可清热解毒、祛风除湿，协同青蒿清解少阳湿热，缓解疟疾伴发的脘腹痞满及气机逆乱。臭灵丹亦为助药，性味苦寒，可清热解毒、截疟退热，增强青蒿截疟之力，改善疟疾伴发的局部气血瘀滞。大树理肺散为引药，可理气宽中、宣肺化痰，调和少阳枢机。全方共奏清热解毒、活血通络、截疟退热之效。

方二十（沧源佤族自治县班洪乡班莫村田永那提供）

组成：虎杖 10g，冰片叶 6g，大白解 10g，常山 15g，马鞭草 15g。

功效：截疟解毒，清热利湿，活血通络。

主治：湿热壅滞兼气血痰瘀互结之疟疾，症见寒热往来，口苦咽干，胁肋刺痛，身重困倦，脘腹胀闷，舌暗红苔黄腻。

用法：水煎，每日 1 剂，分 3 次温服。

方义：方中以常山为母药，性味苦寒，可截疟退热、解毒燥湿，直折疟邪毒势，清解少阳湿热，恢复枢机升降，为治疟核心药物；虎杖同为母药，性味苦寒，可清热解毒、活血化瘀，助常山分解湿热瘀毒，疏通肝络壅塞，改善疟疾伴发的胁肋刺痛及脘腹胀闷。马鞭草为助药，苦凉清热，活血散瘀，协同虎杖利湿退黄，导湿热从小便外泄，缓解疟疾伴发的骨节酸楚及血瘀脉络；大白解同为助药，性味苦寒，可清热解毒、调和脾胃，佐助常山清解湿热，防苦寒伤胃。冰片叶为引药，性凉味辛，可开窍醒神、辟秽透邪。全方共奏截疟解毒、清热利湿、活血通络之效。

方二十一（《中国民族民间医药》）

组成：马鞭草 10g，三桠苦 5g，过路黄 15g。

功效：清热利湿，活血通络，截疟退热。

主治：湿热壅滞兼气血痰瘀互结之疟疾，症见寒热往来，口苦咽干，胁肋刺痛，身重困倦，脘腹胀闷，舌暗红苔黄腻。

用法：水煎，每日 1 剂，分 3 次温服，1 次 25mL，3 日为 1 个疗程。

方义：方中以马鞭草为母药，性凉味苦，可清热利湿、活血散瘀，直清疟邪壅滞之湿热，破除少阳枢机不利，化解疟毒壅塞，恢复胆汁疏泄与肠道气机调畅，加之其活血之力可疏通肝络壅塞，改善疟疾伴发的胁肋刺痛及脘腹胀闷。过路黄同为母药，性味甘淡寒，可清热利湿、退黄解毒，助马鞭草导湿热从小便外泄，缓解疟疾伴发的黄疸及身热烦躁，协同清解少阳湿热。三桠苦为助药，性味苦寒，可清热解毒、祛风除湿，佐助马鞭草、过路黄分解湿热瘀毒，疏通气机壅滞，缓解疟疾伴发的脘腹痞满及气血不畅。三药合用，清热利湿、活血通络、截疟退热之功显著。

方二十二（《中国民族民间医药》）

组成：青蒿根 50g，车前草 25g，红糖适量。

功效：清热解毒，利湿退黄，截疟退热。

主治：湿热壅滞兼气血痰瘀互结之疟疾，症见寒热往来，口苦咽干，胁肋刺痛，身重困倦，小便短赤，舌暗红苔黄腻。

用法：水煎，每日 1 剂，分 3 次温服，每次 20mL，3 日为 1 个疗程。

方义：方中以青蒿根为母药，性味苦寒，可清热解暑、截疟退热，直清疟邪壅滞之湿热，破除少阳枢机不利，化解疟毒壅塞，恢复胆汁疏泄与肠道气机调畅。其含青蒿素成分，现代研究证实其具有显著的抗疟活性，可快速截断疟原虫的生命周期。车前草为助药，性寒味甘淡，可清热利湿、通淋退黄，助青蒿根导湿热从小便外泄，缓解疟疾伴发的黄疸及身热烦躁，协同清解少阳湿热。红糖为引药，性味甘温，调和药性，缓急止痛。三药合用，共奏清热解毒、利湿退黄、截疟退热之功。

方二十三（《中国民族民间医药》）

组成：三台红花 20g，马鞭草 20g，大狗响铃 10g。

功效：活血化瘀，清热利湿，截疟通络。

主治：湿热壅滞兼气血痰瘀互结之疟疾，症见寒热往来，口苦咽干，胁肋刺痛，脘腹胀闷，身重困倦，舌暗红苔黄腻。

用法：水煎，每日 1 剂，分 3 次温服，每次 25mL，3 日为 1 个疗程。

方义：方中以三台红花为母药，性味辛温，可活血化瘀、通络止痛，直破疟邪壅滞之气血痰瘀互结，疏通肝胆经络壅塞，改善疟疾伴发的胁肋刺痛及脘腹胀闷，加之其辛散之性可透达少阳经络，增强截疟之力。马鞭草为助药，性凉味苦，可清热利湿、活血散瘀，助三台红花分解湿热瘀毒，导湿热从小便外泄，缓解疟疾伴发的黄疸及骨节酸楚，协同清解少阳湿热；大狗响铃同为助药，可祛风通络、行气止痛，佐助母药疏通气机壅滞，改善疟疾伴发的脘腹痞满及气血不畅，其辛散性可辅助透达少阳经络，三药合用，共奏活血化瘀、清热利湿、截疟通络之效。

方二十四（《沧源佤族自治县农村实用科技》）

组成：马鞭草 30g，青蒿 15g。

功效：清热解毒，截疟退热，活血通络。

主治：湿热壅滞兼气血痰瘀互结之疟疾，症见寒热往来，口苦咽干，胁肋刺痛，身重困倦，小便短赤，舌暗红苔黄腻。

用法：水煎，每日 1 剂，分 3 次温服方义：方中以青蒿为母药，性味苦寒，可清热解暑、截疟退热，直清疟邪壅滞之湿热，破除少阳枢机不利，化解疟毒壅塞，恢复胆汁疏泄与肠道气机调畅。其含青蒿素成分，现代研究证实其具有显著抗疟活性，可快速截断疟原虫的生命周期。马鞭草为助药，性味苦凉，可清热利湿、活血散瘀，助青蒿分解湿热瘀毒，导湿热从小便外泄，缓解疟疾伴发的黄疸及骨节酸楚，协同清解少阳湿热，加之其活血之力可疏通肝络壅塞，改善疟疾伴发的胁肋刺痛及脘腹胀闷。二药合用，清热解毒、截疟退热、活血通络之功显著。

方二十五（《中国佤族医药（四）》）

组成：三台红花 15g，龙胆草 15g，威灵仙 10g，草果 3g。

功效：清热利湿，活血通络，截疟退热。

主治：湿热壅滞兼气血痰瘀互结之疟疾，症见寒热往来，口苦咽干，胁肋刺痛，脘腹胀闷，身重困倦，舌暗红苔黄腻。

用法：上述药材取鲜品或干品，洗净，切片（段），水煎，每日 1 剂，分 3 次服用。

方义：方中以三台红花为母药，性味辛温，可活血化瘀、通络止痛，直破疟邪壅滞之气血痰瘀互结，疏通肝胆经络壅塞，改善疟疾伴发的胁肋刺痛及脘腹胀闷，加之其辛散之性可透达少阳经络，增强截疟之力；龙胆草同为母药，性味苦寒，可清热燥湿、泻肝胆火，直清疟邪壅滞之湿热，破除少阳枢机不利，化解疟毒壅塞，恢复胆汁疏泄与肠道气机调畅。威灵仙为助药，性味辛温，可祛风除湿、通络止痛，佐助母药疏通气机壅滞，改善疟疾伴发的关节疼痛及气血不畅，但其透络之力较弱，难以直接引导药力深入少阳经络；草果同为助药，性味辛温，可燥湿温中、行气止痛，助龙胆草调和寒热，缓解疟疾伴发的脘腹痞满及寒湿偏重之症。四药合用，共奏清热利湿、活血通络、截疟退热之效。

【单方】

方一（《佤族医药选编》）

组成：大蒜头适量。

功效：消炎截疟。

主治：疟疾。

用法：取适量大蒜头，洗净，捣烂，加少量食盐，拌匀。在疟疾发作前 3 小时，将上述盐蒜混合物敷在一只手的内关穴处。如敷后起泡，应立即将大蒜拿掉，并用干净纱布包手，让水疱自行消退。

方二（《沧源佤族自治县农村实用科技》）

组成：芸香草（日不波）50 ～ 100g。

功效：清热消炎。

主治：恶性疟疾。

用法：水煎服，每日 1 剂。

方三（《沧源佤族自治县农村实用科技》）

组成：马鞭草（日不安里）15g。

功效：消炎截疟。

主治：疟疾。

用法：水煎服，每日 1 剂。

方四（《沧源佤族自治县农村实用科技》）

用法：鲜青蒿叶（拉昔别龙）适量。

功效：解暑截疟。

主治：预防疟疾。

用法：将上述药材捣烂，于发作前 2 小时塞鼻。

方五（《佤族医药选编》）

组成：鲜青蒿（拉昔别龙）250g。

功效：清热利湿，截疟。

主治：疟疾。

用法：将上述药材洗净切碎，加 400mL 清水，煎至 300mL，分别于疟疾发作前 6 小时、前 3 小时各服 150mL。

方六（《佤族医药选编》）

组成：马鞭草（日不安里）30 ～ 60g。

功效：清热解毒，破血杀虫。

主治：疟疾。

用法：煎汁，在疟疾发作前 3 小时服用。

方七（《佤族医药选编》）

组成：虎掌草根（日不将西歪）10 ～ 20g。

功效：清热解毒。

主治：疟疾。

用法：水煎服，每日 3 次。

【佤族特色方】

方一（沧源佤族自治县班老乡彭建新提供）

组成：紫金龙连根（丫来母）100g，大蒜（去皮）1 头。

功效：截疟。

主治：疟疾。

用法：取紫金龙连根鲜品与大蒜一同捣烂后包于内关穴处。在包之前先剪一撮狗毛，垫在皮肤上，随后再包药，并用布包紧，固定 24 个小时。24 小时之后再换 1 剂，直到皮肤起小水疱为止。一般情况下，多数人包 1 次即起泡，最多包 2 次。当皮肤起泡后，疟疾可得以缓解。同时，取本品 100g，用开水冲泡，放一小撮生石灰，当作茶水饮用。一天泡一杯，连泡 3 ～ 5 杯即可。

方二（沧源佤族自治县班老乡彭建新提供）

组成：树芭蕉 100g，胡椒 30 粒，铁锈水 100g，老母猪尿液 100g。

功效：截疟。

主治：疟疾。

用法：将胡椒捣烂，加入清水 100g，与其他药材一同煎煮后服用，每日服用 1 剂，5 日为 1 个疗程。

方三（沧源佤族自治县佤医佤药研究所刘宝林提供）

组成：板蓝根 15g，大蒜 10g，火药 0.5g。

功效：清热解毒，除疟。

主治：疟疾。

用法：先舌下点刺放血，同时在百会穴及耳垂处放血，之后再将上述药材捣烂，外敷百会穴。

备注：火药在使用时须严格控制剂量，仅限外用，严禁内服；使用时避免接触黏膜及破损皮肤，敷后若局部出现红肿灼痛，须立即停用并清洗。

第八章　肾系病证

第一节　水　肿

水肿是指以头面、眼睑、四肢、腹背甚至全身浮肿为主要临床特征的一类病证。其病因多为感受外邪、饮食失调、劳倦过度等，使肺失宣降通调，脾失健运，肾失开合，膀胱气化失常，进而导致体内水液潴留，泛滥肌肤，责之在脾、肺、肾三脏。然而，《黄帝内经》曰："三焦者，决渎之官，水道出焉。"三焦为水液循行全身的通道。若湿热内侵，久羁不化，湿热蒙扰三焦，使水道壅滞不通，则水液潴留体内，泛滥肌肤，发为水肿。

【复方】

方（《佤族民间常用植物药》）

组成：玉米须（西网）30g，野绿谷根（丝藁）15g。

功效：利水渗湿，清热通络。

主治：湿热内蕴，水湿壅滞之水肿，症见全身浮肿，按之凹陷，小便短赤，口苦黏腻，舌红苔黄腻，脉弦滑数等。

用法：水煎服，每日 3 次。

方义：方中以玉米须为母药，可利水消肿、清利膀胱，此药轻清平淡，能清利体内湿热蕴浊之邪，此阴阳制衡之法。野绿谷根为助药，可清热利湿、利尿通淋。两药合用，可清热利湿、畅达三焦，使道路得通。全方共奏利水渗湿、清热通络之效。

第二节　淋　证

佤医所述淋证是膀胱炎、尿道炎等病症的总称。西医学对两者加以区分，认为膀胱炎和尿道炎分别发生于膀胱、尿道，临床表现不尽相同。膀胱炎可有典型的尿路刺激症状，如尿频、尿急、尿痛、下坠感等，严重时甚至会出现肉眼血尿；尿道炎主要表现为尿道口红肿、瘙痒不适，尿道口分泌物明显增多等，也可伴有不同程度的尿频、尿急、尿痛等症状。

在佤族地区，当地气候较为炎热，佤族民众又有喜食辣椒、爱饮酒等饮食习惯，故而逐渐形成了湿热型的体质偏向，继而出现膀胱炎、尿道炎等病症的概率较高。这多由湿热蕴积膀胱，致使膀胱气化失司，进而阻塞尿道所引起。因此，综合考量当地的人文环境和行为习惯，结合淋证的病因与病机，所收集到的药方，其功能主治多以清热利湿为主。

【复方】

方一（沧源佤族自治县班洪乡富公村陈金明提供）

组成：车前草（德对西娘）10g，酸浆草（昔断苦）10g，鱼眼草（西达玫）10g，龙葵（德考）12g。

功效：清热利湿，通淋止痛。

主治：湿热下注，膀胱气化不利之淋证，症见小便短赤，灼热刺痛，小腹胀满，舌红苔黄腻，脉滑数。

用法：水煎服，每日 3 次。

方义：方中以车前草为母药，其具有清热利尿、凉血解毒的功效。酸浆草苦凉，能清热利湿、凉血散瘀、消肿解毒；鱼眼草利水通淋、解毒化瘀，此二者共为助药。龙葵清热利尿，为引药。上四味合用，相辅相成，相须为用，共奏清热利湿、通淋止痛之效。

方二（西盟佤族自治县勐梭镇他郎村岩科提供）

组成：歪叶子兰（小麻疙瘩）12g，白花蛇舌草（日不打昔吻）10g，车前草（德对西娘）10g，藤甘草 6g，白虎草（辣杰怀）10g，青叶胆（日不润卜歪）10g，草木通 10g。

功效：清热利湿，解毒通淋。

主治：湿热下注，膀胱气化不利兼毒瘀阻络之淋证，症见小便短赤涩痛，小腹胀满刺痛，腰膝酸软，舌暗红或有瘀斑，苔黄腻或黄燥，脉滑数或涩。

用法：水煎服，每日 3 次。

方义：方中以歪叶子兰为母药，其具有祛风散寒、散瘀止痛的作用，能治疗热淋伤及脉络所致的小便涩痛出血等症状。藤甘草、白花蛇舌草、车前草为助药。

藤甘草又名藤子甘草、土甘草，性味甘苦平，可利尿除湿、镇咳化痰，能治肾炎、膀胱炎、尿道炎；白花蛇舌草具有清热解毒、利尿消肿、活血止痛之功，其解毒清热之力较强，能使热邪随尿液排出；车前草具有清热利尿、凉血解毒的功效。白虎草、青叶胆、草木通三者共为引药。白虎草能解表截疟、活血散瘀、解毒；青叶胆清肝利胆、清热利湿，对热淋涩痛效果尤佳；草木通泻火行水、通利血脉，治小便赤涩疾病效果颇佳。全方共奏清热利湿、解毒通淋之效。

方三（沧源佤族自治县班洪乡富公村陈金明提供）

组成：车前草（德对西娘）50g，蜂蜜适量。

功效：清热利湿，通淋止痛。

主治：湿热下注，膀胱气化不利之淋证，症见小便短赤涩痛，小腹胀满，口干舌燥，舌红苔黄腻，脉滑数。

用法：车前草取鲜品捣烂，绞汁，拌蜂蜜内服，每日3次。

方义：方中以车前草为母药，可清热利尿、凉血解毒，本方使用鲜品，对热淋涩痛的患者治疗效果尤为明显。车前草性寒，脾胃虚弱者及久服皆可引起寒凉败胃，因此配合蜂蜜适量内服，其为引药，既可缓急止痛，又能制约车前草鲜品的寒性，两药相合，以奏清热利湿、通淋止痛之效。

方四（《中国佤族医药（四）》）

组成：刀壳树皮（考搭昔歪）50g，面瓜七根（比然）40g。

功效：清热利湿，通淋止痛。

主治：湿热下注，膀胱气化不利之淋证，症见小便短赤涩痛，小腹胀满，口苦黏腻，舌红苔黄腻，脉滑数。

用法：水煎服，每日3次。

方义：方中以刀壳树皮为母药，其又名千张纸、木蝴蝶树皮，具有清热利湿、解毒通淋的作用。面瓜七根为助药，利水通淋，其甘淡之性可防刀壳树皮过度利尿伤阴。二者合用，以奏清热利湿、通淋止痛之效。

方五（《中国佤族医药（四）》）

组成：笔管草（博母）20g，蒲公英10g，地石榴（考公美下）50g。

功效：清热利湿，通淋止痛，活血散瘀。

主治：湿热下注，膀胱气化不利兼血瘀阻络之淋证，症见小便短赤涩痛，小腹胀满刺痛，舌暗红或有瘀斑，苔黄腻，脉滑数或涩。

用法：水煎服，每日 3 次。

方义：方中以笔管草为母药，可清热利尿、通淋止痛。蒲公英为助药，具有清热解毒、消肿散结、利尿通淋的功效，两者相须为用，共同发挥利尿通淋之功。地石榴，可清内热，增强母药的药效，为引药。此外，地石榴还能活血通络，使脉络得通，则热毒病邪自随小便而出，疼痛自消。三者共奏清热利湿、通淋止痛、活血散瘀之效。

方六（《中国佤族医药（四）》）

组成：白牛胆根（考斯国躲）25g，刀石兰 25g，车前草（德对西娘）25g，水冬瓜树（考脑）15g，狗响铃（日不兰落下）20g，笔管草（博母）20g。

功效：清热利湿，通淋止痛，活血通络。

主治：湿热下注，膀胱气化不利兼血瘀阻络之淋证，症见小便短赤涩痛，小腹胀满刺痛，腰膝酸软，舌暗红或有瘀斑，苔黄腻，脉滑数或涩。

用法：水煎服，每日 3 次。

方义：方中以白牛胆根为母药，可清热利湿、解毒通淋。刀石兰、车前草、笔管草、狗响铃为助药，刀石兰、车前草清热利湿、通淋止痛；笔管草、狗响铃活血通络。水冬瓜树为引药，利水渗湿、健脾护中。全方共奏清热利湿、通淋止痛、活血通络之效。

备注：若用于治疗膀胱炎，3 ～ 5 剂即可获得显著疗效。

方七（《中国佤族医药（四）》）

组成：甘蔗芽眼 50g，扫把草苗 50g，糯米酒 50g。

功效：清热利湿，通淋止痛，活血解毒。

主治：湿热下注，膀胱气化不利兼血瘀阻络之淋证，症见小便短赤涩痛，小腹胀满刺痛，腰膝酸软，舌暗红或有瘀斑，苔黄腻，脉滑数或涩。

用法：上述药材均取鲜品，用刀削下甘蔗芽眼，与扫把草苗、糯米酒混合煮透，去渣服汤，每日 1 剂，分 3 次服。

方义：方中以甘蔗芽眼为母药，可清热利尿、润燥通淋。扫把草苗为助药，解毒利湿、祛风除湿。此二者药性皆寒凉，再加糯米酒以糅合其中，糯米酒性温和，可反制前二者之寒凉药性以防败胃，引母药清热利湿之力直达下焦，增强通淋止痛之功，故为引药。全方共奏清热利湿、通淋止痛、活血解毒之效。

方八（《中国佤族医药（四）》）

组成：狗响铃（日不兰落下）根50g，薏苡仁根50g，水冬瓜树根（考脑）50g，猪鬃草（刮蓝）30g，白牛胆根（考斯国躲）30g，车前草（德对西娘）30g，鼻涕果树皮（考来）30g。

功效：清热利湿，解毒通淋。

主治：湿热瘀阻，膀胱气化不利之淋证，症见小便短赤涩痛，小腹胀满刺痛，腰膝酸软，舌暗红或有瘀斑，苔黄腻或黄燥，脉滑数或涩。

用法：上述药材均取鲜品，洗净，切细，水煎，每日1剂，分3次服。

方义：方中以狗响铃根为母药，可清热利湿、解毒通淋。薏苡仁根、水冬瓜树根、猪鬃草、白牛胆根为助药，薏苡仁根、水冬瓜树根利水渗湿、解毒消肿；猪鬃草、白牛胆根活血通络、凉血止血。车前草、鼻涕果树皮为引药，通利膀胱、引药归经。鼻涕果树皮的辛温活血之性可防寒凉药过度抑制气机。全方共奏清热利湿、解毒通淋之效。

方九（《佤族民间常用植物药》）

组成：刀壳树皮（考搭昔歪）30g，白牛胆根（考斯国躲）15g，车前草（德对西娘）10g。

功效：清热利湿，通淋止痛。

主治：湿热下注，膀胱气化不利之淋证，症见小便短赤涩痛，小腹胀满灼热，口苦黏腻，舌红苔黄腻，脉滑数。

用法：水煎服，每日3次。

方义：方中以刀壳树皮为母药，可清热利湿、解毒通淋。白牛胆根为助药，利水通淋，增强母药药效。车前草为引药，引药归经，制全方苦寒之偏，防伤中焦脾胃。全方共奏清热利湿、通淋止痛之效。

方十（《佤族民间常用植物药》）

组成：酸浆草（昔断苦）10g，笔管草（博母）10g。

功效：清热利湿，利尿通淋，凉血散瘀。

主治：湿热下注，膀胱气化不利之淋证，症见小便短赤涩痛，小腹胀满刺痛，舌暗红或有瘀斑，苔黄腻，脉滑数或涩。

用法：水煎服，每日3次。

方义：方中以笔管草为母药，可清热利尿、通淋止痛；酸浆草为助药，清热利湿、活血散瘀。酸浆草的酸收与笔管草的苦平相配，既清湿热，又防过利伤阴。全方共奏清热利湿、利尿通淋、凉血散瘀之效。

方十一（《佤族民间常用植物药》）

组成：盐肤木根（考西咬）20g，白牛胆根（考斯国躲）20g。

功效：清热利湿，通淋止痛，解毒消肿。

主治：湿热下注，膀胱气化不利之淋证，症见小便短赤涩痛，小腹胀满灼热，口苦黏腻，舌红苔黄腻，脉滑数。

用法：水煎服，每日 3 次。

方义：方中以盐肤木根为母药，可清热利湿、解毒通淋。白牛胆根为助药，利水通淋。两药协同作用，既清湿热又防寒凉伤胃，共奏清热利湿、通淋止痛、解毒消肿之效。

方十二（《佤族民间常用植物药》）

组成：地板藤（努蕊叠）15g，车前草（德对西娘）10g，白茅根（不拢）10g。

功效：清热利湿，通淋止血，凉血解毒。

主治：湿热下注，膀胱气化不利兼血热妄行之淋证，症见小便短赤涩痛，小腹胀满灼热，口苦黏腻，舌红苔黄腻，脉滑数或涩。

用法：水煎服，每日 3 次。

方义：方中以地板藤为母药，可清热利湿、通淋止痛。车前草为助药，利水通淋。白茅根为引药，凉血止血，可防湿热化燥伤阴。三者共奏清热利湿、通淋止血、凉血解毒之效。

方十三（《佤族民间常用植物药》）

组成：地石榴（考公美下）30g，刀壳树（考搭昔歪）30g。

功效：清热利湿，通淋止血，凉血解毒。

主治：湿热下注，膀胱气化不利兼毒瘀阻络型淋证，症见小便短赤涩痛，小腹胀满刺痛，腰膝酸软，舌暗红或有瘀斑，苔黄腻或黄燥，脉滑数或涩。

用法：水煎服，每日 3 次。

方义：方中以刀壳树为母药，可清热利湿、解毒通淋。地石榴为助药，凉血通淋，其甘淡调和作用可防寒凉药伤胃。二者共奏清热利湿、通淋止血、凉血解毒之效。

方十四（《佤族民间常用植物药》）

组成：猪鬃草（刮蓝），笔管草（博母）、续断（斑白卜歪）、狗响铃（日不兰落下）各适量。

功效：清热利湿，活血通络，补肝益肾。

主治：湿热下注，膀胱气化不利兼肝肾不足，血瘀阻络之淋证，症见小便短赤涩痛，小腹胀满刺痛，腰膝酸软，舌暗红或有瘀斑，苔黄腻或黄燥，脉弦滑数或涩。

用法：水煎服，每日 3 次。

方义：方中以猪鬃草为母药，可清热利湿、解毒通淋。笔管草根、续断为助药，笔管草根利水通淋、活血散瘀；续断补肝益肾、固护正气。狗响铃为引药，活血通络。全方共奏清热利湿、活血通络、补肝益肾之效。

方十五（《佤族民间常用植物药》）

组成：白牛胆根（考斯国躲）30g，心叶藤根（士打昔奥待歪）30g，白茅根（不拢）10g。

功效：清热利湿，通淋止痛，活血通络。

主治：湿热下注，膀胱气化不利兼血瘀阻络之淋证，症见小便短赤涩痛，小腹胀满刺痛，舌暗红或有瘀斑，苔黄腻或黄燥，脉弦滑数或涩。

用法：水煎服，每日 3 次。

方义：方中以白牛胆根为母药，可消炎止痛。心叶藤根为助药，可活血通络、祛风止痛。白茅根为引药，可清热生津、凉血止血、利尿通淋。三药共奏清热解毒、利尿通淋之效。

方十六（《佤族民间常用植物药》）

组成：水冬瓜树根（考脑）30g，白牛胆根（考斯国躲）30g，狗响铃（日不兰落下）10g。

功效：清热利湿，通淋止痛，活血通络。

主治：湿热下注，膀胱气化不利兼血瘀阻络之淋证，症见小便短赤涩痛，小腹胀满刺痛，腰膝酸软，舌暗红或有瘀斑，苔黄腻或黄燥，脉弦滑数或涩。

用法：水煎服，每日 3 次。

方义：方中以水冬瓜树根为母药，可清热利湿、通淋止痛。白牛胆根为助药，可解毒利湿、凉血止血。狗响铃为引药，可活血通络、调和药性。全方共奏清热利湿、通淋止痛、活血通络之效。

方十七（《佤族民间常用植物药》）

组成：过路黄（得不冷顶）20g，海金沙根（茅摆喂）20g。

功效：清热利湿，通淋止痛，解毒消肿。

主治：湿热下注，膀胱气化不利之淋证，症见小便短赤涩痛，小腹胀满刺痛，腰膝酸软，舌暗红或有瘀斑，苔黄腻或黄燥，脉滑数或涩。

用法：水煎服，每日 3 次。

方义：方中以过路黄、海金沙根为母药，二者相须为用，可清热利湿、通淋止痛，其中过路黄清膀胱湿热，海金沙根利水导邪，直击湿热下注、膀胱气化不利之病机；因二药清利之力强劲，可兼顾瘀滞、疼痛等标症，故方中暂无明确助药；同时未设引药，二药能自行直达膀胱，使湿热从水道排出。全方虽药味简洁，但紧扣淋证病机，以清利通导之法恢复膀胱气化功能。

方十八（沧源佤族自治县班洪乡富公村陈金明提供）

组成：车前草（德对西娘）10g，酸浆草（昔断苦）10g，鱼眼草（西达玫）10g，龙葵（德考）12g。

功效：清热利湿，通淋止痛，活血散瘀。

主治：湿热下注，膀胱气化不利兼血瘀阻络之淋证，症见小便短赤涩痛，小腹胀满刺痛，腰膝酸软，舌暗红或有瘀斑，苔黄腻或黄燥，脉弦滑数或涩。

用法：水煎服，每日 3 次。

方义：方中以车前草为母药，可清热利湿、通淋止痛。酸浆草、鱼眼草为助药，可清热利湿、解毒消肿。龙葵为引药，活血通络。全方共奏清热利湿、通淋止痛、活血散瘀之效。

方十九（沧源佤族自治县勐董镇田华昌提供）

组成：歪叶子兰（小麻疙瘩）8g，小丁香（聂良个）6g，土茯苓（努让惹）10g，狗响铃（日不兰落下）8g。

功效：清热利湿，活血通络。

主治：膀胱炎。

用法：上述药材均取鲜品捣烂，外包患处。

方义：方中以土茯苓解毒利湿，狗响铃利湿解毒、通调水道，此两味药为方中母药。歪叶子兰祛风散寒、散瘀止痛，能治疗热淋伤及脉络所致的小便涩痛出血等症状；小丁香清热解毒、祛风止痛，此两药合用偏于清热止痛，消除患者症状，为方中助药。全方共奏清热利湿、活血通络之效。

方二十（沧源佤族自治县勐董镇田华昌提供）

组成：七叶一枝花（嘎关艾）10g，百部（土打洗）10g，土茯苓（努让惹）15g，狗响铃（日不兰落下）8g。

功效：清热解毒，利湿通淋，活血止痛。

主治：湿热毒瘀互结，膀胱气化不利之淋证，症见小便短赤涩痛，小腹胀满刺痛，腰膝酸软，舌暗红或有瘀斑，苔黄腻或黄燥，脉弦滑数或涩。

用法：水煎服，每日 3 次。

方义：方中以七叶一枝花为母药，可清热解毒、凉血通淋。百部、土茯苓为助药，可润燥利湿、解毒消肿。狗响铃为引药，可活血通络、调和药性。全方共奏清热解毒、利湿通淋、活血止痛之效。

方二十一（《佤族民间常用植物药》）

组成：野芹菜（德个惹）、车前草（德对西娘）各适量。

功效：清热利湿，通淋止痛。

主治：湿热下注，膀胱气化不利之淋证，症见小便短赤涩痛，小腹胀满灼热，口苦黏腻，舌红苔黄腻，脉滑数。

用法：上述药材均取鲜品捣烂，绞汁，兑适量冰糖，用开水冲服，每日 3 次。

方义：方中以野芹菜为母药，可清热利湿、祛风通络。车前草为助药，利水通淋、调和药性。二者相合，共奏清热利湿、通淋止痛之效。

方二十二（《佤族民间常用植物药》）

组成：土茯苓（努让惹）20g，狗响铃（日不兰落下）10g，龙胆草（日不给吉）10g，土牛膝（日不改嘎）15g，野绿谷根（丝藁）15g。

功效：清热通淋，活血通络，补肝益肾。

主治：湿热下注，膀胱气化不利兼肝胆湿热，血瘀阻络之淋证，症见小便短赤涩痛，小腹胀满刺痛，腰膝酸软，舌暗红或有瘀斑，苔黄腻或黄燥，脉弦滑数或涩。

用法：水煎服，每日 3 次。

方义：方中以土茯苓为母药，可利湿解毒、通利膀胱。龙胆草、土牛膝为助药，可清肝胆湿热、活血补益。响铃、野绿谷根为引药，可通络止痛。全方共奏清热通淋、活血通络、补肝益肾之效。

【单方】

方一（沧源佤族自治县班洪乡富公村陈金明提供）

组成：车前草（德对西娘）50g，蜂蜜适量。

功效：清热除湿，利尿通淋。

主治：膀胱炎。

用法：取车前草鲜品捣烂，绞汁，拌蜂蜜内服，每日 3 次。

方义：车前草清热解毒、利尿通淋，针对水肿尿少、热淋涩痛的治疗效果较好，即所谓的“甚者独行”，鲜品尤佳。

方二（西盟佤族自治县翁嘎科镇魏华提供）

组成：笔管草（博母）适量。

功效：清热利尿通淋。

主治：尿路感染、膀胱炎。

用法：取上述药材鲜品，洗净，水煎频服。

方三（沧源佤族自治县佤医佤药研究所刘宝林提供）

组成：过路黄（得不冷顶）适量。

功效：清利湿热，通淋消肿。

主治：膀胱炎、肾炎、小儿发热等。此方尤善治疗热淋。

用法：水煎频服或代茶饮。

方四（《佤族民间常用植物药》）

组成：狗响铃（日不兰落下）15g。

功效：清热利尿。

主治：膀胱炎。

用法：水煎服，每日 3 次。

方五（《佤族民间常用植物药》）

组成：刺通草嫩果（考得乃）适量。

功效：清热解毒，利尿通淋。

主治：小便热黄。

用法：上述药材水煮后取出，捣烂，当蔬菜食用。

附：尿路感染方

方（《佤族民间常用植物药》）

组成：刺通草茎髓（考得乃）15g，车前草（德对西娘）10g，白花蛇舌草（日不打昔吻）10g。

功效：清热利湿，通淋止痛，解毒消肿。

主治：湿热下注，膀胱气化不利兼热毒壅盛之淋证，症见小便短赤涩痛，小腹胀满灼热，腰膝刺痛，舌暗红或有瘀斑，苔黄腻或黄燥，脉滑数或涩。

用法：水煎服，每日 3 次。

方义：方中以刺通草茎髓为母药，清热利湿、通淋止痛。车前草为助药，利水通淋。白花蛇舌草为引药，可解毒消肿、引药归经。全方共奏清热利湿、通淋止痛、解毒消肿之效。

附：尿道炎方

【复方】

方一（《佤族民间常用植物药》）

组成：猪鬃草（刮蓝）15g，车前草（德对西娘）10g，白花蛇舌草（日不打昔吻）10g。

功效：清热解毒，利尿通淋。

主治：湿热下注，膀胱气化不利之淋证，症见小便短赤涩痛，小腹胀满灼热，腰膝刺痛，舌暗红或有瘀斑，苔黄腻或黄燥，脉滑数或涩。

用法：水煎服，每日 3 次。

方义：方中以猪鬃草为母药，可清热利湿、通淋止痛。车前草为助药，利水通淋。白花蛇舌草为引药，解毒消肿。全方共奏清热解毒、利尿通淋之效。

方二（《佤族民间常用植物药》）

组成：白茅根（不拢）30g，狗响铃（日不兰落下）15g，车前草（德对西娘）15g。

功效：清热利湿，凉血通淋。

主治：尿道炎。

用法：水煎服。

方义：方中以白茅根为母药，可清热利湿、凉血止血。车前草为助药，可利水通淋。狗响铃为引药，可活血通络、调和寒热。全方共奏清热利湿、凉血通淋之效。

方三（《佤族民间常用植物药》）

组成：田基黄（土打舌改艾）15g，海金沙藤（茅摆喂）15g，车前草（德对西娘）15g。

功效：清热利湿，通淋止痛，解毒消肿。

主治：湿热下注，膀胱气化不利之淋证，症见小便短赤涩痛，小腹胀满灼热，口苦黏腻，舌红苔黄腻，脉滑数。

用法：水煎服，每日 3 次。

方义：方中以田基黄为母药，可清热利湿、解毒通淋。海金沙藤为助药，可通淋止痛、解毒消肿。车前草为引药，可利尿引经、调和药性。全方共奏清热利湿、通淋止痛、解毒消肿之效。

【单方】

方一（《佤族民间常用植物药》）

组成：土牛膝（日不改嘎）30 ～ 60g。

功效：清热解毒，利尿通淋。

主治：尿道炎。

用法：取土牛膝鲜叶捣烂，绞汁服，每日 3 次。

方二（《佤族民间常用植物药》）

组成：白花蛇舌草（日不打昔吻）30g。

功效：清热解毒，利尿消肿。

主治：尿路感染。

用法：水煎，代茶饮。

方三（《佤族民间常用植物药》）

组成：马鞭草（日不安里）15 ～ 30g。

功效：清热解毒，利尿消肿。

主治：泌尿系感染。

用法：水煎服，每日 3 次。

第三节 血 尿

血尿多以肉眼可见血尿为主要临床特征，常伴随水肿等症状。其治疗上多以利尿通淋、止血消肿的药物为主。本节所述的血尿对应西医学的肾炎。佤医治疗血尿有较好的疗效。

【复方】

方一（《佤族民间常用植物药》）

组成：狗响铃（日不兰落下）15g，笔管草（博母）15g。

功效：清热利湿，活血通络，凉血止血。

主治：湿热下注，血热妄行或瘀血阻络之血尿，症见小便短赤带血，小腹胀满刺痛，腰膝酸软，舌暗红或有瘀斑，苔黄腻或黄燥，脉弦滑数或涩。

用法：冷水煎，每日 1 剂，分 3 次服。

方义：方中以笔管草为母药，可清热利湿、凉血止血。狗响铃为助药，可活血通络。两药合用，以奏清热利湿、活血通络、凉血止血之效。

方二（《佤族民间常用植物药》）

组成：野绿谷（丝藁）20g，西包结 20g，龙胆草（日不给吉）10g。

功效：清热利湿，凉血活血。

主治：湿热下注，膀胱气化不利兼血热妄行、瘀血阻络之血尿，症见小便短赤带血，小腹胀满刺痛，腰膝酸软，舌暗红或有瘀斑，苔黄腻或黄燥，脉弦滑数或涩。

用法：冷水煎，每日 1 剂，分 3 次服。

方义：方中以野绿谷为母药，可清热利湿、解毒通淋。龙胆草为助药，可清肝利胆、燥湿利尿。西包结为引药，可凉血活血，化瘀通络。三药相伍，共奏清热利湿、凉血活血之效。

方三（《佤族民间常用植物药》）

组成：叶下果（刮昔灭）20g，过路黄（得不冷顶）15g，野绿谷根（丝藁）15g，车前草（德对西娘）10g。

功效：清热利湿，利尿通淋，消肿解毒。

主治：湿热下注，膀胱气化不利兼血热妄行、瘀血阻络之血尿，症见小便短赤带血，小腹胀满刺痛，腰膝酸软，舌暗红或有瘀斑，苔黄腻或黄燥，脉弦滑数或涩。

用法：冷水煎，每日 1 剂，分 3 次服。

方义：方中以叶下果为母药，可清热利尿、明目消积。过路黄又称作“大金钱草”，入药部分为全草或带根全草，能清热利湿、消肿解毒，与野绿谷根共为助药，可利水通淋、解毒化瘀。车前草为引药，可清热利尿、凉血解毒，可引湿热从小便而去。四者共奏清热利湿、利尿通淋、消肿解毒之效。

方四（《佤族民间常用植物药》）

组成：杠板归（噶累下）15g，石韦（刮然）10g，白花蛇舌草（日不打昔吻）15g，野绿谷根（丝藁）15g。

功效：清热利湿，凉血止血。

主治：湿热下注，膀胱气化不利兼血热妄行、瘀血阻络之血尿，症见小便短赤带血，小腹胀满刺痛，腰膝酸软，舌暗红或有瘀斑，苔黄腻或黄燥，脉弦滑数或涩。

用法：冷水煎，每日 1 剂，分 3 次服。

方义：方中以杠板归为母药，其又名蛇倒退，能清热解毒、利尿消肿。石韦为助药，可利尿通淋、清热止血，能较好地消除水肿、血尿等临床症状。白花蛇舌草、野绿谷根亦为方中助药。白花蛇舌草可清热解毒、利尿消肿、活血止痛。野绿谷根能清热利湿、利尿通淋。四药相伍，共奏清热利湿、凉血止血之效。

方五（《佤族民间常用植物药》）

组成：石韦（刮然）20g，白花蛇舌草（日不打昔吻）15g，野绿谷根（丝藁）15g。

功效：清热解毒，凉血止血。

主治：湿热下注，膀胱气化不利兼血热妄行、瘀血阻络之血尿，症见小便短赤带血，小腹胀满刺痛，腰膝酸软，舌暗红或有瘀斑，苔黄腻或黄燥，脉弦滑数或涩。

用法：冷水煎，每日 1 剂，分 3 次服。

方义：方中以石韦为母药，可利尿通淋、清热止血，能较好地消除水肿、血尿等临床症状。白花蛇舌草、野绿谷根共为方中助药，白花蛇舌草清热解毒、利尿消肿、活血止痛；野绿谷根清热利湿、利尿通淋。三药共奏清热解毒、凉血止血之效。

方六（《佤族民间常用植物药》）

组成：老妈妈拐棍（土埂占）15g，白花蛇舌草（日不打昔吻）15g。

功效：清热利湿，凉血止血。

主治：湿热下注，膀胱气化不利兼血热妄行、瘀血阻络型血尿，症见小便短赤带血，小腹胀满刺痛，腰膝酸软，舌暗红或有瘀斑，苔黄腻或黄燥，脉弦滑数或涩。

用法：冷水煎，每日 1 剂，分 3 次服。

方义：方中以老妈妈拐棍为母药，其又名闭鞘姜、广商陆，具有利水消肿，解毒止痒的功效，对于肾炎水肿及尿路感染效果尤佳。白花蛇舌草可清热解毒、利尿消肿、活血止痛，为方中助药。两药共奏清热利湿、凉血止血之效。

方七（《佤族民间常用植物药》）

组成：土茯苓（努让惹）20g，白牛胆根（考斯国躲）15g，水冬瓜树皮（考脑）15g，车前草（德对西娘）10g。

功效：清热利湿，凉血止血。

主治：湿热下注，膀胱气化不利兼血热妄行之血尿，症见小便短赤带血，小腹胀满刺痛，腰膝酸软，舌暗红或有瘀斑，苔黄腻或黄燥，脉弦滑数或涩。

用法：冷水煎，每日 1 剂，分 3 次服。

方义：方中以土茯苓、车前草共为母药，土茯苓清热利湿；车前草可清热利尿、凉血解毒。白牛胆根祛风消肿、行气止痛；水冬瓜树皮清热解毒、活血散瘀，二者同为此方助药。全方共奏清热利湿、凉血止血之效。

方八（《佤族民间常用植物药》）

组成：葫芦茶（日不给丝念）30g，野绿谷根（丝藁）15g。

功效：清热解毒，凉血止血。

主治：湿热下注，血热妄行之血尿，症见小便短赤带血，小腹胀满灼热，口苦黏腻，舌红苔黄腻，脉滑数。

用法：冷水煎，每日1剂，分3次服。

方义：方中以葫芦茶为母药，可清热解毒、生津利湿、化痰止咳。野绿谷根为方中助药，可清热利湿、利尿通淋。两药合用，共成清热解毒、凉血止血之功。

方九（《佤族民间常用植物药》）

组成：白粉藤（日不狼来）15g，木通5g，龙胆草（日不给吉）15g。

功效：清热利湿，凉血通淋。

主治：湿热下注，膀胱气化不利兼血热妄行之血尿，症见小便短赤带血，小腹胀满灼热，腰膝刺痛，口苦黏腻，舌红苔黄腻或舌暗有瘀斑，脉弦滑数或涩。

用法：冷水煎，每日1剂，分3次服。

方义：方中以白粉藤为母药，其别名为山葫芦，性味苦寒，能拔毒消肿。木通清热利尿、活血通脉；龙胆草清热燥湿，配木通则清利湿热，祛除膀胱湿邪，二者共为方中助药。全方共奏清热利湿、凉血通淋之效。

方十（《佤族民间常用植物药》）

组成：大狗响铃（兰落顶）15g，白花蛇舌草（日不打昔吻）15g，车前草（德对西娘）10g。

功效：清热利湿，凉血止血。

主治：湿热下注，膀胱气化不利兼血热妄行，瘀血阻络之血尿，症见小便短赤带血，小腹胀满刺痛，腰膝酸软，舌暗红或有瘀斑，苔黄腻或黄燥，脉弦滑数或涩。

用法：冷水煎，每日1剂，分3次服。

方义：方中以大狗响铃为母药，具有养肝滋肾、利湿解毒的功效，云南少数民族医药认为该药可清热利尿，能治疗小便不利、膀胱炎、肾结石等疾病，效果颇佳。白花蛇舌草可清热解毒、利尿消肿、活血止痛；车前草清热利尿、凉血解毒，此两药为方中助药。全方共奏清热利湿、凉血止血之效。

方十一（沧源佤族自治县岩帅镇公曼村赵伟成提供）

组成：马鞭草（日不安里）10g，土茯苓（努让惹）15g，仙鹤草（搬白叠）15g，薏苡仁根15g，狗响铃（日不兰落下）10g，白茅根（不拢）10g，过路黄（得不冷顶）10g。

功效：清热利湿，凉血止血，活血通络。

主治：湿热下注，血热妄行兼瘀血阻络之血尿，症见小便短赤带血，尿色鲜红或暗红，小腹胀满刺痛，舌暗红或有瘀斑，苔黄腻或黄燥，脉弦滑数或涩。

用法：冷水煎，每日1剂，分3次服。

方义：方中以马鞭草、狗响铃、白茅根、薏苡仁根为母药。马鞭草清热解毒、活血散瘀、利水消肿；狗响铃清热利尿；白茅根即茅草根，性味甘寒，具有凉血止血、清热利尿的功效；薏苡仁根为薏苡仁中药材的根，具有清热通淋、利湿杀虫的功效，尤善于治疗热淋、血淋、石淋、水肿等疾病。土茯苓利湿解毒；过路黄又名排钱草、金钱草，能祛风利水、散瘀消肿、解毒排石；仙鹤草能收敛止血、解毒补虚，此三药为方中助药。全方共奏清热利湿、凉血止血、活血通络之效。

方十二（沧源佤族自治县勐董镇田华昌提供）

组成：小丁香（聂良个）8g，车前草（德对西娘）8g，狗响铃（日不兰落下）5g，白胡椒2g，苦子果6个。

功效：清热利湿，凉血止血，行气止痛。

主治：湿热下注，膀胱气化不利兼气滞血瘀之血尿，症见小便短赤带血，尿色鲜红或暗红，小腹胀满刺痛，尿道灼热，舌红苔黄腻或舌暗有瘀斑，脉弦滑数或涩。

用法：冷水煎，每日1剂，分3次服。

方义：方中以小丁香、狗响铃、车前草共为母药，小丁香异于传统中药的公丁香，是远志科植物小远志的全草，具有清热解毒、祛风止痛的功效；狗响铃清热利尿；车前草清热利尿、凉血解毒。苦子果，别名山茄子，有清热解毒、消肿止痛的功效，为方中助药。白胡椒可温中祛寒，能抑制方中诸药的寒凉之性，为方中引药。全方共奏清热利湿、凉血止血、行气止痛之效。

备注：此方需要长期服用。

方十三（沧源佤族自治县佤医佤药研究所刘宝林提供）

组成：百部（士打洗）适量，猪尿泡1个。

用法：将百部放入猪尿泡内扎紧，水煎煮，内服药汁，每日 3 次。

功效：利尿消炎。

主治：肾炎。

方义：方中百部性微温，味甘苦，兼具止咳杀虫与渗利之效，为方中母药，取其通利水道、清化湿热之功，可化解肾与膀胱的湿浊瘀阻，推动气化复常。猪尿泡为引药，借其形似膀胱、咸寒入肾的特性，以形治形，引导百部药力直达病所，既增强利水通淋之效，又调和百部温性，使全方寒温相济。二药合用，共奏利尿消炎之效。

【单方】

方一（《佤族民间常用植物药》）

组成：大百部（约跌）适量。

功效：清热解毒，利尿通淋。

主治：血尿。

用法：将大百部放入猪尿泡内扎紧，水煎煮，内服药汁，每日 3 次。

方二（《佤族民间常用植物药》）

组成：益母草（日不莫布）适量。

功效：清热解毒，利尿通淋。

主治：血尿。

用法：取上述药材鲜品，绞汁半小碗，调米汤服用。

第四节 石 淋

石淋是指体内某些部位形成并停滞致病的砂石样病理产物或结块，多因体内湿热浊邪蕴结不散，久经煎熬，从而形成砂石样病理产物，且与个人饮食习惯呈正相关。

佤族民众多发结石病，与当地饮食习惯有着直接关联。佤族聚居在怒山山脉南段地带，该地域山峦重叠，平坝稀少。当地水源多为山泉水，其富含矿物质，而矿物质摄入过多也是引发肾结石的原因之一。佤族民众在出行或上山劳作后，会直接饮用山泉水以解渴。此外，当地无论男女老少均爱饮浓茶。在阿佤山区，漫山遍野皆是绿油油的茶树，家家户户都种茶。不仅如此，佤族人普遍嗜美酒、辣椒，这些饮食习惯已成为当地的民族风俗，但也成为石淋形成的一大病因。纵观诸方，多以清热利湿、排石通淋之药为主。

【复方】

方一（《佤族民间常用植物药》）

组成：白花蛇舌草（日不打昔吻）20g，过路黄（得不冷顶）20g。

功效：清热解毒祛湿，排石利尿通淋。

主治：湿热蕴结下焦，砂石阻滞之石淋，症见小便艰涩刺痛，尿中带血或夹砂石，腰腹绞痛，舌红苔黄腻，脉弦数或滑数。

用法：水煎，代茶饮。

方义：方中以白花蛇舌草为母药，可清热解毒、利尿消肿，其强劲的清热之力能清除体内热邪，利尿以促进结石排出体外。过路黄能清热利湿、消肿解毒，该药能助白花蛇舌草清除内热，同时祛除体内郁积日久的湿浊邪气，为方中助药。两药合用，具有清热解毒祛湿、排石利尿通淋的作用。

方二（《佤族民间常用植物药》）

组成：狗响铃（日不兰落下）15g，过路黄（得不冷顶）10g，心叶藤（土打昔奥待歪）10g，杜仲 10g，松寄生 10g。

功效：清热利湿，活血通络，补肾强腰。

主治：湿热蕴结下焦，砂石阻滞兼肾虚腰弱之石淋，症见小便艰涩刺痛，尿中带血或夹砂石，腰腹绞痛，腰膝酸软，舌暗红苔黄腻，脉弦滑或沉细。

用法：水煎服，每日 3 ～ 5 次。

方义：方中以过路黄为母药，清热利湿、软坚排石。狗响铃、心叶藤为助药，可活血通络、行气止痛，促进砂石排出并缓解绞痛。杜仲、松寄生为引药，补益肝肾、调和药性，防攻伐伤正。杜仲与松寄生的补益作用可平衡攻石药的峻烈之性。全方共奏清热利湿、活血通络、补肾强腰之效。

方三（《佤族民间常用植物药》）

组成：独蕨（刮第公）配石韦（刮然）、海金沙（茅摆喂）、狗响铃（日不兰落下）、车前草（德对西娘）、半截叶（拉汞巴）、土茯苓（努让惹）、胡椒、奶浆草各适量。

功效：清热利湿，软坚排石，活血通络，补肾固本。

主治：湿热蕴结下焦，砂石阻滞兼肾虚气弱之石淋，症见小便艰涩刺痛，尿中带血或夹砂石，腰腹绞痛，腰膝酸软，舌暗红苔黄腻，脉弦滑或沉细。

用法：冷水煎，每日 1 剂，分 3 次服。

方义：方中以独蕨、石韦、海金沙为母药，可清热利湿、软坚排石。车前草、半截叶、土茯苓为助药，可利尿通淋、活血解毒，促进砂石排出并修复损伤。狗响铃、胡椒、奶浆草为引药，可通络止痛、温通护正，兼顾攻石与扶正。胡椒的辛温与奶浆草的涩平相配，既防寒凉伤阳，又防攻伐耗阴。全方共成清热利湿、软坚排石、活血通络、补肾固本之功。

方四（《佤族民间常用植物药》）

组成：猪鬃草（刮蓝）15g，石韦 10g，海金沙（茅摆喂）10g，羊奶果（考种落）15g，车前草（德对西娘）10g，狗响铃（日不兰落下）10g，黑胡椒 9 粒。

功效：清热解毒，通淋排石。

主治：湿热蕴结下焦，砂石阻滞尿路之石淋，症见小便艰涩、刺痛，尿中带血或夹砂石，腰腹绞痛，尿道灼热，舌红苔黄腻，脉弦滑或沉涩。

用法：冷水煎，每日 1 剂，分 3 次服。

方义：方中以猪鬃草、石韦、海金沙为母药，可清热利湿、软坚排石。羊奶果、车前草为助药，可解毒护阴、利尿通淋。狗响铃、黑胡椒为引药，活血温通，引药归经，兼顾排石与止痛。全方共奏清热解毒、通淋排石之效。

方五（《佤族民间常用植物药》）

组成：羊奶果（考种落）15g，海金沙叶（茅摆喂）10g，石韦（刮然）10g，狗响铃（日不兰落下）10g，车前草（德对西娘）10g。

功效：清热利湿，排石通淋。

主治：湿热蕴结下焦，砂石阻滞尿路之石淋，症见小便艰涩刺痛，尿中带血或夹砂石，腰腹绞痛，尿道灼热，舌红苔黄腻，脉弦滑或沉涩。

用法：冷水煎，每日 1 剂，分 3 次服。

方义：方中以羊奶果为母药，可清热利湿、解毒通淋。海金沙叶、石韦为助药，可利水通淋、活血散瘀。狗响铃、车前草为引药，活血通络，引药归经，使湿热从小便分消。全方共奏清热利湿、排石通淋之效。

方六（《佤族民间常用植物药》）

组成：过路黄（得不冷顶）20g，狗响铃（日不兰落下）15g，车前草（德对西娘）15g。

功效：清热利湿，排石通淋。

主治：湿热蕴结下焦，砂石阻滞尿路之石淋，症见小便艰涩刺痛，尿中带血或夹砂石，腰腹绞痛，尿道灼热，舌红苔黄腻，脉弦滑或沉涩。

用法：水煎频服。

方义：方中以过路黄为母药，可清热利湿、软坚排石。车前草为助药，可利尿通淋、敛阴止血，促砂石随尿排出。狗响铃为引药，可活血通络、行气止痛。全方共奏清热利湿、排石通淋之效。

方七（民间经验方）

组成：大狗响铃（兰落顶）15g，过路黄（得不冷顶）15g，龙葵（德考）10g，白花蛇舌草（日不打昔吻）10g。

功效：清热利湿，软坚排石，活血通络，解毒消肿。

主治：湿热蕴结下焦，砂石阻滞兼瘀毒互结之石淋，症见小便艰涩刺痛，尿中带血或夹砂石，腰腹绞痛如刀割，尿道灼热红肿，舌暗红，苔黄腻或燥，脉弦滑数或涩。

用法：冷水煎，每日1剂，分3次服。

方义：方中以大狗响铃、白花蛇舌草为母药，大狗响铃清热利尿；白花蛇舌草清热解毒、利尿消肿、活血止痛。过路黄能清热利湿、消肿解毒，能助白花蛇舌草清除内热，同时祛除体内瘀积日久的湿浊邪气；龙葵清热、解毒、活血、消肿，此二者为方中助药。四药合用，共同发挥清热利湿、软坚排石、活血通络、解毒消肿之效。

方八（《佤族民间常用植物药》）

组成：车前草（德对西娘）20g，海金沙（茅摆喂）15g，心叶藤根（土打昔奥待歪）15g。

功效：利尿通淋，排石止痛。

主治：泌尿系统结石。

用法：冷水煎，每日1剂，分3次服。

方义：方中以车前草、海金沙为母药，可清热利湿、软坚排石。心叶藤根为助药，活血通络、行气止痛，促砂石松动排出。心叶藤根的辛温与车前草的甘淡相配，既助药力穿透砂石阻滞，又防寒凉药伤及脾胃。全方共奏利尿通淋、排石止痛之效。

方九（《佤族民间常用植物药》）

组成：龙葵根（德考）20g，海金沙（茅摆喂）15g，野绿谷根（丝藁）10g。

功效：清热解毒利湿，利尿通淋排石。

主治：湿热蕴结下焦，砂石阻滞尿路之石淋，症见小便艰涩刺痛，尿中带血或夹砂石，腰腹绞痛，尿道灼热，舌红苔黄腻，脉弦滑或沉涩。

用法：冷水煎，每日 1 剂，分 3 次服。

方义：方中以龙葵根、海金沙为母药，龙葵根清热利湿、活血解毒；海金沙能清热解毒、利尿通淋。野绿谷根清热利湿、利尿通淋，为方中助药。全方共奏清热解毒利湿、利尿通淋排石之效。

方十（《佤族民间常用植物药》）

组成：海金沙（茅摆喂）20g，过路黄（得不冷顶）20g，白花蛇舌草（日不打昔吻）15g。

功效：清热利湿，软坚排石，活血通淋。

主治：湿热蕴结下焦，砂石阻滞尿路之石淋，症见小便艰涩刺痛，尿中带血或夹砂石，腰腹绞痛，尿道灼热，舌红苔黄腻，脉弦滑或沉涩。

用法：冷水煎，每日 1 剂，分 3 次服。

方义：方中以海金沙为母药，能清利湿热、通淋止痛，尤善于治疗石淋、热淋、血淋、膏淋、尿道涩痛等症。白花蛇舌草为方中助药，可清热解毒、利尿消肿、活血止痛，该药能助母药消除疼痛症状，同时增强海金沙的清热之力。过路黄能清热利湿、消肿解毒，同时帮助母药海金沙清除体内湿热邪气，亦为助药。全方共奏清热利湿、软坚排石、活血通淋之效。

方十一（《佤族民间常用植物药》）

组成：石韦（刮然）20g，过路黄（得不冷顶）20g，车前草（德对西娘）15g。

功效：清热利湿，软坚排石。

主治：砂石阻滞尿路之石淋，症见小便艰涩刺痛，尿中带血或夹砂石，腰腹绞痛，尿道灼热，舌红苔黄腻，脉弦滑或沉涩。

用法：水煎频服。

方义：方中以石韦为母药，利尿通淋、清热止血，不仅能促进结石排出，还能防止结石划伤尿道。过路黄清热利湿、消肿解毒；车前草清热利尿、凉血解毒，此二者为方中助药。三者共奏清热利湿、软坚排石之效。

方十二（《佤族民间常用植物药》）

组成：刺天茄根（嘎松下）15g，龙葵（德考）15g，狗响铃（日不兰落下）15g。

功效：清热解毒，利尿止痛。

主治：湿热蕴结下焦，砂石阻滞兼瘀血阻络之石淋，症见小便艰涩刺痛，尿中带血或夹砂石，腰腹绞痛如刀割，尿道灼热红肿，舌暗红苔黄腻或燥，脉弦滑数或涩。

用法：冷水煎，每日1剂，分3次服。

方义：方中以刺天茄根、龙葵为母药，刺天茄根能消炎解毒、镇静止痛；龙葵清热解毒、活血消肿，能增强刺天茄根的消炎止痛作用，以便更好地消除患者的尿道疼痛症状；刺天茄根解毒消炎，又能增强龙葵清热解毒之力，两者相须为用。狗响铃清热利尿，为方中助药。三者共奏清热解毒、利尿止痛之效。

方十三（沧源佤族自治县班老乡彭建新提供）

组成：狗响铃（日不兰落下）50g，半截叶（拉汞巴）50g，岩参（丝干然）10g，鬼针草（拽）5g，猪鬃草（刮蓝）100g，车前草（德对西娘）、野绿谷（丝藁）各5g，金线莲15g。

功效：清热利湿，软坚排石，活血通络，解毒护阴。

主治：湿热蕴结下焦，砂石阻滞尿路兼瘀毒互结之石淋，症见小便艰涩刺痛，尿中带血或夹砂石，腰腹绞痛如刀割，尿道灼热红肿，舌暗红苔黄腻或燥，脉弦滑数或涩。

用法：水煎服，一剂分2天服用，连服7～9剂。

方义：方中以猪鬃草、半截叶、狗响铃为母药，猪鬃草性味淡凉，能清热解毒、利尿消肿，该药在本方中量大力强，发挥清热利尿之功；半截叶，又名半节叶、半节观音，性味淡温，有活血舒筋、燥湿杀虫之效，能抑制方中寒凉，防止其药性损伤正气，活血则能通络止痛，消除患者的疼痛症状；狗响铃能清热利尿。

岩参性味辛平，能行气止痛，所谓“通则不痛”，此药能减轻或消除患者的疼痛症状；鬼针草，又称鬼钗草，能清热解毒消肿、散瘀利湿；车前草清热利尿、凉血解毒；野绿谷根清热利湿、利尿通淋；金线莲，又称金丝线、乌人参，具有清热凉血、祛风利湿、强心利尿、固肾平肝的作用，此五者为方中助药。全方共奏清热利湿、软坚排石、活血通络、解毒护阴之效。

方十四（沧源佤族自治县班老乡彭建新提供）

组成：龙竹根须50g，大黄花根5g，陈皮5g，过江龙（嘎然）7g。

功效：清热利湿，软坚排石，行气通络。

主治：湿热蕴结下焦，砂石阻滞尿路之石淋，症见小便艰涩刺痛，尿中带血或夹砂石，腰腹胀痛，尿道灼热，舌红苔黄腻，脉弦滑或沉涩。

用法：水煎服。

方义：方中以龙竹根须为母药，可清热利湿、通淋止痛。大黄花根、陈皮为助药，大黄花根清热解毒、利水通淋；陈皮理气和中、燥湿化痰，可防寒凉伤胃。过江龙为引药，活血通络，引药归经。三药相合，共奏清热利湿、软坚排石、行气通络之效。

方十五（沧源佤族自治县班老乡彭建新提供）

组成：橄榄树根（不李西灭）25g，竹根5g，过江龙（嘎然）5g，鱼腥草根（得西委改艾）10g。

功效：利尿通淋，排石止痛。

主治：湿热蕴结下焦，砂石阻滞尿路之石淋，症见小便艰涩刺痛，尿中带血或夹砂石，腰腹绞痛，尿道灼热，舌红苔黄腻，脉弦滑或沉涩。

用法：水煎服，每日1剂，连服7剂。

方义：方中以橄榄树根为母药，其又名白榄根，善于祛风湿、舒筋络、利关节、解毒；竹根、鱼腥草根、过江龙为助药，竹根清热解毒、消肿止痛，鱼腥草根清热解毒、利尿消肿，过江龙利尿散瘀、活血通经止痛，三药协同，增强母药利尿通淋、排石止痛之效。方中虽未设明确引药，但诸药合力，共达病所，使湿热得清，结石得排，尿路通畅，疼痛自止。

方十六（民间经验方）

组成：海金沙（茅摆喂）1两，金线莲、狗响铃（日不兰落下）、鸡根（考国县醒）各5g，石韦（刮然）3g。

功效：清热解毒，通淋排石。

主治：湿热蕴结下焦，砂石阻滞尿路之石淋，症见小便艰涩刺痛，尿中带血或夹砂石，腰腹绞痛，尿道灼热，舌红苔黄腻，脉弦滑或沉涩。

用法：水煎服。每日1剂，连服3～5剂，为1个疗程。

方义：方中海金沙为母药，能清热解毒、利尿通淋，尤善治疗血淋、石淋等疾病。金线莲能清热凉血、除湿解毒；狗响铃清热利尿；石韦利尿通淋、清热止血，可防止尿道出血。鸡根又名黄花远志、金不换，能祛痰除湿、补虚健脾、宁心活血，活血则络脉通，通则不痛，结石的形成多为湿热浊邪蕴结不散，健脾则能使水湿之邪排出体外，此四药为方中助药。全方共奏清热解毒、通淋排石之效。

方十七（沧源佤族自治县勐董镇田华昌提供）

组成：海金沙（茅摆喂）8g，石韦（刮然）12g，黑胡椒2g，狗响铃（日不兰落下）10g，羊奶果（考种落）10g，笔管草（博母）8g，半截叶（拉汞巴）10g，土茯苓（努让惹）15g，车前草（德对西娘）8g。

功效：清热解毒，软坚排石，行气止痛。

主治：湿热蕴结下焦，砂石阻滞尿路兼瘀毒互结之石淋，症见小便艰涩刺痛，尿中带血或夹砂石，腰腹绞痛如刀割，尿道灼热红肿，舌暗红苔黄腻或燥，脉弦滑数或涩。

用法：冷水煎，每日1剂，分3次服。

方义：方中以海金沙、石韦、狗响铃、羊奶果为母药，海金沙能清热解毒、利尿通淋；石韦利尿通淋、清热止血；狗响铃利湿解毒、治疗小便不利；羊奶果，又名白绿叶，能利尿排石、止咳定喘、行气止痛，治慢性肾炎、肾结石效果尤佳，其行气止痛还能消除患者疼痛症状，可清热、利尿、通淋。土茯苓利湿解毒、利尿通淋；车前草能清热利尿、凉血解毒，此两味药物可加强母药清热利湿、利尿通淋之力，为方中助药。半截叶性温，佐以少量黑胡椒，可抑制方中诸药的寒凉之性，为方中引药。纵观诸药，全方共奏清热解毒、软坚排石、行气止痛之效。

方十八（沧源佤族自治县芒卡镇刘荣昌提供）

组成：狗响铃（日不兰落下）15g，小苦菜10g，小铜锤（动待）15g，胡椒5～7粒。

功效：清热排石，解毒利湿。

主治：肾结石。

用法：泡水喝。若有水肿现象，加车前子、玉米须。

方义：方中以狗响铃为母药，可清热利尿、利湿解毒。小苦菜清热解毒、凉血，此药能加强狗响铃清热利尿之功，为助药。小铜锤能祛风除湿、散瘀止痛，消除患者因结石出血所致的疼痛症状；胡椒具有温中下气、消痰解毒的功效，其性温能抑制该方寒凉药物，此阴阳均衡之意，此二者为方中引药。全方共奏清热排石、解毒利湿之效。

方十九（沧源佤族自治县佤医佤药研究所刘宝林提供）

组成：龙葵根（德考）20g，胡椒 7 粒。

功效：清热利湿，活血止痛。

主治：湿热瘀阻下焦，砂石阻滞尿路之石淋，症见小便艰涩刺痛，尿中夹砂石或带血，腰腹绞痛如刀割，尿道灼热，舌暗红苔黄腻，脉弦滑或涩。

用法：冷水煎，每日 1 剂，分 3 次服。

方义：方中以龙葵根为母药，可清热利湿、活血解毒，尤适用于淋浊、尿路结石等疾病，该药性味寒凉，恐伤脾胃，故使用性温的胡椒作为助药，抑制其寒凉之性，温中行气，气行则血行，兼能增强龙葵根活血的功效，使其活血的功效最大化，减轻患者的疼痛症状。此二药共同发挥清热利湿、活血止痛之效。

方二十（沧源佤族自治县佤医佤药研究所刘宝林提供）

组成：仙茅根（不拢呀）12g，车前草（德对西娘）12g，草果（不李草果）2 个。

功效：清热利湿，软坚排石，芳香化浊。

主治：湿热蕴结，气机阻滞之石淋，症见小便艰涩刺痛，尿中夹砂石或带血，腰腹胀痛，尿道灼热，舌红苔黄腻，脉滑数。

用法：冷水煎，每日 1 剂，分 3 次服。

方义：方中以仙茅根为母药，其性温味辛，虽具温肾壮阳之功，然于本方中取其散寒除湿、温通肾阳之效，肾阳得温则气化有力，推动水液运行，助结石排出。车前草为助药，甘寒滑利，专入肾与膀胱经，清热利尿之力显著，可清利下焦湿热，使湿热之邪随尿液而出，兼能通淋止痛；草果亦为助药，辛温芳香，善燥湿除寒、行气散滞，其芳香之性不仅可化脾胃浊湿，还能行散气机，缓解腰腹胀痛，与车前草相伍，一寒一温，清利与行气并举，增强排石之力。三药合用，共成清热利湿、软坚排石、芳香化浊之效，使湿热得清、气机得畅、结石得下，契合湿热蕴结、气机阻滞之石淋病机。

方二十一（沧源佤族自治县佤医佤药研究所刘宝林提供）

组成：刺桐树皮（考嘎揉）12g，过路黄（得不冷顶）15g，桑寄生 15g，车前草（德对西娘）10g，白花蛇舌草（日不打昔吻）12g。

功效：清热利湿，软坚排石，扶正固本。

主治：湿热蕴结下焦，砂石阻滞尿路兼气血不足之石淋，症见小便艰涩刺痛，尿中夹砂石或带血，腰腹坠胀酸痛，尿道灼热，舌红苔黄腻或舌淡、边有齿痕，脉滑数或细弱。

用法：水煎，代茶饮。

方义：方中以刺桐树皮为母药，其又名刺海桐、海桐皮，能镇静止痛、利水祛风、止血化湿。过路黄能利胆、利尿通淋、解毒消肿；桑寄生补益肝肾、调和药性、固护正气；车前草利尿通淋、渗湿止泻，可增强利小便之功；白花蛇舌草清热解毒、利尿消肿、活血止痛，该药能助母药消除疼痛症状，清除内热。此四药为助药。诸药合用，共奏清热利湿、软坚排石、扶正固本之效。

方二十二（沧源佤族自治县佤医佤药研究所刘宝林提供）

组成：狗响铃（日不兰落下）15g，马鞭草（日不安里）10g，过路黄（得不冷顶）10g。

功效：清热利尿排石。

主治：湿热蕴结下焦，砂石阻滞尿路之石淋，症见小便艰涩刺痛，尿中夹砂石或带血，腰腹绞痛如刀割，尿道灼热，舌暗红苔黄腻，脉弦滑或涩。

用法：冷水煎，每日 1 剂，分 3 次服。

方义：方中以马鞭草为母药，可清热解毒、活血散瘀、利水消肿。狗响铃清热利尿；过路黄清热利湿、消肿解毒，此两者为方中助药。三药共奏清热、利尿、排石之效。

第五节 血 淋

血淋在佤医的认识中，即为西医学的膀胱癌，指发生在膀胱黏膜上的恶性肿瘤，是泌尿系统最常见的恶性肿瘤。其最初的临床表现是血尿，通常表现为无痛性、间歇性、肉眼可见的全程血尿，有时也可为镜下血尿。部分患者会出现洗肉水样或茶水样尿，还有些患者会伴有尿频、尿急、尿痛和排尿困难。

传统中医书籍里并没有关于膀胱癌的记录，但根据其临床症状，可将其归类为中医"血淋"范畴。佤医虽对该病的病因病机缺乏完整的描述，但对该病的认识较为全面，根据其用药特点发现，在采用清热解毒、消肿利湿的同时，配伍活血、散瘀、止痛的药物，能有效减轻、改善出血症状，缓解癌痛。由此可见，佤医治疗血淋具有标本兼顾的特点。

【复方】

方一（沧源佤族自治县勐董镇田华昌提供）

组成：白花蛇舌草（日不打昔吻）5g，歪叶子兰（小麻疙瘩）8g，南木香10g，管南香8g，三颗针（考土下）6g，车前草（德对西娘）10g，土茯苓（努让惹）12g，追风散（追伤风）10g。

功效：清热利湿，凉血通淋，行气止痛。

主治：湿热下注，血热妄行兼气滞血瘀之血淋，症见小便短赤带血，尿色鲜红或暗红，小腹胀满刺痛，尿道灼热，腰膝酸软，舌暗红或有瘀斑，苔黄腻，脉弦滑数或涩。

用法：冷水煎，每日1剂，分3次服。

方义：方中以白花蛇舌草为母药，可清热解毒、利尿消肿、活血止痛。车前草利尿通淋、渗湿止泻，可增强利小便之功；土茯苓利湿解毒、利尿通淋；三颗针清热、利湿、散瘀，此三者共为助药。追风散、歪叶子兰、南木香、管南香为引药，活血通络、行气止痛、调和药性。全方共奏清热利湿、凉血通淋、行气止痛之效。

方二（沧源佤族自治县勐董镇田华昌提供）

组成：白花蛇舌草（日不打昔吻）5g，歪叶子兰（小麻疙瘩）8g，南木香10g，狗响铃（日不兰落下）3g，土茯苓（努让惹）15g，三颗针（考土下）5g。

功效：清热利湿，凉血止血，活血通络。

主治：湿热下注，血热妄行兼瘀血阻络之血淋，症见小便短赤带血，尿色鲜红或暗红，小腹胀满刺痛，尿道灼热，腰膝酸软，舌暗红或有瘀斑，苔黄腻，脉弦滑数或涩。

用法：冷水煎，每日1剂，分3次服。

方义：方中以土茯苓、歪叶子兰为母药，土茯苓利湿解毒、利尿通淋，以祛除膀胱湿浊之气；歪叶子兰祛风散寒、散瘀止痛，其散瘀止痛的功效能有效缓解患者的疼痛及血尿症状。南木香温中理气、止痛消食、舒筋活络；狗响铃清热利尿；白花蛇舌草清热解毒、利尿消肿、活血止痛；三颗针能清热、利湿、散瘀，此四药为方中助药。全方共奏清热利湿、凉血止血、活血通络之效。

第六节 脓　尿

脓尿指尿中含大量脓细胞，分镜下脓尿与肉眼脓尿两类，多由泌尿生殖系统化脓性炎症引发。

佤医认为其与湿热邪毒、气血瘀滞相关。阿佤山区气候与饮食易致湿热蕴结，下注灼伤尿路，邪毒与气血相搏成脓。治疗以清热利湿、解毒排脓为主。本节简要介绍几个常用治疗方剂。

【复方】

方一（沧源佤族自治县岩帅镇公曼村赵伟成提供）

组成：攀枝花树（考待告）25g，松树尖 15g，三颗针（考土下）15g，鸟不睡树（云实）10g。

功效：清热利湿，解毒排脓，活血通络。

主治：湿热蕴结下焦，热毒壅滞之脓尿，症见小便浑浊如米泔，色黄赤夹脓液，尿道灼热刺痛，小腹胀满，腰膝酸软，舌红苔黄腻，脉滑数或弦数。

用法：冷水煎，每日 1 剂，分 3 次服。

方义：方中以攀枝花树为母药，其又称木棉、英雄树，具有祛风除湿、活血消肿的功效。松树尖，又名松针，能祛风燥湿、杀虫止痒、活血安神；三颗针能清热、利湿、散瘀，二者共为助药。鸟不睡树为引药，能杀虫、解毒、清热除湿、止咳化痰，全方共奏清热利湿、解毒排脓、活血通络之效。

方二（《佤族民间常用植物药》）

组成：大麻药（盐背）10g，松明子 10g。

功效：清热解毒，利湿排脓，温通止痛。

主治：湿热毒邪壅滞下焦，腐肉成脓之脓尿，症见小便浑浊如米泔，色黄赤夹脓液，尿道灼热刺痛，小腹拘急胀满，舌红苔黄腻，脉滑数或弦数。

用法：冷水煎，每日 1 剂，分 3 次服。

方义：方中以大麻药为母药，可清热解毒、利湿排脓。松明子为助药，可温通经络、行气止痛。松明子的辛温与大麻药的苦寒相辅相成，既破脓毒壅滞，又防寒凉伤及脾胃阳气。全方共奏清热解毒、利湿排脓、温通止痛之效。

方三（民间经验方）

组成：白茅根（不拢）100g，茶叶 5g。

功效：清热凉血通淋。

主治：湿热毒邪壅滞下焦，腐肉成脓之脓尿，症见小便浑浊如米泔，色黄赤夹脓液，尿道灼热刺痛，小腹拘急胀满，舌红苔黄腻，脉滑数或弦数。

用法：水煎服，每日 1 剂，3 剂为 1 个疗程。

方义：方中以白茅根为母药，可清热凉血、通淋止血。茶叶助其清热之功，为助药。二者共奏清热、凉血、通淋之效。

方四（民间经验方）

组成：水葫芦全草 40g，苦楝子果（考老乃）10g，香籽 5g，红梅 1 小块。

功效：清热利湿，解毒排脓，行气止痛。

主治：湿热毒邪壅滞下焦，腐肉成脓之脓尿，症见小便浑浊如米泔，色黄赤夹脓液，尿道灼热刺痛，小腹拘急胀满，舌红苔黄腻或燥，脉滑数或弦数。

用法：水煎服，一日 1 剂，5 ～ 7 日为 1 个疗程。

方义：方中以水葫芦全草为母药，可清热利湿排脓。苦楝子果、红梅为助药，苦楝子果解毒燥湿、消解脓毒；红梅活血散结、行气止痛。香籽为引药，芳香行气，引药归经。香籽的辛温与水葫芦的寒凉相配，既破脓毒壅滞，又防寒凉伤及中焦。全方共奏清热利湿、解毒排脓、行气止痛之效。

方五（沧源佤族自治县班老乡彭建新提供）

组成：苦楝子果（考老乃）15g，小茴香籽 15g，丝瓜 15g，干姜 15g。

功效：温经散寒通络，利水消肿止痛。

主治：毒邪蕴结之脓尿，症见小便浑浊夹脓液，脓液质地清稀，尿道刺痛，小腹胀满拘急，舌淡红，苔白腻或燥，脉滑或弦。

用法：水煎服，每日服 3 次，连服 5 ～ 7 日为 1 个疗程。同时，取马鞭草 1000g，切碎煮水，每日洗患处（外阴部）。

方义：方中以苦楝子果、丝瓜为母药，可清热利湿、解毒排脓。小茴香籽为助药，可行气止痛、疏解壅滞。干姜为引药，可温通经脉、调和寒热。干姜的辛热与小茴香籽的芳香相配，助药力通达下焦。全方共奏温经散寒通络、利水消肿止痛之效。

方六（沧源佤族自治县班老乡彭建新提供）

组成：乌头 50g，食盐 20g，7 岁男童鲜尿液 250g。

功效：活血通络，解毒消肿。

主治：瘀毒壅滞之脓尿，症见小便浑浊夹脓，尿道刺痛，小腹硬结，舌暗红或有瘀斑，脉涩。

用法：将乌头切片，用鲜尿液浸泡 7 日，去皮，与食盐一同炒黄研末，酒调，制作小丸，嘱患者每日以盐水送服 13 粒。

方义：方中以乌头为母药，可温经散寒、破瘀止痛。食盐、鲜童尿为引药，引药入经，直达病所。全方共奏活血通络、解毒消肿之效。

【单方】

方（沧源佤族自治县班老乡彭建新提供）

组成：治地龙 7 条。

功效：利尿通淋。

主治：小便不畅。

用法：将上述药材捣烂如泥，敷肚脐处。同时取狗响铃、车前草、猪鬃草、芦芽各适量，水煎服。

第九章　男科病证

第一节　阳　痿

阳痿即勃起功能障碍，是因宗筋失养而弛纵，引起阴茎痿弱不起、临房举而不坚，或坚而不能持久的一种病证。阳痿由多种病因引起，佤医认为，该病是由命门火衰导致，治疗上多以补肾助阳为主，善用动物血肉有情之品，药食同补，以填肾脏之虚。

【复方】

方一（《佤族民间常用植物药》）

组成：回心草（嘎叠）50g，仙茅（不拢呀）20g，瓜子金（聂良给）50g，小红参（日不别下）20g，胡椒 7 粒。

用法：泡白酒 2500mL，1 个月后即可服用，每次 50mL。

功效：温补肾阳，活血通络，益气养血。

主治：肾阳亏虚兼脉络瘀阻之阳痿，症见阴茎勃起功能障碍，腰膝冷痛，精神萎靡，畏寒怕冷，或伴有会阴部胀痛。

方义：方中以回心草为母药，针对阳痿起关键治疗作用，具回心阳、益肾气之效，直补肾阳虚衰之本，是治疗阳痿的核心力量。仙茅作为助药，其辛热之性可增强回心草温补肾阳之力，协同针对肾阳虚衰之病机。瓜子金和小红参共为助药，瓜子金可活血散瘀、通络止痛，小红参能益气养血、温经通脉，二者相合，能改善因阳痿导致的气血瘀滞之候，增强全方补虚通络之效。胡椒为引药，一方面调和方中药物的温热之性，另一方面借其辛热走窜之性可引药力直达下焦，使全方药效更好地作用于宗筋。全方共奏温补肾阳、活血通络、益气养血之效。

方二（《佤族民间常用植物药》）

组成：仙茅根（不拢呀）100g，胡椒 7 粒。

用法：用 1000 ～ 2000mL 白酒对上述药材进行浸泡，1 个月后即可服用，每次 30 ～ 50mL，每日 1 次。

功效：温肾壮阳，祛寒除湿。

主治：肾阳不足兼寒湿内阻之阳痿，症见阴茎痿软不举，腰膝冷痛，畏寒肢冷，小便清长。

方义：方中以仙茅根为母药，其性热，入肾经，是补三焦、命门之要药。命门为元气之根，仙茅根温壮命门相火，可滋肾培元、壮阳起痿，针对肾阳虚衰之根本病机发挥主导治疗作用。胡椒为引药，辛热芳香，归胃、肾经，一则调和仙茅根温热之性，防其温燥太过；二则借其走窜之性，引诸药直达下焦肾与宗筋，增强温补肾阳之效；三则调和诸药。全方共奏温肾壮阳、祛寒除湿之效。

方三（沧源佤族自治县班老乡彭建新提供）

组成：鸡根（考国县醒）50g，杜仲 15g，猪腰子 1 对。

用法：上述药材加少量白酒，加水炖服。

功效：补肾固精，强筋健骨，补气养血。

主治：肾虚不固兼气血不足之阳痿，症见阴茎勃起困难，腰膝酸软，头晕耳鸣，神疲乏力，面色苍白。

方义：方中以鸡根为母药，其性温味甘，善于益肾固精，针对阳痿主症，直补肾脏，强化肾之封藏功能，为方中论治阳痿之核心药物。杜仲为助药，其性味甘温，归肝、肾经，能补肝肾、强筋骨，协同鸡根增强补肾之力，共调肾虚之本。猪腰子同为助药，味咸性平，归肾经，能补肾气、通膀胱、消积滞、止消渴，与鸡根、杜仲相伍，肝肾同补，筋骨并健。全方配伍有序，药力协同，针对肾虚不固、气血不足之病机，标本兼治。

方四（沧源佤族自治县班老乡彭建新提供）

组成：锁阳、淫羊藿、巴戟天各 5g，大仙茅（布刷）3g，仙茅（不拢呀）3g，枸杞子 9 ～ 12g。

用法：将上述药材与 1 条狗鞭，或 1 条马鞭，或 1 条牛鞭一同炖服，每个月炖服 2 ～ 3 次。

功效：温补肾阳，强筋健骨，调和气血。

主治：肾阳亏虚之阳痿、早泄，症见阴茎勃起功能障碍，腰膝酸软冷痛，畏寒肢冷，精神萎靡，夜尿频多。

方义：方中以锁阳、淫羊藿、巴戟天、大仙茅、仙茅为母药，诸药皆具温补肾阳之效，紧扣肾阳亏虚、命门火衰的关键病机，合力成为治疗阳痿、早泄的核心用药。锁阳能补肾阳、益精血、润肠通便；淫羊藿可补肾壮阳、强筋健骨、祛风除湿；巴戟天能补肾阳、强筋骨、祛风湿；大仙茅和仙茅温肾壮阳、祛寒除湿，五味相伍，从多维度温补命门之火，恢复肾之温煦功能。枸杞子作为助药，具有滋补肝肾、益精明目的作用，能辅助上述药物增强补肾之功，又可调和诸药温燥之性，使全方补而不峻、温而不燥，共奏温补肾阳、强筋健骨、调和气血之效。

方五（沧源佤族自治县班老乡彭建新提供）

组成：大仙茅（布刷）50g，仙茅（不拢呀）25g。

用法：将上述药材与 1 条或 2 条狗鞭一同炖服，每个月炖服 3 次。

功效：温肾壮阳，强筋健骨，祛寒除湿。

主治：肾阳不足兼寒湿内阻之阳痿、早泄，症见阴茎勃起功能障碍，腰膝冷痛，畏寒肢冷，精神萎靡，夜尿频多。

方义：方中以大仙茅和仙茅共同作为母药，二者均性热，归肾经，直捣肾阳不足、寒湿内踞之窠臼。二者虽为同宗，然仙茅偏于峻补命门真火，大仙茅长于祛逐沉寒痼冷，相须为用，如桴鼓相应，共奏温煦命门、振奋肾阳之效，可使寒凝得散，阳气得复，宗筋得养而痿软自起，腰膝得温而冷痛自除，兼复肾之封藏、气化之职。全方以二药为纲，配伍得宜，共成温肾壮阳、强筋健骨、蠲痹除湿之功。

【佤族特色方】

方一（沧源佤族自治县班老乡彭建新提供）

组成：稀泥适量。

用法：将稀泥卷在患者肚脐上，几分钟后，用一泡热尿冲洗掉，按此方早晚各使用 1 次，共使用 6 ～ 8 次。

功效：治疗阴缩症状，使缩进去的阴茎自动恢复到原位。

注意：此病具有急性发作的特点，若不及时救治，可能危及生命。

方二（《佤族民间常用植物药》）

组成：西南远志（娘母良）30g，胡椒 7 粒。

用法：用 1500 ～ 2500mL 白酒对上述药材进行浸泡，浸泡半个月后即可服用，每次 30 ～ 50mL，每日 1 次。

功效：补肾助阳。

主治：心肾不交兼肾阳不足之阳痿，症见阴茎勃起困难，性欲减退，腰膝酸软，失眠多梦，心悸健忘，神疲乏力。

方三（《佤族民间常用植物药》）

组成：瓜子金（聂良各）、小红参（日不别下）各适量。

用法：上述药材用白酒浸泡后服用。

功效：补肾助阳。

主治：气血瘀滞兼肾气不足之阳痿，症见阴茎勃起不坚或痿软不举，腰膝酸软，会阴部坠胀疼痛，面色晦暗。

第二节 子 痈

子痈是指睾丸及附睾的感染性病证，也是男科的常见病证，该病相当于西医学的睾丸炎。中医称睾丸和附睾为"肾子"，故名之"子痈"。本病临床表现以附睾肿胀疼痛为特点，本节所收录的药方均为治疗睾丸炎的效方。

方一（沧源佤族自治县勐董镇田华昌提供）

组成：白花蛇舌草（日不打昔吻）5g，歪叶子兰（小麻疙瘩）8g，南木香 10g，狗响铃（日不兰落下）15g，车前草（德对西娘）10g，土茯苓（努让惹）20g。

用法：水煎，每日 1 剂，分 3 次温服。

功效：清热解毒，利湿通淋，消肿止痛，活血通络。

主治：热毒蕴结兼气血瘀滞之子痈，症见睾丸或附睾肿胀疼痛、发热，伴小便不利、尿频尿急等湿热下注之象；亦可见子痈初起之红肿热痛，以及发热、口苦等全身热证表现。

方义：方中以白花蛇舌草为母药，其性寒，味微苦、甘，归胃、大肠、小肠经，善清三焦热毒，破血散痈，利水道而通淋浊，直折肾子痈肿之势，为祛毒消痈之要药。歪叶子兰为助药，辛热纯阳之品，走十二经，善散寒除湿、温经通络、活血止痛，与白花蛇舌草相伍，既清血分之热毒，又行经络之瘀滞，使气血畅而痈肿消。南木香同样作为助药，芳香辛温，归脾经。脾为后天之本，气血生化之源，木香调中焦之气机，斡旋脾胃升降，助气血周流，可消食止痛；且能调和诸药之偏性，令寒而不凝，温而不燥，补泻合度。狗响铃也是助药，具滋补肝肾、止咳平喘、调经之功，其利湿通淋之效可改善湿热下注所致的泌尿系统症状，既固其本，又清其标。土茯苓作为引药，甘淡性平，具利湿化浊、解毒通络之能，可引诸药直达病所，令药力专攻肾子；又能调和全方寒热，使寒凉之品不碍脾阳，温通之药不助毒热，共成清解、渗利、通散之功。全方共奏清热解毒、利湿通淋、消肿止痛、活血通络之效。

方二（《佤族民间常用植物药》）

组成：贯众（刮喂下）50g。

用法：水煎，代茶饮。

功效：清热解毒，凉血止血，驱虫。

主治：湿热下注兼气血壅滞之子痈，症见睾丸或附睾肿胀疼痛、灼热拒按，阴囊皮肤发红，伴发热恶寒、口苦咽干；防治热邪迫血妄行导致的便血、尿血等；预防和治疗因寄生虫感染引发的并发症，综合改善子痈病情及相关不适症状。

方义：此方独取贯众，药简力专，其味苦、涩，性寒，入肝、胃经。苦能燥湿坚阴、降泄火热，寒可清热泻火、凉血解毒，涩以收敛止血、固摄精微，兼具驱虫之效。针对湿热下注肝经、气血壅滞所致子痈，仗其苦寒之质，清泻肝经湿热郁火，疏利下焦气机，从而消散睾丸、附睾肿胀疼痛之苦；其入血分而凉血止血，可制热邪扰动血脉，杜绝便血、尿血之虞；兼以驱虫之能，消除虫积内扰之患，正本清源。单味成方，紧扣湿热、血溢、虫积三大病机，标本兼治，尽显佤族医药配伍精要、以一驭多的特色。

第十章　气血津液病证

第一节　萎黄病

萎黄病以皮肤色黄、枯槁不泽为主要表现，多属脾胃虚弱、气血不足的虚证。中医将该病归属于虚劳范畴，病机以肝虚、血虚较为多见，脾血虚常与心血虚并见。在西医学中，贫血及其他各系统、各器官的多种慢性消耗性和功能衰退性疾病，若出现类似临床表现，均可参照本病进行治疗。本节收录的佤族药方，大多以益气、养血之药为主辨治该病。

【复方】

方一（《佤族民间常用植物药》）

组成：黄精（士嘎）10g，土党参（怒胆跌）10g，五味子（不李板里）根5g，鸡根（考国县醒）10g，鸡血藤（考归西也）10g。

用法：水煎服，每日1剂，每日2次。

功效：健脾益肾，益气活血养血。

主治：脾肾两虚兼气血虚弱之萎黄病，症见面色萎黄或皖白无华，唇甲色淡，头晕耳鸣，心悸气短，腰膝酸软，食少便溏，肌肤甲错，舌质淡，苔薄白，脉沉细弱。

方义：方中黄精为填精补血要药，具健脾益肾之功，可促进先天肾与后天脾的协调，推动精血互生互化；土党参健脾益气；鸡根祛脾胃湿邪，健脾补虚，同时该药还能活血宁心，防止补血药过于滋腻，此三味共为方中母药。五味子根主收敛、固摄脾肺之气，使气能生血。鸡血藤除补血功效外，还能使补血类药物循行于血脉中而不产生瘀积。全方共奏健脾益肾、益气养血之效。

方二（《佤族民间常用植物药》）

组成：鸡血藤（考归西也）20g，小红参（日不别下）15g，大红参（日不别）

15g。

用法：水煎服，每日 3 次。

功效：养血活血。

主治：瘀血阻滞、血虚血瘀之萎黄病，症见面色暗黄或苍白夹青，唇甲色淡而晦暗，头晕刺痛，心悸不宁，肌肤甲错或有瘀斑，舌质淡紫、边有瘀点，脉细涩。

方义：方中鸡血藤补血行血、祛瘀生新，为方中母药。小红参(滇紫参，茜草科植物云南茜草的根)能补血活血；大红参功专补元气，此二者为方中助药。

方三（《佤族民间常用植物药》）

组成：龙血树（考南西勇）20g，小红参（日不别下）20g，大红参（日不别）3g，鸡血藤（考归西也）20g。

用法：红糖适量为引，水煎服，每日 3 次。

功效：活血补血。

主治：血虚血瘀之萎黄病，症见面色淡白无华，唇甲色淡，头晕目眩，心悸气短，胸胁刺痛，肌肤枯燥如鳞，舌质淡、边有瘀斑，脉细涩无力。

方义：龙血树活血散瘀；鸡血藤在补血的同时，协助龙血树活血化瘀，防止血液淤积，为方中母药。小红参补血活血；少量大红参以益气，使气生血；红糖益气补血、健脾暖胃、活血化瘀，此三者为方中助药。全方共奏活血补血之效。

方四（《佤族民间常用植物药》）

组成：大红参（日不别）15g，小红参（日不别下）10g，鸡血藤（考归西也）10g。

用法：红糖适量为引，水煎服，每日 2 次。

功效：凉血活血，益气补血。

主治：血热之萎黄病，症见面色淡红而干，唇甲色淡且干，头晕目胀，心悸烦躁，午后低热，手足心热，衄血，崩漏，舌质红，苔少或薄黄，脉细数。

方义：方中大红参凉血活血止血，为方中母药；小红参、红糖、鸡血藤活血补血，以防血液凝滞于脉中，三者为方中助药。全方共奏凉血活血、益气补血之效。

方五（沧源佤族自治县佤医佤药研究所刘宝林提供）

组成：小红参（日不别下）15g，鸡血藤（考归西也）30g。

用法：水煎服，每日 3 次。

功效：补血活血。

主治：血瘀之萎黄病，症见面色萎黄，唇甲色淡，头晕头痛，痛如针刺，心悸健忘，肌肤有瘀斑或肢体麻木，舌质淡紫，苔薄，脉细涩。

方义：方中小红参补血活血、祛瘀生新；鸡血活血补血，二药合用，补血的同时促进血行，共奏补血活血之效。

方六（沧源佤族自治县岩帅镇坝岭村肖光荣提供）

组成：山茨菇（日不吉党）5g，大红参（日不别）30g，小红参（日不别下）30g，鸡血藤（考归西也）25g，龙血树（考南西勇）20g，红糖适量。

用法：水煎服，每日 3 次。

功效：益气补血，活血清热。

主治：气血两虚之萎黄病，症见面色萎黄或淡白无华，唇甲色淡，头晕目眩，心悸气短，神疲乏力，肌肤枯燥，舌质淡，苔薄白，脉细弱。

方义：方中重用大红参，有益气生血之意；小红参补血活血，此两药效专力强，为方中母药。龙血树活血散瘀；红糖、鸡血藤在补血的同时，协助龙血树活血化瘀，以防血液瘀滞，此三者为方中助药。因本方中有峻补类药物，所谓“气有余便是火”，故于方中酌加少量山茨菇，其性凉，有清热解毒、消痈散结的作用，在本方中可清血分之热、防止气余化火，为反佐药。全方共奏益气补血、活血清热之效。

方七（西盟佤族自治县勐梭镇他郎村岩科提供）

组成：党参 15g，当归 20g，黄芪 12g，藤甘草 6g，鸡根（考国县醒）15g，山楂 10g，厚朴 10g。

用法：水煎服，每日 3 次。

功效：益气养血，活血化瘀。

主治：气血两虚之萎黄病，症见面色萎黄或淡白无华，唇甲色淡，头晕目眩，心悸气短，神疲乏力，肌肤枯燥，舌质淡，苔薄白，脉细弱。

方义：方中党参、黄芪益气生血；当归、藤甘草补血；鸡根、山楂活血化瘀，以防过补滋腻；厚朴行气，使血液在脉中正常循行输布。全方共奏益气养血、活血化瘀之效。

备注：若见心悸，可加定心藤；伴有腰痛，可加黄芪。

方八（西盟佤族自治县勐梭镇他郎村岩科提供）

组成：马鹿胎 1 具，猪肝 1 具。

用法：炖服。

功效：补血。

主治：急性出血所致的萎黄病，症见面色苍白，唇舌爪甲色淡，头晕欲仆，心悸怔忡，冷汗淋漓，舌质淡白，苔少，脉芤或细数。由外伤、崩漏引起的急性出血同样适用。

方义：方中马鹿胎为鹿科马鹿的胎兽、胚胎、胎盘，性味甘咸温，能温肾壮阳、补血生津、调经止血；猪肝养肝明目、益气养血。二药皆为血肉有情之品，其补血力较强，阴虚内热者慎服。

方九（沧源佤族自治县班老乡彭建新提供）

组成：黑木耳 75g，红枣 25 个。

用法：每日煮食 1 次，食用木耳、红枣并喝汤，连续食用半月以上。

功效：补中益气，养血安神。

主治：气血两虚之萎黄病，症见面色萎黄，身体倦怠，失眠多梦，舌质淡红，苔少，脉细。

方义：方中黑木耳味甘性平，具有益气强身、滋肾养胃、活血等功效，富含铁元素，可补血；红枣味甘性温，能补中益气、养血安神，二者合用，共奏补中益气、养血安神之效，对气血不足之证有良好的调理作用。

方十（民间经验方）

组成：鸡根（考国县醒）100g，山药 50g，肉桂、甘草各 25g。

用法：水煎服，每日 1 剂，连服 15 天。

功效：温中健脾，益气养血。

主治：中焦虚寒之萎黄病，症见脘腹冷痛，喜温喜按，神疲乏力，面色无华，舌质淡红，苔少，脉细。

方义：方中鸡根能健脾补虚、化生气血；山药补脾养胃、生津益肺、补肾涩精，增强脾胃功能以助气血生化；肉桂补火助阳、散寒止痛、温通经脉，协助温煦中焦；甘草补脾益气、调和诸药。诸药合用，共达温中健脾、益气养血之功。

方十一（民间经验方）

组成：鹿角胶 15g，阿胶 25g。

用法：以热水冲服，或与鸡同炖食用。

功效：滋阴补血，填精益髓。

主治：肝肾阴虚之萎黄病，症见腰膝酸软，眩晕耳鸣，月经不调，崩漏下血，舌质淡红，苔少，脉细。

方义：方中鹿角胶性味甘咸温，归肝、肾经，能温补肝肾，益精养血，为滋阴补血之要药；阿胶性味甘平，入肺、肝、肾经，有补血止血、滋阴润燥之功。二者配伍，相辅相成，增强滋阴补血、填精益髓之力，对血虚所致的腰膝酸软、眩晕耳鸣等症具有良好的调理作用。

【单方】

方（《佤族民间常用植物药》）

组成：小红参（日不别下）30g。

用法：加适量红糖，水煎服，每日 1 剂，每日 2 次。

功效：补血活血，活血化瘀，健脾益气。

主治：血虚脾弱之萎黄病，症见面色淡黄或淡白无华，唇舌指甲色淡，头晕目花，肌肤枯燥，舌质淡红，苔少，脉细。

第二节 汗 证

汗证是以汗液外泄失常为主症的一类病证。西医学中，甲状腺功能亢进、自主神经功能紊乱、风湿热、低血糖、虚脱、休克，以及结核病、肝病、黄疸等疾病所导致的以自汗、盗汗为主要表现者，均属本病范畴，可参照本病论治。

方（《佤族民间常用植物药》）

组成：五味子（不李板里）10g，麦芽 10g，龙眼肉 10g，大枣 3 枚。

用法：加适量冰糖，水煎服，每日 1 剂。

功效：养心安神，收敛止汗。

主治：心血亏虚之汗证，症见睡则汗出，醒则自止，心悸怔忡，失眠多梦，神疲气短，面色少华，舌质淡，苔白，脉细弱。

方义：《黄帝内经》认为汗证多责之于心，五味子、龙眼肉、大枣能养心安神；同时，五味子能收敛止汗；麦芽归肝经，能升发肝经之气。在五行学说中，“肝木”能生“心火”，故本方以养心安神、收敛止汗为治疗特点。

第三节 消 渴

消渴是以多饮、多食、多尿、形体消瘦，或尿有甜味为主要特征的一种病证，相当于西医学的糖尿病。

方一（《佤族民间常用植物药》）

组成：老茶树根 15g，玉米须（西网）6g。

用法：水煎后代茶饮，可长期服用。

功效：清热利湿，利尿化浊。

主治：消渴病，症见小便频数，溺色赤黄，苔黄腻，脉滑数。

方义：方中玉米须清利湿热、利尿降压，为母药；老茶树根强心利尿、清热解毒、活血调经，为助药。两者配伍，共奏清热利湿、利尿化浊之效，既能针对消渴病湿热内蕴之邪，使湿浊从小便排出，又可通过利尿降压作用，改善消渴病患者因血糖升高可能伴发的血压异常，调节血液代谢，对高血压、高血糖有一定的调理作用。本方尤善治疗湿热内蕴型消渴病。

方二（沧源佤族自治县班老乡彭建新提供）

组成：熟地 15g，枸杞子 12g，天冬（该农）12g，五味子（不李板里）15g，干茶叶 6g。

用法：每日 1 剂，连服 9 ～ 15 剂，为 1 个疗程。

功效：益气养阴。

主治：气阴两虚之消渴，症见口渴引饮，尿频量多，尿甜，腰膝酸软，乏力，头晕耳鸣，口舌干燥，皮肤干燥瘙痒，舌红少苔，脉细数。

方义：方中熟地益精血，枸杞补肾阴，共为母药；天冬滋阴润燥、清肺降火，辅助熟地、枸杞子增强滋阴之力；五味子敛肺滋肾、生津止渴，防止津液耗散；干茶叶清热降火，助诸药清泄虚热，三药合用为助药。全方共奏滋阴补肾、生津止渴之功，以应对消渴病所呈现的诸多症状。

第十一章 肢体经络病证

第一节 痹 证

痹证是由于风、寒、湿、热等邪气痹阻经络，导致肢体筋骨、关节、肌肉等处发生疼痛、重着、酸楚、麻木，或引发关节屈伸不利、僵硬、肿大、变形等症的一种病证。西医学中的风湿热、类风湿关节炎、反应性关节炎、肌纤维炎、强直性脊柱炎、痛风、骨关节炎等，若出现痹证的临床表现，可参照痹证的相关用药进行论治。如西医学中的风湿性关节炎，其主要指邪气侵犯关节、肌肉、骨骼及关节周围的软组织（如肌腱、韧带、滑囊、筋膜等部位）所引发的病症，主要症状有病变部位的疼痛、肿胀、关节功能障碍、发热等。而类风湿关节炎、风湿性关节炎、骨关节炎等是佤族地区的多发病。

【复方】

方一（沧源佤族自治县佤医佤药研究所刘宝林提供）

组成：黑火药 5g，黑蒿子全草 50g。

功效：活络止痛。

主治：痹证，症见肢体关节疼痛、屈伸不利、麻木拘挛，或局部肿胀，遇寒加剧。

用法：水煎外洗，每日 2 次。

方义：方中以黑火药为母药，性温，有温经通络之效；助药黑蒿子性凉，消炎止痛。全方共奏活络止痛之效。

方二（沧源班洪乡芒库村下嘎嘎村王岩伞提供）

组成：大将军（聂背）10g，大树理肺散（考宗别）20g，钻地风 15g。

功效：舒筋活血止痛。

主治：痹证，症见肢体关节肌肉疼痛、拘挛麻木、屈伸不利，或局部青紫、肿胀刺痛，遇寒、劳累加重，舌质暗或有瘀点。

用法：上述药材均取鲜品，捣烂，外包患处，每日 1 次。

方义：方中以大将军和大树理肺散为母药，大将军具有祛风除湿、通络止痛等功效，大树理肺散理气活血、通络化瘀，二者共用以改善痹证患者气血运行不畅、经络阻滞的状态。钻地风作为助药，能增强母药祛风除湿、通络止痛之效，并兼能祛湿利水；钻地风在引导药力直达病所和提高疗效方面亦有一定作用，可视为兼具部分引药功能。全方共奏舒筋活血止痛之效。

方三（西盟佤族自治县勐梭镇他郎村岩科提供）

组成：野绿谷（丝藁）20g，歪叶子兰（小麻疙瘩）30g。

功效：祛风活络止痛。

主治：痹证，症见肢体关节肌肉窜痛游走、屈伸不利、拘挛麻木，或局部肿胀，遇风加重，舌苔薄白。

用法：上述药材均取鲜品，捣烂，外包患处，每日 1 次。

方义：方中以野绿谷为母药，具有祛风除湿、通络止痛的功效，针对痹证中因风寒湿邪侵袭人体，闭阻经络，导致气血运行不畅，出现肢体关节疼痛、屈伸不利等症起主要治疗作用。歪叶子兰作为助药，能增强野绿谷的祛风除湿、通络止痛之效，并兼能活血化瘀；歪叶子兰在引导药力直达病所和提高疗效方面亦有一定作用，可视为兼具部分引药功能。全方共奏祛风活络止痛之效。

方四（西盟佤族自治县勐梭镇他郎村岩科提供）

组成：歪叶子兰（小麻疙瘩）根 12g，野绿谷（丝藁）15g，藤杜仲 15g，定心藤 12g。

功效：祛风散寒，通络止痛。

主治：痹证，症见肢体关节肌肉冷痛、痛处固定、屈伸不利、麻木沉重，遇寒加剧、得热则舒，或关节肿胀僵硬，舌质淡苔白。

用法：水煎服，每日 3 次。

方义：方中以歪叶子兰根和野绿谷为母药，歪叶子兰根具有祛风除湿、通络止痛的功效，野绿谷能活血化瘀、舒筋活络，二者共同改善痹证的气血不畅、经络阻滞。藤杜仲和定心藤作为助药，增强母药祛风除湿、通络止痛之效，并兼能补肝肾、强筋骨。藤杜仲和定心藤在引导药力直达病所和提高疗效方面亦有一定作用，可视为兼具部分引药功能。全方共奏祛风散寒、通络止痛之效。

方五（西盟佤族自治县翁嘎科镇娜台提供）

组成：歪叶子兰（小麻疙瘩）15g，伸筋草（怒解底）12g，红花 10g，苏木 15g。

功效：活血化瘀止痛。

主治：痹证，症见疼痛如针刺、固定不移，或局部青紫、肿胀拒按，肢体麻木，面色晦暗，口唇青紫，舌质紫暗或有瘀斑瘀点，脉涩。

用法：水煎服，每日 3 次。

方义：方中以歪叶子兰和伸筋草为母药，歪叶子兰具有祛风除湿、通络止痛的功效，伸筋草能祛风散寒、除湿消肿、舒筋活络，二者共同改善痹证的气血不畅、经络阻滞。红花和苏木作为助药，增强母药活血化瘀、通络止痛之效；红花和苏木在引导药力直达病所和提高疗效方面亦有一定作用，可视为兼具部分引药功能。全方共奏活血化瘀止痛之效。

方六（沧源佤族自治县勐省镇李光明提供）

组成：土地丁 8g，大土风 8g，树上的蚂蚁 6g，蚂蚁蛋 4g，熊胆 6g，鸦片 3g。

功效：滋补肝肾，舒筋通络止痛。

主治：痹证，症见腰膝酸软，肢体麻木隐痛、屈伸不利、筋挛拘急，或头晕耳鸣，劳累后加重，舌淡少苔，脉细弱。

用法：水煎服，每日 3 次。

方义：方中以歪叶子兰和伸筋草为母药，歪叶子兰具有祛风除湿、通络止痛的功效，伸筋草能祛风散寒、除湿消肿、舒筋活络，二者共同改善痹证的气血不畅、经络阻滞。红花和苏木作为助药，增强母药活血化瘀、通络止痛之效；红花和苏木在引导药力直达病所和提高疗效方面亦有一定作用，可视为兼具部分引药功能。全方共奏滋补肝肾、舒筋通络止痛之效。

方七（沧源佤族自治县勐董镇田华昌提供）

组成：八角枫（考种各拢）10g，通光散（努白）10g，追风散（追伤风）12g，车前草（德对西娘）10g，歪叶子兰（小麻疙瘩）8g。

功效：祛风除湿，清热解毒，通经止痛。

主治：痹证，症见疼痛、重着，或关节屈伸不利、僵硬、肿大。

用法：水煎服，每日 3 次。

方义：方中以八角枫和追风散为母药，八角枫具有祛风除湿、舒筋活络、散瘀止痛的功效，追风散能祛风除湿、通络止痛，二者共同改善痹证的气血不畅、经络阻滞。通光散和歪叶子兰作为助药，增强母药祛风除湿、通络止痛之效，并兼能活血化瘀。车前草作为引药，调和药性，引药至全身。全方共奏祛风除湿、清热解毒、通经止痛之效。

方八（沧源佤族自治县勐董镇田华昌提供）

组成：笔管草（博母）8g，通光散（努白）15g，岩七（西我然）10g，三七5g，天麻5g，歪叶子兰（小麻疙瘩）8g，追风散（追伤风）15g。

功效：活血化瘀，祛风通络，止痛。

主治：痹证，症见疼痛、重着，或关节屈伸不利、僵硬、肿大。

用法：水煎服，每日3次。

方义：方中以追风散和通光散为母药，追风散能祛风除湿、通络止痛，通光散可祛风除湿、通络止痛、清热解毒，二者共同改善痹证的气血不畅、经络阻滞。笔管草、岩七、三七、天麻、歪叶子兰作为助药，增强母药祛风除湿、通络止痛之效，并兼能活血化瘀、平肝息风等；笔管草等药物在引导药力直达病所和提高疗效方面亦有一定作用，可视为兼具部分引药功能。全方共奏活血化瘀、祛风通络、止痛之效。

方九（《佤族民间常用植物药》）

组成：三椏苦根（德种考）15g，伸筋草（怒解底）5g，大麻药（盐背）3g，大叶钩藤（努英革兰）5g，九里光（考西呆）5g。

功效：祛风除湿，通络消肿止痛。

主治：痹证，症见肢体关节肌肉酸痛游走、重着肿胀、屈伸不利、麻木拘挛，遇阴雨天或潮湿环境加重，舌苔白腻，脉濡或滑。

用法：水煎服，每日3次。

方义：方中以三椏苦根为母药，具有清热解毒、祛风除湿、消肿止痛的功效，针对痹证中因风寒湿邪侵袭人体，闭阻经络，导致气血运行不畅，兼夹热毒之症起主要治疗作用。伸筋草、大麻药、大叶钩藤、九里光作为助药，增强三椏苦根的祛风除湿、通络止痛、清热解毒之效，并兼能舒筋活络、平肝息风；伸筋草等药物在引导药力直达病所和提高疗效方面亦有一定作用，可视为兼具部分引药功能。全方共奏祛风除湿、通络消肿止痛之效。

方十（《佤族民间常用植物药》）

组成：鱼子兰（土打舌弱）15g，苏木 10g，七叶莲（考干噶）10g，岩川芎（辣士喂然）10g。

功效：祛风除湿，活血祛瘀，消肿止痛。

主治：痹证，症见肢体关节肌肉游走性酸痛、重着肿胀、刺痛固定、屈伸不利，或见局部青紫僵硬，肌肤甲错，遇寒湿加重，舌质暗苔白腻，脉涩或弦紧。

用法：水煎服，每日 3 次。

方义：方中以鱼子兰和七叶莲为母药，鱼子兰具有祛风除湿、舒筋活络、续筋接骨的功效，七叶莲能祛风除湿、活血散瘀、消肿止痛，二者共同改善痹证的气血不畅、经络阻滞。苏木和岩川芎作为助药，增强母药活血化瘀、通络止痛之效；苏木和岩川芎在引导药力直达病所和提高疗效方面亦有一定作用，可视为兼具部分引药功能。全方共奏祛风除湿、活血祛瘀、消肿止痛之效。

方十一（《佤族民间常用植物药》）

组成：红孩儿（德刮然）15g，瓜子金（聂良各）10g，臭牡丹（辣轮木）10g。

功效：祛风活血，补肾利湿，消肿止痛。

主治：痹证，症见腰膝酸软冷痛，肢体沉重肿胀、游走窜痛或刺痛麻木、屈伸不利，或见下肢浮肿，小便不利，遇劳、遇寒湿加重，舌质暗红苔白腻，脉沉细或涩。

用法：水煎服，每日 3 次。

方义：方中以红孩儿为母药，红孩儿具有清热解毒、活血散瘀、祛风除湿的功效，针对痹证中因风寒湿邪侵袭人体，闭阻经络，导致气血运行不畅，兼夹热毒之症起主要治疗作用。瓜子金和臭牡丹作为助药，增强红孩儿的祛风除湿、活血化瘀之效，并兼能化痰止咳、清热利湿；瓜子金和臭牡丹在引导药力直达病所和提高疗效方面亦有一定作用，可视为兼具部分引药功能。全方共奏祛风活血、补肾利湿、消肿止痛之效。

方十二（《佤族民间常用植物药》）

组成：大接骨（考聂拢）20g，小接骨（考士滚）15g，面瓜七（比然）15g，松叶防风（得吉拉汞）10g，松寄生 10g。

功效：活血散瘀，祛风除湿，消肿止痛。

主治：痹证，症见肢体关节肌肉刺痛固定、重着肿胀、僵硬麻木，或见局部青紫、皮下瘀斑，遇寒湿及夜间加重，舌质紫暗或有瘀点，苔白腻，脉涩或弦紧。

用法：水煎服，每日 3 次。

方义：方中以大接骨和小接骨为母药，二者协同针对痹证发挥主要治疗作用。大接骨具有活血散瘀、续筋接骨、祛风除湿的功效，小接骨能祛风止痛、活血通络，二者共同改善痹证的气血不畅、经络阻滞。面瓜七、松叶防风、松寄生作为助药，增强母药祛风除湿、通络止痛之效，并兼能补肝肾、强筋骨；虽然方剂中未明确配伍典型引药，但松叶防风和松寄生在引导药力直达病所和提高疗效方面亦有一定作用，可视为兼具部分引药功能。全方共奏活血散瘀、祛风除湿、消肿止痛之效。

方十三（《佤族民间常用植物药》）

组成：土茯苓（努让惹）20g，山胡椒（考西勒）10g，松寄生 15g，七叶莲（考干噶）15g，鸡血藤（考归西也）15g。

功效：祛风除湿，行气活血，散瘀消肿，舒筋止痛。

主治：痹证，症见关节肌肉肿痛青紫、重着僵硬、痛处游走或刺痛拒按、筋挛、活动受限，遇寒湿加重，舌质紫暗或有瘀斑，苔白腻有津，脉沉涩或弦紧。新伤、旧疾均适用。

用法：水煎服，每日 3 次。

方义：方中以土茯苓和七叶莲为母药，土茯苓具有解毒除湿、通利关节的功效，七叶莲能祛风除湿、活血散瘀、消肿止痛，二者共同改善痹证的气血不畅、经络阻滞。山胡椒、松寄生、鸡血藤作为助药，增强母药祛风除湿、通络止痛之效，并兼能散寒止痛、补肝肾、强筋骨、补血活血；鸡血藤在引导药力直达病所和提高疗效方面亦有一定作用，可视为兼具部分引药功能。全方共奏祛风除湿、行气活血、散瘀消肿、舒筋止痛之效。

方十四（《佤族民间常用植物药》）

组成：鸡血藤（考归西也）15g，七叶莲（考干噶）10g，面瓜七（比然）15g，三条筋 10g，过江龙（嘎然）10g。

功效：活血散瘀，接骨生肌，消肿止痛。

主治：痹证，症见跌打损伤、骨折筋断之肿痛剧痛，局部青紫瘀斑，骨位异常或骨擦音，或见筋肉萎缩、新骨不生，舌质紫暗，苔白，脉沉弦或细涩。

用法：水煎服，每日 3 次。

方义：方中以鸡血藤和七叶莲为母药，二者协同针对痹证发挥主要治疗作用。鸡血藤具有补血活血、调经止痛、舒筋活络的功效，七叶莲能祛风除湿、活血散瘀、消肿止痛，二者共同改善痹证的气血不畅、经络阻滞。面瓜七、三条筋、过江龙作为助药，增强母药祛风除湿、通络止痛之效，并兼能化瘀止血、强筋骨。面瓜七在引导药力直达病所和提高疗效方面亦有一定作用，可视为兼具部分引药功能。全方共奏活血散瘀、接骨生肌、消肿止痛之效。

方十五（《佤族民间常用植物药》）

组成：金毛狗脊（刮格拢）根 20g，七叶莲（考干噶）15g，土牛膝（日不改嘎）15g，小红参（日不别下）10g。

功效：补肝肾，强筋骨，祛风湿，止痹痛。

主治：痹证，症见腰膝冷痛酸软、屈伸不利，下肢痿软无力，关节重着麻木，遇劳、冷加剧，或头晕耳鸣，舌淡胖苔白腻，脉沉细弦紧。

用法：水煎服，每日 3 次。

方义：方中以金毛狗脊根和七叶莲为母药，二者协同针对痹证发挥主要治疗作用。金毛狗脊具有祛风湿、补肝肾、强腰膝的功效；七叶莲能祛风除湿、活血散瘀、消肿止痛。二者共同改善痹证的气血不畅、经络阻滞。土牛膝和小红参作为助药，增强母药祛风除湿、通络止痛之效，并兼能活血通经、补气养血。小红参在引导药力直达病所和提高疗效方面亦有一定作用，可视为兼具部分引药功能。全方共奏补肝肾、强筋骨、祛风湿、止痹痛之效。

方十六（《佤族民间常用植物药》）

组成：飞龙斩血（德个母农）20g，四块瓦 5g。

功效：祛风除湿，活血散瘀，消肿止痛。

主治：痹证，症见关节肌肉肿痛僵硬、刺痛固定或酸痛游走，皮下青紫瘀斑、屈伸不利，遇阴雨寒冷加重，舌质紫暗或有瘀点，苔白腻，脉沉涩或弦紧。

用法：水煎服，每日 3 次。

方义：方中以飞龙斩血为母药，具有活血散瘀、止血镇痛、祛风除湿等功效，针对痹证中因气血瘀滞、风寒湿邪侵袭导致的肢体关节疼痛、肿胀等症状起主要治疗作用。四块瓦作为助药，增强母药祛风除湿、活血化瘀之效，并兼能通络止痛；四块瓦在引导药力直达病所和提高疗效方面亦有一定作用，可视为兼具部分引药功能。全方共奏祛风除湿、活血散瘀、消肿止痛之效。

方十七（《佤族民间常用植物药》）

组成：山胡椒（考西勒）15g，松叶防风（得吉拉汞）10g，松寄生 15g，面瓜七（比然）10g，生姜（土埂）少许。

功效：祛风散寒，除湿止痛。

主治：痹证，症见肢体关节冷痛重着、痛有定处、屈伸不利，或局部肿胀麻木，遇寒湿加剧、得温则舒，舌淡苔白腻，脉弦紧。

用法：水煎服，每日 3 次。

方义：方中以山胡椒和松寄生为母药，山胡椒具有祛风散寒、温中止痛的功效，松寄生能补肝肾、强筋骨、祛风湿，二者共同改善痹证的气血不畅、经络阻滞。松叶防风、面瓜七作为助药，增强母药祛风除湿、通络止痛之效，并兼能解表散寒、活血化瘀。生姜少许作为引药，调和药性，引药至全身。全方共奏祛风散寒、除湿止痛之效。

方十八（《佤族民间常用植物药》）

组成：刺五加根（德个母）20g，桑枝（考良）15g，土牛膝（日不改嘎）15g，七叶莲（考干噶）15g。

功效：祛风除湿，通利关节，散瘀止痛。

主治：痹证，症见关节重痛僵硬、肿胀变形、屈伸弹响，或见皮下紫暗、刺痛夜甚，阴雨天加重，舌质紫暗苔白厚腻，脉濡涩。

用法：水煎服，每日 3 次。

方义：方中以刺五加根和七叶莲为母药，刺五加根具有益气健脾、补肾安神、祛风除湿、活血通络的功效，七叶莲能祛风除湿、活血散瘀、消肿止痛，二者共同针对痹证的气血不畅、经络阻滞。桑枝和土牛膝作为助药，增强母药祛风除湿、通络止痛之效，并兼能通利关节、活血通经；桑枝在引导药力直达病所和提高疗效方面亦有一定作用，可视为兼具部分引药功能。全方共奏祛风除湿、通利关节、散瘀止痛之效。

方十九（《佤族民间常用植物药》）

组成：五味藤 15g，七叶莲（考干噶）15g，三条筋 10g，防风 10g，生姜（土埂）3 片。

功效：散瘀消肿，通络止痛。

主治：痹证，症见肢体刺痛拒按、局部青紫漫肿、痛处固定夜甚，或见肌肤甲错，筋脉拘急，舌质紫暗有瘀斑，苔薄，脉涩。

用法：水煎服，每日 3 次。

方义：方中以五味藤和七叶莲为母药，五味藤具有祛风除湿、活血止痛的功效，七叶莲能祛风除湿、活血散瘀、消肿止痛，二者共同改善痹证的气血不畅、经络阻滞。防风和三条筋作为助药，增强母药祛风除湿、通络止痛之效，并兼能祛风解表、强筋骨。生姜作为引药，调和药性，引药至全身。全方共奏散瘀消肿、通络止痛之效。

方二十（《佤族民间常用植物药》）

组成：杏叶防风（盖克叠）15g，续断（斑白卜歪）15g，五味藤 10g，桑枝（考良）10g。

功效：祛风湿，强筋骨，利关节，散瘀消肿。

主治：痹证，症见腰膝酸软冷痛，关节僵肿变形、屈伸不利，下肢沉重如裹，或见皮下紫斑，晨僵暮重，劳累、阴雨加剧，舌淡暗，苔白腻，脉沉细涩。

用法：水煎服，每日 3 次。

方义：方中以杏叶防风和续断为母药，杏叶防风具有祛风除湿、行气止痛的功效，续断能补肝肾、强筋骨、续折伤，二者共同改善痹证的气血不畅、经络阻滞。五味藤和桑枝作为助药，增强母药祛风除湿、通络止痛之效，并兼能活血化瘀、通利关节；桑枝在引导药力直达病所和提高疗效方面亦有一定作用，可视为兼具部分引药功能。全方共奏祛风湿、强筋骨、利关节、散瘀消肿之效。

方二十一（《佤族民间常用植物药》）

组成：面瓜七（比然）15g，鸡血藤（考归西也）15g，松叶防风（得吉拉汞）15g，五味藤 10g，生姜（士埂）3 片。

功效：祛风除湿，散瘀消肿，通络止痛。

主治：痹证，症见关节肌肉窜痛重胀、青紫肿胀、筋脉拘急，或见络脉怒张，屈伸弹响，遇寒湿加重，夜间痛剧，舌质紫暗有瘀斑，苔白腻，脉沉涩或弦紧。

用法：水煎服，每日 3 次。

方义：方中以面瓜七和鸡血藤为母药，面瓜七具有活血化瘀、消肿止痛的功效，鸡血藤能补血活血、调经止痛、舒筋活络，二者共同改善痹证的气血不畅、经络阻滞。松叶防风和五味藤作为助药，增强母药祛风除湿、通络止痛之效，并兼能祛风解表、活血化瘀；生姜作为引药，调和药性，引药至全身。全方共奏祛风除湿、散瘀消肿、通络止痛之效。

方二十二（《中国佤族医药（四）》）

组成：石斛寄生 15g，松树尖 10g，香樟树 10g，薏苡仁 25g。

功效：祛风湿，强筋骨，止痹痛。

主治：痹证，症见腰膝冷痛酸软，关节重着僵硬、屈伸不利，或下肢痿软无力，遇劳遇寒加重，得温稍缓，舌淡苔白腻，脉沉细弦。

用法：上述药材取鲜品或干品，切片（段），水煎服，每日 3 次。

方义：方中以石斛寄生和薏苡仁为母药，石斛寄生具有补肝肾、强筋骨、祛风湿的功效，薏苡仁能利水渗湿、健脾止泻、除痹，二者共同改善痹证的气血不畅、经络阻滞。松树尖和香樟树作为助药，增强母药祛风除湿、通络止痛之效，并兼能祛风解表、活血化瘀；松树尖在引导药力直达病所和提高疗效方面亦有一定作用，可视为兼具部分引药功能。全方共奏祛风湿、强筋骨、止痹痛之效。

方二十三（沧源佤族自治县班老乡彭建新提供）

组成：刺桐树皮（考嘎揉）100g，大葱根 50g，追风散（追伤风）50g，大蒜头 2 个。

功效：消肿止痛。

主治：痹证，症见局部红肿灼痛、胀痛拒按，或见青紫硬结、屈伸受限，伴皮温升高，舌红或有瘀点，苔黄腻，脉滑数。

用法：上述药材一同捣烂，再加适量 7 岁男童的鲜尿，加热后外包患处即可。每日 1 次，3 ～ 5 次为 1 个疗程。

方义：方中以刺桐树皮为母药，具有祛风除湿、通络止痛的作用，可改善痹证患者气血不畅、经络阻滞的状况。大葱根、追风散、大蒜头作为助药，增强母药祛风除湿、通络止痛之效，并兼能解表散寒、解毒消肿等；蒜头在一定程度上亦被视为引药，调和药性，引药至全身。全方共奏消肿止痛之效。

方二十四（沧源佤族自治县班老乡彭建新提供）

组成：生姜（士埂）150g，红糖 50g。

功效：温经散寒。

主治：痹证，症见手足厥冷，肢体拘急冷痛，遇寒加剧，或腰腹冷痛，得温则缓，妇女痛经闭经，经血色暗夹块，舌淡紫苔白滑，脉沉迟紧。

用法：将上述药物一同捣烂，外敷患处，每日 1 次。

方义：方中以生姜为母药，具有解表散寒、温中止呕、化痰止咳、解鱼蟹毒等功效，在痹证中主要利用其解表散寒、温通经络的作用，改善痹证患者因寒邪侵袭导致的气血不畅、经络阻滞的状况。红糖作为助药，增强母药温中散寒、活血化瘀之效，并能补益气血。全方共奏温经散寒之效。

方二十五（沧源佤族自治县勐董镇田华昌提供）

组成：七叶一枝花（嘎关艾）8g，歪叶子兰（小麻疙瘩）8g，车前草（德对西娘）5g，白及（小白鸡）8g，三七 10g，追风散（追伤风）10g，小丁香（聂良个）8g，狗响铃（日不兰落下）8g，通光散（努白）10g。

功效：活血化瘀止痛。

主治：痹证，症见疼痛如针刺、固定不移，或局部青紫、肿胀拒按，或肢体麻木，舌质紫暗或有瘀斑、瘀点，脉涩。

用法：水煎服，每日 3 次。

方义：方中以七叶一枝花和追风散为母药，七叶一枝花具有清热解毒、消肿止痛、祛风除湿的作用，追风散能祛风除湿、通络止痛，二者共同改善痹证的气血不畅、经络阻滞。歪叶子兰、车前、白及、三七、小丁香、狗响铃、通光散作为助药，增强母药祛风除湿、通络止痛之效，并兼能清热解毒、活血化瘀、补益肝肾等。全方共奏活血化瘀止痛之效。

方二十六（沧源佤族自治县勐董镇田华昌提供）

组成：土茯苓（努让惹）15g，何首乌 15g，车前草（德对西娘）10g，追风散（追伤风）15g，管南香 8g，通光散（努白）15g。

功效：通络消炎止痛。

主治：痹证，症见局部红肿灼痛，筋脉拘急麻木，或见皮下硬结、触痛拒按、活动受限，伴发热口干，舌红苔黄燥，脉滑数。

用法：水煎服，每日 3 次。

方义：方中以土茯苓和追风散为母药，土茯苓具有解毒除湿、通利关节的作用，追风散能祛风除湿、通络止痛，二者共同改善痹证的气血不畅、经络阻滞。何首乌、车前草、管南香、通光散作为助药，增强母药祛风除湿、通络止痛之效，并兼能补益肝肾、清热利湿、活血化瘀等；全方共奏通络消炎止痛之效。

方二十七（沧源佤族自治县勐董镇田华昌提供）

组成：白花蛇舌草（日不打昔吻）5g，歪叶子兰（小麻疙瘩）8g，南木香10g，车前草（德对西娘）10g，土茯苓（努让惹）12g，追风散（追伤风）8g。

功效：祛风除湿，清热止痛。

主治：痹证，症见关节红肿灼痛、重着酸楚、痛处游走，或见肌肤红斑，屈伸不利，伴发热口渴，小便短赤，舌红苔黄腻，脉滑数。

用法：水煎服，每日3次。

方义：方中以土茯苓和追风散为母药，土茯苓具有解毒除湿、通利关节的作用，追风散能祛风除湿、通络止痛，二者共同改善痹证的气血不畅、经络阻滞。白花蛇舌草、歪叶子兰南木香、车前草作为助药，增强母药的祛风除湿、通络止痛之效，并兼能清热解毒、行气止痛、活血化瘀等。全方共奏祛风除湿、清热止痛之效。

【单方】

方一（西盟佤族自治县翁嘎科镇魏华提供）

组成：酸木瓜（移果、玛果）适量。

功效：通络止痛。

主治：痹证，症见肢体刺痛拘挛、麻木不仁、痛处固定，或见筋脉结节、屈伸不利，夜间痛剧、活动后稍缓，舌质暗或有瘀斑，脉细涩。

用法：水煎服，每日3次。

方二（西盟佤族自治县翁嘎科镇魏华提供）

组成：土牛膝（日不改嘎）30～60g。

功效：活血散瘀止痛。

主治：痹证，症见刺痛固定不移、局部青紫肿硬，或见癥瘕积聚，痛经、闭经、经血色暗夹块，舌质紫暗有瘀斑，脉涩。

用法：水煎服，每日3次。同时取适量鲜品捣烂，外敷患处。

方三（西盟佤族自治县翁嘎科镇魏华提供）

组成：蓖麻子（考国呀）适量。

功效：通络止痛。

主治：痹证，症见肢体刺痛如电、拘挛麻木、痛处不移，或见筋脉拘急、活动受限，子夜痛剧、得温稍缓，舌质青紫或有瘀点，脉细涩。

用法：上述药材取鲜品捣烂，外包患处。

备注：蓖麻子又称草麻，为大戟科植物蓖麻的种子，可开通关窍经络，能止诸痛。

方四（《佤族民间常用植物药》）

组成：鬼针草（拽）30g。

功效：清热解毒，消炎止痛。

主治：痹证，症见关节红肿焮痛、灼热拒按、屈伸不利、活动受限，或见皮下红斑、筋脉拘急，伴发热口渴，小便黄赤。

用法：水煎服，每日 2 次。

方五（《沧源佤族自治县农村实用科技》）

组成：木瓜 50g。

功效：舒筋活络。

主治：痹证，症见刺痛固定不移、局部青紫肿硬，或见癥瘕积聚，痛经闭经、经血色暗夹块，舌质紫暗有瘀斑，脉涩。

用法：配适量白糖，水煎服。每日 3 次。

方六（《中国佤族医药（四）》）

组成：鹅毛 100g。

功效：舒筋活络止痛。

主治：痹证，症见筋肉僵痛酸楚，关节弹响不利、转侧屈伸障碍，晨僵暮重，或见筋结条索、压痛拒揉，劳累加剧、得热稍缓，舌淡苔薄白，脉细弦。

用法：将鹅毛铺在纱布上，依次撒适量食盐和醋，加入少许酒，外包痛处，每日换药 1 次。

方七（《中国佤族医药（四）》）

组成：生香油适量。

功效：舒筋活络。

主治：痹证，症见筋肉僵硬牵掣，关节屈伸不利、转侧俯仰困难、活动弹响，或见筋结条索、压痛拒按，劳累加重、得热稍舒，舌淡苔薄白，脉濡弱。

用法：用 1 枚铜钱蘸生香油适量刮患处，至皮肤充血呈紫红色即可。

方八（《佤族民间常用植物药》）

组成：老妈妈拐棍（士埂占）适量。

功效：清热解毒，消肿止痛。

主治：痹证，症见关节红肿灼痛、焮热拒按，屈伸不利、活动受限，或见皮下环形红斑，筋脉拘急，伴身热汗黏，午后潮红，舌红绛苔黄腻，脉滑数。

用法：取上述药材鲜品捣烂，调白醋，外敷患处。每日 1 次。

方九（《佤族民间常用植物药》）

组成：细蒿子（西别拢）适量。

功效：清热解毒，消肿止痛。

主治：痹证，症见关节焮红肿痛、灼热拒按，屈伸不利、活动弹响，或见皮下环形红斑，筋脉拘挛，伴身热汗黏，午后潮红，舌红绛苔黄腻，脉滑数。

用法：取上述药材鲜品用火烘温后外敷患处，每日 1 次。

方十（《佤族民间常用植物药》）

组成：桑树嫩枝（考良）30g。

功效：通经活络止痛。

主治：痹证，症见肢体掣痛如电、循经窜走，或见肌肤麻木不仁，筋肉萎缩，触寒痛剧，入夜尤甚，伴针走蚁行感，舌淡紫苔薄白，脉细涩。

用法：水煎服，每日 3 次。

方十一（《佤族民间常用植物药》）

组成：多依树鲜果（考麻果）适量。

功效：祛风除湿，舒筋活络。

主治：痹证，症见筋骨酸冷痛重、走窜不定、关节屈伸不利，活动弹响、肌肤麻木不仁，遇寒湿加剧，或见筋结条索、按压酸胀，晨僵暮重、得温稍缓，舌淡红苔薄白，脉浮紧。

用法：取上述药材鲜品泡酒，每日饮 50mL。

方十二（《佤族民间常用植物药》）

组成：冰片叶（辣昔打堵）适量。

功效：活血散瘀，消肿止痛。

主治：痹证，症见痈疽疔疮红肿焮痛，咽喉肿痛灼热，牙龈溃脓溢血，丹毒红斑漫肿，或见皮肤溃疡、灼热拒按，伴高热烦渴，便秘尿赤，舌红绛苔黄燥，脉洪数。

用法：取上述药材鲜品煮水，外洗痛处，每日1次。

方十三（《佤族民间常用植物药》）

组成：大贯众（刮考）20g。

功效：活血散瘀止痛。

主治：痹证，症见刺痛如锥、固定不移、局部青紫、拒按、夜间痛剧，或见筋结硬块、屈伸不利，肌肤甲错，面色晦暗，舌紫暗有瘀斑，脉弦涩。

用法：水煎后冲少量白酒内服，每日3次。

方十四（《佤族民间常用植物药》）

组成：苎麻根（干）适量。

功效：清热消肿止痛。

主治：痹证，症见关节冷痛重着、屈伸不利，或见晨僵肿大、痛处不移，遇寒湿加剧、得温稍缓，肢体麻木，筋肉拘挛，舌淡苔白腻，脉沉紧。

用法：取苎麻根（干）鲜品，加入适量大麻药和7粒花椒一同捣烂，外包患处，每日1次。

方十五（《佤族民间常用植物药》）

组成：心叶藤（士打昔奥待歪）适量。

功效：清热消肿止痛。

主治：痹证，症见关节灼热焮肿、疼痛拒按、屈伸困难、晨僵拘挛。

用法：取上述药材鲜品捣烂，外包患处，每日1次。

方十六（《佤族民间常用植物药》）

组成：扁担藤（努考拱拢）适量。

功效：清热祛腐止痛。

主治：痹证，症见关节灼烂化脓、脓血秽浊。

用法：取上述药材鲜品捣烂，外包患处，每日1次。

方十七（《佤族民间常用植物药》）

组成：豨莶草（娘并）适量。

功效：祛风除湿，通络止痛。

主治：痹证，症见关节灼热焮肿、疼痛拒按。

用法：取豨莶草鲜品炒热，拌少许白酒，外包患处，每日 1 次。

方十八（《佤族民间常用植物药》）

组成：七叶莲（考干噶）适量。

功效：散瘀消肿止痛。

主治：痹证，症见外伤处刺痛如刺、痛处拒按。

用法：泡酒内服；或取鲜品捣烂，外敷患处。

【佤族特色方】

方（《佤族民间常用植物药》）

组成：毛桃树根（考叠）适量。

功效：温经通络止痛。

主治：痹证，症见肢体冷痛如绞、彻骨穿髓。

用法：上述药材加 1 只猪脚及适量白酒一同炖服，每日 1 次。

附：泡酒方

方一（沧源佤族自治县勐省镇李光明提供）

组成：马钱子 8g，狗闹花 8g，雪上一枝蒿 6g，草乌 6g，金花果 10g，鸡血藤（考归西也）30g，大叶钩藤（努英革兰）15g，歪叶子兰（小麻疙瘩）15g。

功效：活络止痛。

主治：痹证，症见肢体掣痛如电、走窜不定。

用法：将上述药材泡酒 1500mL，外擦患处，每日 1 次。首先要在用药前推拿患处，接着用皮肤针叩刺，最后用上述药酒擦拭。

方义：方中以马钱子和雪上一枝蒿为母药，马钱子具有通络止痛、散结消肿的作用，雪上一枝蒿有祛风除湿、活血止痛的功效，二者共同改善痹证的气血不畅、经络阻滞。狗闹花、草乌作为助药，增强母药祛风除湿、通络止痛之效，并兼能温经散寒；金花果、鸡血藤、大叶钩藤和歪叶子兰作为助药，有调和药性之用，增强方剂的整体功效，同时兼能养血活血、舒筋活络等；鸡血藤在引导药力直达病所和提高疗效方面亦有一定作用，可视为兼具部分引药功能。全方共奏活络止痛之效。

备注：本方具有一定毒性，应在医生指导下使用。

方二（《沧源佤族自治县农村实用科技》）

组成：七叶莲（考干噶）150g，小红参（日不别下）200g，土牛膝（日不改嘎）150g，五味藤 150g，鸡血藤（考归西也）250g，续断（斑白卜歪）150g。

功效：舒筋活络，消肿止痛。

主治：痹证，症见筋肉胀痛、屈伸牵掣。

用法：将上述药材泡酒 1500mL，每日 3 次，每次服 10mL。

方义：方中以七叶莲和鸡血藤为母药，七叶莲具有祛风除湿、活血散瘀、消肿止痛的功效，鸡血藤能补血活血、调经止痛、舒筋活络，二者共同改善痹证的气血不畅、经络阻滞。小红参、土牛膝、五味藤、续断作为助药，增强母药祛风除湿、通络止痛之效，并兼能补肝肾、强筋骨、活血通经。由于方剂以酒为溶媒，酒本身也可视为一种“引药”，能调和药性，引药至全身。全方共奏舒筋活络、消肿止痛之效。

方三（《中国佤族医药（四）》）

组成：大叶钩藤（努英革兰）50g，花椒寄生 50g，桑树枝（考良）50g，攀枝花树皮（考待告）50g，滇紫草根 15g，火把果树皮 30g，竹节叶子兰根 25g，五叶草根 30g，铁线草根（日送骡）30g，酸浆草（昔断苦）30g，酒 500mL。

功效：舒筋活络，消肿止痛。

主治：痹证，症见筋肉胀痛、屈伸牵掣。

用法：上述药材取鲜品，洗净，切碎，混匀，泡酒内服或外擦患处。每日服 2 ～ 3 次，服时配以外擦。

方义：方中以大叶钩藤和花椒寄生为母药，大叶钩藤具有息风止痉、清热平肝的作用，花椒寄生能祛风除湿、散寒止痛，二者共同改善痹证的气血不畅、经络阻滞。桑树枝、攀枝花树皮作为助药，增强母药祛风除湿、通络止痛之效，并兼能通利关节；滇紫草根、火把果树皮、竹节叶子兰根、五叶草根、铁线草根、酸浆草进一步协助增强祛风除湿、活血化瘀、通络止痛等功效。酒作为引药，调和药性，引药至全身。全方共奏舒筋活络、消肿止痛之效。

方四（《中国佤族医药（四）》）

组成：大蜡合种仁（榼子藤种子）100g，松脂 50g，蜈蚣 3 条，七叶一枝花（嘎关艾）60g，草乌 50g，酒 500mL。

功效：舒筋活络，消肿止痛。

主治：痹证，症见筋肉胀痛、屈伸牵掣。

用法：上述药材取鲜品或干品，切片或捣烂放入酒中密封浸泡 3 ～ 4 天，然后用此药酒外擦患处，每日 3 次。

方义：方中以大蜡合种仁和七叶一枝花为母药，针对痹证发挥核心治疗作用。大蜡合种仁具有祛风除湿、活血通络等功效，七叶一枝花有清热解毒、消肿止痛之效，二者共同改善痹证的气血不畅、经络阻滞。松脂、蜈蚣、草乌作为助药，增强母药祛风除湿、通络止痛之效，松脂可祛风燥湿，蜈蚣能息风镇痉、攻毒散结、通络止痛，草乌可祛风除湿、温经止痛。酒作为引药，调和药性，引药至全身。全方共奏舒筋活络、消肿止痛之效。

备注：此方有大毒，不可内服。

方五（《中国佤族医药（四）》）

组成：水獭猫骨头 100g，酒 500mL。

功效：舒筋活络，消肿止痛。

主治：痹证，症见关节灼热焮肿、疼痛拒按。

用法：取水獭猫骨头干品，泡酒后内服，每日服 3 次，每次服 25mL，并配以外擦患处 1 次。使用 1 ～ 2 剂可获效。

方义：方中以水獭猫骨头为母药，针对痹证发挥主要治疗作用。水獭猫骨头具有祛风除湿、通络止痛之效，可改善痹证患者气血不畅、经络阻滞的状况。酒作为引药，调和药性，引药至全身。全方共奏舒筋活络、消肿止痛之效。

方六（《中国佤族医药（四）》）

组成：爬地龙全草 50g，无根藤 30g，花椒寄生 50g，刺桐树皮（考嘎揉）30g，桑寄生 50g，松寄生 50g，白茅根（不拢）50g，滇紫草根 100g，七叶一枝花（嘎关艾）30g，酒 500mL。

功效：舒筋活络，消肿止痛。

主治：痹证，症见肢体游走性疼痛、遇风加剧。

用法：上述药材均取鲜品洗净、切碎，混匀，泡酒内服，每日 3 次，每次服

25 ～ 30mL。

方义：方中以爬地龙全草和桑寄生、松寄生为母药，爬地龙全草具有祛风除湿、舒筋活络的作用，桑寄生和松寄生能补肝肾、强筋骨、祛风湿，三者共同作用于痹证的气血不畅、经络阻滞。无根藤、花椒寄生、刺桐树皮、白茅根、滇紫草根、七叶一枝花作为助药，增强母药祛风除湿、通络止痛之效，并兼能清热解毒、凉血活血等。酒作为引药，调和药性，引药至全身。全方共奏舒筋活络、消肿止痛之效。

方七（《中国佤族医药（四）》）

组成：蟒蛇骨 100g，酒 500mL。

功效：舒筋活络，消肿止痛。

主治：痹证，症见肢体游走性疼痛、遇风加剧。

用法：取蟒蛇骨干品打碎，然后泡酒，密封浸泡 7 天后饮用，每晚睡前服 1 次，服时配以外擦。

方义：方中以蟒蛇骨为母药，针对痹证发挥主要治疗功效。蟒蛇骨具有祛风除湿、通络止痛的作用，可改善痹证患者气血不畅、经络阻滞的状况。酒作为引药，调和药性，引药至全身。全方共奏舒筋活络、消肿止痛之效。

方八（《中国佤族医药（四）》）

组成：鹅掌草根 50g，蚂蚱腿（为一种寄生草）30g，松树寄生 30g，桃树寄生 30g，鱼子兰根（土打舌弱）30g，滇紫草根 50g，七叶一枝花（嘎关艾）25g，酒 500mL。

功效：舒筋活络，消肿止痛。

主治：痹证，症见筋肉胀痛、屈伸牵掣。

用法：上述药材均取干品，切碎，混合，用酒密封浸泡一夜后饮用，每日 3 次，每次 25mL。

方义：方中以鹅掌草根、滇紫草根为母药，针对痹证的主要病症发挥核心治疗作用。鹅掌草根能祛风除湿、活血通络，滇紫草根可活血化瘀、通络止痛，二者共奏改善痹证气血不畅、经络阻滞之效，为治痹证的核心力量。蚂蚱腿、松树寄生、桃树寄生作为助药，蚂蚱腿可增强祛风除湿之力，松树寄生、桃树寄生能补肝肾、强筋骨以助通络，协同母药强化祛风通络、缓解筋肉胀痛之效。鱼子兰根、七叶一枝花进一步协助发挥消肿止痛之功，鱼子兰根能活血散瘀以消肿，七叶一枝花可清热解毒、消肿止痛，针对痹证可能出现的瘀肿疼痛起到辅助治疗作用。酒作为引药，调和药性，引药归经。全方共奏舒筋活络、消肿止痛之效。

方九（《中国民族民间医药》）

组成：半截叶（拉汞巴）20g，桂花叶子兰 10g，八仙过海 10g，酒 1000mL。

功效：燥湿消炎止痛。

主治：痹证，症见患处红肿灼痛、渗液黏浊。

用法：泡酒内服，每日 3 次，每次 20mL，3 日为 1 个疗程，2 ～ 3 个疗程获效。

方义：方中以半截叶为母药，性味辛苦温，具有祛风除湿、舒筋活络的作用，可改善痹证患者气血不畅、经络阻滞的状况。桂花叶子兰和八仙过海作为助药，可增强母药祛风除湿、通络止痛之效，并兼能其他辅助功效。酒作为引药，调和药性，引药至全身。全方共奏燥湿消炎止痛之效。另外，其兼具调和气血、舒缓筋脉等作用。

方十（《中国民族民间医药》）

组成：大树跌打 0.5g，桂花跌打 2g，酒 1000mL。

功效：通络止痛。

主治：痹证，症见肢体刺痛如灼、走窜不定。

用法：泡酒内服，每日 3 次，每次 3mL，3 日为 1 个疗程。

方义：方中以大树跌打为母药，具有祛风除湿、散瘀止痛等功效，可改善痹证患者气血不畅、经络阻滞的状况。桂花跌打作为助药，增强母药祛风除湿、通络止痛之效，并能兼能其他辅助功效。酒作为引药，调和药性，引药至全身。全方共奏通络止痛之效。

方十一（《佤族民间常用植物药》）

组成：地板藤（努蕊叠）15g，七叶莲（考干噶）15g，鸡血藤（考归西也）15g，小红参（日不别下）15g，面瓜七（比然）15g，白酒 500mL。

功效：活血散瘀，消肿止痛。

主治：痹证，症见患处刺痛拒按、固定不移。

用法：泡酒内服，每次 30 ～ 50mL，每日 1 次。

方义：方中以地板藤、七叶莲为母药，地板藤具有祛风除湿、舒筋活络的作用，七叶莲能祛风除湿、活血散瘀、消肿止痛，二者共同改善痹证的气血不畅、经络阻滞。鸡血藤、小红参、面瓜七作为助药，增强母药祛风除湿、通络止痛之效，并兼能补肝肾、强筋骨、补血活血等。白酒作为引药，调和药性，引药至全身。全方共奏活血散瘀、消肿止痛之效。

方十二（《佤族民间常用植物药》）

组成：大叶钩藤根（努英革兰）30g，七叶莲（考干噶）30g，小红参（日不别下）15g，松寄生15g，苏木10g，白酒1500～2500mL。

功效：活血化瘀，消肿止痛。

主治：痹证，症见患处刺痛拒按、痛处不移、皮下青紫瘀斑、肿胀硬实，或见筋结硬块、按之如石、活动受限、动则痛剧，昼轻夜甚、遇冷加重，舌紫暗有瘀斑，脉沉涩。

用法：泡酒内服，每次30mL，每日2次。

方义：方中以大叶钩藤根和七叶莲为母药，大叶钩藤根味甘苦，性微寒，具有息风止痉、清热平肝、祛风通络的作用，七叶莲能祛风除湿、活血散瘀、消肿止痛，二者共同改善痹证的气血不畅、经络阻滞。小红参、松寄生、苏木作为助药，增强母药祛风除湿、通络止痛之效，并兼能补肝肾、强筋骨、补血活血等；白酒作为引药，调和药性，引药至全身。全方共奏活血化瘀、消肿止痛之效。

方十三（《佤族民间常用植物药》）

组成：五味子（不李板里）5g，吹风散（龚叩叶）10g，鸡血藤（考归西也）15g，糙皮树15g，白酒500mL。

功效：活血散瘀，消肿止痛。

主治：痹证，症见患处刺痛拒按、固定不移，皮下青紫瘀斑、肿胀如馒，或见筋结硬块、漫肿硬实，活动受限、动则痛剧，昼轻夜甚、遇寒加重，舌紫暗有瘀斑，脉弦涩。

用法：泡酒内服，每日3次，每次10mL，3个月为1个疗程。

方义：方中以鸡血藤和吹风散为母药，鸡血藤味苦甘，性温，具有补血活血、调经止痛、舒筋活络的作用，吹风散能祛风除湿、活血散瘀，二者共同改善痹证的气血不畅、经络阻滞。五味子和糙皮树作为助药，增强母药祛风除湿、通络止痛之效，并兼能补肝肾、益精气等。白酒作为引药，调和药性，引药至全身。全方共奏活血散瘀、消肿止痛之效。

方十四（沧源佤族自治县班老乡彭建新提供）

组成：八角枫（考种各拢）50g，干茶叶 10g。

功效：祛风除湿，舒筋活络，散瘀止痛。

主治：痹证，症见肢体重着酸痛、痛处游走，关节僵直肿胀、屈伸不利，筋结硬块、压痛如锥，遇寒痛剧，得热稍缓，或见肌肤麻木、皮下青暗，舌淡紫苔白腻，脉弦紧或涩。

用法：将上述药材泡酒 500mL，每日 3 次，每次 5 ～ 10mL。

方义：方中以八角枫味辛苦，性温，为母药，具有祛风除湿、舒筋活络、散瘀止痛的作用，可改善痹证患者气血不畅、经络阻滞的状况。干茶叶作为助药，增强母药祛风除湿、通络止痛之效，并可能兼具清热解毒等辅助功效。酒作为引药，调和药性，引药至全身。全方共奏祛风除湿、舒筋活络、散瘀止痛之效。

方十五（沧源佤族自治县班老乡彭建新提供）

组成：干辣椒面 50g，牛胆汁或猪胆汁 1 个，高度白酒 10 ～ 15mL。

功效：温经通络止痛。

主治：痹证，症见肢体冷痛拘急、得热则缓，关节僵冷肿大、畏寒喜暖，筋肉硬结、触之如冰，痛处不移、遇冷暴痛，或见肤色青冷，汗毛竖立，舌淡紫苔白润，脉沉迟或紧。

用法：将上述药材用酒调匀，每日外涂患处。

方义：方中以干辣椒面为母药，具有温中散寒、祛风除湿、通络止痛的作用，可改善痹证患者气血不畅、经络阻滞的状况。牛胆汁或猪胆汁作为助药，增强母药祛风除湿、通络止痛之效，并可能兼具清热解毒、消肿止痛等功效。高度白酒作为引药，调和药性，引药至全身。全方共奏温经通络止痛之效。

方十六（沧源佤族自治县班老乡彭建新提供）

组成：五叶 100g，松节 50g，木瓜 5g，菟丝子 3g，鸡血藤（考归西也）5g，半截叶（拉汞巴）7g，隔夜找娘（茅滚堆）、五味藤各 4g。

功效：舒筋活络，活血散瘀，消肿止痛。

主治：痹证，症见筋肉拘挛牵掣、屈伸不利，伤处刺痛拒按、青紫硬肿，或见筋结硬块、推之不移，活动受限、静息亦痛，昼轻夜甚、遇寒加剧，舌淡紫苔白腻，脉弦涩。

用法：将上述药材泡酒 1500mL，密封浸泡 15 天后饮用，每日饮用量不超过

100mL，同时采用内服和外用相结合的方式进行治疗。

方义：方中以五叶和松节为母药，五叶具有祛风除湿、舒筋活络的作用，松节能祛风燥湿、通络止痛，二者共同改善痹证的气血不畅、经络阻滞。木瓜、菟丝子、鸡血藤、半截叶、隔夜找娘、五味藤作为助药，增强母药祛风除湿、通络止痛之效，并兼能补肝肾、强筋骨、舒筋活络、化湿等。酒作为引药，调和药性，引药至全身。全方共奏舒筋活络、活血散瘀、消肿止痛之效。

方十七（沧源佤族自治县班老乡彭建新提供）

组成：草乌粉150g，烈酒75mL，胡椒粉50g。

功效：温经散寒。

主治：痹证，症见筋肉胀痛，屈伸牵掣，关节僵直弹响、活动受限，筋结硬实、压痛拒按，伤处漫肿青瘀、按之稍硬，晨起尤甚、遇寒加剧，舌淡紫苔白腻，脉弦细。

用法：将上述药材用酒调匀，外敷患处，每日1次。

方义：方中以草乌粉为母药，草乌味辛苦，性热，有大毒，具有祛风除湿、温经止痛的作用，可改善痹证患者气血不畅、经络阻滞的状况。胡椒粉作为助药，增强母药祛风除湿、通络止痛之效，并能温中散寒。烈酒作为引药，调和药性，引药至全身。全方共奏温经散寒之效。

方十八（沧源佤族自治县班老乡彭建新提供）

组成：草乌50g，血七50g，虎骨节25g，高度苞谷酒1000mL。

功效：温经散寒止痛。

主治：痹证，症见肢体冷痛彻骨、拘急如绞。

用法：将上述药材泡酒，密封浸泡7天后饮用，每日2次，每次25mL；同时也用于外擦患处。

方义：方中以草乌为母药，具有祛风除湿、温经止痛的作用，可改善痹证患者气血不畅、经络阻滞的状况。血七和虎骨节作为助药，增强母药祛风除湿、通络止痛之效，并分别从活血化瘀、强筋健骨等方面起到辅助作用。高度苞谷酒作为引药，调和药性，引药至全身。全方共奏温经散寒止痛之效。

备注：草乌有毒，须炮制后入酒。

第二节 痿 证

痿证是指肢体筋脉弛缓、软弱无力，甚至不能随意运动，或伴有肌肉萎缩的一类病证。作为中医内科常见的病证之一，其临床表现类似于现代医学中的周围神经麻痹、脊髓病变、肌肉营养不良等疾病。痿证的发生常与久居湿地、感受湿热之邪有关，因此，避居湿地、防御外邪侵袭、注重精神调摄与饮食调养（饮食宜清淡，忌油腻辛辣）有助于痿证的预防和康复。

【复方】

方（民间经验方）

组成：杜仲、金毛狗脊（刮格拢）各 25g，大叶钩藤（努英革兰）、威灵仙、红藤各 35g，半截叶（拉汞巴）、血七、酸木瓜（移果、玛果）、桑寄生、苏木、红花、通光散（努白）各 25g，菟丝子、五味子（不李板里）各 15g。

功效：补益肝肾，活血化瘀，通利经脉。

主治：痿证，症见肢体筋脉弛缓、软弱无力，甚至不能随意运动。

用法：将上述药材全部切碎，搅拌均匀后，分为等量的 7 份，以白酒为引，每日水煎服 1 份；或按此配伍制成 49 份，每日 1 份，49 日服完，此为 1 个疗程。在内服药物期间，同时施行熏蒸疗法以配合治疗，熏蒸 7 ～ 9 次为 1 个疗程。

方义：方中以杜仲和金毛狗脊为母药，杜仲具有补肝肾、强筋骨的作用，金毛狗脊能祛风湿、补肝肾、强腰膝，二者共同作用于痹证因肝肾亏虚导致的筋骨痿软、腰膝酸软等症状。大叶钩藤、威灵仙、红藤、半截叶、血七、酸木瓜、桑寄生、苏木、红花、通光散、菟丝子、五味子作为助药，增强母药补肝肾、强筋骨之效，并兼能祛风除湿、通络止痛、活血化瘀等；苏木、红花在一定程度上被视为辅助引药，调和药性，促进药物作用的发挥。全方共奏补益肝肾、活血化瘀、通利经脉之效。

附：泡酒方

方一（民间经验方）

组成：青蛇 1 条，蜈蚣 2 条，刚出生的老鼠 2 只，大土蜂 5 ～ 7 只，青蛙 1 只。

功效：活血化瘀，通利关节，舒筋活络。

主治：痿证，症见关节刺痛固定、屈伸困难。

用法：上述药材均取活物泡酒 2500mL，密封浸泡 1 个月后饮用，每日 10mL。

方义：方中以青蛇和蜈蚣为母药。青蛇味甘咸，性平，有毒，具有祛风、通络、止痉的功效，蜈蚣味辛，性温，有毒，能息风镇痉、攻毒散结、通络止痛。助药大土蜂味甘，性平，有毒，有祛风、解毒的功效；青蛙清热解毒，与大土蜂一起在方中协助青蛇和蜈蚣增强通络作用，同时其解毒之效可清除因经络阻滞产生的瘀毒，防止病情进一步恶化。另配适量白酒作为引药，可以引导方中药物的药力直达痿证病变部位，使药物更好地发挥作用，改善肢体经络气血的运行状况。全方攻补兼施，寒温并用。

方二（民间经验方）

组成：马鹿筋 50g，虎骨 25g，白鹇脚杆 1 对，蟒蛇骨 3g，大象皮 4g，獭猫骨 3g。

功效：补益肝肾，祛风活络，通利经脉。

主治：痿证，症见肢体筋脉弛缓、软弱无力，甚至不能随意运动，腰膝酸软，眩晕耳鸣。

用法：将上述药材泡 3000mL 苞谷酒，密封浸泡 15 ～ 30 天后饮用，每日 10mL。

方义：方中以马鹿筋和虎骨为母药。马鹿筋具有壮筋骨、续劳损的功效；虎骨具有祛风通络、强筋健骨的作用。二者针对痿证中因肝肾亏虚、筋骨失养导致的肢体痿软无力、活动不利等症状发挥主要治疗作用。白鹇脚杆、蟒蛇骨、大象皮、獭猫骨作为助药，白鹇脚杆有助于强筋健骨；蟒蛇骨有祛风湿、通经络的功效；大象皮收敛生肌、促进组织修复；獭猫骨增强通络止痛之效，它们共同协助母药增强治疗效果，促进肢体功能恢复。苞谷酒作为引药，其性温热，能行药势，调和药性，促进药物有效成分的溶出和吸收，使药物更好地发挥作用，引导药物直达痿证病变部位。

方三（民间经验方）

组成：羊膝骨 40g，水獭猫骨 20g，山驴骨（膝骨）15g，猕猴膝骨 15g，酒适量。

功效：补肝肾，强筋骨，通利经脉。

主治：痿证，症见肢体筋脉弛缓、软弱无力，甚至不能随意运动，腰脊酸软，足膝无力。

用法：将上述药材泡酒 2500mL，密封浸泡 20 天后饮用，每日 10mL。

方义：方中以羊膝骨、山驴骨、猕猴膝骨和水獭猫骨为母药，针对痿证中肝肾亏虚、筋骨失养兼夹气血不畅之证，共奏补肝肾、强筋骨、祛风通络之功；辅以他药增强君药疗效；以酒为引药，调和药性、引药入经，兼助药效通达全身。全方攻补兼施，寒温并用，共奏补肝肾、强筋骨、通利经脉之效。

第三节 腰 痛

腰痛，又称“腰脊痛”，是以腰脊一侧或两侧疼痛，或腰脊旁部位疼痛为主，常伴有疼痛放射至腿部、腰部活动不利等为主要临床表现的病证。西医学中的腰椎间盘病变、腰肌纤维织炎、腰肌劳损、腰椎骨质增生、强直性脊柱炎等腰部疾病，均属于本病的范畴，可参照“腰痛”辨证用药。

【复方】

方一（《佤族民间常用植物药》）

组成：仙茅（不拢呀）10g，土牛膝（日不改嘎）15g，七叶莲（考干噶）10g，续断（斑白卜歪）10g，小红参（日不别下）10g。

功效：补肝肾，强筋骨，活血散瘀止痛。

主治：腰痛，症见腰脊酸软刺痛、俯仰受限，下肢痿弱麻木、步态不稳，或见骨节变形、筋结硬块、活动牵掣，夜卧痛剧、晨僵暮肿、遇劳加重，舌淡紫有瘀斑，脉沉细涩。

用法：水煎服，每日 3 次。

方义：方中以仙茅和续断为母药，仙茅具有补肾阳、强筋骨、祛寒湿的作用，续断能补肝肾、强筋骨、续折伤、止崩漏，二者共同作用于因肝肾不足、寒湿痹阻等导致的腰痛。土牛膝、七叶莲、小红参作为助药，增强母药补肝肾、强筋骨之效，并兼能活血化瘀、祛风除湿、通络止痛等；土牛膝在一定程度上被视为引药，调和药性，促进药物作用的发挥。全方共奏补肝肾、强筋骨、活血散瘀止痛之效。

方二（《佤族民间常用植物药》）

组成：扁担藤（努考拱拢）20g，野杜仲 10g，松寄生 10g，小红参（日不别下）5g。

功效：祛风除湿，滋补肝肾，舒筋止痛。

主治：腰痛，症见腰膝重着酸痛、遇湿加剧。

用法：水煎服，每日 3 次。

方义：方中以扁担藤和野杜仲为母药，扁担藤具有祛风除湿、舒筋活络的作用，野杜仲能补肝肾、强筋骨，二者共同作用于因肝肾不足、风湿痹阻等导致的腰痛。松寄生和小红参作为助药，增强母药补肝肾、强筋骨之效，并兼能祛风湿、通络止痛等；松寄生在一定程度上可视为引药，调和药性。全方共奏祛风除湿、滋补肝肾、舒筋止痛之效。

方三（《佤族民间常用植物药》）

组成：续断（斑白卜歪）15g，杜仲 10g，金毛狗脊（刮格拢）15g。

功效：补肝肾，强筋骨，祛风湿，止痹痛。

主治：腰痛，症见腰膝酸软冷痛、俯仰受限。

用法：水煎服，每日 3 次。

方义：方中以续断和杜仲、金毛狗脊共同作为母药，续断能补肝肾、强筋骨、续折伤、止崩漏，杜仲可补肝肾、强筋骨、安胎，金毛狗脊能祛风湿、补肝肾、强腰膝，三者协同作用于因肝肾不足、筋骨失养及风湿痹阻等导致的腰痛；金毛狗脊在一定程度上可视为引药，调和药性。全方共奏补肝肾、强筋骨、祛风湿、止痹痛之效。

方四（西盟佤族自治县勐梭镇他郎村岩科提供）

组成：定心藤 12g，藤杜仲 12g，大叶钩藤（努英革兰）15g，通息香 10g，歪叶子兰（小麻疙瘩）12g，寄生草 10g，黑皮跌打 12g。

功效：祛风除湿，滋补肝肾，活血止痛。

主治：腰痛，症见腰脊冷痛重着、转侧不利。

用法：水煎服，每日 3 次。

方义：方中定心藤和藤杜仲为母药，定心藤具有祛风除湿、活血止痛等功效，藤杜仲能补肝肾、强筋骨，二者共同作用于因肝肾不足、风湿痹阻等导致的腰痛。大叶钩藤、通息香、歪叶子兰、寄生草、黑皮跌打作为助药，增强母药补肝肾、强筋骨之效，并兼能祛风湿、通络止痛、活血化瘀等；大叶钩藤在一定程度上可视为引药，调和药性。全方共奏祛风除湿、滋补肝肾、活血止痛之效。

方五（西盟佤族自治县翁嘎科镇娜台提供）

组成：竹林标 15g，歪叶子兰（小麻疙瘩）20g，钻地风 15g。

功效：散瘀消肿，通络止痛。

主治：腰痛，症见腰痛如锥、固定拒按。

用法：水煎服，每日 3 次。

方义：方中以竹林标和钻地风为母药，竹林标具有祛风除湿、活血舒筋等功效，钻地风能祛风除湿、通络止痛，二者共同作用于因风湿痹阻经络等导致的腰痛。歪叶子兰作为助药，增强母药祛风除湿、通络止痛之效，并兼能活血化瘀等；竹林标在一定程度上可视为引药，调和药性。全方共奏散瘀消肿、通络止痛之效。

方六（西盟佤族自治县翁嘎科镇魏华提供）

组成：红花 20g，苏木 15g，当归 20g，大叶钩藤（努英革兰）15g，甘草 10g，肉桂 10g。

功效：活血化瘀，温经通脉。

主治：腰痛，症见腰脊冷痛拘急、得热稍缓。

用法：上述药材均取鲜品，洗净，捣烂，外敷患处，每日 1 次。

方义：方中以红花和当归为母药，红花具有活血通经、散瘀止痛的功效，当归能补血活血、调经止痛，二者共同作用于因气血瘀滞导致的腰痛。苏木、大叶钩藤、甘草、肉桂作为助药，增强母药活血化瘀、通络止痛之效，并兼能祛风湿、温经散寒、调和药性等。当归在一定程度上被视为引药，调和药性，促进药物作用的发挥。全方共奏活血化瘀、温经通脉之效。

方七（沧源佤族自治县班老乡彭建新提供）

组成：麦面 500g，胡椒粉 15g，白酒适量。

功效：活血化瘀，温经通脉。

主治：腰痛，症见腰脊冷痛如冰、得温稍缓。

用法：将上述三者调和后揉至不黏手为止。将和好的麦面按压到患处，以布带包好，固定 12 个小时，取出再换另一剂，一天（24 小时内）包 2 次，10 剂或 12 剂为 1 个疗程。

方义：本方以麦面为母药，胡椒粉为助药，白酒为引药。整体具有温中散寒、行气活血、舒缓筋脉的功效。麦面作为主食，能为机体提供一定能量，以维持机体正常生理功能；胡椒粉温中散寒，可改善腰部因寒邪引起的不适；白酒能行药势，促进药物进一步发挥作用，引导药力至全身，尤其是腰部病变部位。

附：泡酒方

方一（《佤族民间常用植物药》）

组成：刺桐皮（考嘎揉）50g，小红参（日不别下）15g，七叶莲（考干噶）30g，白酒 1500 ～ 2500mL。

功效：活血化瘀，温经止痛。

主治：腰痛，症见腰脊刺痛，遇冷加剧、得温暂缓。

用法：将上述药材泡酒，密封浸泡 15 天后饮用，每日 1 次，每次服 30 ～ 50mL。

方义：方中以刺桐皮和七叶莲为母药，刺桐皮具有祛风湿、通络止痛的功效，七叶莲能祛风除湿、活血止痛，二者共同作用于因风湿痹阻、气血瘀滞等导致的腰痛。小红参作为助药，增强母药活血通络、祛风除湿之效，并兼能补益气血等。白酒作为引药，能调和药性，引药至全身。全方共奏活血化瘀、温经止痛之效。

方二（《佤族民间常用植物药》）

组成：骨碎补（刮喂）30g，七叶莲（考干噶）15g，杜仲 15g，小红参（日不别下）10g，三条筋 20g，白酒 1500mL。

功效：补肝肾，强筋骨，散瘀止痛。

主治：腰痛，症见腰脊酸软刺痛、俯仰艰难，步履蹒跚，下肢痿弱，或见筋结硬块、按压痛剧，晨僵暮痛、遇劳加重、静卧稍缓、活动复作，舌淡紫有瘀斑，脉沉细涩。

用法：将上述药材泡酒，密封浸泡 15 天后饮用，每日 1 次，每次服 30 ～ 50mL。

方义：方中以骨碎补和杜仲为母药，骨碎补具有疗伤止痛、补肾强骨的功效，杜仲能补肝肾、强筋骨，二者共同作用于因肝肾不足、筋骨失养及跌打损伤等导致的腰痛。七叶莲、小红参、三条筋作为助药，增强母药补肝肾、强筋骨之效，并兼能祛风湿、通络止痛、活血化瘀等。白酒作为引药，能调和药性，引药至全身。全方共奏补肝肾、强筋骨、散瘀止痛之效。

第四节 痉 病

痉病是指因多种原因导致人体筋脉拘急、肌肉痉挛、项背强直，甚至角弓反张（身体向后弯曲呈反弓状）的一种病证。痉病在临床上较为常见，类似于现代医学中的破伤风、癫痫发作、重症肌无力、颈椎病、中暑等疾病中出现的肌肉痉挛、抽搐等症状。

【复方】

方（沧源佤族自治县勐董镇田华昌提供）

组成：三七 10g，百部（土打洗）8g，天麻 10g，马蹄金 8g，鸡矢藤（本粗）6g，何首乌 8g，白虎草（辣杰怀）8g，歪叶子兰（小麻疙瘩）2g，防风 8g。

功效：息风止痉，活血化瘀。

主治：痉病，症见腰脊酸软，足膝无力。

用法：水煎服，每日 3 次。

方义：方中以三七和天麻为母药，三七具有化瘀止血、活血定痛的作用，天麻能息风止痉、平抑肝阳、祛风通络，二者共同改善痉病因肝风内动、瘀血阻滞等导致的抽搐、痉挛等症状。百部、马蹄金、鸡矢藤、何首乌、白虎草、歪叶子兰、防风作为助药，增强母药息风止痉、活血化瘀等效，并兼能祛风除湿、补益肝肾等；三七在一定程度上可视为引药，调和药性。全方共奏息风止痉、活血化瘀之效。

第十二章　妇科病证

此处所说的妇科病证是女性生殖系统常见病的统称。在佤族地区，许多妇女缺乏卫生保健知识，因此一些妇科病的发病率较高。佤医在对这些病证的治疗中也积累了丰富的经验。

第一节　月经病

月经的周期、经期和经量发生异常，以及伴随月经周期出现明显不适症状，这种情况被称为“月经病”。月经病是妇科临床的多发病，本节收录的验方所治疗的月经病主要为痛经、闭经、崩漏、月经不调、倒经等。

一、痛经

痛经是指妇女在正值经期或经行前后，出现周期性的小腹疼痛，或伴有腰骶酸痛，甚至出现剧痛、晕厥，从而影响正常工作及生活的一种病证，为临床常见病，亦称“经行腹痛”。其病机主要为“不通则痛”和“不荣则痛”。在非行经期间，冲任气血平和，致病因素未能引起冲任、胞宫气血阻滞或失养，故不发生疼痛；而在经期和月经前后，由于血海由满盈至溢泻，气血由盛实而骤虚，冲任、胞宫气血变化急骤，致病因素乘势而作，进而导致痛经。

【复方】

方一（沧源佤族自治县勐董镇田华昌提供）

组成：土茯苓（努让惹）12g，小红参（日不别下）15g，鸡血藤（考归西也）15g，鸡根（考国县醒）10g。

功效：益气补血，活血调经。

主治：痛经，症见周期性小腹疼痛，或伴腰骶酸痛。

用法：水煎服，每日 3 次。

方义：方中以鸡血藤和小红参为母药，鸡血藤具有补血活血、调经止痛的功效，小红参能活血通络、祛风除湿，二者共同作用于因气血瘀滞、肝肾不足等导致的痛经疼痛；土茯苓和鸡根作为助药，增强母药补血活血、调经止痛之效，并兼能祛风湿、通络止痛、清热利湿等；由于未提及引药相关内容，鸡血藤在一定程度上可视为引药，调和药性。全方具有益气补血、活血调经之功。

方二（西盟佤族自治县翁嘎科镇魏华提供）

组成：益母草（日不莫布）20g，枪子果根（辣乐外）15g，猪鬃草（刮蓝）12g，车前草（德对西娘）10g，白花蛇舌草（日不打昔吻）10g，黄连 6g。

功效：活血调经，清热解毒。

主治：痛经，症见周期性小腹疼痛，或伴腰骶酸痛。

用法：水煎服，每日 2 次，于月经前 3 天开始服用，经期停服。

方义：方中以益母草为母药，具有活血调经、利尿消肿、清热解毒的功效，能针对因气血瘀滞、湿热内蕴等导致的痛经疼痛发挥作用；枪子果根、猪鬃草、车前草、白花蛇舌草、黄连作为助药，增强母药活血调经、清热解毒之效，并兼能祛湿利水、凉血止痛等；益母草在一定程度上可视为引药，调和药性。全方具有活血调经、清热解毒之功。

方三（《沧源佤族自治县农村实用科技》）

组成：益母草（日不莫布）100g，月季花（摆必噶）7 朵，胡椒 17 粒。

功效：温经散寒，活血调经。

主治：痛经，症见周期性小腹疼痛，或伴腰骶酸痛。

用法：先酒炒益母草和月季花，然后将其水煎至沸，加入胡椒，每日 1 剂。

方义：方中以益母草为母药，具有活血调经、利尿消肿、清热解毒的功效，能针对因气血瘀滞、湿热内蕴等导致的痛经疼痛发挥作用；月季花和花椒作为助药，增强母药活血调经、散寒止痛之效，并兼能疏肝理气、温通经络等；益母草在一定程度上可视为引药，调和药性。全方具有温经散寒、活血调经之功。

方四（沧源佤族自治县班老乡彭建新提供）

组成：蒲黄草 9g，肉桂 6g，干姜 3g，小茴香 6g，木香 6g，当归 6g，川芎 6g。

功效：温经散寒，活血调经。

主治：痛经，症见周期性小腹疼痛，或伴腰骶酸痛。

用法：水煎服，每日 3 次。

方义：方中以蒲黄草和当归、川芎共同作为母药，蒲黄草具有活血化瘀、止血的功效，当归和川芎能补血活血、调经止痛，三者协同作用于因气血瘀滞、寒凝血瘀等导致的痛经疼痛；肉桂、干姜、小茴香、木香作为助药，增强母药活血化瘀、散寒止痛之效，并兼能温中散寒、行气止痛等；当归在一定程度上可视为引药，调和药性，促进药物作用的发挥。全方具有温经散寒、活血调经之功。

方五（沧源佤族自治县班老乡彭建新提供）

组成：当归、土牛膝（日不改嘎）各 30g，吴茱萸（拉囡南）21g，七叶一枝花（嘎关艾）9g。

功效：温经散寒，活血调经。

主治：痛经，症见周期性小腹疼痛，或伴腰骶酸痛。

用法：水煎服，每日 3 次。

方义：方中以当归和吴茱萸为母药，当归具有补血活血、调经止痛的功效，吴茱萸能散寒止痛、降逆止呕、助阳止泻，二者共同作用于因气血瘀滞、寒邪内侵等导致的痛经疼痛；土牛膝和七叶一枝花作为助药，增强母药活血化瘀、散寒止痛之效，并兼能祛风湿、清热解毒等；当归在一定程度上可视为引药，调和药性，促进药物作用的发挥。全方具有温经散寒、活血调经之功。

方六（沧源佤族自治县班老乡彭建新提供）

组成：陈皮、生姜（士埂）各 3g，红糖 2g。

功效：温中化痰，理气通络。

主治：痛经，症见周期性小腹疼痛，或伴腰骶酸痛。

用法：水煎服，每日 3 次。

方义：方中以生姜为母药，具有解表散寒、温中止呕、化痰止咳等功效，在此方中主要取其温经散寒的作用，针对因寒邪内侵导致的腹部冷痛等症状发挥作用；陈皮作为助药，加强母药的疗效，起协调作用，具有理气健脾、燥湿化痰的功效，可协助生姜温通经络，同时调节脾胃气机，改善因寒邪凝滞导致的气血运行不畅；红糖也作为助药，一方面辅助生姜增强温经散寒之力，另一方面其甘甜之性可调和药味，使方剂更易服用，并能为机体补充能量，有助于缓解痛经带来的不适；红糖在一定程度上可视为引药，调和药性。全方具有温中化痰、理气通络之功。

【单方】

方一（沧源佤族自治县佤医佤药研究所刘宝林提供）

组成：猴血竭（母猴月经血）适量。

功效：活血调经。

主治：痛经，症见周期性小腹疼痛，或伴腰骶酸痛。

用法：用酒冲服。

方二（《沧源佤族自治县农村实用科技》）

组成：月季花（摆必噶）10 朵。

功效：活血调经。

主治：痛经，症见周期性小腹疼痛，或伴腰骶酸痛。

用法：取上述药材鲜品，加适量红糖蒸服，于月经来潮痛经时服用。

【佤族特色方】

方（沧源佤族自治县佤医佤药研究所刘宝林提供）

组成：益母草（日不莫布）15g，鸡蛋 2 个，红糖适量。

功效：活血补血，调经止痛。

主治：痛经，症见周期性小腹疼痛，或伴腰骶酸痛。

用法：先将益母草煎汤，滤出药汁，然后用药汁煮鸡蛋，待鸡蛋煮熟后加入适量红糖调味，每日 2 次。

二、闭经

闭经，古称“经闭”“不月”“月事不来”“经水不通”等，主要有原发性闭经和继发性闭经之分。原发性闭经是指女性年逾 16 岁，虽有第二性征发育，但无月经来潮；或年逾 14 岁，尚无第二性征发育及月经。继发性闭经是指月经来潮后，月经停止达 3 个周期或 6 个月以上。青春期前、妊娠期、哺乳期、绝经后期的月经不来潮，以及月经初潮后 1 年内出现的数月停闭不行，无其他不适者，均属生理性停经，不做闭经论。此外，因处女膜闭锁（玉门闭锁）或阴道横膈以致经血潴留不能外排者，属“隐经”，亦不属闭经范畴。

本节所述药物治疗主要针对机体功能紊乱引起的继发性闭经。闭经的病因病机主要分为虚实两端，虚者多因精血匮乏，致使冲任不充、血海空虚，故而无血可下；实者多为邪气阻隔，造成冲任瘀滞、脉道不通，经不得下。治疗上，虚者多补而通之，实者多泻而通之。

【复方】

方一（沧源佤族自治县勐董镇田华昌提供）

组成：山胡椒（考西勒）3g，小红参（日不别下）8g，红糖 6g。

功效：温经活血，补血通经。

主治：闭经，症见月经停闭数月，小腹胀痛拒按，精神抑郁。

用法：水煎服，每日 3 次。

方义：方中以小红参为母药，具有活血通络、祛风除湿等功效，在此方中主要取其活血通络的作用，针对闭经因气血瘀滞、经络不通导致的月经停闭发挥作用；山胡椒作为助药，加强母药的疗效，起协调作用，其味辛性热，能温中散寒、理气止痛，可协助小红参促进气血运行，改善因寒邪凝滞或气血瘀滞导致的经络不通；红糖同为助药，一方面辅助小红参增强活血通络之力，另一方面其甘甜之性可调和药味，使方剂更易服用，并能为机体补充能量，有助于改善闭经患者的身体状态；红糖在一定程度上可视为引药，调和药性，促进药物作用的发挥。全方具有温经活血、补血通经之功。

方二（沧源佤族自治县勐董镇田华昌提供）

组成：月季花（摆必噶）8g，玫瑰花 8g，蔷薇花 8g。

功效：行气活血，祛瘀通经。

主治：闭经，症见月经停闭数月，小腹胀痛拒按，精神抑郁。

用法：水煎服，每日 3 次。

方义：方中以月季花、玫瑰花和蔷薇花共同作为母药，这三味花药均具有活血调经的功效，能针对因气血瘀滞导致的月经停闭发挥作用；同时，它们又各有侧重，相互协同，起到养血疏肝、理气解郁的作用；月季花在一定程度上可视为引药，调和药性，促进药物作用的发挥。全方具有行气活血、祛瘀通经之功。

方三（沧源佤族自治县勐董镇田华昌提供）

组成：小红参（日不别下）10g，鸡根（考国县醒）15g，鸡血藤（考归西也）15g，山红稗（拐赛）适量。

功效：益气健脾，养血调经。

主治：闭经，症见月经逐渐延后、量少色淡质薄

用法：水煎服，每日 3 次。

方义：方中以鸡血藤和小红参为母药，鸡血藤具有补血活血、调经止痛的功效，小红参能活血通络、祛风除湿，二者共同作用于因气血瘀滞、肝肾不足等导致的月经停闭；鸡根和山红稗作为助药，增强母药补血活血、调经止痛之效，并兼能祛风湿、强筋骨、补益肝肾等；鸡血藤在一定程度上可视为引药，调和药性。全方具有益气健脾、养血调经之功。

方四（《佤族民间常用植物药》）

组成：小红参（日不别下）20g，胡椒 7 粒。

功效：益气健脾，养血调经。

主治：闭经，症见月经逐渐延后、量少色淡质薄。

用法：以适量红糖为引，水煎服，每日 2 次。

方义：方中以小红参为母药，具有活血通络、祛风除湿的功效；胡椒作为助药，加强母药的疗效，起协调作用，其味辛性热，能温中散寒、理气止痛，可协助小红参促进气血运行，改善因寒邪凝滞或气血瘀滞导致的经络不通；胡椒在一定程度上可视为引药，调和药性，促进药物作用的发挥。全方具有益气健脾、养血调经之功。

方五（《佤族民间常用植物药》）

组成：鸡血藤（考归西也）20g，山红稗（拐赛）根 15g，胡椒 3 ～ 5 粒。

功效：行气活血，祛瘀通经。

主治：闭经，症见月经停闭数月，小腹胀痛拒按，精神抑郁。

用法：水煎服，每日 3 次。

方义：方中以鸡血藤为母药，具有补血活血、调经止痛、舒筋活络的功效，能针对因气血瘀滞、经络不通等导致的月经停闭发挥作用；山红稗根和胡椒作为助药，增强母药补血活血、调经止痛之效，并兼能祛风湿、强筋骨、温中散寒；鸡血藤在一定程度上可视为引药，调和药性。全方具有行气活血、祛瘀通经之功。

方六（《佤族民间常用植物药》）

组成：凤仙花（呆种搞）20g，胡椒 3 ～ 5 粒。

功效：行气活血，祛瘀通经。

主治：闭经，症见月经停闭数月，小腹胀痛拒按，精神抑郁。

用法：以少许白酒为引，水煎服，每日 3 次。

方义：方中以凤仙花为母药，具有活血通经、祛风止痛、解毒消肿等功效，在此方中主要取其活血通经的作用，针对因气血瘀滞、经络不通导致的月经停闭发挥作用；胡椒作为助药，加强母药的疗效，起协调作用，其味辛性热，能温中散寒、理气止痛，可协助凤仙花促进气血运行，改善因寒邪凝滞或气血瘀滞导致的经络不通；胡椒在一定程度上可视为引药，调和药性。全方具有行气活血、祛瘀通经之功。

方七（沧源佤族自治县班老乡彭建新提供）

组成：大红藤、鸡血藤（考归西也）、大叶钩藤（努英革兰）各 1.5g，通光散（努白）、木通、血七、益母草（日不莫布）、红花各 0.9g。

功效：活血调经。

主治：闭经，症见月经停闭数月，小腹疼痛拒按，刺痛感明显。

用法：以白酒少许为引，水煎服，每日 3 次。

方义：方中以鸡血藤和益母草为母药，鸡血藤具有补血活血、调经止痛、舒筋活络的功效，益母草能活血调经、利尿消肿、清热解毒，二者共同作用于因气血瘀滞、经络不通等导致的月经停闭。大红藤、大叶钩藤、通光散、木通、血七、红花作为助药，增强母药活血化瘀、通经止痛之效，并兼能祛风湿、清热解毒、利尿消肿等；鸡血藤在一定程度上可视为引药，调和药性。全方具有活血调经之功。

方八（沧源佤族自治县班老乡彭建新提供）

组成：当归、桂枝、半截叶（拉汞巴）、红藤各 1.5g。

功效：温经活血，补血通经。

主治：闭经，症见月经停闭数月，小腹冷痛拒按，得热则痛缓。

用法：水煎服，每日 3 次。

方义：方中以当归和桂枝为母药，当归具有补血活血、调经止痛的功效，桂枝能温通经脉、助阳化气，二者共同作用于因气血瘀滞、寒邪内侵等导致的月经停闭；半截叶和红藤作为助药，增强母药活血化瘀、通经止痛之效，并兼能祛风湿、清热解毒等；当归在一定程度上可视为引药，调和药性。全方具有温经活血、补血通经之功。

方九（沧源佤族自治县班老乡彭建新提供）

组成：红花、苏木、马鞭草（日不安里）各1.5g。

功效：活血调经。

主治：闭经，症见月经停闭数月，小腹疼痛拒按，刺痛感明显。

用法：水煎服，加桃仁3g，胡椒为引。

方义：方中以红花和苏木为母药，红花具有活血通经、散瘀止痛的功效，苏木能活血祛瘀、消肿止痛，二者共同作用于因气血瘀滞导致的月经停闭；马鞭草作为助药，增强母药活血化瘀之效，并兼能清热解毒、利水消肿等；红花在一定程度上可视为引药，调和药性。全方具有活血调经之功。

【单方】

方一（《中国民族民间医药》）

组成：益母草（日不莫布）500g。

功效：活血调经。

主治：血瘀之闭经，症见月经停闭数月，小腹疼痛拒按，刺痛感明显，夜间疼痛加重，舌紫暗或有瘀点，脉涩。

用法：上述药材加水4000mL，煎汤，去渣，温洗小腹。每日1次，每3日为1个疗程。通常1～2个疗程可获效。

方二（《佤族民间常用植物药》）

组成：野拔子根（辣比考）150～250g。

功效：清热解毒，活血调经。

主治：热毒瘀滞之闭经，症见月经停闭数月，小腹疼痛拒按，刺痛感明显，唇红目赤，烦热口渴，大便干结，小便黄，舌红且边有瘀点，苔黄而干，脉滑数或弦涩。

用法：水煎服，每日3次。

方三（《佤族民间常用植物药》）

组成：野花椒（斯给木醒）15g。

功效：活血调经。

主治：血瘀之闭经，症见月经停闭数月，小腹疼痛拒按、刺痛感明显，夜间疼痛加重，舌紫暗或有瘀点，脉涩。

用法：上述药材加入适量红糖同水煎，每日服3次。

三、崩漏

崩漏，是指经血非时而下，出现暴下不止或淋漓不尽，前者称为“崩中”，后者称为“漏下”。由于崩与漏二者常相互转化，故统称为“崩漏”。这是一种月经周期、经期、经量严重紊乱的月经病。西医学中的无排卵型功能失调性子宫出血亦可参照本节论治。崩漏的病因主要责之于热、虚、瘀三方面，其发病机制主要是劳伤血气、脏腑损伤、血海蓄溢失常、冲任二脉不能制约经血，以致经血非时而下。治疗本病时，应本着“急则治其标，缓则治其本”的原则，灵活运用“塞流、澄源、复旧”三法。

【复方】

方一（沧源佤族自治县岩帅镇赵军明提供）

组成：一根草8g，米口袋（罗翁）6g，鱼腥草（得西委改艾）5g，车前草（德对西娘）8g，七叶莲（考干噶）6g。

功效：清热利湿，凉血止血。

主治：崩漏，症见经血非时暴下，或淋漓不尽又时而增多。

用法：水煎服，每日3次。

方义：方中一根草为母药，具有活血通经的作用，能针对因气血瘀滞导致的月经停闭发挥作用；米口袋、鱼腥草、车前草和七叶莲作为助药，增强母药活血化瘀之效，并兼能清热解毒、利尿消肿、祛风除湿等；一根草在一定程度上可视为引药，调和药性。全方具有清热利湿、凉血止血之功。

方二（《中国佤族医药（四）》）

组成：猪鬃草根（刮蓝）50g，黑柊叶根50g，团巴巴叶根50g，蓖麻根（考国呀）30g。

功效：清热凉血，止血调经。

主治：崩漏，症见经血非时暴下，或淋沥不尽又时而增多。

用法：上述药材均取鲜品，洗净，用开水煎煮，每日1剂，分3次服。

方义：方中猪鬃草根、黑柊叶根和团巴巴叶根共同作为母药，这三味药根具有活血通经、祛瘀止痛等功效，能针对闭经因气血瘀滞导致的月经停闭发挥作用；蓖麻根作为助药，加强母药的疗效，起协调作用，其味辛性平，有毒，能消肿拔毒、祛风除湿，可协助母药促进气血运行，改善因寒邪凝滞或气血瘀滞导致的经络不通；鬃草根在一定程度上可视为引药，调和药性。全方具有清热凉血、止血调经之功。

方三（《沧源佤族自治县农村实用科技》）

组成：紫金龙（丫来母）3g，鸡根（考国县醒）3g，虎杖（日不矮陀绕）3g，半截叶（拉汞巴）3g。

功效：养阴清热，止血调经。

主治：崩漏，症见经血非时而下、量少淋沥、血色鲜红而质稠。

用法：水煎服，每日 1 剂。

方义：方中以紫金龙和鸡根为母药，紫金龙具有活血止痛、止血接骨等功效，在此方中主要取其活血止痛的作用，针对闭经因气血瘀滞导致的月经停闭、小腹疼痛等症状发挥作用；鸡根具有补益肝肾、调经活血等作用，协助紫金龙促进气血运行，改善经络阻滞的状态；虎杖和半截叶作为助药，增强母药活血化瘀、调经止痛之效，并兼能祛风湿、清热解毒等；紫金龙在一定程度上可视为引药，调和药性。全方具有养阴清热、止血调经之功。

方四（沧源佤族自治县班老乡彭建新提供）

组成：当归 7g，冬瓜仁（毕娘）7g，阿胶 3g。

功效：滋阴养血，调经润燥。

主治：崩漏，症见经血非时而下、量少淋沥、血色鲜红而质稠。

用法：先煮当归、冬瓜仁，去渣后烊化阿胶兑入，每日服 3 次，连服 2～3 日。

方义：方中以当归为母药，具有补血活血、调经止痛的功效，能针对因气血瘀滞、气血不足等导致的月经停闭发挥作用；冬瓜仁和阿胶作为助药，增强母药补血活血、调经止痛之效，并兼能润肠通便、滋阴补血等；由于未提及引药相关内容，此处暂不考虑引药情况，当归在一定程度上可视为引药，调和药性。全方具有滋阴养血、调经润燥之功。

方五（沧源佤族自治县班老乡彭建新提供）

组成：当归 15g，益母草（日不莫布）1.5g，半截叶（拉汞巴）9g，川芎 9g，炒山楂 9g。

功效：活血化瘀，止血调经。

主治：崩漏，症见经血非时而下，时下时止，或淋漓不净。

用法：水煎服，每日 3 次。

方义：方中以当归为母药，具有补血活血、调经止痛的功效，能针对因气血瘀滞、气血不足等导致的月经停闭发挥作用；益母草、半截叶、川芎和炒山楂作为助药，增强母药补血活血、调经止痛之效，并兼能祛瘀生新、清热解毒、消食化积等；当归在一定程度上可视为引药，调和药性。全方具有活血化瘀、止血调经之功。

方六（民间经验方）

组成：益母草（日不莫布）15g，侧柏炭、金花果、矿连各 9g。

功效：活血化瘀，止血调经。

主治：崩漏，症见经血非时而下，时下时止，或淋漓不净。

用法：水煎服，每日 3 次。

方义：方中以益母草为母药，具有活血调经、利尿消肿、清热解毒的功效，能针对因气血瘀滞、湿热内蕴等导致的月经停闭发挥作用；侧柏炭、金花果和矿连作为助药，增强母药活血化瘀、调经止痛之效，并兼能凉血止血、清热解毒、祛湿化痰等；益母草在一定程度上可视为引药，调和药性。全方具有活血化瘀、止血调经之功。

方七（民间经验方）

组成：翻白叶根（公塞不背）、大蓟根（嘎夹顶）、白茅根（不拢）15g。

功效：清热凉血，止血调经。

主治：崩漏，症见经血非时暴下，或淋沥不尽又时而增多。

用法：水煎服，每日 3 次。

方义：方中以翻白叶根为母药，具有清热凉血、调经止血等功效，能针对因血热妄行、气血瘀滞等导致的月经停闭发挥作用；大蓟根和白茅根作为助药，增强母药清热凉血、调经止血之效，并兼能散瘀消肿、利尿通淋等；翻白叶根在一定程度上可视为引药，调和药性。全方具有清热凉血、止血调经之功。

【单方】

方一（《沧源佤族自治县农村实用科技》）

组成：侧柏炭 9g。

功效：凉血止血。

主治：实热之崩漏，症见经血非时暴下，或淋漓不尽又时而增多，血色深红或鲜红、质稠，或有血块，唇红目赤，烦热口渴，大便干结，小便黄，舌红苔黄，脉滑数。

用法：水煎服，每日 1 剂。

方二（《佤族民间常用植物药》）

组成：卷柏（盖然）5g。

功效：活血通经，化瘀止血。

主治：瘀滞胞宫之崩漏，症见经血非时暴下，或淋漓不尽又时而增多，色紫黑、有血块，或经行腹痛，平素小腹或少腹疼痛，肛门坠胀不适，舌质紫暗、边有瘀点，脉弦涩。

用法：将上述药材烧炭，研末备用，用开水送服。

方三（民间经验方）

组成：葵花秆适量。

功效：清热利湿止血。

主治：崩漏之湿热证，症见经血非时暴下，或淋漓不尽又时而增多，血色深红或鲜红、质稠，或有血块，唇红目赤，口渴，大便干结，小便黄，舌红苔黄腻，脉滑数。

用法：将上述药材烧灰，研末备用。每日 3 次，每次 5g，用温水冲服。若伴有腰痛，加伸筋草、透骨草、艾叶各 15g，水煎服。

四、月经不调

月经不调是指月经周期或月经量异常的一类病症，包括月经先期、月经后期、月经先后无定期、经期延长、月经过多、月经过少六种病症。其中，月经先期是指周期缩短，月经提前 7 天以上，甚至 15 天左右一行者。月经后期是指周期延长，月经延后 7 天以上，甚至 3 ～ 5 个月一行者，后者又称月经稀发。月经先后无定期是指月经周期有时提前或错后 7 天以上。月经过多是指每次行经时经量较平常明显增多。月经过少是指月经量较平时明显减少，或行经时间缩短至 1 ～ 2 天，经量亦少。经期延长是指行经持续时间超过 7 天，甚至淋漓不尽，持续 2 周方净者。

这六种病症既可单独发生，也可相兼出现，如月经先期伴月经过多或过少，月经过少伴经期延长，月经后期伴月经过少或过多等。若月经周期、月经量同时异常，严重者可发展为崩漏或闭经。西医学中的功能失调性子宫出血，以及放置宫内节育器后月经周期、月经量异常者，亦可参考此节用药治疗。其病因不外乎内因、外因、不内外因，发病机制则为脏腑、气血、冲任失调，导致胞宫藏泻失常，从而引起月经周期、月经量出现异常。治疗本病应遵循“谨察阴阳所在而调之，以平为期”的原则。

【复方】

方一（《中国佤族医药（四）》）

组成：野棕 50g，藤杜仲 30g，仙鹤草（搬白叠）30g。

功效：温补肾阳，固冲调经。

主治：月经过多，症见经期出血量多、色淡质清，畏寒肢冷。

用法：上述药材均取鲜品，野棕剥去外皮，用其幼嫩部分，洗净，切片（段），水煎，每日 1 剂，分 3 次服用。

方义：方中以野棕为母药，具有收敛止血、活血调经等功效，能针对月经过多因血热妄行、气虚不摄等导致的经血量多发挥作用；藤杜仲和仙鹤草作为助药，增强母药收敛止血调经之效，并兼能补肝肾、强筋骨、补虚强壮等；野棕在一定程度上可视为引药，调和药性。全方具有温补肾阳、固冲调经之功。

方二（《沧源佤族自治县农村实用科技》）

组成：三棱草根 25g，秧草根 20g，火筒树根 20g，胡椒 3 粒。

功效：清热活血调经。

主治：月经不调，症见经行量多或经期提前，经色深红或鲜红。

用法：上述药材均取鲜品，洗净，切段，水煎，每日 1 剂，分 3 次服。对月经过多，每月来 3 ～ 4 次者疗效较好。

方义：方中以三棱草根为母药，具有活血化瘀、凉血止血的功效，能针对月经过多因血瘀、血热等导致的经血量多发挥作用；秧草根和火筒树根作为助药，增强母药活血化瘀、凉血止血之效，并兼能清热解毒、利水消肿等；胡椒作为引药，一是调和药性，二是提高疗效，三是可引药至特定部位。全方具有清热活血调经之功。

方三（《中国佤族医药（四）》）

组成：黄泡根（考果塞）50g，红菊花 30g，狗屎萝卜花根 50g。

功效：清热利湿，活血调经。

主治：月经不调，症见经行时间延长，或经期错后，量不多，或色暗。

用法：上述药材均取鲜品，洗净，切开，混合，开水煎，每日服 3 次。

方义：方中以黄泡根和狗屎萝卜花根为母药，二者具有收敛止血、凉血化瘀等功效，能针对月经过多因血热妄行、瘀血阻滞等导致的经血量多发挥作用；红菊花作为助药，增强母药清热凉血、止血化瘀之效，并兼能清肝明目等；黄泡根在一定程度上可视为引药，调和药性。全方具有清热利湿、活血调经之功。

方四（《中国佤族医药（四）》）

组成：野绿谷（丝蕖）30g，车前草（德对西娘）20g，狗屎萝卜根 30g，笔管草根（博母）30g，小红参（日不别下）15g。

功效：清热利湿，活血调经。

主治：月经不调，症见经行时间延长，或经期推后，量不多，或色暗。

用法：水煎服，每日 3 次。

方义：方中以野绿谷和狗屎萝卜根为母药，二者具有收敛止血、凉血化瘀等功效，能针对月经过多因血热妄行、瘀血阻滞等导致的经血量多发挥作用；车前草、笔管草根作为助药，增强母药清热凉血、止血化瘀之效，并兼能利尿通淋、祛风除湿等；小红参作为引药，一是调和药性，二是提高疗效，三是可引药至全身各部位。全方具有清热利湿、活血调经之功。

方五（《佤族民间常用植物药》）

组成：鸡根（考国县醒）30g，小红参（日不别下）10g，胡椒 3 ～ 5 粒。

功效：益气健脾，养血调经。

主治：月经不调，症见月经周期延后，或月经量少，色淡质稀。

用法：水煎服，每日 3 次。

方义：方中以鸡根为母药，具有补益肝肾、调经止血等功效，能针对月经过多因肝肾不足、气血失调等导致的经血量多而发挥作用；小红参作为助药，加强母药调经止血之效，并兼能补气养血等；胡椒作为引药，一是调和药性，二是提高疗效，三是引药至特定部位。全方具有益气健脾、养血调经之功。

方六（《佤族民间常用植物药》）

组成：卷柏（盖然）15g，小红参（日不别下）10g，胡椒 7 粒。

功效：行气活血，祛瘀调经。

主治：月经不调，症见月经推后或经量少，甚则月经停闭，或经量多。

用法：水煎服，每日 3 次。

方义：方中以卷柏为母药，具有收敛止血、活血化瘀等功效，能针对月经过多因血瘀、血热妄行等导致的经血量多发挥作用；小红参作为助药，加强母药调经止血之效，并兼能补气养血等；胡椒作为引药，一是调和药性，二是提高疗效，三是可引药至特定部位。全方具有行气活血、祛瘀调经之功。

方七（《佤族民间常用植物药》）

组成：米口袋（罗翁）20g，王不留行 15g，胡椒 5 粒。

功效：益气健脾，活血调经。

主治：月经不调，症见月经先后不定期，经量多或少，经行不畅。

用法：水煎服，每日 3 次。

方义：方中以米口袋为母药，具有清热解毒、凉血止血等功效，能针对月经过多因血热妄行、热毒内蕴等导致的经血量多发挥作用；王不留行作为助药，加强母药活血通经、消肿止痛之效，并兼能通乳消痈等；胡椒作为引药，一是调和药性，二是提高疗效，三是可引药至特定部位。全方具有益气健脾、活血调经之功。

方八（沧源佤族自治县班老乡彭建新提供）

组成：马鞭草（日不安里）、树薄荷（德站个母）各 7g，明椒粉 3g。

功效：行气活血，祛瘀调经。

主治：月经不调，症见月经推后或经量少，甚则月经停闭，或经量多。

用法：水煎服，每日 3 次。

方义：方中以马鞭草为母药，具有活血化瘀、清热解毒、利水消肿等功效，能针对月经过多因血瘀、血热、湿热下注等导致的经血量多发挥作用；树薄荷作为助药，加强母药清热解毒、疏风散热之效，并兼能祛风止痒等；明椒粉作为引药，一是调和药性，二是提高疗效，三是可引药至全身各部位。全方具有行气活血、祛瘀调经之功。

方九（沧源佤族自治县班老乡彭建新提供）

组成：十大功劳（考土顶）5g，大仙茅（布刷）3g，月季花（摆必噶）3g，红枣 5 枚。

功效：阴阳双补，气血并调。

主治：月经不调，症见月经推迟或经量过少，甚则月经停闭，或经量过多。

用法：水煎服，每日 3 次。

方义：方中以十大功劳为母药，具有清热燥湿、泻火解毒、滋阴补虚等功效，能针对月经过多因阴虚内热、湿热下注等导致的经血量多发挥作用；大仙茅作为助药，加强母药温肾阳、强筋骨之效，并兼能祛寒除湿等；月季花作为助药，协助母药活血调经、疏肝解郁；红枣作为引药，一是调和药性，二是提高疗效，三是可引药至全身各部位。全方具有阴阳双补、气血并调之功。

【单方】

方一（《沧源佤族自治县农村实用科技》）

组成：益母草（日不莫布）15g，红糖 15g。

功效：活血调经。

主治：血瘀之月经不调，症见经行量多，色紫暗，有血块，经行腹痛，舌紫暗或有瘀点，脉涩。

用法：水煎服，每日 1 剂。

方二（《佤族民间常用植物药》）

组成：岩白菜（德搞老然）20g。

功效：益气健脾，养血调经。

主治：气血两虚之月经不调，症见月经周期延后，或月经量少，色淡质稀，神疲乏力，头晕心悸，面色苍白，失眠多梦，舌质淡，苔薄，脉细弱。

用法：以少量红糖为引，水煎服，每日 1 剂。

五、倒经

倒经多由子宫内膜异位症引起，是指在月经期，子宫以外的部位，如鼻黏膜、胃、肠、肺、乳腺等发生出血的一种病证，亦称“代偿性月经”“周期性子宫外出血”。患者常伴有全身不适、精神不畅、烦躁不安及下腹部胀痛。其病理基础为血瘀，多因外邪入侵、情志内伤、素体禀赋异常或手术损伤等，致使机体脏腑功能失调、气血失和、冲任损伤，进而导致部分经血不循常道而逆行，使得“离经”之血瘀积，阻滞冲任、胞宫、胞脉、胞络而发病。治疗上多以活血化瘀为主，兼以理气止痛、益气补肾等。

【复方】

方（沧源佤族自治县班老乡彭建新提供）

组成：倒生刺 30g，韭菜（拉戛下）12g。

功效：补肾益气，活血化瘀。

主治：倒经，症见月经期在子宫以外的部位如鼻黏膜、胃、肠、肺等部位发生出血。

用法：水煎服，每日 1 剂。

方义：方中以倒生刺为母药，具有活血化瘀、通经活络等功效，能针对因气血瘀滞、经络不通等导致的月经停闭发挥作用；韭菜作为助药，加强母药活血通经之效，并兼能温肾助阳等；由于未提及引药相关内容，此处暂不考虑引药情况，倒生刺在一定程度上可视为引药，调和药性。全方具有补肾益气、活血化瘀之功。

第二节　带下病

带下病是指带下量明显增多或减少，色、质、气味发生异常，或伴全身、局部症状的一类病证。其中，带下量明显增多者称为带下过多，带下量明显减少者称为带下过少。在某些生理情况下，如月经期前后、排卵期、妊娠期出现带下量增多而无其他不适者，为生理性带下；绝经前后白带量减少，而无不适者，亦为生理现象，不做病论。本病的病因病机主要涉及任、带二脉损伤，以致带脉失约或失养。当湿邪侵袭，致使任脉不固、带脉失约时，则带下过多；精血亏少，任、带二脉失养，则带下过少。治疗上，本病重在调理任、带二脉，内治调理脏腑，或除湿止带，或滋阴润燥；外治应兼顾祛邪、解毒、杀虫等。必要时，可采取中西医结合的方式，提高疗效。

【复方】

方一（《中国佤族医药（四）》）

组成：籽籽花根 50g，鸡冠花 30g，狗屎萝卜花根 30g，野绿谷根（丝藁）50g。

功效：清热渗湿，化浊止带。

主治：带下过多，症见带下量多，色黄或呈脓性、气味臭秽，外阴瘙痒或阴中灼热。

用法：上述药材均取鲜品，洗净，切段，开水煎，每日 1 剂，分 3 次服。

方义：方中以籽籽花根和野绿谷根为母药，籽籽花根与野绿谷根具有清热燥湿、收敛止带等功效；鸡冠花和狗屎萝卜花根作为助药，增强母药清热燥湿、收敛止带之效，并兼能凉血止血、祛风除湿等；籽籽花根在一定程度上可视为引药，调和药性。全方具有清热燥湿、收敛止带、凉血止血、祛风除湿之功。

方二（《沧源佤族自治县农村实用科技》）

组成：杨柳 6g，土茯苓（努让惹）6g，土牛膝（日不改嘎）15g。

功效：清热渗湿，化浊止带。

主治：带下过多，症见带下量多，色黄或呈脓性、气味臭秽，外阴瘙痒或阴中灼热。

用法：水煎服，每日 3 次。

方义：方中以土牛膝为母药，具有活血化瘀、引血下行、利尿通淋等功效，能针对因血瘀、血热妄行等导致的经血量多发挥作用；杨柳作为助药，加强母药清热解毒、凉血止血之效，并兼能祛风除湿等；土茯苓作为助药，增强母药清热利湿、解毒散结之效，并兼能通利关节等；土牛膝在一定程度上可视为引药，调和药性。全方具有清热渗湿、化浊止带之功。

方三（沧源佤族自治县勐董镇田华昌提供）

组成：车前草（德对西娘）10g，白及（小白鸡）8g，白花蛇舌草（日不打昔吻）8g，狗响铃（日不兰落下）6g，小丁香（聂良个）8g。

功效：清热渗湿，化浊止带。

主治：带下过多，症见带下量多，色黄或呈脓性、气味臭秽，外阴瘙痒或阴中灼热。

用法：水煎，每日 3 次，连服半月或 1 个月。

方义：方中以白及为母药，具有收敛止血、消肿生肌的功效，能针对因血热妄行、瘀血阻滞等导致的经血量多发挥作用；车前草、白花蛇舌草、狗响铃和小丁香作为助药，增强母药收敛止血、清热凉血、祛风除湿等之效，并兼能利尿通淋、解毒散结等；白及在一定程度上可视为引药，调和药性。全方具有清热渗湿、化浊止带之功。

方四（《佤族民间常用植物药》）

组成：野绿谷（丝藁）20g，薏苡仁 20g，三颗针（考土下）10g，鸡根（考国县醒）15g。

功效：清热渗湿，调经止带。

主治：带下过多，症见带下量多，色黄或呈脓性、气味臭秽，外阴瘙痒或阴中灼热。

用法：水煎服，每日 3 次。

方义：方中以野绿谷和鸡根为母药，野绿谷具有清热凉血、收敛止血等功效，鸡根可补益肝肾、调经止血，二者共同应对月经过多因血热妄行、肝肾不足等导致的经血量多；薏苡仁和三颗针作为助药，增强母药清热利湿、活血化瘀之效，并兼能健脾止泻、清热解毒等；由于未提及引药相关内容，野绿谷在一定程度上可视为引药，调和药性。全方具有清热渗湿、调经止带之功。

方五（《佤族民间常用植物药》）

组成：龙胆草（日不给吉）15g，白花蛇舌草（日不打昔吻）10g，车前草（德对西娘）10g。

功效：清热渗湿，调经止带。

主治：带下过多，症见带下量多，色黄或呈脓性、气味臭秽，外阴瘙痒或阴中灼热。

用法：水煎服，每日 3 次。

方义：方中以龙胆草为母药，具有清热燥湿、泻肝胆火的功效，能针对因湿热下注、肝经郁热等导致的经血量多发挥作用；白花蛇舌草和车前草作为助药，增强母药清热解毒、利湿通淋之效，并兼能凉血止血、清热利尿等；龙胆草在一定程度上可视为引药，调和药性。全方具有清热渗湿、调经止带之功。

方六（《佤族民间常用植物药》）

组成：马尾黄连（聂沟西叠）15g，龙胆草（日不给吉）15g，鸡根（考国县醒）10g。

功效：清热渗湿，调经止带。

主治：带下过多，症见带下量多，色黄或呈脓性、气味臭秽，外阴瘙痒或阴中灼热。

用法：水煎服，每日 3 次。

方义：方中以马尾黄连和龙胆草共同作为母药，二者皆有清热燥湿之效，能针对因湿热下注导致的经血量多发挥作用；同时龙胆草还可泻肝胆火，对肝经郁热引起的月经失调有治疗作用；鸡根作为助药，加强母药调经止血之效，并兼能补益肝肾等。全方具有清热渗湿、调经止带之功。

方七（沧源佤族自治县班老乡彭建新提供）

组成：葵花秆心（茎四白色物）15g，白鸡冠花 15g，粟子 10 个。

功效：健脾益气，除湿止带。

主治：带下过多，症见带下量多，色白或淡黄、质稀薄、无臭气、绵绵不断，神疲倦息。

用法：水煎服，每日 3 次。

方义：方中以白鸡冠花为母药，具有收敛止血、止带等功效；葵花秆心和粟子作为助药，增强母药收敛止血、调理气血之效，并兼能清热利湿、健脾养胃等；白鸡冠花在一定程度上可视为引药，调和药性。全方具有健脾益气、除湿止带之功。

【佤族特色方】

方一（沧源佤族自治县勐董镇田华昌提供）

组成：松树尖 8g，小红参（日不别下）12g，三七 10g，猪肝 10g，红萝卜 10g，猪眼睛 3 个。

功效：滋肾益阴，清热利湿。

主治：阴虚夹湿之带下过多，症见带下量较多，质稍稠、色黄或赤白相兼、有臭味，阴部灼热或瘙痒，五心烦热，失眠多梦，咽干口燥，头晕耳鸣，腰酸腿软，舌质红，苔薄黄或黄腻，脉细数。

用法：将上述药材与鸡蛋一同炖煮，睡前服用，每日1次。

方二（沧源佤族自治县班老乡彭建新提供）

组成：白节藕15g，白及（小白鸡）15g。

功效：止带。

主治：各类带下过多。

用法：将上述药材与猪粉肠一同炖煮后食用。

第三节 妊娠病

一、胎动不安

胎动不安为妊娠期间出现腰酸、腹痛、小腹下坠，或伴有阴道少量流血者，又称“胎气不安”。其病因病机主要为冲任气血失调，导致胎元不固。本病的治疗应以补肾固冲为治疗大法，并依据不同证型采用固肾、益气、养血、清热、利湿、化瘀等法。若经治疗后，阴道出血迅速控制，腰酸腹痛症状好转，多能继续妊娠；若发展为胎殒难留，则应下胎益母。但治疗过程中若有他病，应遵循治病与安胎并举的原则。

【复方】

方一（《佤族民间常用植物药》）

组成：续断（斑白卜歪）15g，桑寄生15g，女贞子10g。

功效：补肾养血，固肾安胎。

主治：胎动不安，症见妊娠期腰膝酸软，腹痛下坠，或伴有阴道少量流血，色淡暗。

用法：水煎服，每日3次。

方义：方中以续断和桑寄生共同作为母药，续断具有补肝肾、强筋骨、续折伤、止崩漏的功效，桑寄生能祛风湿、补肝肾、强筋骨、安胎元，二者协同作用可有效应对因肝肾不足、气血亏虚等导致的胎元不固；女贞子作为助药，加强母药滋补肝肾之效，并兼能清热养阴等。全方具有补肾养血、固肾安胎之功。

方二（沧源佤族自治县班老乡彭建新提供）

组成：苎麻（干）45g，砂仁 10g，南瓜蒂 15g。

功效：清热凉血，固冲止血。

主治：胎动不安，症见妊娠期腰酸，小腹灼痛，或伴有阴道少量流血、色鲜红或深红。

用法：水煎服，以血余炭为引，从怀孕当月起，每日服 1 剂，直至分娩。

方义：方中以苎麻为母药，具有清热凉血、安胎的功效，可有效应对因血热妄行导致的胎元不固；砂仁和南瓜蒂作为助药，增强母药安胎之效，并兼能理气和中、温中止呕等；苎麻在一定程度上可视为引药，调和药性。全方具有清热凉血、固冲止血之功。

二、妊娠恶阻

妊娠早期出现严重的恶心呕吐、头晕厌食，甚则食入即吐者，称为“妊娠恶阻”，又称“妊娠呕吐”“子病”“病儿”“阻病”等。本病是妊娠早期常见病证之一，以恶心呕吐、头重眩晕、厌食为特点。本病若治疗及时，护理得法，多数患者可迅速康复，预后大多良好；若仅见恶心择食，偶有吐涎等，不作病论。其常见病因为脾胃虚弱、肝胃不和，主要病机为冲气上逆、胃失和降。若病情渐进，可发展为气阴两虚的恶阻重症。本病治疗上多以调气和中、降逆止呕为主，同时需要注意饮食调节和情志疏导，忌用升散之品。

【复方】

方一（沧源佤族自治县班老乡彭建新提供）

组成：干姜 6g，半夏 9g，党参 9g。

功效：健脾化痰，降逆止呕。

主治：妊娠恶阻，症见胸脘满闷，呕吐痰涎，形寒肢冷，面色苍白。

用法：水煎服，每日 3 次。

方义：方中以半夏为母药，具有燥湿化痰、降逆止呕的功效，能针对妊娠恶阻因痰湿内阻、胃气上逆等导致的恶心呕吐等症状发挥作用；干姜和党参作为助药，增强母药温中止呕、健脾益气之效，并兼能温中散寒、补中益气等；半夏在一定程度上可视为引药，调和药性。全方具有健脾化痰、降逆止呕之功。

方二（沧源佤族自治县班老乡彭建新提供）

组成：桑白皮 6g，茯苓 6g，生姜（士埂）3g，水 120g。

功效：健脾化痰，降逆止呕。

主治：妊娠恶阻，症见胸脘满闷，呕吐痰涎，伴喘咳，形寒肢冷，面色苍白。

用法：水煎服，每日 3 次。

方义：方中以茯苓为母药，具有利水渗湿、健脾宁心的功效，能针对妊娠恶阻因脾虚湿盛、胃气不和等导致的恶心呕吐等症状发挥作用；桑白皮和生姜作为助药，增强母药健脾利水、和胃止呕之效，并兼能泻肺平喘、温中止呕等；茯苓在一定程度上可视为引药，调和药性。全方具有健脾化痰、降逆止呕之功。

【单方】

方一（《沧源佤族自治县农村实用科技》）

组成：酸角（考玛刚）9 ～ 15g，白糖适量。

功效：健脾和胃，降逆止呕。

主治：脾胃虚寒之妊娠恶阻，症见恶心呕吐，甚则食入即吐，脘腹胀闷，不思饮食，头晕体倦，怠惰思睡，舌淡苔白，脉缓滑无力。

用法：水煎服。

方二（沧源佤族自治县班老乡彭建新提供）

组成：灶心灰 30g。

功效：温中健脾，和胃止呕。

主治：脾胃虚寒之妊娠恶阻，症见胸脘满闷，呕吐痰涎，不欲饮食，形寒肢冷，面色苍白，舌淡苔白，脉缓。

用法：用布将上述药材包紧，水煎，取煮好的药汁饮用 1 杯。

【佤族特色方】

方（《沧源佤族自治县农村实用科技》）

组成：甘蔗汁 100g，生姜（士埂）汁 10g。

功效：温中止呕。

主治：脾胃虚寒之妊娠恶阻，症见呕吐清涎，形寒肢冷，面色苍白，舌淡，苔白，脉缓无力。

用法：将上述药材混匀后口服，每日 1 剂。

三、滑胎

滑胎是指连续发生3次及以上自然流产或小产者，亦称“数堕胎”或“屡孕屡堕”，西医学称之为“习惯性流产”。其主要病因病机为冲任损伤、胎元不固，或胎元不健、不能成形，故屡孕屡堕。治疗上应坚持“预防为主，防治结合”。孕前需要检查导致流产的相关因素，治疗以补肾健脾、益气养血、调理冲任为主，提前调养身体以弥补虚损。若存在月经不调者，当先调经；若因他病而致滑胎者，则当先治他病。

【复方】

方一（沧源佤族自治县班老乡彭建新提供）

组成：桑寄生1.5g，梨寄生1.5g，紫苏梗（捏拢）15g，白术0.9g，黄芩0.9g。

功效：补肾固冲，益气养血。

主治：滑胎，症见屡孕屡堕，甚或应期而堕，精神萎靡，头晕耳鸣，腰膝酸软。

用法：水煎服，每日3次，自怀孕月份起，每月5～7剂，服至生产前。

方义：方中以桑寄生和梨寄生共同作为母药，二者均具备补肝肾、强筋骨、安胎元的功效，能够有效应对因肝肾亏虚、胎元不固等引发的滑胎；紫苏梗、白术和黄芩作为助药，增强母药安胎之效，并分别起到理气宽中、健脾益气、清热燥湿等辅助功效；桑寄生和梨寄生在一定程度上可视为引药，调和药性。全方具有补肝肾、强筋骨、安胎元、理气宽中、健脾益气、清热燥湿之功。

方二（沧源佤族自治县班老乡彭建新提供）

组成：苎麻（干）15g，砂仁1.5g，南瓜蒂6个，生地黄0.9g。

功效：滋阴清热，凉血安胎。

主治：滑胎，症见屡孕屡堕，月经过多或经期延长，色鲜红，心烦不安，手足心热，口干咽燥。

用法：水煎服，每日3次，从怀孕当月起，每月服用5～7剂，服至临产前。

方义：方中以苎麻为母药，具有清热凉血、安胎的功效，能针对因血热妄行、胎元不固等导致的滑胎发挥作用；砂仁、南瓜蒂和生地黄作为助药，增强母药安胎之效，并兼能理气和中、温中止呕、清热凉血等；苎麻在一定程度上可视为引药，调和药性。全方具有滋阴清热、凉血安胎之功。

第四节 临产病

难产是指妊娠足月临产时，胎儿不能顺利娩出，又称“产难”或“子难”。其主要病机为气血失调，影响了胞宫的正常活动，故胎儿不能正常娩出。治疗上以调和气血为主，虚者补而调之，以补益气血为主；实者行而调之，以理气活血、化瘀为主。补虚不宜过于滋腻，以防滞产；化瘀不宜过用攻破，以免耗气伤血，加重难产的程度。

【复方】

方（沧源佤族自治县班老乡彭建新提供）

组成：卷柏（盖然）15g，芭蕉心 1 个。

功效：活血顺气催产。

主治：难产，症见产时腰腹持续胀痛剧烈、按之痛甚，子宫收缩不协调，久产不下。

用法：水煎服，上述二物均不切不砍，整个水煎。

方义：方中以卷柏为母药，具有活血通经的功效，能针对难产因气血瘀滞、胞宫阻滞等导致的胎儿难以娩出发挥作用；芭蕉心作为助药，增强母药行气活血之效，并兼能清热解毒等；卷柏在一定程度上可视为引药，调和药性。全方具有活血顺气催产之功。

【单方】

方一（沧源佤族自治县班老乡彭建新提供）

组成：卷柏（盖然）30g。

功效：活血顺气催产。

主治：血瘀之难产，症见产时腰腹持续胀痛，且疼痛剧烈、按之痛甚，子宫收缩不协调，久产不下，或精神紧张，心情烦躁，胸闷脘胀，时欲呕恶，面色紫暗，舌暗红，苔薄白，脉弦大或涩，至数不匀。

用法：将上述药材用淘米水浸泡后饮用。

方二（沧源佤族自治县班老乡彭建新提供）

组成：蓖麻叶（考国呀）适量。

功效：催产。

主治：难产。

用法：将上述药材捣烂，分别包敷在产妇的头部和两手手心部位。

第五节　产后病

产妇在产褥期内发生的与分娩或产褥有关的病证，统称为产后病。常见的产后病有产后血晕、产后痉证、产后发热、产后腹痛、产后恶露不绝、产后身痛、产后自汗盗汗、产后大便难、产后小便异常（产后小便不通、产后小便淋痛）、产后乳汁异常（缺乳、乳汁自出）及产后情志异常等。其病因病机主要概括为四个方面：一是亡血伤津，二是元气受损，三是瘀血内阻，四是外感六淫或饮食房劳所伤。本病治疗上应根据亡血伤津、元气受损、瘀血内阻、多虚多瘀的病理特点，本着“勿拘于产后，亦勿忘于产后”的原则，结合具体病情进行辨证论治。

一、产后体虚

【复方】

方一（沧源佤族自治县班洪乡富公村田志光提供）

组成：鸡根（考国县醒）15g，野芹菜根（德个惹）20g，白胡椒 9 粒，续断（斑白卜歪）12g。

功效：滋养肾阴。

主治：产后病，症见腰腿酸软，头晕心悸，或形体消瘦，口干失眠。

用法：水煎服，每日 3 次。

方义：方中以续断和鸡根共同作为母药，续断具有补肝肾、强筋骨、续折伤、止崩漏的功效，鸡根可补益肝肾、调经止血，二者协同作用可有效应对产后因肝肾不足、气血亏虚等导致的多种症状；野芹菜根和白胡椒作为助药，增强母药调理气血、温中散寒之效，并兼能清热解毒、行气止痛等；续断和鸡根在一定程度上可视为引药，调和药性。全方具有滋养肾阴之功。

方二（沧源佤族自治县芒卡镇白岩村王云香提供）

组成：血满草（辣惹南）500g，商陆（傣龟）250g，大叶钩藤（努英革兰）300g。

功效：活血散瘀。

主治：产后病，症见小腹冷痛或刺痛，恶露不畅，面色青白，四肢不温，时伴胸胁胀痛。

用法：上述药材均取鲜品，泡水洗澡。

方义：方中以血满草为母药，具有祛风除湿、活血通络、利尿消肿等功效，能针对产后病因气血瘀滞、风湿侵袭等导致的多种症状发挥作用；商陆和大叶钩藤作为助药，增强母药活血通络、祛风除湿之效，并兼能逐水消肿、平肝息风等；血满草在一定程度上可视为引药，调和药性。全方具有活血散瘀之功。

方三（沧源佤族自治县佤医佤药研究所刘宝林提供）

组成：九里光（考西呆）150g，桃树叶（考叠）100g，石榴嫩枝叶 100g，侧柏叶 100g，血满草（辣惹南）200g，金竹草叶 100g，荨麻 50g。

功效：清热解毒，祛风除湿。

主治：产后病，症见小腹冷痛或刺痛，恶露不畅，面色青白，四肢不温，时伴胸胁胀痛。

用法：上述药材均取鲜品，泡水洗澡。

方义：方中以九里光为母药，具有清热解毒、祛风除湿等功效，能应对产后常见的气血瘀滞、热毒内蕴、风湿侵袭等问题；桃树叶、石榴嫩枝叶、侧柏叶、血满草、金竹草叶和荨麻作为助药，增强母药的疗效，并兼能凉血止血、活血化瘀、平肝潜阳等；九里光在一定程度上可视为引药，调和药性。全方具有清热解毒、祛风除湿之功。

方四（《佤族民间常用植物药》）

组成：桃树鲜叶（考叠）、血满草（辣惹南）、金竹叶、笔管草（博母）、芸香草（日不波）、大荨麻、侧柏叶、石榴嫩枝叶、九里光（考西呆）、七叶莲（考干噶）、松针、盐肤木（考西咬）各适量。

功效：活血通络，祛风止痒。

主治：产后病，症见小腹冷痛或刺痛，恶露不畅，面色青白，四肢不温，时伴胸胁胀痛。

用法：上述药材煮水熏蒸，然后再用此药液泡澡。

方义：方中以血满草和九里光共同作为母药，血满草具有祛风除湿、活血通络的功效，九里光有清热解毒、祛风除湿的作用，二者协同作用可有效应对因气血瘀滞、热毒内蕴、风湿侵袭等导致的胎动不安病症；桃树鲜叶、金竹叶、笔管草、芸香草、大荨麻、侧柏叶、石榴嫩枝叶、七叶莲、松针、盐肤木作为助药，增强母药安胎之效，并兼能理气和中、清热凉血、祛风止痒等；血满草和九里光在一定程度上可视为引药，调和药性。全方具有活血通络、祛风止痒之功。

方五（沧源佤族自治县班老乡彭建新提供）

组成：黄姜 15g，胡椒 15 粒。

功效：破血行气调经。

主治：产后病，症见小腹冷痛或刺痛，恶露不畅，面色青白，四肢不温，时伴胸胁胀痛。

用法：水煎服，每日 1 剂，服到满月为止。

方义：方中以黄姜为母药，具有温中散寒、活血通经等功效，能应对因寒凝血瘀、胞宫虚寒等导致的胎动不安病症；胡椒作为助药，增强母药温中散寒之效，并兼能下气消痰；黄姜在一定程度上可视为引药，调和药性。全方具有破血行气调经之功。

【佤族特色方】

方一（沧源佤族自治县佤医佤药研究所刘宝林提供）

组成：鸡根（考国县醒）50g，鸡肉（或猪蹄）适量。

功效：补血益气。

主治：气血虚弱之产后虚弱，症见神疲乏力，头晕心悸，面色苍白，失眠多梦，舌淡苔薄，脉细弱。

用法：取鸡根与鸡肉（或猪蹄）一同炖煮，煮熟后食用。

方二（沧源佤族自治县佤医佤药研究所刘宝林提供）

组成：土党参（怒胆跌）、鸡肉（或猪蹄）各适量。

功效：补血益气。

主治：气血虚弱之产后虚弱，产后乳汁不足，症见神疲乏力，头晕心悸，面色苍白，失眠多梦，舌淡苔薄，脉细弱。

用法：取土党参与鸡肉（或猪蹄）一同炖煮，煮熟后食用。

方三（沧源佤族自治县佤医佤药研究所刘宝林提供）

组成：茴香根、鸡肉（或猪蹄）各适量。

功效：补血益气。

主治：气血虚弱之产后虚弱，产后乳汁不足，症见神疲乏力，头晕心悸，面色苍白，失眠多梦，舌淡苔薄，脉细弱。

用法：取茴香根与鸡肉（或猪蹄）一同炖煮，煮熟后食用。

方四（《中国佤族医药（四）》）

组成：小红参（日不别下）适量，小嫩鸡1只。

功效：补血益气。

主治：气血虚弱之产后虚弱，症见神疲乏力，头晕心悸，面色苍白，失眠多梦，舌质淡，苔薄，脉细弱。

用法：取小红参鲜品与小嫩鸡一同炖煮，煮熟后食用。

方五（《中国佤族医药（四）》）

组成：独蕨（刮第公）、猪脚各适量。

功效：补血益气。

主治：气血虚弱之产后虚弱，症见神疲乏力，头晕心悸，面色苍白，失眠多梦，舌质淡，苔薄，脉细弱。

用法：取独蕨鲜品与猪脚一同炖煮，煮熟后食用。

方六（《佤族民间常用植物药》）

组成：鸡根（考国县醒）15～30g，小母鸡1只。

功效：补血益气。

主治：气血虚弱之产后虚弱，症见神疲乏力，头晕心悸，面色苍白，失眠多梦，舌质淡，苔薄，脉细弱。

用法：取鸡根与小母鸡一同炖煮，煮熟后食用。

方七（《佤族民间常用植物药》）

组成：大红参（日不别）适量，小嫩鸡1只。

功效：凉血止血。

主治：血热之产后虚弱，症见产后腰酸，小腹灼痛，或恶露逾期不止，色鲜红或深红，质稠，口燥咽干，小便短黄，大便秘结，舌红，苔黄而干，脉滑数或细数。

用法：取大红参与小嫩鸡一同炖煮，煮熟后食用。

方八（沧源佤族自治县班老乡彭建新提供）

组成：胡椒粉适量。

功效：温中行气调经。

主治：产妇月子调理。

用法：每顿饭烹饪时，无论胡椒粉用量多少，均需要将其加入菜肴中，煮鸡、炖猪脚等烹饪过程中也不例外。自产妇生产之日起，连续 3 个月，每餐均不缺少胡椒粉。

二、产后乳汁异常

产后乳汁异常是指产后乳汁分泌或乳汁质量出现异常的情况，主要包括乳汁分泌不足（缺乳）、乳汁自溢（漏乳）及乳汁质量异常等。

【复方】

方一（《佤族民间常用植物药》）

组成：土党参（怒胆跌）30g，大红参（日不别）15g，奶浆草 10g。

功效：健脾益气，通乳消肿。

主治：产后乳汁异常，症见产后乳汁不充，甚或全无，不足以喂养婴儿，乳汁清稀，乳房柔软无胀感。

用法：水煎服，每日 3 次。

方义：方中以土党参和大红参共同作为母药，土党参具有健脾益气、补肺止咳、下乳等功效，大红参能大补元气、复脉固脱、益气摄血等，二者协同作用可有效应对因气血亏虚、气阴不足等导致的产后乳汁异常；奶浆草作为助药，增强母药通乳、消肿散结之效，并兼能清热解毒等；土党参和大红参在一定程度上可视为引药，调和药性。全方具有健脾益气、通乳消肿之功。

方二（《沧源佤族自治县农村实用科技》）

组成：蒲公英 15g，鱼腥草（得西委改艾）15g，拔毒散（日不买角）9g。

功效：清热解毒，消肿散结。

主治：产后乳汁异常，症见乳房肿胀疼痛，可触及肿块，肿块逐渐增大，皮肤焮红、灼热，疼痛如鸡啄样，肿块中央渐软。

用法：水煎服，每日3次。

方义：方中以蒲公英和鱼腥草共同作为母药，蒲公英具有清热解毒、消肿散结、利湿通淋的功效，鱼腥草有清热解毒、消痈排脓、利尿通淋的作用，二者协同作用可有效应对因热毒蕴结、乳络不通等导致的产后乳汁异常；拔毒散作为助药，增强母药消肿散结、清热解毒之效，并兼顾活血祛瘀等作用；蒲公英和鱼腥草在一定程度上可视为引药，调和药性。全方具有清热解毒、消肿散结之功。

方三（《中国佤族医药（四）》）

组成：甲片10g，黄花地丁20g。

功效：清热解毒，消肿散结。

主治：产后乳汁异常，症见产后乳汁不充，甚或全无，不足以喂养婴儿，乳汁清稀，乳房柔软无胀感，时伴刺痛。

用法：取甲片焙黄研细，黄花地丁洗净切段，共同煎煮内服，每日1剂，分3次服。

方义：方中以甲片为母药，具有活血通经、下乳消肿等功效，能有效应对因气血瘀滞、乳络不通等导致的产后乳汁异常；黄花地丁作为助药，增强母药清热解毒、消肿散结之效，并兼顾通乳等作用；甲片在一定程度上可视为引药，调和药性。全方具有清热解毒、消肿散结之功。

方四（《中国佤族医药（四）》）

组成：蒲公英100g，穿山甲壳50g。

功效：清热解毒，通经下乳。

主治：产后乳汁异常，症见乳房肿胀疼痛，可触及肿块，肿块逐渐增大，皮肤焮红、灼热，疼痛如鸡啄样。

用法：上述药材均取鲜品，洗净，将穿山甲壳焙黄研细，混合，开水煎，每日服3次。

方义：方中以蒲公英为母药，具有清热解毒、消肿散结、利湿通淋的功效，能应对因热毒蕴结、乳络不通等导致的产后乳汁异常；穿山甲壳作为助药，增强母药通经下乳、消肿排脓之效，并兼顾活血祛瘀等作用；蒲公英在一定程度上可视为引药，调和药性。全方具有清热解毒、通经下乳、消肿散结、活血祛瘀之功。

备注：本方对产妇乳汁不通疗效较好，3～5剂即可见效。

方五（沧源佤族自治县班老乡彭建新提供）

组成：拔毒散根（日不买角）、通光散（努白）、木通各 15g。

功效：下乳。

主治：产后乳汁，症见乳房肿胀疼痛，可触及肿块，皮肤焮红、灼热，伴壮热，渴而不欲饮。

用法：水煎服。

方义：方中以拔毒散根为母药，具有清热解毒、消肿散结等功效，能应对产后因热毒蕴结、乳络不通等导致的乳汁异常；通光散和木通作为助药，增强母药通经下乳、清热解毒、活血祛瘀之效，并兼顾利水通淋等作用；拔毒散根在一定程度上可视为引药，调和药性。全方具有通经下乳、消肿散结之功。

【佤族特色方】

方一（《佤族民间常用植物药》）

组成：番木瓜（不李马上坡）、猪脚各适量。

功效：催乳。

主治：气血虚滞之产后乳汁不通，症见产后乳汁不充，甚或全无，乳汁清稀，乳房柔软无胀感，时伴刺痛，夜间疼痛明显，面色无华，倦怠乏力，食欲不振，舌淡、边有瘀点，苔白，脉细弱或细涩。

用法：上述药材均取鲜品，顿食。

方二（《沧源佤族自治县农村实用科技》）

组成：拔毒散（日不买角）9g，穿山甲壳 9g，白芷 6g，通草 6g。

功效：下乳。

主治：痰瘀互结之乳汁过少，症见乳房部皮色不变或微红，乳汁排泄不畅，乳汁不稠，可触及肿块，伴胸闷痰多，纳少便溏，食多乳少，舌淡胖、边有瘀点，苔腻，脉沉细或涩。

用法：将上述药材与猪脚一同炖煮后服用。

方三（《沧源佤族自治县农村实用科技》）

组成：土党参（怒胆跌）30 ～ 60g。

功效：下乳。

主治：气血虚弱之乳汁过少，症见产后乳汁不充，甚或全无，乳汁清稀，乳房柔软无胀感，面色无华，倦怠乏力，食欲不振，舌淡，苔白，脉细弱或细涩。

用法：将上述药材与猪脚一同炖煮后服用。

方四（《中国佤族医药（四）》）

组成：通光散（努白）60g，土党参（怒胆跌）50g，茴香根 50g。

功效：催乳。

主治：气血虚滞之缺乳，症见产后乳汁不充，甚或全无，乳汁清稀，乳房柔软无胀感，时伴刺痛，夜间疼痛明显，面色无华，倦怠乏力，食欲不振，舌淡、边有瘀点，苔白，脉细弱或细涩。

用法：上述药材均取鲜品，洗净，切片（段），加适量水炖煮至熟烂后食用。

备注：此方在佤族民间常用于治疗产妇乳汁不足，效果显著。

方五（沧源佤族自治县班老乡彭建新提供）

组成：土党参（怒胆跌）、当归、丹参、小红参（日不别下）各 15g。

功效：下乳。

主治：气血虚滞之缺乳，症见产后乳汁不充，甚或全无，乳汁清稀，乳房柔软无胀感，时伴刺痛，夜间疼痛明显，面色无华，倦怠乏力，食欲不振，舌淡、边有瘀点，苔白，脉细弱或细涩。

用法：将上述药材与鸡或猪脚一同炖煮，煮熟后食用。

方六（沧源佤族自治县班老乡彭建新提供）

组成：牛肚子果树嫩尖 1 把，大枇杷树嫩尖（辣考得嘎）1 把，茴香连根 1 把。

功效：下乳。

主治：痰气交阻之缺乳，症见乳汁甚少，或无乳可下，乳汁排出不畅，乳汁不稠，伴胸胁胀痛，痰多，精神抑郁，纳少便溏，食多乳少，舌淡胖，苔腻，脉沉细或弦滑。

用法：将上述药材与猪脚一同炖煮，煮熟后食用。

方七（沧源佤族自治县佤医佤药研究所刘宝林提供）

组成：甘蔗叶嫩尖适量。

功效：回乳。

主治：断奶。

用法：将上述药材绞汁，口服。

三、产后宫缩乏力

产后宫缩无力是指产后子宫收缩乏力，无法有效收缩以恢复到正常大小。这种情况通常发生在分娩后，是产后出血的主要原因之一，严重时可危及产妇生命。

【复方】

方（《中国民族民间医药》）

组成：独蕨（刮第公）20g，卷柏（盖然）20g。

功效：活血化瘀，调经止痛。

主治：产后宫缩无力。

用法：水煎服。

方义：方中以独蕨和卷柏共同作为母药，独蕨具有活血化瘀、调经止痛等功效，卷柏有活血通经、止血等作用，二者协同作用可有效应对因气血瘀滞、胞宫失养等导致的产后宫缩无力；独蕨和卷柏在一定程度上相互协作以综合发挥作用，增强药物对病变部位的作用效果。全方具有活血化瘀、调经止痛之功。

四、乳痈

乳腺炎在中医学中归属于乳痈范畴，是妇产科常见的病证。急性化脓性乳腺炎常发生于哺乳期，临床上可见乳房局部红、肿、热、痛；病情严重者，可有高热，乳房胀痛明显，局部皮肤红肿，可触及硬结且压痛明显，数日内硬块逐渐软化，进而形成脓肿。本病不仅会损害患者的自身健康，还会对婴儿的健康造成影响，患者发病后不宜继续哺乳。因此，采取早期及时的治疗十分必要，以免病情恶化发生变证。

佤族民众长期居住在山区，医疗条件欠发达，他们在长期的探索和医疗实践中，针对乳痈的治疗总结了许多行之有效的验方。

【复方】

方一（《佤族民间常用植物药》）

组成：鱼腥草（得西委改艾）、蒲公英、青蒿叶（拉昔别龙）各1把。

功效：清热解毒，消肿散结。

主治：乳痈，症见乳房局部红、肿、热、痛，严重的可有高热。

用法：烘热后按摩患处，每日3次，每次15分钟以上；上述药物取鲜品捣烂，外敷患处。

方义：方中以鱼腥草和蒲公英共同作为母药，鱼腥草具有清热解毒、消痈排脓的功效，蒲公英有清热解毒、消肿散结、利湿通淋的作用，二者协同作用可有效应对因热毒蕴结、乳络不通等导致的乳痈；青蒿叶作为助药，增强母药清热解毒、消肿散结之效，并兼顾透热外出等作用；鱼腥草和蒲公英在一定程度上可视为引药，调和药性。全方具有清热解毒、消肿散结之功。

方二（《佤族民间常用植物药》）

组成：臭牡丹（辣轮木）30g，小铜锤（动待）20g。

功效：散瘀解毒，消肿止痛。

主治：乳痈，症见乳房局部红、肿、热、痛，严重的可有高热。

用法：水煎服，每日3次，亦可取鲜品捣烂，外敷患处。

方义：方中以臭牡丹为母药，具有祛风除湿、散瘀解毒、消肿止痛等功效，能有效应对因气血瘀滞、热毒蕴结等导致的乳痈；小铜锤作为助药，增强母药散瘀解毒、消肿止痛之效，并兼顾活血通经等作用；臭牡丹在一定程度上可视为引药，调和药性。全方具有散瘀解毒，消肿止痛之功。

方三（《佤族民间常用植物药》）

组成：犁头草（日不饶别）、大拔毒（呆介嘎）各适量。

功效：清热解毒，凉血消肿。

主治：乳痈，症见乳房局部红、肿、热、痛，严重的可有高热。

用法：上述药材均取鲜品，捣烂，外敷患处。

方义：方中犁头草为母药，具有清热解毒、凉血消肿的功效，能有效应对因热毒蕴结、气血瘀滞等导致的乳痈；大拔毒作为助药，增强母药清热解毒、消肿散结之效，并兼顾祛风除湿等作用；犁头草在一定程度上可视为引药，调和药性。全方具有清热解毒、凉血消肿之功。

方四（《佤族民间常用植物药》）

组成：拔毒散（日不买角）15g，米口袋（罗翁）15g，蒲公英10g。

功效：清热解毒，消痈排脓。

主治：乳痈，症见乳房局部红、肿、热、痛，严重的可有高热。

用法：水煎服，每日 3 次，亦可取鲜品捣烂，外敷患处。

方义：方中以拔毒散为母药，具有清热解毒、消肿散结等功效，能有效应对因热毒蕴结、气血瘀滞等导致的乳痈；米口袋和蒲公英作为助药，增强母药清热解毒、消肿散结之效，并分别兼顾活血止痛、通经下乳等作用；拔毒散在一定程度上可视为引药，调和药性。全方具有清热解毒、消肿散结、活血止痛、通经下乳之功。

方五（《佤族民间常用植物药》）

组成：白虎草（辣杰怀）15g，甲珠 10g，金花果 10g，半截叶（拉汞巴）15g。

功效：清热解毒，消肿溃痈。

主治：乳痈，症见乳房局部红、肿、热、痛，严重的可有高热。

用法：烘热后按摩患处，每日 3 次，每次 15 分钟以上；上述药物取鲜品捣烂，外敷患处。

方义：方中以白虎草为母药，具有清热解毒、凉血消肿等功效，能有效应对因热毒蕴结、气血瘀滞等导致的乳痈；甲珠、金花果和半截叶作为助药，增强母药清热解毒、消肿散结之效，并分别兼顾活血通经、祛风除湿等作用；白虎草在一定程度上可视为引药，调和药性。全方具有清热解毒、消肿散结、活血通经、祛风除湿之功。

方六（《佤族民间常用植物药》）

组成：龙胆草（日不给吉）15g，鱼子兰（土打舌弱）10g，拔毒散（日不买角）10g，穿山甲壳 5g。

功效：泻肝胆火，散瘀消肿。

主治：乳痈，症见乳房局部红、肿、热、痛，严重的可有高热。

用法：上述药材（除穿山甲壳外）水煎，药液倒出，穿山甲壳炒黄后研末，兑药液内服，每日 3 次。

方义：方中以龙胆草和拔毒散共同作为母药，龙胆草具有清热燥湿、泻肝胆火的功效，拔毒散有清热解毒、消肿散结的作用，二者协同作用可有效应对因肝胆湿热、热毒蕴结等导致的乳痈；鱼子兰和穿山甲壳作为助药，增强母药清热解毒、消肿散结之效，并分别兼顾活血调经、通经下乳等作用；由于未提及引药相关内容，此处暂不考虑引药情况，但从广义上讲，龙胆草和拔毒散在一定程度上可视为引药，调和药性。全方具有泻肝胆火、散瘀消肿之功。

方七（《佤族民间常用植物药》）

组成：土茯苓（努让惹）2.5g，七叶一枝花（嘎关艾）2.5g，半截叶（拉汞巴）1.5g，白花蛇舌草（日不打昔吻）1.5g。

功效：清热利湿，解毒消肿。

主治：乳痈，症见乳房局部红、肿、热、痛，严重的可有高热。

用法：水煎服，每日1剂，连服7～15日。

方义：方中以土茯苓和七叶一枝花共同作为母药，土茯苓具有清热解毒、除湿通络的功效，七叶一枝花有清热解毒、消肿止痛、凉肝定惊的作用，二者协同作用可有效应对因热毒蕴结、湿热下注等导致的乳痈。半截叶和白花蛇舌草作为助药，增强母药清热解毒、消肿散结之效，并分别兼顾祛风除湿、利湿通淋等作用。土茯苓和七叶一枝花在一定程度上可视为引药，调和药性。全方具有清热利湿、解毒消肿之功。

方八（《佤族民间常用植物药》）

组成：木通、通光散（努白）各3.5g，穿山甲壳打碎1.5g。

功效：清热利湿，解毒消肿。

主治：乳痈，症见乳房局部红、肿、热、痛，严重的可有高热。

用法：水煎服，每日1剂，连服7剂。

方义：方中以木通和通光散共同作为母药，木通具有清热利尿、活血通经的功效，通光散有清热解毒、通经下乳、消炎止痛的作用，二者协同作用可有效应对因热毒蕴结、气血瘀滞、乳络不通等导致的乳痈；穿山甲壳作为助药，增强母药通经下乳、消肿排脓之效，并兼顾活血祛瘀等作用；木通和通光散在一定程度上可视为引药，调和药性。全方具有清热利湿、解毒消肿之功。

方九（《中国佤族医药（四）》）

组成：小铜锤根（动待）100g，穿山甲壳50g，白牡丹根30g，白牛胆根（考斯国躲）30g。

功效：清热解毒，活血止痛。

主治：乳痈，症见乳房局部红、肿、热、痛，严重的可有高热。

用法：上述药材均取鲜品，洗净，切段，开水煎煮，每日1剂，分3次服。

方义：方中以小铜锤根为母药，具有活血化瘀、消肿止痛等功效，能有效应对因气血瘀滞、热毒蕴结等导致的乳痈；穿山甲壳、白牡丹根和白牛胆根作为助药，增强母药活血化瘀、消肿止痛之效，并分别兼顾通经下乳、清热凉血、解毒消肿等作用；小铜锤根在一定程度上可视为引药，调和药性。全方具有清热解毒、活血止痛之功。

备注：若用于治疗乳腺炎，4～7剂即可获得满意效果。

方十（《中国佤族医药（四）》）

组成：甲片25g，小铜锤根（动待）30g，白牡丹根25g。

功效：活血消炎止痛。

主治：乳痈，症见乳房局部红、肿、热、痛，严重的可有高热。

用法：上述药材取鲜品或干品，洗净，切片，将甲片烤黄与二药共同煎煮，每日1剂，分3次服，同时配草药外包敷患处。

方义：方中甲片为母药，具有活血通经、下乳消肿等功效，能有效应对因气血瘀滞、乳络不通等导致的乳痈；小铜锤根和白牡丹根作为助药，增强母药活血化瘀、消肿止痛之效，并分别兼顾祛风除湿、清热凉血等作用；甲片在一定程度上可视为引药，调和药性。全方具有活血消炎止痛之功。

方十一（《中国佤族医药（四）》）

组成：七叶一枝花（嘎关艾）30g，花椒寄生30g，鱼子兰根（土打舌弱）30g，蒲公英30g，酒少许。

功效：清热解毒，活血止痛。

主治：乳痈，症见乳房局部红、肿、热、痛，严重的可有高热。

用法：上述药材均取干品，切碎后研末，用酒调成糊状，包敷患处，每日换药2次。

方义：方中七叶一枝花和蒲公英共同作为母药，七叶一枝花具有清热解毒、消肿止痛、凉肝定惊的功效，蒲公英有清热解毒、消肿散结、利湿通淋的作用，二者协同作用可有效应对因热毒蕴结、气血瘀滞等导致的乳痈；花椒寄生和鱼子兰根作为助药，增强母药清热解毒、消肿散结之效，并分别兼顾祛风除湿、活血调经等作用；酒少许作为引药，一是调和药性，二是提高疗效，三是可引药至全身各部位。全方具有清热解毒、活血止痛之功。

备注：用于治疗游走性乳腺炎效果较好。

方十二（《中国佤族医药（四）》）

组成：白虎草（辣杰怀）15g，穿山甲壳 10g，金花果 15g，半截叶（拉汞巴）20g。

功效：清热泻火解毒，活血散瘀止痛。

主治：乳痈，症见乳房局部红、肿、热、痛，严重的可有高热。

用法：上述药材用鲜品或干品，切段，水煎，将穿山甲壳焙黄研末，与药液一同吞服，每日 1 剂，分 3 次服。

方义：方中以白虎草为母药，具有清热解毒、凉血消肿等功效，能有效应对因热毒蕴结、气血瘀滞等导致的乳痈；穿山甲壳、金花果和半截叶作为助药，增强母药清热解毒、消肿散结之效，并分别兼顾活血通经、祛风除湿等作用；白虎草在一定程度上可视为引药，调和药性。全方具有清热泻火解毒，活血散瘀止痛之功。

方十三（沧源佤族自治县班老乡彭建新提供）

组成：鸡根（考国县醒）50g，白虎草（辣杰怀）、白花蛇舌草（日不打昔吻）各 1.5g。

功效：滋阴泻火，清解热毒。

主治：乳痈，症见乳房局部红、肿、热、痛，严重的可有高热。

用法：水煎服。

方义：方中以鸡根为母药，具有活血散瘀、消肿止痛等功效，能有效应对因气血瘀滞、热毒蕴结等导致的乳痈；白虎草和白花蛇舌草作为助药，增强母药清热解毒、消肿散结之效，并分别兼顾凉血消肿、利湿通淋等作用；鸡根在一定程度上可视为引药，调和药性。全方具有滋阴泻火、清解热毒之功。

方十四（沧源佤族自治县班老乡彭建新提供）

组成：美登木 2.5g，穿山甲壳 1.5g，通光散（努白）1g。

功效：清热解毒，消肿止痛。

主治：乳痈，症见乳房局部红、肿、热、痛，严重的可有高热。

用法：水煎服，每日 1 剂，连服 15 剂。

方义：方中以美登木为母药，具有清热解毒、活血化瘀等功效，能有效应对因热毒蕴结、气血瘀滞等导致的乳痈；穿山甲壳和通光散作为助药，增强母药清热解毒、消肿散结之效，并分别兼顾通经下乳、祛风除湿等作用；美登木在一定程度上可视为引药，调和药性。全方具有清热解毒、消肿止痛之功。

方十五（《佤族民间常用植物药》）

组成：拔毒散（日不买角）15g，米口袋（罗翁）15g，蒲公英 10g。

功效：解毒下乳，消肿散结。

主治：乳痈，症见乳房局部红、肿、热、痛，严重的可有高热。

用法：水煎服，每日 3 次；上述药材均取鲜品捣烂，外敷患处。

方义：方中以拔毒散为母药，具有清热解毒、消肿散结等功效，能有效应对因热毒蕴结、气血瘀滞等导致的乳痈；口袋和蒲公英作为助药，增强母药清热解毒、消肿散结之效，并分别兼顾活血止痛、通经下乳等作用；拔毒散在一定程度上可视为引药，调和药性。全方具有解毒下乳、消肿散结之功。

方十六（沧源佤族自治县班老乡彭建新提供）

组成：土茯苓（努让惹）15g，七叶一枝花（嘎关艾）15g，半截叶（拉汞巴）10g，白花蛇舌草（日不打昔吻）10g。

功效：清热解毒，消肿止痛。

主治：乳痈，症见乳房局部红、肿、热、痛，严重的可有高热。

用法：水煎服，每日 1 剂，连服 7 ～ 15 日。

方义：方中以土茯苓和七叶一枝花共同作为母药，土茯苓具有清热解毒、除湿通络的功效，七叶一枝花有清热解毒、消肿止痛、凉肝定惊的作用，二者协同作用可有效应对因热毒蕴结、湿热下注等导致的乳痈；半截叶和白花蛇舌草作为助药，增强母药清热解毒、消肿散结之效，并分别兼顾祛风除湿、利湿通淋等作用；土茯苓和七叶一枝花在一定程度上可视为引药，调和药性。全方具有清热解毒、消肿止痛之功。

【单方】

方一（《中国佤族医药（四）》）

组成：红芋适量。

功效：健脾益气。

主治：急性乳痈。

用法：取上述药材鲜品全株，去除须根，洗净后捣成泥状，包敷患处，每日换药 2 次。

备注：本品有大毒，不可内服。

方二（《沧源佤族自治县农村实用科技》）
组成：侧柏叶适量。
功效：清热解毒。
主治：乳痈。
用法：将上述药材炒炭存性，配以适量松树叶炭，蜜调，外涂患处。

方三（《沧源佤族自治县农村实用科技》）
组成：鲜七叶一枝花（嘎关艾）适量。
功效：消炎止痛，活血散瘀，清热解毒。
主治：乳痈。
用法：将上述药材与少量醋混合，研磨成糊状后外涂患处。

方四（《沧源佤族自治县农村实用科技》）
组成：蜂房粉 15g。
功效：消炎，解毒，止痛。
主治：乳痈。
用法：将上述药材用酒调匀后外敷患处，每日 3 次。

方五（《佤族民间常用植物药》）
组成：地桃花鲜叶（日不买角顶）、酒各适量。
功效：清热解毒，消炎止痛。
主治：乳痈。
用法：将地桃花鲜叶捣烂，外敷患处；或用地桃花根 30 ～ 50g，水煎服。

方六（《佤族民间常用植物药》）
组成：山胡椒（考西勒）适量。
功效：解毒消疮，理气止痛。
主治：乳痈。
用法：取山胡椒鲜品，加红糖一同捣烂，外敷患处。

方七（《佤族民间常用植物药》）

组成：猪鬃草（刮蓝）30g。

功效：清热解毒疗疮。

主治：乳痈。

用法：水煎服，每日 3 次；或取其鲜品捣烂，外敷患处。

方八（《佤族民间常用植物药》）

组成：大拔毒（呆介嘎）适量。

功效：清热解毒，消肿止痛。

主治：乳痈。

用法：取上述药材干品，研末，用温开水调，外擦患处。

方九（《佤族民间常用植物药》）

组成：五味子（不李板里）适量。

功效：敛疮。

主治：乳痈。

用法：上述药材取鲜品捣烂，外敷患处。

方十（《佤族民间常用植物药》）

组成：山芝麻（哈来）30g。

功效：敛疮，清热解毒，止咳。

主治：乳痈；外用治痈肿疔疮，内服用于缓解感冒发热、咽喉肿痛、咳嗽等症。

用法：水煎服，每日 3 次；或将其鲜品捣烂，外敷于患处。

方十一（《佤族民间常用植物药》）

组成：白粉藤茎（日不狼来）适量。

功效：敛疮。

主治：乳痈。

用法：将上述药材捣烂，取汁，调白米煮粥服。

备注：此药兼具下乳的作用。

方十二（《佤族民间常用植物药》）

组成：露蜂房 100g。

功效：攻毒散结。

主治：乳痈。

用法：将上述药材烤黄研末，与醋调和，每日涂患处 2～3 次。

方十三（《佤族民间常用植物药》）

组成：大象骨骼 1 块。

功效：攻毒散结。

主治：乳痈。

用法：将上述药材烤热后按摩患处，每日 3 次，每次 30 分钟。

备注：还可用大象牙齿、马鹿角或山羊角 1 只，在火上烘烤至热，反复按摩患处，每次 10 多分钟。其间持续烘热并多次按摩，每日 2～3 次，连续 2～3 天。

方十四（《佤族民间常用植物药》）

组成：犁头草（日不饶别）适量。

功效：清热解毒消肿。

主治：乳痈。

用法：取上述药材鲜品配大拔毒，捣烂，外敷患处。

方十五（《佤族民间常用植物药》）

组成：五味子（不李板里）适量。

功效：散瘀消肿，收敛生津。

主治：乳痈、跌打损伤、神经衰弱。

用法：取上述药材鲜品捣烂，外敷患处。

方十六（《沧源佤族自治县农村实用科技》）

组成：拔毒散（日不买角）适量。

功效：消炎，拔毒生肌。

主治：乳痈。

用法：将拔毒散捣烂，调敷患处。

【佤族特色方】

方一（沧源佤族自治县班老乡彭建新提供）

组成：露蜂房 100g。

主治：乳痈、痈肿疔疮。

用法：将上述药材烤黄研末，与醋调和，每日涂患处，持续 2 ～ 3 日。

方二（沧源佤族自治县班老乡彭建新提供）

组成：大象骨骼 1 块。

主治：乳痈、痈肿疔疮。

用法：将上述药材烤热，按摩患处，每日 3 次，每次 30 分钟。

方三（沧源佤族自治县班老乡彭建新提供）

组成：马鹿角或山羊角 1 只。

主治：乳痈、痈肿疔疮。

用法：将上述药材烘热后反复按摩患处，持续烘热并多次按摩，每日 2 ～ 3 次，每次 20 分钟。

方四（沧源佤族自治县班老乡彭建新提供）

组成：鱼腥草（得西委改艾）、蒲公英、青蒿叶（拉昔别龙）各 1 把。

主治：乳痈、痈肿疔疮。

用法：将上述药材烘热后按摩患处，每日 3 次，每次 15 分钟以上；也可将其捣烂，外敷患处。

第六节　妇科杂病

一、阴挺

阴挺即子宫脱垂，是指妇女子宫下脱，甚则脱出阴户之外，或阴道壁膨出等情况，统称“阴挺”，又称“阴脱”；根据其脱出组织形态的不同而有“阴菌”“阴痔”“葫芦颓”等名称；因多由分娩损伤所致，故又有“产肠不收”之称。本病病机主要为气虚下陷与肾虚不固致胞络受损、带脉提摄无力，故子宫脱出。本病治疗上，应遵循“虚者补之，陷者举之，脱者固之”的治疗原则，以益气升提、补肾固脱为主；兼湿热者，佐以清热利湿。

【复方】

方一（沧源佤族自治县岩帅镇肖答布勒提供）

组成：蓖麻叶（考国呀）30g，白虎草（辣杰怀）20g，含羞草（日楷）20g。

功效：清热除湿，升阳举陷。

主治：阴挺，症见子宫下移或脱出于阴道口外，兼带下量多、色黄、质黏腻、有臭气。

用法：水煎服，每日 3 次。

方义：方中以蓖麻叶为母药，具有一定的收敛、固脱等作用，可用于改善阴挺中脏器下垂等症状；白虎草和含羞草作为助药，增强母药收敛固脱之效，并分别兼顾清热解毒、凉血消肿等作用；蓖麻叶在一定程度上可视为引药，调和药性。全方具有清热除湿、升阳举陷之功。

方二（沧源佤族自治县勐董镇田华昌提供）

组成：卷柏（盖然）8g，狗响铃（日不兰落下）8g，歪叶子兰（小麻疙瘩）8g。

功效：清热利湿，活血升提。

主治：阴挺，症见子宫下移或脱出于阴道口外兼带下量多，色黄、质黏腻，有臭气。

用法：水煎服，每日 3 次。

方义：方中以卷柏为母药，具有活血通经、破血通经等功效，可用于改善阴挺中因气血瘀滞导致的脏器下垂等症状；狗响铃和歪叶子兰作为助药，增强母药活血通经之效，并分别兼顾清热利湿、补肾益气等作用；卷柏在一定程度上可视为引药，调和药性。全方具有清热利湿、活血升提之功。

方三（沧源佤族自治县班老乡彭建新提供）

组成：鸡根（考国县醒）30g，棉花根 15g，苎麻根（干）5g。

功效：补肾健脾，益气固脱。

主治：阴挺，症见子宫下移或脱出于阴道口外，劳则加剧，小腹下坠，少气懒言，四肢乏力，面色少华。

用法：水煎服，每日3次。

方义：方中以鸡根为母药，具有活血散瘀、强筋健骨等功效，可改善阴挺因气血瘀滞、筋骨不健导致的脏器下垂等；棉花根和苎麻根作为助药，增强母药强筋健骨、升阳举陷之效，并分别兼顾益气健脾、清热凉血等作用；鸡根在一定程度上可视为引药，调和药性。全方具有补肾健脾、益气固脱之功。

方四（沧源佤族自治县班老乡彭建新提供）

组成：鸡根（考国县醒）、升麻、当归、大红参（日不别）各15g，桂枝、甘草各15g。

功效：补肾健脾，升阳固脱。

主治：阴挺，症见子宫下移或脱出于阴道口外，劳则加剧，小腹下坠，少气懒言，四肢乏力，面色少华。

用法：水煎服，每日3次。

方义：方中以大红参和升麻为君药为母药，针对阴挺的主要病因中气下陷发挥主要治疗作用；当归、桂枝、甘草为助药，从补血活血、温通经络、调和药性等方面协助君药发挥作用；桂枝在一定程度上可视为引药，引导药力至病所。全方具有补肾健脾、升阳固脱之功。

【佤族特色方】

方一（《中国佤族医药（四）》）

组成：棕树叶30g，白叶藤根（荷包叶）50g，猪大肠250g。

功效：温肾固脱，活血升提。

主治：肾虚不固之阴挺，症见子宫下移或脱出于阴道口外，劳则加剧，小腹下坠，腰膝酸软，头晕耳鸣，小便频数，舌淡或有瘀点，苔薄，脉沉弱。

用法：上述药材（除猪大肠外）均取鲜品，洗净，切片，将猪大肠洗净并切段，与另两味共煮，喝汤。取棕树叶、白叶藤根，煎水后外洗下腹。

方二（《中国佤族医药（四）》）

组成：千斤拔25g，拔毒散（日不买角）15g，饭米25g。

功效：健脾除湿，益气升阳。

主治：脾虚湿阻之阴挺，症见子宫下移或脱出于阴道口外，劳则加剧，小腹下坠，少气懒言，四肢乏力，面色少华，小便频数，带下量多，色白质稀，舌淡，苔薄，脉虚细。

用法：上述药材取鲜品或干品，洗净，切片；将饭米烧煳，与药共煮。每日1剂，分3次服。服药后以手向上推揉小腹部数次，避免同房或从事重体力劳动。

方三（《中国佤族医药（四）》）

组成：苎麻根（干）30g，胡椒2～3粒，猪大肠200g。

功效：健脾除湿，益气升阳。

主治：湿热下注之阴挺，症见子宫下移或脱出于阴道口外，兼带下量多，色黄、质黏腻，气味腥臭，舌红，苔黄腻，脉滑数。

用法：取苎麻根鲜品，洗净，切段。将胡椒捣烂，将猪大肠洗净，切段，共炖煮至熟透后食用，每日1剂。

方四（沧源佤族自治县班老乡彭建新提供）

组成：鸡根根皮（考国县醒）15g。

功效：补肾健脾，益气固脱。

主治：气虚之阴挺，症见子宫下移或脱出于阴道口外，劳则加剧，小腹下坠，少气懒言，四肢乏力，面色少华，小便频数，带下量多，色白质稀，舌淡苔薄，脉虚细。

用法：将上述药材与鸡一同炖煮后服用，每月2～3次；同时配以熏蒸法，每月进行5～7次。

二、癥瘕

癥瘕为女性胞宫中有结块，伴有小腹或少腹部位或胀或痛或满或阴道异常出血者，为妇科杂病中较为常见的一种。西医学中的“子宫肌瘤”亦属其范畴。本病主要病机为正气不足，或外邪内侵，或内有七情、房事、饮食所伤，导致脏腑功能失调，气机阻滞，从而形成瘀血、痰饮、湿浊，停聚于小腹，日久成块。治疗上以活血化瘀、软坚散结为治疗大法。同时，根据患者寒热虚实属性的不同，结合体质及病程长短，酌用攻补，以达到阴阳平和的目的。

【单方】

方（《沧源佤族自治县农村实用科技》）

组成：蓖麻叶（考国呀）生、熟各半。

功效：清热利湿，消肿拔毒。

主治：湿热蕴结之癥瘕，症见下腹积块，小腹或胀或痛，带下量多色黄，月经量多，经期延长，经色暗、有血块、质黏稠，经行小腹疼痛。

用法：将蓖麻叶捣绒，包百会（头顶）穴。

三、不孕症

不孕症，是指女子未避孕，性生活正常，与配偶同居一年而未孕；或曾有过妊娠，未避孕而又一年未再受孕者。前者为原发性不孕，又称“全不产”；后者为继发性不孕，又称“断绪”。其病机主要为肾气不足、冲任气血失调。本病治疗上应以温养肾气、调理气血为主，且应注意调畅情志，择“的候（排卵期）”调和阴阳，以利于受孕。

【复方】

方一（沧源佤族自治县勐董镇田华昌提供）

组成：小丁香（聂良个）8g，小红参（日不别下）12g，双参（斑白博）10g，何首乌 10g。

功效：补肾益精，滋阴养血。

主治：不孕症，症见婚久不孕，月经周期提前、量少、色红、质稠，或闭经，腰膝酸软，头晕心悸，或形体消瘦，口干失眠，五心烦热。

用法：上述药材以 1500mL 白酒浸泡，每日服 2 次，每次 30mL。15 岁以下忌服。

方义：方中以小红参为母药，具有补气养血、调经助孕等功效，可改善女性因气血不足、宫寒等导致的生殖功能异常；小丁香、双参和何首乌作为助药，增强母药补气养血、调经助孕之效，并分别兼顾温肾散寒、补肾益精、滋补肝肾等作用；小红参在一定程度上可视为引药，调和药性。全方具有补肾益精、滋阴养血之功。

方二（沧源佤族自治县佤医佤药研究所刘宝林提供）

组成：柴胡 12g，当归 15g，赤芍 10g，茯苓 15g，薄荷 8g，白术 15g，小红参（日不别下）10g，鸡根（考国县醒）5g。

功效：疏肝理气，补血调经。

主治：不孕症，症见婚久不孕，月经先后不定期、量或多或少、色暗、有血块，经前胸胁、乳房胀痛，或经行腹痛，精神抑郁，或烦躁易怒。

用法：水煎服，每日 3 次。

方义：方中以小红参为母药，具有补气养血、调经助孕等功效，可改善女性因气血不足、宫寒等导致的生殖功能异常；柴胡、当归、赤芍、茯苓、薄荷、白术作为助药，增强母药补气养血、调经助孕之效，并分别兼顾疏肝解郁、活血化瘀、健脾利湿等作用；鸡根可视为助药，进一步增强活血通经的功效；小红参在一定程度上可视为引药，调和药性。全方具有疏肝理气、补血调经之功。

方三（沧源佤族自治县勐董镇田华昌提供）

组成：小丁香（聂良个）10g，何首乌 10g，双参（斑白博）20g。

功效：滋补肝肾，养血益精。

主治：不孕症，症见婚久不孕，月经周期提前、量少、色红、质稠，或闭经，腰膝酸软，头晕心悸，或形体消瘦，口干失眠，五心烦热。

用法：水煎服，每日 3 次。

方义：方中以双参为母药，具有补肾益精、养血安神等功效，可改善因肾虚、精血不足等导致的生殖功能异常；小丁香和何首乌作为助药，增强母药补肾益精、养血调经之效，并分别兼顾温肾散寒、滋补肝肾等作用；双参在一定程度上可视为引药，调和药性。全方具有滋补肝肾、养血益精之功。

方四（沧源佤族自治县勐董镇田华昌提供）

组成：小丁香（聂良个）10g，小红参（日不别下）12g，苎麻（干）10g。

功效：调气补血活血。

主治：不孕症，症见婚久不孕，月经周期延后、经行不畅、色紫黑、有血块，或经行腹痛，平素小腹或少腹疼痛，或肛门坠胀不适。

用法：水煎服，每日 3 次。

方义：方中以小红参为母药，具有补气养血、调经助孕等功效，可改善女性因气血不足、宫寒等导致的生殖功能异常；小丁香和苎麻作为助药，增强母药补气养血、调经助孕之效，并分别兼顾温肾散寒、通经活血等作用；小红参在一定程度上可视为引药，调和药性。全方具有调气补血活血之功。

方五（《佤族民间常用植物药》）

组成：苎麻根（干）20g，小红参（日不别下）10g，山红稗根（拐赛）10g，胡椒7粒。

功效：益气健脾，养血调经。

主治：不孕症，症见婚久不孕，月经周期延后，或月经量少、色淡质稀，神疲乏力，头晕心悸，面色苍白，失眠多梦。

用法：水煎服，每日2次。

方义：方中以小红参为母药，具有补气养血、调经助孕等功效，可改善女性因气血不足、宫寒等导致的生殖功能异常；苎麻根、山红稗根和胡椒作为助药，增强母药补气养血、调经助孕之效，并分别兼顾清热凉血、温肾散寒、理气止痛等作用；小红参在一定程度上可视为引药，调和药性。全方具有益气健脾、养血调经之功。

方六（《佤族民间常用植物药》）

组成：山红稗根（拐赛）15g，小红参（日不别下）10g，胡椒7粒。

功效：益气健脾，养血调经。

主治：不孕症，症见婚久不孕，月经周期延后，或月经量少、色淡质稀，神疲乏力，头晕心悸，面色苍白，失眠多梦。

用法：水煎服，每日3次。

方义：方中以小红参为母药，具有补气养血、调经助孕、温肾健脾、温中散寒、理气止痛等功效；山红稗根、胡椒作为助药，增强母药疗效，可温肾健脾、温中散寒、理气止痛；小红参调和药性、提高疗效，并促进药物作用发挥。全方攻补兼施，寒温并用，共奏益气健脾、养血调经之效。

方七（《佤族民间常用植物药》）

组成：双参（斑白博）20g，小红参（日不别下）10g，胡椒7粒。

功效：滋阴养血，活血调经。

主治：不孕症，症见婚久不孕，月经周期提前或延后、量少、色红、质稠、有血块，或闭经，平素小腹或少腹疼痛，或肛门坠胀不适，腰腿酸软，头晕心悸，或形体消瘦，口干失眠，五心烦热。

用法：水煎服，每日3次。

方义：方中以双参为母药，具有补肾益精、养血调经等功效，可改善因肾虚、精血不足等导致的生殖功能异常；小红参和胡椒作为助药，增强母药补肾益精、养血调经之效，并分别兼顾补气养血、温中散寒等作用；双参在一定程度上可视为引药，调和药性。全方具有滋阴养血、活血调经之功。

方八（《佤族民间常用植物药》）

组成：大红参（日不别）15g，苎麻根（干）15g，胡椒 7 粒。

功效：凉血止血，祛瘀通经。

主治：不孕症，症见婚久不孕，月经过多或经期延长、色鲜红、有血块，或经行腹痛，心烦不安，手足心热，口干咽燥，小便短黄，大便秘结。

用法：水煎服，每日 3 次。

方义：方中以大红参为母药，具有大补元气、复脉固脱、益气摄血等功效，可改善女性因气血不足、元气亏虚等导致的生殖功能异常；苎麻根和胡椒作为助药，增强母药益气摄血、调经助孕之效，并分别兼顾清热凉血、温中散寒等作用；大红参在一定程度上可视为引药，调和药性。全方具有凉血止血、祛瘀通经之功。

【佤族特色方】

方一（《云南民族医药文化浅探》）

组成：蝗虫、芝麻、枸杞子各适量。

功效：滋补肝肾，养血益精。

主治：肝肾阴虚之不孕症，症见婚久不孕，月经过多或经期延长、色鲜红、有血块，或经行腹痛，心烦不安，手足心热，口干咽燥，小便短黄，大便秘结。

用法：把蝗虫晒干后蒸熟，再加入芝麻、枸杞子一同研末，撒在其他食物上食用。

方二（沧源佤族自治县班老乡彭建新提供）

组成：鸡根（考国县醒）100g，沙参 35g，胡椒 15 粒，草果（不李草果）1 个。

功效：温肾助阳，调补冲任。

主治：肾阳虚之不孕症，症见婚久不孕，初潮延迟，月经周期推后、量少、色淡、质稀，甚至闭经，带下量多、质稀，腰膝酸软，性欲淡漠，大便溏薄，小便清长，面色晦暗，舌淡苔白，脉沉细或沉迟。

用法：将上述药材一同碾末，放入鸡腹内炖服，每月 3 次。

四、盆腔炎

盆腔炎是女性上生殖道的一组感染性病症，是妇科的常见病，多见于育龄期女性，主要包括子宫内膜炎、输卵管炎、输卵管卵巢炎、输卵管卵巢脓肿或囊肿、盆腔腹膜炎等。其急性起病的主要病机为热毒湿邪交结，治疗上多以清热解毒为主、利湿化瘀为辅。

【复方】

方一（沧源佤族自治县岩帅镇昔勒村田门荣提供）

组成：大树理肺散（考宗别）15g，通光散（努白）15g，车前草（德对西娘）10g，风湿叶（拉多）紫金龙（丫来母）5g。

功效：清热解毒，化瘀排脓。

主治：盆腔炎性疾病，症见下腹胀痛或灼痛剧烈，高热或壮热不退，恶寒或寒战，带下量多、色黄或赤白杂下、味臭秽。

用法：水煎服，每日3次，同时可将板蓝根叶、含羞草捣烂，外敷小腹。

方义：方中以大树理肺散和通光散共同作为母药，大树理肺散具有清热解毒、消肿止痛等功效，通光散也有清热解毒、通经下乳等作用，二者协同可有效应对盆腔炎性疾病中因热毒蕴结导致的盆腔疼痛、发热等症；车前草、风湿叶和紫金龙作为助药，增强母药清热解毒、消肿止痛之效，并分别兼顾利湿通淋、祛风除湿、活血止痛等作用；由于未提及引药相关内容，此处暂不考虑引药情况，大树理肺散和通光散在一定程度上可视为引药，调和药性。全方具有清热解毒、化瘀排脓之功。

方二（《沧源佤族自治县农村实用科技》）

组成：白花蛇舌草（日不打昔吻）9g，狗响铃（日不兰落下）9g，车前草（德对西娘）9g，鸡根（考国县醒）9g。

功效：清热解毒，调经活血。

主治：盆腔炎性疾病，症见下腹胀痛或灼痛剧烈，或伴腰骶部胀痛，高热或壮热不退，恶寒或寒战，带下量多、色黄或赤白杂下、味臭秽，口苦烦渴，精神不振，或月经量多，或崩中下血，大便秘结，小便短赤。

用法：水煎服，每日1剂。

方义：方中以白花蛇舌草为母药，具有清热解毒、利湿通淋的功效，可有效应对盆腔炎性疾病中因热毒蕴结、湿热下注导致的炎症反应；狗响铃、车前草和鸡根作为助药，增强母药清热解毒、利湿通淋之效，并分别兼顾清热利湿、祛风除湿、活血通经等作用；白花蛇舌草在一定程度上可视为引药，调和药性。全方具有清热解毒、调经活血之功。

第七节 前阴病

一、阴冷

阴冷，中医证名，出自《金匮要略 . 妇人杂病脉证并治》，指的是前阴部位自觉寒冷的一种病证。其多因下元虚冷、肝经湿热、厥气上冲、湿痰下注、寒湿下注等所致。本病治疗上，根据不同病因，可选择温肾散寒、清化湿热、燥湿导痰等不同治法。

【复方】

方（沧源佤族自治县班老乡彭建新提供）

组成：当归、桂枝、细辛、甘草、生姜（土埂）各 9g。

功效：温经散寒，养血通脉。

主治：阴寒，症见男子阴冷而痿，女子阴冷而腹内亦觉冷，伴手足厥寒，或腰、股、腿、足、肩臂疼痛，口不渴。

用法：水煎服，每日 1 剂。

方义：方中以桂枝为母药，具有温通经脉、助阳化气的功效，可有效改善阴寒疾病中因阳气不足、寒邪内盛导致的畏寒怕冷、肢体疼痛等；当归、细辛、甘草和生姜作为助药，增强桂枝的温通经脉、助阳化气之效，并分别兼顾补血活血、祛风散寒、解表散寒等作用；桂枝在一定程度上可视为引药，调和药性。全方具有温经散寒、养血通脉之功。

二、阴痒

阴痒是指女性外阴及阴道出现瘙痒症状，甚或痒痛难忍，或伴有带下量多的一种病证。其病机有虚、实之分，实者多因肝经湿热，下溃阴部，或感染病虫，虫扰阴中而发阴痒；虚者多因肝肾阴虚，阴户失养，血燥生风所致。本病治疗上应以止痒为主，实者清热利湿、杀虫止痒，虚者滋阴养血止痒。

【佤族特色方】

方一（沧源佤族自治县班老乡彭建新提供）

组成：食醋 45mL。

功效：杀虫止痒。

主治：阴道滴虫所致阴痒。

用法：将食醋按 1∶3 的比例加水稀释后加热，每日冲洗阴道 1 次。

方二（民间经验方）

组成：猪肝 30g。

功效：杀虫止痒。

主治：阴道滴虫所致阴痒。

用法：将猪肝放水里煮硬取出，削成 4 ～ 5 寸长（圆柱形）的一截，用一根丝线拴住猪肝的一端，然后每晚临睡前，将没有线的一端插入阴道里，留 3 个小时后抽出，每日 1 次，3 ～ 5 日为 1 个疗程。

备注：此法可以把深藏于阴道各个角落的阴道滴虫全部引至猪肝条上，从而达到清除阴道滴虫的目的。如果怕猪肝条不小心弄断在阴道内，可以用一层纱布把猪肝包紧再放进阴道里，使线头留在阴道外。每条猪肝在阴道内放置 12 个小时后，需再换一条新的猪肝重新插进阴道。

第八节　计划生育

一、引产

引产是指妊娠 12 周后，因母体或胎儿方面的原因，须用药物、针刺、手术等方法诱发子宫收缩，从而结束妊娠。根据引产时的孕周，可分为中期妊娠引产（14 ～ 28 周）和晚期妊娠引产（28 周以后）。

【单方】

方（民间经验方）

组成：破碗掌花根 60g。

功效：引产。

用法：自怀孕月份起，每个月煎煮 1 剂，1 剂可连续服用 2 ～ 3 天。

二、避孕

避孕是指采用某些方法使育龄女性暂时不受孕，主要通过控制生殖过程中的三个环节：抑制精子与卵子的产生；阻止精子与卵子结合；使子宫环境不利于精子获能、生存，或者不适宜受精卵着床和发育。

【复方】

方一（民间经验方）

组成：车前子、莲须各 30g，寒水石 15g，棕榈根 30g，佩兰 15g。

功效：避孕。

用法：将上述药材研末，于月经干净后，每日服 15g，服完为止。

方义：车前子性寒滑利，可利尿通淋；寒水石性寒，可清热解毒、除腹中积聚邪气，二者共为母药。莲须涩精止遗；棕榈根性凉，可清淋化浊；佩兰散郁解结，三者共为助药。胞宫清寒，气血不得养，故可避孕。

方二（民间经验方）

组成：黑木耳 30g，鲜苦荞 30g，佩兰 15g。

功效：避孕。

用法：在月经干净后，水煎服。连续服用此方 3 剂，可避孕 1 个月。

方义：黑木耳凉血活血，鲜苦荞下气消积，二者共为母药。佩兰散郁解结为助药，胞宫气血寒凉下行，胎不可养，故可避孕。

方三（民间经验方）

组成：生紫草 5 个，生绿豆 720g，佩兰 15g。

功效：避孕。

用法：将上述药材研末压片，每片 0.6g，每次 10 片，每日 3 次，连续服用 15 天。

方义：生紫草凉血活血，生绿豆性寒，清热解毒之力强，二者共为母药。佩兰散郁解结，为助药。胞宫清寒，气血不得养，故可避孕。

【单方】

方一（沧源佤族自治县班老乡彭建新提供）

组成：棕榈根 30g。

功效：避孕。

用法：取 250g 棕榈根煮水，煮至水剩下 30mL 时，以 1 块烧红的纯银放入药水中再煮，待药水煮至仅剩 15mL 时，倒出饮用，于月经干净后饮用，饮用 1 次，可避孕 3 ～ 6 个月。

三、绝育

绝育是指因病或用人工方法，使丈夫或妻子在正常性生活的情况下，丧失生育能力，从而达到不育的目的。

【佤族特色方】

方一（沧源佤族自治县班老乡彭建新提供）

组成：棕榈树根 30g。

功效：收敛止血。

主治：绝育。

用法：将棕榈树根与猪大肠一同炖煮，吃肉（猪大肠）并喝汤。该方应于月经干净后服用。

方二（沧源佤族自治县班老乡彭建新提供）

组成：紫英石 60g，竹花 30g。

功效：软坚散结，清热化痰。

主治：绝育。

用法：产后可与鸡肉一同炖煮食用。

第十三章　五官科病证

五官科病证一般是指耳、鼻、喉、口腔、眼等部位的疾患。由于这五种器官暴露在外，故极易受到外伤或感染。佤族聚居地多以农业生产为主，加之卫生条件限制，故该类病证在当地为常见病、多发病。佤医在长期的医疗实践活动中积累了丰富的治疗经验，本章所选取的治方对该类病证的治疗有良好的效果。

第一节　耳鸣、耳聋

耳鸣是指病人自觉耳内鸣响，如闻蝉鸣、轰鸣声或潮声；耳聋是指不同程度的听觉减退甚至消失。

耳鸣、耳聋作为一组常见的临床症状，可见于多学科的疾病过程中，耳病变、急性热性传染病、颅内病变、药物中毒，以及高血压、梅尼埃病、贫血、神经衰弱等均可导致耳鸣、耳聋。古代中医医籍中对耳鸣的论述很多，如《黄帝内经》中说："髓海不足，则脑转耳鸣""上气不足……耳为之苦鸣"；明代《景岳全书》中说："肾气充足，则耳目聪明，若多劳伤血气，精脱肾疲，必致聋聩，故人于中年之后，每多耳鸣，如风雨，如蝉鸣，如潮声者，是皆阴衰肾亏而然。"耳鸣可伴有耳聋，耳聋亦可由耳鸣发展而来。

方一（沧源佤族自治县班老乡彭建新提供）

组成：活老鼠胆汁适量。

功效：清肝利胆，聪耳明目。

主治：肝胆湿热，肝火上炎所致的耳鸣、耳聋。

用法：每日滴入患耳内 1 ～ 2 次，每次 1 ～ 2 滴。无论是先天性耳聋，还是后天性耳聋，7 天为 1 个疗程。

方二（民间经验方）

组成：太阳花壳 3 个，猪耳朵肉 1 对，或加狗响铃（日不兰落下）适量。

功效：补肾益气。

主治：肾精亏虚，肝火上炎所致的耳聋，耳鸣如蝉，声音高亢。

用法：太阳花壳与猪耳朵肉炖煮，喝汤，每隔 3 天或 5 天炖一次。或将狗响铃剁细后与猪耳朵肉同炖，或太阳花壳切细后与狗响铃（50g）、猪耳朵肉同炖，服用方法同前。

方义：本方以“母药 – 助药 – 引药”配伍理论为指导，由太阳花壳、炖猪耳朵肉（或加狗响铃）组成。方中太阳花壳作为母药，功善启闭开聋、复聪醒耳，可直接作用于耳窍以恢复听觉功能；炖猪耳肉作为助药，依“以形补形”之理，既可滋养肾精以充养耳窍，又能协同母药增强开窍之力；若加狗响铃，则为引药，其芳香透达之性既能引诸药上行至耳，又能疏通耳部经络气血，使药力直达病所。三药配伍，补肾精以固本，通耳窍以治标，共奏补肾填精、通窍聪耳之效。

第二节　脓　耳

脓耳为中医病名，是指以鼓膜穿孔、耳内流脓、听力下降为主要特征的耳病，与西医学的化脓性中耳炎、乳突炎等病症相似。中耳炎可分为非化脓性及化脓性两大类，非化脓性者包括分泌性中耳炎、气压损伤性中耳炎等，化脓性者有急性和慢性之分。中医称中耳炎为“耳脓”（后统称为中耳炎），认为其主要病因是肝胆湿热（火）邪气盛行。本节收录的佤医药方主要用于中耳炎的治疗。

【复方】

方（沧源佤族自治县勐董镇田华昌提供）

组成：白花蛇舌草（日不打昔吻）3g，歪叶子兰（小麻疙瘩）5g，南木香8g。

功效：清热，解毒，排脓。

主治：邪毒热证所致的脓耳，症见耳痛，流脓，听力下降。

用法：水煎，每日 1 剂，分 3 次温服。治愈后，在原方基础上加三七 10g、小红参（日不别下）10g，继续服用 1 周，以巩固疗效。

方义：本方以“母药 – 助药 – 引药”配伍理论为指导，由白花蛇舌草、歪叶子兰和南木香组成。方中白花蛇舌草作为母药，具有清热解毒、利湿排脓的功效，可抑制致病菌生长，减少炎性渗出，控制感染。歪叶子兰作为助药，可消炎镇痛，能显著缓解耳部疼痛和肿胀，减轻局部炎症反应，协同母药增强抗菌消炎之力。

南木香作为引药，以其芳香走窜之性引导诸药直达耳窍，同时可舒筋活血，扩张耳部血管，改善耳周气血的局部微循环。三药配伍，共奏清热解毒、利湿排脓、通络止痛之效，使热毒得清、脓液得泄、气血得通，耳部痈肿脓疡诸症可解。

备注：需要注意的是，本方孕妇忌用，脾胃虚寒者慎用南木香。

【单方】

方一（沧源佤族自治县班老乡彭建新提供）

组成：螺蛳壳数个。

功效：化痰散结，止痛敛疮。

主治：邪盛内热引起的脓耳，症见耳痛，流脓，听力下降等。

用法：螺蛳壳数个碾粉（先炒黄再碾），每日吹入耳内 1 ～ 2 次。

方二（沧源佤族自治县班老乡彭建新提供）

组成：大象皮适量。

功效：止血敛疮。

主治：耳脓所致耳道内创口久不收口。

用法：大象皮烤黄碾粉，每日吹入患耳内。

方三（沧源佤族自治县班老乡彭建新提供）

组成：老妈妈拐棍（士埂占）适量。

功效：清热解毒，消炎利尿。

主治：邪热内盛引起的脓耳，症见耳鸣，听力下降，红肿疼痛。

用法：将上述药材捣烂，取汁，滴入患耳内，每日 2 次，每次 1 ～ 2 滴。

方四（沧源佤族自治县班老乡彭建新提供）

组成：虎耳草（日耀西喂）适量。

功效：祛风清热，凉血解毒。

主治：邪热内盛引起的脓耳，症见耳鸣，听力下降，红肿热痛及耳内流脓。

用法：虎耳草捣汁，滴入患耳内，每日滴 2 次，每次 2 ～ 3 滴。

第三节 鼻 渊

鼻渊是以鼻流浊涕，如泉下渗，量多不止为主要特征的鼻病，常伴有头痛、鼻塞、嗅觉减退等症状。中医多认为，此病内因以肺、脾、肾虚损为主，外因多由风寒侵袭，或受异气、异味刺激而诱发，治法以扶正祛邪、平补肺脾肾三脏为主要治则。根据该病的临床表现，其相当于西医学的慢性鼻窦炎、急性鼻窦炎、药物性鼻窦炎等常见病症。本节重点收录的药方可治疗多种证型的鼻渊（后统称鼻炎）。

【复方】

方一（《佤族民间常用植物药》）

组成：笔管草（博母）20g，鱼腥草（得西委改艾）10g，葱姜少量。

功效：清热解毒，消肿止痛。

主治：肺火旺盛、湿毒瘀积所致的鼻渊，症见鼻塞流涕，色黄质稠，头昏头晕。

用法：水煎，每日 1 剂，分 3 次温服。

方义：本方以“母药－助药－引药”配伍理论为指导，由笔管草、鱼腥草和少量葱姜组成。方中笔管草作为母药，以清热利湿、消肿止痛、通窍开闭为功；鱼腥草作为助药，以清热解毒、排脓消肿见长，可清解肺中热毒，消散鼻窍湿毒瘀积，与笔管草协同增强抗菌消炎之力；葱、姜作为引药，既能辛温发散、芳香通窍，引诸药上行至头面部，增强局部药效，又能调和全方寒凉之性，避免苦寒伤胃，其温通之性还可促进气血运行，加速病处炎症消退。三方配伍，共奏清热解毒、利湿通窍、消肿止痛之效，使肺火得降，湿毒得清，鼻窍得通。

方二（民间经验方）

组成：鹅不食草 50g，苍耳根（麻克并）50g。

功效：宣通鼻窍，祛风止痒。

主治：鼻渊所致的鼻塞不通、鼻痒。

用法：水煎，每日 1 剂，分 3 次温服。

方义：本方依据中医“母药－引药”的简化配伍理论，由鹅不食草、苍耳根组成。方中鹅不食草作为母药，其辛散之性专入鼻窍，善于辛温解表、通窍止痛，可迅速驱散鼻窍内风寒湿邪，疏通壅塞鼻道，有效缓解鼻塞、头痛等症状。苍耳根兼具助药与引药双重功效，一方面以祛风除湿、解毒消肿之力，协同鹅不食草增强通窍散邪之功；另一方面借其芳香升散之性，引领诸药上行至鼻窦深处，同时调和鹅不食草之温性，防止辛温过度耗散正气。二药配伍，一散一利，一温一寒，共成宣通鼻窍、祛风止痒、调和表里之功，使鼻窍通畅，痒痛自消。

【单方】

方一（《佤族民间常用植物药》）

组成：鱼腥草（得西委改艾）适量。

功效：清热解毒，利尿消肿。

主治：实热内蕴所致的鼻渊，症见鼻塞流涕，头痛，精神不振，伴或不伴恶寒发热。

用法：上述药材取鲜品绞汁滴鼻，每日 2 次。

方二（沧源佤族自治县班老乡彭建新提供）

组成：露蜂房 1 块。

功效：祛风止痛，清热解毒，散结止痒。

主治：风热上炎所致的鼻渊，症见微恶寒，发热稍重，口苦口干，鼻塞流涕，鼻痒。

用法：含在嘴里或在牙间咬紧，每次 15 分钟，每日 1 次。

方三（沧源佤族自治县班老乡彭建新提供）

组成：鱼腥草（得西委改艾）适量。

功效：清热解毒，利尿消肿。

主治：肺热炽盛所致的鼻渊，除见鼻塞流涕外，还可兼见咳嗽咳痰、小便不利等。

用法：将上述药材捣烂挤汁，滴入患侧鼻腔内，或捣烂后直接塞进患侧鼻腔内，每日 2 次，每次 30 分钟。

方四（沧源佤族自治县班老乡彭建新提供）

组成：独头蒜 1 头。

功效：清热解毒。

主治：肺热壅盛所致的鼻渊，症见鼻塞流涕不止。

用法：将独头蒜捣烂，每晚敷于脚心（涌泉穴）；或用独头蒜泡醋，每日打开醋瓶置于鼻子下方闻嗅，每次闻 10 分钟；或直接将独头蒜处理后塞入患侧鼻腔内，每日 2 次，每次 15 ～ 20 分钟。

方五（沧源佤族自治县老乡彭建新提供）

组成：艾条（西别拢）适量。

功效：温经止血，散寒止痛，外用祛湿止痒。

主治：寒湿蕴肺所致的鼻渊，症见流清涕、量多清稀或如水样，遇寒症状加重。

用法：艾条点燃后，熏烤鼻孔，每日 1 次，每次 5 分钟。

第四节　鼻　衄

鼻衄，又称鼻出血，是临床五官科常见的症状之一，可由鼻部病症引起，也可由全身病症所致。鼻出血多为单侧，少数情况下可出现双侧鼻出血，出血量多少不一，轻者仅为涕中带血，重者可引起失血性休克，反复鼻出血可导致贫血。鼻衄多因肺热上壅或胃热熏蒸所致，也有因肝火偏旺、脾不统血或肺肾阴虚所致。

【复方】

方（《佤族民间常用植物药》）

组成：白茅根（不拢）30g，玉米须（西网）10g。

功效：消肿利尿，凉血止血。

主治：血热妄行所致的鼻衄。

用法：二药煎煮，取汁待用。将红玉米棒烧焦后浸入药汁，炮制后，内服药液，每日 3 次。

方义：本方以中医“母药－助药”配伍理论为基础，由白茅根、玉米须组成。方中白茅根作为母药，其性寒沉降，善清血分之热，既能快速缓解鼻衄症状，又可清泻肺胃实热、生津润燥，防止血热伤络；玉米须作为助药，善于清热利尿、平肝降火，其利水渗湿之性可引导血中郁热从小便而出，协同白茅根增强凉血止血之力，同时清泄肝胆之火以遏制血热妄行根源，使气血调和、血循常道。二药相伍，一清血分之热以止血，一利水道之火以清源，共奏凉血止血、泄热宁络之效，使鼻衄得止，血热得清。

【单方】

方一（《佤族民间常用植物药》）
组成：土连翘鲜叶（金母跌然）适量。
功效：清热解毒，凉血止血。
主治：血热妄行所致的鼻衄。
用法：将土连翘鲜叶捣烂后塞鼻。

方二（沧源佤族自治县佤医佤药研究所刘宝林提供）
组成：侧柏叶适量。
功效：止血。
主治：肺胃热盛，肝火上炎所致的鼻衄。
用法：水煎煮，加入几滴鼻血，口服。

方三（沧源佤族自治县班老乡彭建新提供）
组成：青蒿叶（拉昔别龙）适量。
功效：止血。
主治：阴虚血热，肝火上炎所致的鼻衄。
用法：将青蒿叶揉烂塞于鼻内，同时以冷水浇后脑勺及鼻子。

方四（民间经验方）
组成：豪猪毛适量。
功效：止血。
主治：血热妄行所致的鼻衄。
用法：取豪猪毛9～18根，置于火上焙黄，研末，分为3～6包，每日服3次，每次1包，用开水送服，1～3日为1个疗程。本方为传统用药，对习惯性鼻出血效果较好。

方五（民间经验方）
组成：小红蒿50g，仙鹤草（搬白叠）30g。
功效：清热解毒，消炎止血。

主治：热毒炽盛，血热妄行所致的吐血和鼻衄。

用法：上述药材均取鲜品，洗净后切段，用开水煎煮，每日1剂，分3次服。

第五节 暴发火眼

暴发火眼即西医学中的传染性结膜炎，也被称为红眼病，是一种急性传染性眼部疾患。在患病初期，患者会出现双眼发烫、烧灼、畏光、眼红，自觉眼睛有磨痛感，继而眼皮红肿、眼眵增多、畏光、流泪。西医认为，结膜炎症性病症根据病情及病程，可分为急性、亚急性和慢性三类；根据病因可分为细菌性、病毒性、衣原体性、真菌性和变态反应性等；根据结膜的病变特点，可分为急性滤泡性结膜炎、慢性滤泡性结膜炎、膜性及假膜性结膜炎等。

本节所载药方不拘泥于暴发火眼（后统称为结膜炎）的治疗，凡出现眼干、眼涩、眼花、眼痛、目赤肿痛、畏光多泪、眼分泌物增多等症，皆可进行辨证治疗。

【复方】

方一（《佤族民间常用植物药》）

组成：九里光（考西呆）15g，白虎草（辣杰怀）10g，薄荷6g。

功效：消炎解毒，祛风除湿，祛风清热。

主治：热毒上炎所致的暴发火眼，症见目赤肿痛，迎风流泪，双眼疼痛，伴有异物感。

用法：水煎，每日1剂，分3次温服。

方义：本方以“母药－助药－引药”配伍理论为指导，由九里光、白虎草和薄荷组成。方中九里光专入肝经，长于清热泻火、退赤明目，可快速缓解目赤肿痛、分泌物增多等急性眼部炎症；白虎草作为助药，以清热凉血、解毒散瘀为要，其苦寒之性可增强九里光消炎退赤之力，清除目中瘀热以缓解眼内涩痛；薄荷作为引药，凭借其辛凉透表、芳香开窍之性，引领诸药直达目睛，既能疏散眼部风热，减轻畏光流泪之症，又可调和全方苦寒之性，使药力轻扬上达，迅速发挥作用。三药配伍，一清肝胆实火，二凉血解毒，三疏风透表，共奏清热解毒、祛风明目、散瘀退赤之效。

方二（《佤族民间常用植物药》）

组成：九里光（考西呆）15g，笔管草（博母）15g，树薄荷（德站个母）

10g。

功效：清热解毒，祛风明目，止痒。

主治：风热上攻所致的目赤肿痛、眼痒干涩、眼眵多。

用法：水煎，每日1剂，分3次温服。

方义：本方以“母药–助药–引药”配伍理论为指导，由九里光、笔管草、树薄荷组成。方中九里光作为母药，具有清热解毒、明目退翳的功效，能迅速消除眼部红肿热痛、翳膜遮睛等症，直折病势；笔管草作为助药，以清热利湿、通络活血的特性，疏通目络气血，与九里光协同增强消炎退赤、消散瘀滞之力；树薄荷属辛凉之品，为引药，其辛凉透表、芳香开窍之性既能引药上行至目睛，又能疏散风热、缓解眼部不适。三药配伍，共奏清热解毒、祛风明目、消肿止痒之效，使目窍毒邪得清、气血得和。

方三（《佤族民间常用植物药》）

组成：决明子（呆比）15g，九里光（考西呆）10g，笔管草（博母）15g，车前草（德对西娘）10g。

功效：清热利水，祛风止痒，明目。

主治：火热上炎所致的双眼红肿、肿甚及目痛。

用法：水煎，每日1剂，分3次温服。

方义：本方以“母药–助药–引药”配伍理论为指导，由决明子、九里光（又名千里光）、笔管草、车前草组成。方中决明子作为母药，为清肝明目之要药，其善于清肝泻火、明目退翳，可直折肝经上炎之火，迅速缓解目赤肿痛、视物模糊等症；九里光作为助药，有清热解毒、凉血退赤之能，可助母药清泻肝经热毒，消除眼部红肿热痛，协同抑制炎症反应；笔管草与车前草共为引药，笔管草通络活血以改善眼周气血壅滞，促进肿胀消散，车前草则凭借其利水渗湿之功，引导火热之邪从小便而解；同时，二者芳香透窍之性更能引诸药上行目睛。全方共奏清肝泻火、明目退翳、通络渗湿之效。

方四（《佤族民间常用植物药》）

组成：田基黄（土打舌改艾）15g，叶子兰（大麻疙瘩）5g，藤三七（努三七）5g。

功效：清热解毒，活血消肿。

主治：邪热炽盛、热毒上攻所致的风热目赤、眵多色黄、目赤较重、肿胀较轻。

用法：水煎，每日 1 剂，分 3 次温服。

方义：本方以“母药 – 助药 – 引药”配伍理论为指导，由田基黄、叶子兰、藤三七组成。方中田基黄作为母药，具有清热解毒、利湿退黄的功效，善清肝胆郁热，能迅速消除眼部红肿热痛，清解目窍热毒，为清肝利胆之要药；叶子兰作为助药，以消炎解毒、散瘀止痛为长，能增强田基黄退赤消肿之力，改善眼部瘀滞状态；藤三七作为引药，其舒筋活络、芳香走窜之性可引诸药上行目睛，疏通眼周经络、改善气血循环，同时以温通之性调和全方寒凉之偏。三药配伍，共奏清热解毒、活血消肿、明目退赤之效。

方五（《佤族民间常用植物药》）

组成：老茶叶、九里光（考西呆）各适量。

功效：清热明目。

主治：外感风热所致的风热目赤较轻者。

用法：煮水洗。

方义：本方依据中医“母药 – 引药”的简化配伍理论，由九里光、老茶叶组成。方中九里光作为母药，具有清热解毒、明目退翳之效，为治目赤肿痛之要药，能较快消除目赤肿痛、翳膜遮睛等症；老茶叶作为助药，以清热泻火、凉血解毒为用，既能协同九里光增强消炎退赤之力，又可清解上焦及体内郁热，导邪外出。二药相伍，一清目窍之毒，二泻周身之火，共奏清热明目、退赤消肿之效。

方六（沧源佤族自治县勐董镇田华昌提供）

组成：小红参（日不别下）10g，红糖 6g，三七 10g，松树尖 10g，鸡子黄 10g，猪眼睛 2 个，红萝卜 6g，猪肝 10g，甘草 3g，青叶胆（日不润卜歪）2g，生姜（土埂）6g，大枣 2 枚。

功效：活血，补血。

主治：肝肾亏虚，肝热痰湿所致的眼花、眼痛、目赤。

用法：水煎，每日 1 剂，分 3 次温服。

方义：本方以“母药 – 助药 – 引药”配伍理论为指导，由小红参、红糖、三七、松树尖、鸡子黄、猪眼睛、红萝卜、猪肝、甘草、青叶胆、生姜和大枣组成。方中小红参作为母药，主益气活血、清热明目，既扶正固本、增强抗邪之力，又疏通眼络、祛瘀生新；青叶胆、三七、松树尖三者共为助药，青叶胆清肝胆湿热，三七散瘀止血，松树尖祛风解毒，合而清热凉血、解毒退赤；猪眼睛、鸡子黄取“以形补形”之意，可滋养睛珠、补益肝肾，红萝卜、猪肝能养血柔肝、充养目窍；红糖、甘草调和诸药、缓其峻猛，生姜、大枣可调和营卫、补益脾胃，兼引诸药上行头目。全方攻补兼施、气血同调，共成补血活血、清热明目、调和肝脾之效。

方七（沧源佤族自治县勐董镇田华昌提供）

组成：白花蛇舌草（日不打昔吻）5g，歪叶子兰（小麻疙瘩）8g，南木香10g，杠板归（噶累下）8g，土茯苓（努让惹）15g，车前草（德对西娘）5g，百部（士打洗）10g，七叶一枝花（嘎关艾）5g。

功效：清热燥湿，拔毒除痒。

主治：湿热内蕴，热毒上攻所致的眼部瘙痒、红肿疼痛、畏光、眼眵多、流泪等症。

用法：水煎，每日 1 剂，分 3 次温服。可用药汤外洗眼部。

方义：本方以“母药 – 助药 – 引药”配伍理论为指导，由白花蛇舌草、歪叶子兰、南木香、杠板归、土茯苓、车前草、百部和七叶一枝花组成。方中白花蛇舌草作为母药，以其苦寒清解之性直折肝经实火，具有清热解毒、明目退翳之效；七叶一枝花、杠板归二者共为助药。前者凉肝泻火以助君药退赤，后者利湿解毒以协同清热；土茯苓、车前草、百部三药为佐药，既清热利湿给邪出路，又防苦寒伤正；南木香为引药，以其芳香走窜之性引诸药上行头目，兼能行气活血。全方寒温并用、清利结合，共奏清热燥湿、拔毒除痒之效。

备注：需要注意的是，本方孕妇忌用，脾胃虚寒者慎用南木香。

【单方】

方一（民间经验方）

组成：鲜土大黄（德兰干）100g。

功效：清热解毒，杀虫止痒，通便。

主治：火热上攻所致的目赤肿痛、眼干眼涩。

用法：取鲜土大黄捣烂，绞汁，过滤后消毒备用。每次 1 ～ 2 滴，每日 2 次。

方二（民间经验方）

组成：地石榴（考公美下）成熟果子适量。

功效：清热解毒，涩精止遗。

主治：火热上攻所致的目赤肿痛、畏光、分泌物增多。

用法：每日挤汁滴眼。

方三（民间经验方）

组成：黄连 50g。

功效：清热燥湿，泻火解毒。

主治：火热内盛所致的目赤肿痛、眼眵多、流泪。

用法：将上述药材煮汁，与新鲜人乳（现挤现用）调和，滴眼，每次 1 ～ 2 滴，每日 2 次。

方四（民间经验方）

组成：茶叶适量。

功效：清热利尿，收敛止痢，消食解毒。

主治：火热上攻所致的目赤肿痛、干涩。

用法：以茶水（温）洗眼，每次 2 ～ 3 次。

方五（沧源佤族自治县班老乡彭建新提供）

组成：羊苦胆适量。

功效：清热利胆。

主治：肝火上炎所致的目赤肿痛、口干口苦、眵多色黄。

用法：每次取 1 只羊苦胆，挤汁后与少许蜂蜜调和，加温水稀释后滴入患眼，每次 1 ～ 2 滴，每日 1 ～ 2 次。

第六节　圆翳内障

圆翳内障是指晶珠混浊，视力缓降，渐至失明的慢性眼病。本病对应西医学的白内障，是由于各种原因导致晶状体蛋白质变性而发生混浊，此时光线被浑浊晶状体阻挡，无法投射到视网膜上，导致视物模糊。各种原因，如老化、遗传、局部营养障碍、免疫与代谢异常、外伤、中毒、辐射等，都能引起晶状体代谢紊乱，致使晶状体蛋白质变性、混浊，进而引发白内障。

方一（民间经验方）

组成：狗眼珠 1 对，绿豆 25g。

功效：解毒明目。

主治：肝肾亏虚，肝火上炎所致的视物模糊、视力下降。

用法：将上述药材一同煮烂，每日 1 剂，连服 15 日。

方义：本方依据中医“母药－引药”的简化配伍理论，由狗眼珠和绿豆组成。方中狗眼珠作为母药，具有明目退翳、清肝解毒、补益肝肾之效。绿豆作为助药，主清热解毒、利湿除烦，既能增强母药退翳清热之力，又可调和狗眼珠的温燥之性，防止滋补太过伤阴，同时清利头目，使目窍清爽。二药相伍，一清一补，共奏清肝明目、退翳益肾之效，以解内障之患。

方二（沧源佤族自治县班老乡彭建新提供）

组成：野拔子（辣比考）100g，胡萝卜 150g，羊肝 100g。

功效：疏风止痒，养血明目。

主治：风热上攻所致的目赤、瘙痒、干涩、视力下降。

用法：将上述药材一同炖服，每次炖服 7 天，每月炖服 3 次。

方义：本方以“母药－助药－引药”配伍理论为指导，由野拔子、胡萝卜和羊肝组成。方中野拔子作为母药，具有清肝明目、退翳解毒的功效，其寒凉之性可清泄肝经风热、抑制晶状体混浊、显著改善视力；胡萝卜作为助药，富含维生素 A 及胡萝卜素，能滋养肝血、濡润目窍，协同增强母药的明目退翳作用；羊肝兼具助药与引药双重作用，其为血肉有情之品，既补肝养血、充实目窍精微，又能以其归经特性引领诸药直达肝经，其丰富的血红素铁与维生素 B_2 可增强眼部组织修复能力。三药配伍，清养结合、标本兼治，共奏清肝退翳、养血明目之效。

第七节 口 僻

口僻，即西医学的面神经炎，俗称面神经麻痹（即面神经瘫痪），是以面部表情肌群运动功能障碍为主要特征的一种病证。一般症状为口眼歪斜，患者抬眉、闭眼、鼓嘴等动作完成困难。根据损害发生部位，口僻在临床上可分为中枢性面神经炎（通常由脑血管病、颅内肿瘤、脑外伤、炎症等引起）和周围性面神经炎（病变部位为面神经核和面神经）两种。

方（沧源佤族自治县班老乡彭建新提供）

组成：活鳝鱼血适量。

功效：祛风通络，活血通络。

主治：风中经络所致的口眼歪斜、流涎。

用法：以活鳝鱼血直接涂于患部对侧，即左脸歪涂右脸，左脸歪涂左脸。或将活鳝鱼血与荞面调匀，直接敷于患部对侧，每次固定半天后更换，3 ～ 5 次为 1 个疗程。

方义：本方依据中医“母药－引药”的简化配伍理论，由活鳝鱼血、荞面组成。方中活鳝鱼血作为母药，具有祛风通络、活血养血之效，可驱散经络风邪，打通气血瘀滞，直接作用于面部经筋气血痹阻的病机。荞面作为助药，一方面能调和鳝鱼血的温热之性，使全方寒热平调；另一方面，凭借其黏性可稳固药敷，助力鳝鱼血药力渗透肌肤、直达病所。二者配伍，一以活气血、通经络，一以调寒热、助渗透，共成祛风通络、调和气血、缓急止痛之功。

第十四章　外科病证

第一节　疮　疡

疮疡是各种致病因素侵袭人体后引起的体表化脓性病证，包括急性和慢性两类，是中医外科最常见的病证。

佤族人民久居山区，他们通过收集身边的中草药治疗疾病，总结出一个个“效、简、便”的验方惠及民众，这些验方是佤族人民智慧的结晶。随着生活及医疗条件逐渐改善，信息传递更加便利，佤族人民结合西医学知识，通过探索和实践，把中医学同西医学诊断的病名对应衔接，使验方在临床使用中有明显的针对性。

本节收录了佤族医药治疗疮痈肿毒、疮疡脓肿、疖（疖肿）、痈（毒疮）、有头疽（蜂窝织炎）、瘰疬（颈淋巴结结核）、褥疮、蛇眼疔（甲沟炎、无名肿毒）等多种病症的药方，它们均具有较好的疗效。

一、痈（疮痈肿毒早期）

痈是发生于体表皮肉之间的急性化脓性病证，在病证初期，内热壅于体表，局部顶高色赤、焮热疼痛、肿势较大。本病在治疗时，内热与肿势皆易于消散，若治疗不当或病情加重，可进展为疮疡中期，即成脓期。因此，尽早治疗尤为重要。

本节所载的验方，主要针对皮损表现为“红、肿、热、痛”，处于皮肤病早期且以发展阶段为主的患者。药物治疗上具有清热解毒、活血止痛、凉血消肿的功效，可达到肿退热清、病情缓解、截断病程进展的效果。

【复方】

方（《佤族民间常用植物药》）

组成：豨莶草（娘并）、红糖各适量。

功效：清热解毒，活血散瘀，消肿止痛。

主治：湿热瘀阻型疮痈，症见痈肿初起，局部红肿热痛，尚未溃脓或脓成未溃。

用法：豨莶草取鲜品，加入适量红糖一同捣烂，外敷患处。

方义：方中以豨莶草为母药，具有清热解毒、活血消肿的功效，针对痈病湿热毒蕴、气血瘀滞等核心病机；以红糖为引药，取其甘温之性，缓和药性，且引药力直达病所。全方共奏清热解毒、活血逐瘀、消痈止痛之效。

【单方】

方一（《佤族民间常用植物药》）

组成：大将军（聂背）适量。

功效：解毒消肿。

主治：疮痈初起及疮痈肿毒证。

用法：取上述药材鲜品放入火灰中烫制后取出，捣烂，外敷患处。

方二（《佤族民间常用植物药》）

组成：土人参鲜叶（德布）适量。

功效：解毒消肿。

主治：疮痈初起及疮痈肿毒证。

用法：取上述药材鲜品，捣烂，外敷患处。

方三（《佤族民间常用植物药》）

组成：龙葵（德考）适量。

功效：清热解毒，凉血消肿。

主治：疮痈初起及疮痈肿毒证。

用法：取上述药材鲜品，捣烂，外敷患处。

方四（《佤族民间常用植物药》）

组成：臭牡丹（辣轮木）适量。

功效：祛风解毒，消肿止痛。

主治：疮痈初起及疮痈肿毒证。

用法：取上述药材鲜品，捣烂，外敷患处。

方五（沧源佤族自治县班洪乡赵开荣提供）

组成：马鹿草适量。

功效：清热解毒，消炎止痛。

主治：各种疮疡。

用法：取上述药材鲜品，捣烂，外敷患处。

方六（《佤族民间常用植物药》）

组成：凤仙花（呆种摘）适量。

功效：活血止痛，凉血消肿。

主治：疮痈初起及疮痈肿毒证。

用法：取上述药材鲜品，捣烂，外敷患处。

二、痈（疮痈脓毒中期）

疮疡脓肿的患者，多从疮疡早期发展而来，其热毒久积体内，肿势弛张，又出现热盛肉腐、败而成脓之象，进而演变为疮疡中期阶段，即成脓期。若未能得到及时处理，则会导致毒邪走散，扩散至全身，其后患无穷。

本节药物所治疗的患者，多见于皮肤、黏膜等器官以“疮疡脓肿”为主要皮损表现的疮疡中期。治疗多以草药外敷皮损处，发挥活血消肿、排脓生肌的功效。脓毒得出，新肌得生，则病必去矣。

【复方】

方一（西盟佤族自治县勐梭镇他郎村岩科提供）

组成：白虎草（辣杰怀）10g，大黄粉 10g，歪叶子兰（小麻疙瘩）20g，小理肺散（日敌买跌）15g，藤杜仲皮 15g，三七粉适量。

功效：清热解毒，消肿止痛。

主治：热毒壅盛兼肝肾不足型痈证，症见痈肿热痛，便秘尿赤，或伴腰膝酸软。

用法：上述药材均取鲜品，捣烂，外敷患处。

方义：方中以白虎草和大黄粉为母药，具有清热解毒、泻火通便的功效，针对痈病湿热毒盛、腑气不通等核心病机；歪叶子兰和小理肺散为助药，协同母药增强解毒消肿、化痰散结的作用；藤杜仲皮和三七粉为引药，藤杜仲皮补肝肾、强筋骨，三七粉活血止血、化瘀定痛，二者共同引药力至患处并调和气血。全方共奏清热解毒、泻火通便、化痰散瘀、消肿止痛之效。

备注：若有发热症状，可加黄连、黄芩；脓多者，可加拔毒散。

方二（沧源佤族自治县勐董镇田华昌提供）

组成：王不留行 15g，拔毒散（日不买角）30g。

功效：清热解毒，活血散瘀，消肿排脓。

主治：热毒壅盛兼血瘀型痈证，症见痈肿初起，局部红肿热痛，脓成未溃或溃后脓出不畅。

用法：上述药材均取鲜品，捣烂，外敷患处。

方义：方中以拔毒散为母药，具有清热解毒、消肿散结的功效，针对痈病湿热毒蕴、气血瘀滞等核心病机；王不留行为助药，协同母药增强活血通经、消肿止痛的作用。全方共奏清热解毒、活血散瘀、消肿排脓之效。

备注：先用针刺排脓，再用上方敷于患处，避开针刺部位。

【单方】

方一（《佤族民间常用植物药》）

组成：天南星（嘎呀）适量。

功效：拔毒排脓，消肿生肌。

主治：疮疡脓肿、乳痈。

用法：取上述药材鲜品，捣烂，外敷患处。

方二（《佤族民间常用植物药》）

组成：天花粉（努给不拢）适量。

功效：清热解毒，消肿排脓。

主治：疮疡肿毒、脓肿。

用法：取上述药材新鲜根叶，捣烂，外包患处。

方三（沧源佤族自治县佤医佤药研究所刘宝林提供）

组成：拔毒散（日不买角）适量。

功效：消炎拔毒生肌。

主治：疮疡、疖肿、乳痈。

用法：取上述药材鲜品，捣烂，外敷患处。

三、疖

疖（后统称疖肿）是一种生于皮肤浅表的急性化脓性疾患，其根浅无蒂，肿势局限，具有易肿、易溃、易敛的特点。此病虽有焮热疼痛，但尚易于治疗，常有"疖无大小，出脓就好"的俗语，可见该病的转归情况。

本节验方在治疗上具有清热解毒、拔毒生肌的功效。热毒清除，则新肌生长，脓出即愈。

【复方】

方一（《佤族民间常用植物药》）

组成：铜锤玉带草（不李堵跌呀）20g，拔毒散（日不买角）15g。

功效：清热解毒，凉血散瘀，消肿止痛。

主治：热毒炽盛型疖病，症见疖肿初起，局部红肿热痛，或伴发热口渴。

用法：水煎，每日1剂，分3次温服。

方义：方中以拔毒散为母药，具有清热解毒、消肿拔毒的功效，针对疖病火毒壅聚、气血瘀滞等核心病机；铜锤玉带草为助药，协同母药增强凉血解毒、散瘀消肿的作用。全方共奏清热解毒、凉血散瘀、消肿止痛之效。

方二（沧源佤族自治县班老乡彭建新提供）

组成：拔毒散叶（日不买角）适量，红糖1块。

功效：清热解毒，消肿止痛，拔毒生肌。

主治：热毒壅盛型疖病，症见疖肿初起、局部红肿热痛，或见脓头未溃。

用法：上述药材均取鲜品，捣烂，外敷疮面，每日更换1次，直至出头、溃烂。

方义：方中以拔毒散叶为母药，具有清热解毒、消肿拔毒的功效，针对疖病火毒壅聚、气血瘀滞等核心病机；红糖为引药，甘缓和中，调和药性并引药力至患处。全方共奏清热解毒、消肿止痛、拔毒生肌之效。

方三（沧源佤族自治县班老乡彭建新提供）

组成：攀枝花树皮（考待告）、寡蛋壳各适量。

功效：清热解毒，祛湿消肿，拔毒生肌。

主治：湿热瘀阻型疖病，症见疖肿初起、局部红肿热痛，或见脓液未溃。

用法：上述药材均取鲜品，捣烂，外敷疮面，每日更换1次，直至出头、溃烂。

方义：方中以攀枝花树皮为母药，具有清热解毒、祛风除湿的功效，针对疖病湿热毒蕴、气血瘀滞等核心病机；寡蛋壳为助药，协同母药增强收敛生肌、拔毒排脓的作用。全方共奏清热解毒、祛湿消肿、拔毒生肌之效。

方四（沧源佤族自治县班老乡彭建新提供）

组成：白花蛇舌草（日不打昔吻）25g，三岔叶25g，犁头草（日不饶别）15g、马蹄草（日不咬昔勇）15g。

功效：清热解毒，凉血散瘀，消肿排脓。

主治：热毒壅盛兼湿热瘀阻型疖病，症见疖肿初起、局部红肿热痛，或见脓液未溃。

用法：水煎，每日1剂，分3次温服，连服3～5天。

方义：方中以白花蛇舌草和三岔叶为母药，具有清热解毒、消肿散结的功效，针对疖病湿热毒蕴、气血瘀滞等核心病机；犁头草和马蹄草为助药，协同母药增强凉血解毒、祛湿消肿的作用。全方共奏清热解毒、凉血散瘀、消肿排脓之效。

方五（沧源佤族自治县班老乡彭建新提供）

组成：金银花（待告森）、半截叶（拉汞巴）、蒲公英、鱼腥草根（得西委改艾）、野菊花各25g。

功效：清热解毒，凉血消肿，拔毒生肌。

主治：热毒壅盛兼湿热瘀阻型疖病，症见疖肿初起、局部红肿热痛，或见脓液未溃。

用法：水煎，每日1剂，分3次温服，连服2～3天。

方义：方中以金银花和野菊花为母药，具有清热解毒、消肿散结的功效，针对疖病湿热毒蕴、气血瘀滞等核心病机；半截叶和蒲公英为助药，协同母药增强活血通络、祛湿消肿的作用；鱼腥草根为引药，既能调和药性，又能引药力至全身。全方共奏清热解毒、凉血消肿、拔毒生肌之效。

【单方】

方一（《佤族民间常用植物药》）

组成：独角莲（嘎独）适量。

功效：清热解毒消肿。

主治：疖肿。

用法：取上述药材鲜品，捣烂，外敷患处。

方二（《佤族民间常用植物药》）

组成：拔毒散（日不买角）或大拔毒（呆介嘎）适量。

功效：解毒消肿，拔毒生肌。

主治：疮疡、疖肿、乳痈。

用法：取上述药材鲜品，捣烂，外敷患处。

方三（沧源佤族自治县班老乡彭建新提供）

组成：自然枯死的蜘蛛 1～2 只。

功效：解毒消肿散结。

主治：疮疡、疖肿、疔毒。

用法：将上述药材捣烂，敷贴疮面。

四、有头疽

有头疽，对应西医学中的蜂窝织炎，是皮肤和皮下组织的广泛性、弥漫性、化脓性炎症，好发于面部、四肢及肛周等部位。

佤医认为，该病属于中医学有头疽范畴，是因毒热壅滞、正气虚弱、邪毒内陷所致的。

【复方】

方（沧源佤族自治县班老乡彭建新提供）

组成：臭牡丹叶（辣轮木）、桃树叶（考叠）、三岔叶、葫芦叶及藤、血满草叶（辣惹南）各一把。

功效：清热解毒，祛风除湿，活血排脓。

主治：湿热毒盛型有头疽，症见有头疽初起，局部红肿热痛，脓头未溃或溃后久不收口。

用法：上述药材均取鲜品，切碎，煮水，趁热泡洗患处，需要往药水中放入适量盐。

方义：方中以臭牡丹叶和三岔叶为母药，具有清热解毒、祛风除湿的功效，针对有头疽热毒壅聚、气血瘀滞等核心病机。桃树叶和血满草叶为助药，协同母药增强凉血解毒、活血散瘀的作用。葫芦叶及藤为引药，既能调和药性，又能引药力至患处。全方共奏清热解毒、祛风除湿、活血排脓之效。

备注：该方还需要配合外治法，取冷饭一把，盐半把，拌匀后，在患部反复搓擦，亦可用冷饭两三把。待用冷饭搓擦后，症状逐渐消失，痒亦止。若该病为症状初起阶段，则以植物扫把在患处反复顺扫（从上至下）五六下，其症状自会消除，皮肤恢复如常。

五、瘰疬

瘰疬即西医学中的颈部淋巴结核，因其结核成串，累累如贯珠状，故名瘰疬。在患者颈部皮肉间，可扪及大小不等的核块，互相融合成串，其中小者称“瘰”，大者称“疬”，统称瘰疬，属于颈部的慢性化脓性感染性外科病证。

该病早期并无明显症状，病情发展后，可有全身症状，如疲乏、食欲不振、消瘦、发热等，还可有病变器官的局部症状。其特点是多见于体弱儿童或青年，好发于颈部两侧，病程进展缓慢。瘰疬初起时结核如豆，不红不痛，缓缓增大，串生多个，相互融合成串；成脓时，皮色转为暗红，溃后脓水清稀，夹有败絮状物质，此愈彼溃，经久难敛，易成窦道，愈合后形成凹陷性瘢痕。佤医认为使用药物外治法治疗瘰疬，能起到不错的疗效。

【复方】

方（沧源佤族自治县班老乡彭建新提供）

组成：青蒿（拉昔别龙）、蒲公英、鬼针草（拽）各适量。

功效：清热解毒，化痰散结，凉血消肿。

主治：痰热瘀阻型瘰疬，症见瘰疬初起或日久不消，颈部结节肿硬，按之疼痛，或伴潮热盗汗。

用法：将上述药材烘热揉软，包敷患处，3 日为 1 个疗程。

方义：方中以青蒿为母药，具有清热解毒、凉血除蒸的功效，针对瘰疬痰热互结、阴虚火旺等核心病机；蒲公英为助药，协同母药增强清热解毒、消肿散结的作用；鬼针草为引药，既能调和药性，又能引药力至淋巴经络。全方共奏清热解毒、化痰散结、凉血消肿之效。

【单方】

方一（沧源佤族自治县班老乡彭建新提供）

组成：青蒿（拉昔别龙）适量。

功效：清热凉血，解暑除蒸，截疟。

主治：瘰疬、痈肿疔疮。

用法：将上述药材烘热揉软后，不断地按摩患处，或直接包患处，每日换药1次。

方二（源自《佤族民间常用植物药》）

组成：七叶一枝花（嘎关艾）15g。

功效：清热解毒，消肿止痛。

主治：瘰疬、痈肿疔疮、淋巴结肿大。

用法：水煎服，每日3次。另可取上述药材鲜品，切片，外擦患处。

六、褥疮

褥疮一般指压疮、压力性溃疡。它是由于身体局部皮肤长期受压，影响血液循环，导致皮肤和皮下组织营养缺乏，进而出现损伤、溃疡甚至坏死的一种疾病，好发于受压的骨骼突出部位。

【单方】

方（西盟佤族自治县翁嘎科镇魏华提供）

组成：拔毒散（日不买角）适量。

功效：清热解毒。

主治：褥疮。

用法：上述药材取鲜品捣烂，外敷患处。

七、蛇眼疔

疔毒发生于指甲甲缘，形如蛇眼者，称“蛇眼疔”。其临床特点为初起时限于指甲一侧边缘的近端，有轻微的红肿疼痛，一般2～3天成脓。本病相当于西医学的嵌甲或重症甲沟炎。本文收录的药方主要针对甲沟炎、无名肿毒治疗。

【复方】

方（《佤族民间常用植物药》）

组成：金刚纂叶（嘎打兽）1片，地龙5条，辣椒5g，铁落20g，拔毒散嫩尖（日不买角）5g。

功效：清热解毒，活血消肿，拔毒生肌。

主治：热毒瘀阻型疔疮，症见蛇眼疔初起，局部红肿热痛，脓液未溃或溃后久不收口。

用法：诸药用芭蕉叶包好，放入火灰中加热，加热完成后包敷患处1小时，每日3次。

方义：方中以金刚纂叶为母药，具有清热解毒、消肿拔毒的功效，针对蛇眼疔热毒壅聚、气血瘀滞等核心病机；地龙和拔毒散嫩尖为助药，协同母药增强凉血通络、排脓生肌的作用；辣椒和铁落为引药，既能温通散结、引药透毒，又能镇静安神、调和药性。全方共奏清热解毒、活血消肿、拔毒生肌之效。

八、毒疮

毒疮泛指由疔、疮、肿、毒等皮肤病所致，皮损表现为化脓、感染、溃烂的病证。佤医认为该病因热毒壅盛于体内所致，治疗应以清解热毒为主。

【复方】

方一（沧源佤族自治县勐董镇田华昌提供）

组成：白花蛇舌草（日不打昔吻）5g，歪叶子兰（小麻疙瘩）8g，南木香10g，车前草（德对西娘）10g，土茯苓（努让惹）15g，杠板归（噶累下）10g，百部（土打洗）8g，七叶一枝花（嘎关艾）6g。

功效：清热解毒，活血消肿，拔毒生肌。

主治：湿热毒盛型疮疡，症见毒疮初起或溃后不愈，局部红肿热痛，脓成未溃或溃后流脓。

用法：水煎服，每日3次，内服的同时外擦该药汁。

方义：方中以白花蛇舌草和七叶一枝花为母药，具有清热解毒、消肿散结的功效，针对毒疮热毒壅聚、气血瘀滞等核心病机；歪叶子兰和杠板归为助药，协同母药增强活血通络、祛湿排脓的作用；南木香、车前草、土茯苓、百部为引药，既能调和药性、利湿解毒，又能引药力至肌肤腠理。全方共奏清热解毒、活血消肿、拔毒生肌之效。

方二（沧源佤族自治县班洪乡富公村陈金明提供）

组成：野番茄、酸笋各适量。

功效：清热解毒，活血消肿，拔毒敛疮。

主治：湿热瘀阻型疮疡，症见毒疮初起或溃后不愈，局部红肿热痛，脓液未溃或溃后流脓。

用法：将上述药材捣烂，外敷患处。

方义：方中以野番茄为母药，具有活血散瘀、消肿拔毒的功效，针对毒疮热毒壅聚、气血瘀滞等核心病机；酸笋为助药兼引药，协同母药增强清热排脓、托毒生肌的作用，同时调和药性、引药至患处。全方共奏清热解毒、活血消肿、拔毒敛疮之效。

方三（沧源佤族自治县班老乡彭建新提供）

组成：生草乌 50g，米醋 100g，猪腰子 1 对。

功效：温经散寒，活血消肿，拔毒生肌。

主治：肾虚兼寒湿瘀阻型疮疡，症见毒疮初起或溃后久不收口，局部肿硬冷痛，肤色暗紫，脓液清稀。

用法：以清水浸泡生草乌一夜，烘干研末加入米醋中熬成膏状；猪腰子炖至半生半熟，以竹刀切碎，再与药膏一同拌匀，捣烂，剁细，制成绿豆大小的药丸，阴干备用。嘱患者每日服下 25 粒，用盐汤送服，服完为止，若未愈，再服 1 个疗程。

方义：方中以生草乌为母药，具有祛风除湿、散寒止痛、拔毒消肿的功效，针对毒疮寒湿凝滞、气血瘀阻等核心病机；猪腰子为助药，协同母药增强补肾强腰、引药归经的作用；米醋为引药，既能软化疮毒、增强药效，又能调和生草乌的毒性。全方共奏温经散寒、活血消肿、拔毒生肌之效。

方四（沧源佤族自治县班老乡彭建新提供）

组成：苦楝树皮（考老乃）200g，杠板归（噶累下）或虎牙草 250g。

功效：清热解毒，活血消肿，拔毒生肌。

主治：湿热瘀毒型疮疡，症见局部红肿热痛，脓液未溃或溃后流脓。

用法：将上述药材切碎，煮水，每日洗身 2 次。

方义：方中以苦楝树皮为母药，具有清热燥湿、解毒杀虫的功效，针对毒疮湿热毒蕴、气血瘀滞等核心病机；杠板归或虎牙草为助药兼引药，协同母药增强利湿消肿、散瘀拔毒的作用，同时引药力透达肌肤腠理。全方共奏清热解毒、活血消肿、拔毒生肌之效。

方五（沧源佤族自治县班老乡彭建新提供）

组成：槐树枝或柳枝或野辣椒适量。

功效：清热活血透脓。

主治：湿热瘀毒型疮疡，症见局部溃烂、流脓或硬结未溃。

用法：将上述药材烧灰，以香油调匀，涂患处。

方义：方中以槐树枝或柳枝或野辣椒为母药，具有清热解毒、活血消肿的功效，针对毒疮热毒壅聚、气血瘀滞等核心病机。槐树枝苦平，长于凉血止血、消疮止痛；柳枝苦寒，善于祛风除湿、解毒消肿；野辣椒辛温，则能散瘀拔毒、温通透脓。三者虽性味有别，但均能清热、活血、透脓。

备注：松针、连树皮、烧灰调香油涂患处，同样有效。

方六（沧源佤族自治县班老乡彭建新提供）

组成：黄柏 200g，蒲公英 50g。

功效：清热燥湿，解毒疗疮，消肿生肌。

主治：湿热瘀毒型疮疡，症见局部红肿热痛，溃烂流脓或硬结未溃。

用法：将上述药材切碎，水煎外洗，每日 2 次。

方义：方中以黄柏为母药，具有清热燥湿、泻火解毒的功效，针对毒疮湿热毒蕴、气血瘀滞等核心病机；蒲公英为助药兼引药，协同母药增强清热解毒、消肿散结的作用，同时引药力透达肌肤腠理。全方共奏清热燥湿、解毒疗疮、消肿生肌之效。

第二节　皮肤性病症

一、湿疮

湿疮为西医学中的湿疹，是一种由多种内外因素引起的以剧烈瘙痒为特征的皮肤炎症反应。皮损具有多形性、对称性、瘙痒和易反复发作等特点。佤医认为，湿疮在治疗上应以外用治疗为主，治以清热除湿止痒。

【复方】

方（《佤族民间常用植物药》）

组成：藤三七叶（努三七）、三颗针（考土下）、叶上花、罗锅底、半截叶（拉汞巴）、寄生草、花椒叶各适量。

功效：清热利湿，解毒消肿，祛风止痒。

主治：湿热型湿疮，症见皮肤潮红，丘疱疹，糜烂渗液，剧烈瘙痒；或慢性湿疮见皮肤肥厚，苔藓样变。

用法：将上述药材用冷开水泡后取药汁外擦患处。

方义：方中以三颗针为母药，具有清热燥湿、泻火解毒的功效，针对湿疮湿热毒蕴、气血瘀滞等核心病机；藤三七叶和罗锅底为助药，协同母药增强活血消肿、利湿止痛的作用；叶上花、半截叶、寄生草、花椒叶为引药，既能调和药性，又能引药透达肌肤，兼具祛风除湿、杀虫止痒之效。全方共奏清热利湿、解毒消肿、祛风止痒之效。

【单方】

方一（《佤族民间常用植物药》）

组成：枇杷鲜叶（辣考得嘎）适量。

功效：除湿止痒。

主治：湿疹。

用法：取上述药材鲜叶煮水外洗患处，每日 1 次。

方二（《佤族民间常用植物药》）

组成：地石榴（考公美下）鲜叶适量。

功效：除湿止痒。

主治：湿疹。

用法：取上述药材鲜叶捣烂，外敷患处。

二、疥疮

疥疮是由疥螨在人体皮肤表皮层内引起的接触性传染性皮肤病，传染性极强，可通过身体密切接触，或共用卫生用品、衣服、床铺等方式传染。临床表现以皮肤柔嫩之处有丘疹、水疱及隧道，阴囊瘙痒性结节，夜间瘙痒加剧为特点。

【复方】

方一（沧源佤族自治县岩帅镇新寨村赵军明提供）

组成：大拔毒（呆介嘎）6g，石灰 8g，野芹菜（德个惹）8g。

功效：清热燥湿，杀虫止痒，拔毒敛疮。

主治：湿热虫毒型疥疮，症见皮肤丘疹、水疱，隧道样皮损伴剧烈瘙痒，夜间尤甚，或继发感染见脓疱及糜烂渗液。

用法：水煎，每日 1 剂，分 3 次温服。

方义：方中以大拔毒为母药，具有清热解毒、拔毒生肌的功效，针对疥疮湿热毒蕴、虫毒蚀肤等核心病机；石灰为助药，协同母药增强燥湿杀虫、收敛止痒的作用；野芹菜为引药，既能调和药性，又能引药透达肌肤，兼具凉血解毒、消肿止痛之效。全方共奏清热燥湿、杀虫止痒、拔毒敛疮之效。

备注：皮疹消退后，可用上述药方加适量红糖继续服用一周以巩固疗效。

方二（沧源佤族自治县佤医佤药研究所刘宝林提供）

组成：火药 10g，煤油 100mL。

功效：杀虫解毒，燥湿敛疮，破瘀生肌。

主治：顽固性疥疮，症见皮肤隧道样丘疹，水疱伴剧烈瘙痒，夜间加重，或继发感染见脓疱及糜烂渗液。

用法：将火药与煤油混匀，调敷患处，破溃的地方不涂。

方义：方中以火药为母药，具有拔毒杀虫、破瘀消肿的功效，针对疥疮虫毒蚀肤、湿热瘀滞等核心病机；煤油为助药兼引药，协同母药增强灭菌杀虫、透皮止痒的作用，同时引药力直达病灶深层。全方共奏杀虫解毒、燥湿敛疮、破瘀生肌之效。

备注：火药在使用时须严格控制剂量，仅限外用，严禁内服；使用时避免接触黏膜及破损皮肤，敷后若局部出现红肿灼痛，须立即停用并清洗。

三、黄水疮

黄水疮又称滴脓疮，是一种常见的化脓性传染性皮肤病，它的传染性极强，其“黄水”所流之处皆可生疮。佤医认为，该病的治疗重在清热、解毒、利湿，以外用药物为主，具有稳定的疗效。

【复方】

方一（沧源佤族自治县班老乡彭建新提供）

组成：葫芦杷 7 个，笋叶根 10 根。

功效：清热利湿，解毒敛疮。

主治：湿热型黄水疮，症见皮肤脓疱，糜烂渗液，黄色结痂，伴瘙痒疼痛，或见周围红肿发热。

用法：将上述药材烧灰，调菜籽油，涂患处。

方义：方中以葫芦杷为母药，具有清热解毒、利湿消肿的功效，针对黄水疮湿热毒蕴、肌肤溃烂等核心病机；笋叶根为助药兼引药，协同母药增强凉血止血、收敛生肌的作用，同时引药力透达疮面。全方共奏清热利湿、解毒敛疮之效。

方二（沧源佤族自治县班老乡彭建新提供）

组成：绿豆 250g，鸡蛋壳 3 个。

功效：清热利湿，解毒敛疮。

主治：湿热型黄水疮，症见皮肤脓疱，糜烂渗液，黄色结痂，伴瘙痒灼痛，或见周围红肿发热。

用法：将上述药材炒黄，研末，调香油，涂患处。

方义：方中以绿豆为母药，具有清热解毒、利湿消肿的功效，针对黄水疮湿热毒蕴、肌肤溃烂等核心病机；鸡蛋壳为助药兼引药，协同母药增强收敛生肌、拔毒止痒的作用，同时引药力透达疮面。全方共奏清热利湿、解毒敛疮之效。

方三（沧源佤族自治县班老乡彭建新提供）

组成：笋叶杷、葫芦杷各 5kg。

功效：清热利湿，解毒敛疮。

主治：湿热型黄水疮，症见皮肤脓疱，糜烂渗液，黄色结痂，伴瘙痒灼痛，或见周围红肿发热。

用法：上述药材烧灰，调菜籽油，装瓶备用。每日以此膏涂擦患处 1 ～ 2 次，用完为止，此为 1 个疗程。

方义：方中以葫芦杷为母药，具有清热解毒、利湿敛疮的功效，针对黄水疮湿热毒蕴、肌肤溃烂等核心病机；笋叶杷为助药兼引药，协同母药增强凉血止血、收敛生肌的作用，同时引药力透达疮面。全方共奏清热利湿、解毒敛疮之效。

【单方】

方一（《佤族民间常用植物药》）

组成：黄泡（考果塞）适量。

功效：清热解毒。

主治：黄水疮。

用法：取上述药材干品，研末，调菜油拌匀后外擦。

方二（沧源佤族自治县班老乡彭建新提供）

组成：山羊胡子或黄狗毛或狗毛适量。

功效：清热祛湿解毒。

主治：黄水疮。

用法：将山羊胡子烧灰，调香油，涂患处；或取黄狗毛或黑狗毛烧灰，调苏子油，涂患处。

四、白秃疮

白秃疮是由于长久不注意头部卫生，感染虫毒，导致虫卵寄生头部，具有传染性，该病即西医学的“头癣”。佤医认为，白秃疮以“虫毒”为患，治疗上多以解毒杀虫、收敛燥湿、祛风止痒为主。

【复方】

方一（沧源佤族自治县班老乡彭建新提供）

组成：苦楝子果（考老乃）250g，猪油 25g。

功效：杀虫解毒，润燥敛疮。

主治：真菌性白秃疮，症见头皮灰白色鳞屑斑，病发折断（呈“感叹号”状），轻度瘙痒，或伴局部红肿渗液。

用法：苦楝子果取干品磨粉，将二者调匀，每日擦患处。

方义：方中以苦楝子果为母药，具有杀虫止痒、清热解毒的功效，针对白秃疮因真菌感染所致的相关症状，以及湿热毒蕴的核心病机；猪油为助药兼引药，协同母药增强润肤透皮、拔毒生肌的作用，同时引药力直达头皮病灶。全方共奏杀虫解毒、润燥敛疮之效。

方二（沧源佤族自治县班老乡彭建新提供）

组成：苦楝子树皮（考老乃）250g，花椒粉 0.5g。

功效：杀虫抑菌，祛湿敛疮。

主治：真菌性白秃疮，症见头皮灰白色鳞屑斑，病发折断（呈“感叹号”状），瘙痒难忍，或伴局部红肿渗液。

用法：将苦楝子树皮切碎，磨粉，再加入清水与花椒粉，一同调成糊状，每日 1 ～ 2 次，涂患处。

方义：方中以苦楝子树皮为母药，具有杀虫解毒、清热燥湿的功效，针对白秃疮真菌感染、湿热毒蕴等核心病机；花椒粉为助药兼引药，协同母药增强止痒止痛、透皮引经的作用，同时引药力直达头皮病灶。全方共奏杀虫抑菌、祛湿敛疮之效。

方三（沧源佤族自治县班老乡彭建新提供）

组成：蜘蛛 15 只，雄黄粉或硫黄粉 25g，猪胆汁 2 ～ 3 个。

功效：杀虫抑菌，拔毒生发。

主治：固性白秃疮，症见头皮灰白色厚痂，菌鞘包绕断发，剧烈瘙痒，或伴脓性渗液及周边红肿。

用法：将蜘蛛与雄黄粉或硫黄粉调匀，一同捣烂如泥状，加入猪胆汁，研成糊状，每日涂患处 2 次。

方义：方中以雄黄粉、硫黄粉为母药，具有杀虫解毒、燥湿敛疮的功效，针对白秃疮因真菌感染所致的相关症状，以及湿热毒蕴的核心病机；蜘蛛为助药，通过其破瘀拔毒、活络透邪之性增强母药的渗透力；猪胆汁为引药，协同母药清热解毒、润燥生肌，并引药力直达头皮病灶。全方共奏杀虫抑菌、拔毒生发之效。

五、瘾疹

瘾疹为西医学中的荨麻疹，其特点是皮肤出现红色或白色疹块，突然发作，发无定处，时隐时现，瘙痒无度，消退后不留任何痕迹。佤医认为，瘾疹以风邪为主要病因，治疗上多采用祛风止痒、清热解毒之法。

【复方】

方一（沧源佤族自治县班老乡彭建新提供）

组成：土茯苓（努让惹）100g，血满草（辣惹南）100g，七麻 100g，苦参

50g，黄泡根（考果塞）50g，青蒿（拉昔别龙）50g。

功效：清热利湿，祛风止痒，解毒透疹。

主治：湿热型瘾疹，症见皮肤红色或白色风团，骤起骤退，瘙痒剧烈，或伴抓痕及渗液，舌红苔黄腻，脉滑数。

用法：将上述药材切碎，煮水洗患处，也可加入适量食盐，每日1次，搓洗15～20分钟，3天为1个疗程。

方义：方中以土茯苓为母药，具有清热解毒、利湿祛风的功效，针对瘾疹湿热毒蕴、风邪袭表等核心病机；血满草和七麻为助药，协同母药增强活血通络、透疹止痒的作用；苦参、黄泡根、青蒿为引药，既调和药性，又引药力达表透邪，兼具清热燥湿、解毒敛疮之效。全方共奏清热利湿、祛风止痒、解毒透疹之效。

方二（沧源佤族自治县班老乡彭建新提供）

组成：车前草（德对西娘）20g，野拔子（辣比考）7g，独脚黄连5g，紫玉米15粒，冬瓜树皮3g，野红小米全草7g。

功效：清热利湿，祛风止痒，解毒透疹。

主治：湿热型瘾疹，症见皮肤红色或白色风团，骤起骤退，瘙痒剧烈，或伴抓痕及渗液，舌红苔黄腻，脉滑数。

用法：水煎，每日1剂，分3次温服。

方义：方中以车前草为母药，具有清热利湿、解毒透疹的功效，针对瘾疹湿热毒蕴、风邪袭表等核心病机；野拔子和独脚黄连为助药，协同母药增强祛风止痒、凉血解毒的作用；紫玉米、冬瓜树皮、野红小米全草为引药，既调和药性，又引药力达表透邪，兼具清热解毒、调和营卫之效。全方共奏清热利湿、祛风止痒、解毒透疹之效。

六、头虱病

头虱病是由寄生于头发和头皮部位的寄生虫引起的一种传染性皮肤病。其传染性很强，头虱叮咬皮肤后，患者可能有不同程度的瘙痒和皮疹，以头皮剧烈瘙痒为主要临床表现。

【单方】

方一（《佤族民间常用植物药》）

组成：大百部（约跌）根叶适量。

功效：杀虫止痒。

主治：头虱。

用法：取上述药材鲜品捣烂后置于盆内，加入温开水浸泡，用纱布过滤后洗头。

七、粉刺

粉刺是一种以颜面、胸、背等处生丘疹如刺，可挤出白色碎米样粉汁为主要临床表现的皮肤病，相当于西医学的痤疮。

【复方】

方（沧源佤族自治县班老乡彭建新提供）

组成：赤芍 15g，红参 15g，当归尾 10g，桃仁、甘草、大黄各 10g。

功效：清热凉血，活血化瘀，解毒散结。

主治：血热瘀滞型粉刺，症见面部丘疹红肿，脓疱结节，色素沉着，舌暗红或有瘀斑，脉弦或涩。

用法：水煎，每日 1 剂，分 3 次温服，连服 5 ～ 7 日。

方义：方中以赤芍为母药，具有清热凉血、活血散瘀的功效，针对粉刺血热瘀滞、湿热毒蕴等核心病机；红参、当归尾为助药，协同母药增强补气养血、活血通络的作用；桃仁、大黄、甘草为引药，既调和药性，又引药力达表透邪，兼具破血逐瘀、泻热解毒、调和药性之效。全方共奏清热凉血、活血化瘀、解毒散结之效。

八、风瘙痒

风瘙痒是一种仅有皮肤瘙痒而无原发性皮肤损害的皮肤病，以皮肤瘙痒为主要症状，相当于西医学的皮肤瘙痒症。佤医认为，风瘙痒患者无论有无皮损，凡症见皮肤瘙痒，皆可应用本节验方，效果颇佳。

【复方】

方一（《佤族民间常用植物药》）

组成：山红稗（拐赛）、笔管草（博母）、细蒿子（西别拢）各适量。

功效：凉血解毒，祛风除湿，透表止痒。

主治：血热风燥型风瘙痒，症见皮肤阵发性瘙痒、抓痕明显、夜间加重，或伴干燥脱屑，舌红苔薄黄，脉弦数。

用法：取山红稗鲜品配其他药物，水煎外洗患处。

方义：方中以山红稗为母药，具有凉血解毒、祛风止痒的功效，针对风瘙痒血热风燥、湿热蕴肤等核心病机；笔管草为助药，协同母药增强清热利湿、透表止痒的作用；细蒿子为引药，既调和药性，又引药力达表透邪，兼具清热解毒、调和营卫之效。全方共奏凉血解毒、祛风除湿、透表止痒之效。

方二（《佤族民间常用植物药》）

组成：揉白叶（考豆买）、九里光（考西呆）、血满草（辣惹南）、笔管草（博母）、金竹叶各适量。

功效：清热解毒，祛风除湿，凉血止痒。

主治：血热风燥型风瘙痒，症见皮肤阵发性瘙痒、抓痕明显、夜间加重，或伴干燥脱屑，舌红苔薄黄，脉弦数。

用法：取揉白叶鲜品配其他药物，水煎外洗患处。

方义：方中以揉白叶为母药，具有清热解毒、祛风止痒的功效，针对风瘙痒血热风燥、湿热蕴肤等核心病机；九里光和血满草为助药，协同母药增强清热利湿、凉血活血的作用；笔管草和金竹叶为引药，既调和药性，又引药力达表透邪，兼具利尿消肿、调和营卫之效。全方共奏清热解毒、祛风除湿、凉血止痒之效。

方三（《佤族民间常用植物药》）

组成：马蹄香（埂克）、九里光（考西呆）、芸香草（日不波）各适量。

功效：祛风除湿，凉血解毒，透疹止痒。

主治：风湿热毒型风瘙痒，症见皮肤阵发性瘙痒、抓痕渗液、夜间加重，或伴丘疹红肿，舌红苔黄腻，脉滑数。

用法：水煎，5～7分钟后外洗患处。

方义：该方以马蹄香为母药，具有祛风除湿、凉血解毒的功效，针对风瘙痒风湿热毒蕴肤、血瘀生风等核心病机；九里光为助药，协同母药增强清热解毒、杀虫止痒的作用；芸香草为引药，既调和药性，又引药力达表透邪，兼具利湿透表、调和营卫之效。全方共奏祛风除湿、凉血解毒、透疹止痒之效。

方四（《佤族民间常用植物药》）

组成：白虎草（辣杰怀）15g，九里光（考西呆）10g，杠板归（噶累下）

10g，笔管草（博母）15g。

功效：清热解毒，凉血祛风，利湿止痒。

主治：血热夹湿型风瘙痒，症见皮肤阵发性剧痒、抓痕渗液、夜间加重，或伴丘疹红肿及苔藓样变，舌红苔黄腻，脉弦滑数。

用法：水煎，每日1剂，分3次温服，剩余药渣煮水外洗患处。

方义：方中以白虎草为母药，具有清热解毒、凉血祛风的功效，针对风瘙痒血热风燥、湿热毒蕴等核心病机；九里光和杠板归为助药，协同母药增强杀虫止痒、利湿消肿的作用；笔管草为引药，既调和药性，又引药力达表透邪，兼具利尿通淋、调和营卫之效。全方共奏清热解毒、凉血祛风、利湿止痒之效。

方五（沧源佤族自治县班洪乡富公村陈金明提供）

组成：核桃树皮50g，刺桐树皮（考嘎揉）50g。

功效：清热凉血，祛风除湿，解毒止痒。

主治：血热夹湿型风瘙痒，症见皮肤阵发性剧痒、抓痕渗液、夜间加重，或伴丘疹红肿及苔藓样变，舌红苔黄腻，脉弦滑数。

用法：上述药材取鲜品，水煎外洗患处。

方义：方中以核桃树皮为母药，具有清热解毒、凉血止痒的功效，针对风瘙痒血热风燥、湿热毒蕴等核心病机；刺桐树皮为助药，协同母药增强祛风除湿、杀虫止痒的作用。全方共奏清热凉血、祛风除湿、解毒止痒之效。

【单方】

方一（《佤族民间常用植物药》）

组成：三桠苦（德种考）适量。

功效：清热解毒，消风止痒。

主治：各种皮肤瘙痒。

用法：取上述药材鲜品，水煎外洗患处。

方二（《佤族民间常用植物药》）

组成：九里光（考西呆）适量。

功效：解毒止痒。

主治：各种皮肤瘙痒。

用法：取上述药材鲜品，水煎外洗患处。

方三（《佤族民间常用植物药》）

组成：细蒿子（西别拢）适量。

功效：清热解毒，消炎止痒。

主治：各种皮肤瘙痒。

用法：取上述药材鲜品，水煎外洗患处。

方四（《佤族民间常用植物药》）

组成：笔管草（博母）适量。

功效：解毒消炎止痒。

主治：各种皮肤瘙痒。

用法：取上述药材鲜品，水煎外洗患处。

方五（《佤族民间常用植物药》）

组成：盐肤木鲜叶（考西咬）适量。

功效：清热解毒，消炎止痒。

主治：各种皮肤瘙痒。

用法：水煎取一小碗，口服，用剩余汤汁外洗患处，每日 2 次。

方六（沧源佤族自治县佤医佤药研究所刘宝林提供）

组成：刺桐树皮（考嘎揉）适量。

功效：祛风止痒。

主治：皮炎、牛皮癣。

用法：将上述药材泡酒，外搽患处。

九、过敏症

过敏症是常见的皮肤病，患者可出现皮肤红肿、发痒、脱皮等症状。由于佤族生活地区多属山区及半山区，气候变化较大，且周围环境潮湿，昆虫草木等动植物繁多，人们易受外邪侵扰，从而导致皮肤过敏，因此本病也是当地的常见病之一。佤族医学在长期实践中，对该病积累了丰富的医治经验。

【复方】

方一（沧源佤族自治县勐董镇田华昌提供）

组成：杠板归（噶累下）10g，土茯苓（努让惹）10g，百部（士打洗）8g，七叶一枝花（嘎关艾）8g。

功效：清热解毒，凉血祛风，利湿止痒。

主治：血热夹湿型过敏症，症见皮肤瘙痒、红肿丘疹、抓痕渗液，或伴咽喉肿痛，舌红苔黄腻，脉滑数。

用法：水煎，每日1剂，分3次温服。

方义：方中以七叶一枝花为母药，具有清热解毒、凉血祛风的功效，针对过敏症血热风燥、湿热毒蕴等核心病机；杠板归和土茯苓为助药，协同母药增强利湿消肿、祛风止痒的作用；百部为引药，既调和药性，又引药力达表透邪，兼具杀虫止痒、调和营卫之效。全方共奏清热解毒、凉血祛风、利湿止痒之效。

方二（沧源佤族自治县勐董镇田华昌提供）

组成：红柏叶10g，七叶一枝花（嘎关艾）8g，百部（土打洗）10g，杠板归（噶累下）8g。

功效：清热解毒，凉血祛风，利湿止痒。

主治：血热夹湿型过敏症，症见皮肤瘙痒、红肿丘疹、抓痕渗液，或伴咽喉肿痛，舌红苔黄腻，脉滑数。

用法：水煎，每日1剂，分3次温服。

方义：方中以七叶一枝花为母药，具有清热解毒、凉血祛风的功效，针对过敏症血热风燥、湿热毒蕴等核心病机；红柏叶和杠板归为助药，协同母药增强清热利湿、凉血止痒的作用；百部为引药，既调和药性，又引药力达表透邪，兼具杀虫止痒、调和营卫之效。全方共奏清热解毒、凉血祛风、利湿止痒之效。

方三（西盟佤族自治县翁嘎科镇魏华提供）

组成：桃树叶（考叠）100g，李树叶100g，冰片叶（辣昔打堵）100g。

功效：清热解毒，祛风止痒，凉血透疹。

主治：风热夹湿型过敏症，症见皮肤红肿瘙痒、丘疹渗液，或伴咽喉肿痛，舌红苔黄腻，脉浮数。

用法：上述药材取鲜品或干品，水煎外洗。

方义：该方以桃树叶为母药，具有清热解毒、杀虫止痒的功效，针对过敏症风热毒邪、湿热蕴肤等核心病机；李树叶为助药，协同母药增强清热凉血、解毒消肿的作用；冰片叶为引药，既调和药性，又引药力透达肌表，兼具消炎镇痛、透疹止痒之效。全方共奏清热解毒、祛风止痒、凉血透疹之效。

方四（《佤族民间常用植物药》）

组成：杠板归（噶累下）15g，笔管草（博母）15g，九里光（考西呆）15g。

功效：清热解毒，利湿止痒，透表祛风。

主治：湿热型皮肤过敏症，症见皮肤红肿瘙痒、丘疹渗液，或伴咽喉肿痛，舌红苔黄腻，脉滑数。

用法：水煎，每日 1 剂，分 3 次温服；或煎汤外洗患处。

方义：方中以杠板归为母药，具有清热解毒、利水消肿的功效，针对过敏症湿热毒蕴、风邪袭表等核心病机；九里光为助药，协同母药增强杀虫止痒、凉血解毒的作用；笔管草为引药，既调和药性，又引药力达表透邪，兼具利尿通淋、调和营卫之效。全方共奏清热解毒、利湿止痒、透表祛风之效。

十、蛇串疮

蛇串疮是一种皮肤上出现成簇水疱，呈带状分布，痛如火燎的病毒感染性皮肤病，相当于西医学的带状疱疹。

【单方】

方（《佤族民间常用植物药》）

组成：虎杖（日不矮陀绕）适量。

功效：清热泻火解毒。

主治：带状疱疹。

用法：将上述药材研末，以浓茶水调成糊状，外擦患处。

十一、接触性皮炎

接触性皮炎是皮肤或黏膜单次或多次接触外源性物质后，在接触部位甚至以外的部位发生的炎症性反应，表现为红斑、肿胀、丘疹、水疱甚至大疱。

【复方】

方（《佤族民间常用植物药》）

组成：山慈菇（西亚）、盐肤叶（考西咬）各适量。

功效：清热解毒，凉血消肿，透表止痒。

主治：热毒型接触性皮炎，症见皮肤红肿灼热，丘疹渗液，瘙痒剧烈，或伴局部糜烂，舌红苔黄，脉滑数。

用法：取山慈菇鲜品，配以盐肤叶水煎外洗，每日 2 次。

方义：方中以山慈菇为母药，具有清热解毒、消痈散结的功效，针对接触性皮炎热毒蕴肤、风邪袭表等核心病机；盐肤叶为引药，既调和药性，又引药力透达肌表，兼具收敛解毒之效。全方共奏清热解毒、凉血消肿、透表止痒之效。

十二、雀斑

雀斑为好发于面部的一种黄褐色斑点，浅色皮肤者及女性多见，有遗传倾向，为常染色体显性遗传。

【复方】

方（《佤族民间常用植物药》）

组成：桃花 25g，冬瓜子（毕娘）25g，蜂蜜 100g。

功效：活血化瘀，利水消斑，润肤美白。

主治：气血不畅型雀斑，症见面部黄褐色斑点，皮肤干燥粗糙，或伴便秘，舌暗红苔薄黄，脉弦涩。

用法：将冬瓜子去壳与其他两味药材一同研细，加蜂蜜调匀，放入瓶中备用。每晚睡前涂抹面部患处，次日晨起时洗净。如此反复半个月后，雀斑自然消退。

方义：方中以桃花为母药，具有活血化瘀、利水通便的功效，针对雀斑气血瘀滞、湿热内蕴等核心病机；冬瓜子为助药，协同母药增强润肺化痰、利水消痈的作用；蜂蜜为引药，既调和药性，又引药力达表透邪，兼具滋润肌肤、调和营卫之效。全方共奏活血化瘀、利水消斑、润肤美白之效。

第三节　其他外科病症

一、烧烫伤

烧烫伤是由热力（火焰、灼热的气体、液体或固体）、电能、化学物质、放射线等作用于人体而引起的一种急性损伤病症。烧烫伤常伤于局部，若波及全身，则可出现严重的全身性并发症。古代文献称之为“水火烫伤”“汤泼火伤”“火烧疮”“汤火疮”等。随着现代科学技术的发展，出现了化学烧伤、放射性烧伤、电击伤等。本病的临床特点是创面局部出现红斑、肿胀、疼痛、水疱、渗出、焦痂等主要表现，严重者伴有休克、全身性感染等并发症，若不及时救治或治疗不当，可危及生命。

【复方】

方一（《民族医药抢救性挖掘》）

组成：落地生根（昔打李）8g，多依树（考麻果）10g，芭蕉根 12g。

功效：清热解毒，凉血消肿，生肌敛疮。

主治：热毒型烧烫伤，症见皮肤红肿灼痛，水疱溃烂，渗液明显，或伴发热口渴，舌红苔黄，脉数。

用法：将上述药材捣烂，外敷伤处。

方义：方中以落地生根为母药，具有清热解毒、凉血消肿的功效，针对烧烫伤热毒蕴肤、气血瘀滞等核心病机；多依树为助药，协同母药增强活血化瘀、收敛生肌的作用；芭蕉根为引药，既调和药性，又引药力透达肌表，兼具滋阴润燥、调和气血之效。全方共奏清热解毒、凉血消肿、生肌敛疮之效。

方二（《佤族民间常用植物药》）

组成：紫茉莉（呆满么）20g，芦荟 15g。

功效：清热解毒，凉血止痛，促进愈合。

主治：轻度烧烫伤，症见皮肤红肿灼痛，水疱形成或局部糜烂渗液，舌红苔黄，脉数。

用法：上述药材取鲜品洗净，捣烂，外敷伤处。

方义：方中以紫茉莉为母药，具有清热解毒、凉血消肿的功效，针对烧烫伤热毒灼肤、气血瘀滞等核心病机；芦荟为引药，既调和药性，又引药力透达肌表，兼具消炎镇痛、生肌敛疮之效。全方共奏清热解毒、凉血止痛、促进愈合之效。

方三（《佤族民间常用植物药》）

组成：藤三七叶（努三七）、落地生根（昔打李）、寄生草、绿豆瓣草、炒茶叶各适量。

功效：清热解毒，凉血止痛，生肌敛疮。

主治：轻中度烧烫伤，症见皮肤红肿灼痛，水疱溃烂渗液，或伴局部发热，舌红苔黄，脉数。

用法：将上述药材用冷水浸泡，浸泡后取药液擦拭患处。

方义：方中以藤三七叶为母药，具有清热解毒、消肿止痛、活血生肌的功效，针对烧烫伤热毒灼肤、气血瘀滞等核心病机；落地生根为助药，协同母药增强凉血止血、拔毒生肌的作用；寄生草和绿豆瓣草为引药，既调和药性，又引药力透达肌表，兼具祛风除湿、利尿排毒之效；炒茶叶则调和诸药，兼具收敛消炎、促进创面干燥的作用。全方共奏清热解毒、凉血止痛、生肌敛疮之效。

方四（《佤族民间常用植物药》）

组成：大蓟（嘎夹顶）、藤三七（努三七）、落地生根（昔打李）各适量。

功效：清热解毒，凉血消肿，生肌敛疮。

主治：轻中度烧烫伤，症见皮肤红肿灼痛，水疱溃烂渗液，或伴局部发热，舌红苔黄，脉数。

用法：取大蓟鲜品，与三七、落地生根一同捣烂，外敷患处。

方义：方中以大蓟为母药，具有凉血止血、清热解毒的功效，针对烧烫伤热毒灼肤、血热瘀滞等核心病机；藤三七为助药，协同母药增强活血散瘀、消肿生肌的作用；落地生根为引药，既调和药性，又引药力透达肌表，兼具拔毒生肌、收敛止痛之效。全方共奏清热解毒、凉血消肿、生肌敛疮之效。

方五（《佤族民间常用植物药》）

组成：番石榴树皮（不李麻拐）、土大黄（德兰干）、十大功劳（考土顶）各适量。

功效：清热敛疮，凉血止痛，生肌收口。

主治：轻中度烧烫伤，症见皮肤红肿溃烂，渗液较多，或伴局部灼痛，舌红苔黄腻，脉滑数。

用法：上述药材均取干品，研末，拌熊油或猪油装瓶备用。使用时，取适量外涂患处。

方义：方中以番石榴树皮为母药，具有收敛止血、清热解毒的功效，针对烧烫伤热毒灼肤、创面渗液等核心病机；土大黄为助药，协同母药增强凉血解毒、化瘀生肌的作用；十大功劳为引药，既调和药性，又引药力透达肌表，兼具抗菌消炎、促进愈合之效。全方共奏清热敛疮、凉血止痛、生肌收口之效。

方六（《佤族医药选编》）

组成：荞面 30g，陈茶 25g。

功效：清热凉血，消肿止痛，另可促进创面愈合。

主治：轻度烧烫伤，症见皮肤红肿灼痛，水疱未破或少量渗液，舌红苔薄黄，脉数。

用法：将陈茶煮好后加入生荞面调匀，外擦烫伤处。

方义：方中以荞面为母药，具有清热解毒、凉血消肿的功效，针对烧烫伤热毒灼肤、气血瘀滞等核心病机；陈茶为引药，既调和药性，又引药力透达肌表，兼具收敛生肌、抗菌消炎之效。全方共奏清热凉血、消肿止痛、促进创面愈合之效。

方七（《佤族医药选编》）

组成：番茄叶50g，落地生根叶（昔打李）50g，钻地风叶40g。

功效：清热解毒，凉血止痛，生肌敛疮。

主治：轻中度烧烫伤，症见皮肤红肿灼痛，水疱溃烂渗液，或伴局部发热，舌红苔黄，脉数。

用法：上述药材取鲜品，切细，捣烂，包敷患处，每日换药2次。

方义：方中以番茄叶为母药，具有清热解毒、凉血消肿的功效，针对烧烫伤热毒灼肤、气血瘀滞等核心病机；落地生根叶为助药，协同母药增强拔毒生肌、收敛止痛的作用；钻地风叶为引药，既调和药性，又引药力透达肌表，兼具活血化瘀、祛风除湿之效。全方共奏清热解毒、凉血止痛、生肌敛疮之效。

方八（《佤族医药选编》）

组成：樱桃番茄叶200g，落地生根（昔打李）200g。

功效：清热解毒，凉血止痛，生肌敛疮。

主治：轻中度烧烫伤，症见皮肤红肿灼痛，水疱溃烂渗液，或伴局部发热，舌红苔黄，脉数。

用法：上述药材取鲜品，洗净，切细，捣烂如泥状，包裹于伤口处，每日换药1次。

方义：方中以樱桃番茄叶为母药，具有清热解毒、凉血消肿的功效，针对烧烫伤热毒灼肤、气血瘀滞等核心病机；落地生根为助药，协同母药增强拔毒生肌、收敛止痛的作用。全方共奏清热解毒、凉血止痛、生肌敛疮之效。

方九（沧源佤族自治县岩帅镇田文学提供）

组成：落地生根（昔打李）8g，多依树（考麻果）10g，芭蕉根12g。

功效：清热解毒，凉血止痛，生肌敛疮。

主治：轻中度烧烫伤，症见皮肤红肿溃烂，渗液较多，或伴有局部灼痛，舌红苔黄腻，脉滑数。

用法：将上述药材捣烂，外敷伤处。

方义：方中以落地生根为母药，具有凉血止血、拔毒生肌的功效，针对烧烫伤热毒灼肤、创面渗液等核心病机；多依树为助药，协同母药增强清热解毒、活血消肿的作用；芭蕉根为引药，既调和药性，又引药力透达肌表，兼具收敛生肌、抗菌消炎之效。全方共奏清热解毒、凉血止痛、生肌敛疮之效。

方十（《佤族民间常用植物药》）

组成：紫茉莉（呆满么）30g，芦荟 15g。

功效：清热解毒，凉血止痛；另可促进创面愈合。

主治：轻中度烧烫伤，症见皮肤红肿灼痛，水疱未破或少量渗液，舌红苔薄黄，脉数。

用法：取紫茉莉鲜品，与芦荟一同捣烂，外敷患处。

方义：方中以紫茉莉为母药，具有清热解毒、凉血消肿的功效，针对烧烫伤热毒灼肤、气血瘀滞等核心病机；芦荟为助药，协同母药增强消炎止痛、生肌敛疮的作用。全方共奏清热解毒、凉血止痛、促进创面愈合之效。

方十一（《佤族民间常用植物药》）

组成：落地生根（昔打李）、芭蕉根、多依树嫩枝叶（考麻果）各适量。

功效：清热解毒，凉血止痛，生肌敛疮。

主治：轻中度烧烫伤，症见皮肤红肿溃烂，渗液较多，或伴局部灼痛，舌红苔黄腻，脉滑数。

用法：落地生根取鲜品，与芭蕉根、多依树嫩枝叶一同捣烂，外敷患处。

方义：方中以落地生根鲜品为母药，具有凉血止血、拔毒生肌的功效，针对烧烫伤热毒灼肤等核心病机；多依树嫩枝叶为助药，协同母药增强清热解毒、活血消肿的作用；芭蕉根为引药，既调和药性，又引药力透达肌表，兼具收敛生肌、抗菌消炎之效。全方共奏清热解毒、凉血止痛、生肌敛疮之效。

方十二（《佤族民间常用植物药》）

组成：土大黄（德兰干）、南瓜瓤各适量。

功效：清热解毒，凉血止痛，生肌敛疮。

主治：轻、中度烧烫伤，症见皮肤红肿溃烂，渗液较多，或伴局部灼痛，舌红苔黄腻，脉滑数。

用法：将上述药材捣烂，外敷患处。

方义：方中以土大黄为母药，具有清热解毒、凉血止血、消肿生肌的功效，针对烧烫伤热毒灼肤等核心病机；南瓜瓤为助药，协同母药增强润肤生肌、消炎止痛的作用。全方共奏清热解毒、凉血止痛、生肌敛疮之效。

【单方】

方一（《佤族民间常用植物药》）

组成：大胖菜（德轮汞）适量。

功效：消肿止痛。

主治：烧烫伤。

用法：上述药材取鲜品，水煎，外洗患处。

方二（《佤族民间常用植物药》）

组成：大拔毒（呆介嘎）本品花适量。

功效：解毒消肿，排脓生肌，润燥滑肠。

主治：烧烫伤、疮疡、腮腺炎。

用法：将上述药材用香油浸泡备用，取浸泡后的油剂外涂患处，每日多次。

方三（《佤族民间常用植物药》）

组成：烂芭蕉根适量。

功效：凉血止痛，利尿消肿。

主治：烧烫伤。

用法：将上述药材捣烂，外敷患处。

方四（《佤族民间常用植物药》）

组成：山大黄（革绕并）适量。

功效：凉血化瘀，泻热解毒。

主治：烧烫伤、跌打损伤、痈肿疔毒。

用法：取上述药材干品，研末，调香油，外涂患处。

方五（《佤族民间常用植物药》）
组成：树葱（德某考）适量。
功效：清热解毒，消肿止痛。
主治：烧烫伤、跌打损伤、骨折、痈疮疥肿。
用法：取上述药材干品，研末，调香油，外涂患处。

方六（《佤族医药选编》）
组成：南瓜适量。
功效：解毒敛疮。
主治：烧烫伤、痈肿疮疡。
用法：取南瓜鲜品，仅取瓤捣烂，外敷患处，每日换 2 ～ 4 次。

方七（《佤族医药选编》）
组成：虎杖根（日不矮陀绕）适量。
功效：活血定痛，散热利湿解毒。
主治：水火烫伤、跌打损伤、痈肿疮毒。
用法：取虎杖根鲜品，洗净，配浓茶汁捣成糊状，外涂患处。

方八（《佤族医药选编》）
组成：落地生根（昔打李）适量。
功效：消肿止痛，拔毒生肌。
主治：烧烫伤、跌打骨折、痈疮疖肿、腮腺炎、乳腺炎。
用法：取落地生根鲜品，洗净，切细，捣烂成泥，包敷伤口，每日换 1 次。

方九（《佤族医药选编》）
组成：鸡蛋、蜂蜜各适量。
功效：消肿止痛。
主治：烧烫伤。
用法：将二者等量混合调匀，外涂患处。

方十（《佤族医药选编》）
组成：侧柏叶适量。
功效：凉血止血。

主治：烧烫伤、跌打损伤等。

用法：取侧柏叶鲜品，洗净，捣烂如泥，加少许白酒调成线状，使用前，用生理盐水洗创面，再将调好的药外敷患处，外用纱布包扎，每日换3次。

方十一（《佤族医药选编》）

组成：石榴皮适量。

功效：散瘀消肿，消炎止痛。

主治：水火烫伤、疔肿疮毒。

用法：石榴皮洗净后放入容器中，加入500mL水，用文火煎至250mL。煎好后，将药液过滤，待冷却后，外涂患处。

方十二（《佤族医药选编》）

组成：酸笋水适量。

功效：散瘀消肿，消炎止痛。

主治：局部烫烧伤。

用法：外涂烫伤处，每隔30分钟涂洗1次，1日可涂洗数次，直至伤口痊愈。

方十三（《佤族医药选编》）

组成：水老鼠适量。

功效：散瘀消肿，活血止痛。

主治：轻度烧伤。

用法：取上述药材干品，用文火焙黄，研末备用。使用时，将药末均匀撒于烧伤处，每日2次，一般5～7日可收效。

方十四（《佤族医药选编》）

组成：蝙蝠适量。

功效：散瘀消肿，消炎止痛。

主治：轻度烧伤。

用法：取上述药材干品，用文火焙黄，研末备用。使用时，将药末均匀撒于烧伤处，每日2次，一般5～7日可收效。

方十五（《佤族医药选编》）

组成：落地生根（昔打李）200g。

功效：凉血止血，清热解毒。

主治：轻度烧伤。

用法：取上述药材鲜品，洗净，切细，捣烂如泥状，包敷伤口，每日换药1次。

方十六（《佤族医药选编》）

组成：多依果（考麻果）1000g。

功效：散瘀消肿，消炎止痛。

主治：大面积烧烫伤。

用法：取上述药材鲜品，切片后放入大锅内煎煮至熟烂，去渣后将汤继续加热浓缩为糊状。待冷却后，外涂伤处，每日2～3次。

方十七（沧源佤族自治县班老乡彭建新提供）

组成：斑鸠毛适量。

功效：敛疮生肌。

主治：烫伤。

用法：将上述药材烧灰，调入适量菜籽油或苏子油，外涂患处。

方十八（沧源佤族自治县班老乡彭建新提供）

组成：多依树皮（考麻果）适量。

功效：敛疮生肌。

主治：烫伤。

用法：将上述药材切碎，放入锅中，加入适量清水，用文火熬至呈糊状。待冷却后，外涂患处。

方十九（沧源佤族自治县班老乡彭建新提供）

组成：地龙适量。

功效：清热生肌。

主治：烫伤。

用法：将上述药材泡入白糖水中，外涂患处。

方二十（沧源佤族自治县班老乡彭建新提供）

组成：蛋清适量。

功效：清热解毒，敛疮生肌。

主治：烫伤。

用法：反复涂抹患处。

备注：取适量鸡蛋清，经高温炼制得到蛋清油，每日涂抹患处3次；或取新鲜老南瓜心，洗净，捣碎后外敷患处。

【佤族特色方】

方（《佤族民间常用植物药》）

组成：隔夜找娘（茅滚堆）、落地生根（昔打李）各适量。

功效：清热解毒，凉血止痛，生肌敛疮。

主治：轻、中度烧烫伤，症见皮肤红肿灼痛，水疱溃烂渗液，或伴局部发热，舌红苔黄，脉数。

用法：将上述药材捣烂，调香油拌匀，外敷患处。

方义：方中以隔夜找娘为母药，具有清热解毒、凉血消肿、去瘀生新的功效，针对烧烫伤热毒壅盛、气血瘀滞等核心病机；落地生根为助药，协同母药增强凉血止血、拔毒生肌的作用。全方共奏清热解毒、凉血止痛、生肌敛疮之效。

二、毒蛇咬伤

毒蛇咬伤是指人体被毒蛇咬伤后，蛇毒由伤口进入人体内而引起的一种急性全身中毒性病症。我国最早记载本病的典籍是《山海经·南山经》。其临床特点是咬伤部位有明显的牙痕，患者常出现头晕、眼花，还伴有烦躁、神昏、血尿、皮下瘀斑、惊厥等全身症状。目前，我国已知的蛇类有219种，其中毒蛇50余种。对人体构成较大威胁的有10余种，神经毒者有银环蛇、金环蛇、海蛇，血液循环毒者有蝰蛇、尖吻蝮蛇、竹叶青蛇和烙铁头蛇，混合毒者有眼镜蛇、眼镜王蛇和蝮蛇。

【复方】

方一（沧源佤族自治县岩帅镇坝岭村肖光荣提供）

组成：烂芭蕉叶、芦苇根（便呀）各适量。

功效：清热解毒，消肿止痛，利尿排毒。

主治：毒蛇咬伤，症见伤口红肿疼痛，局部灼热及渗液，或伴发热，舌红苔黄，脉数。

用法：水煎，每日 1 剂，分 3 次温服。

方义：方中以烂芭蕉叶为母药，具有清热解毒、消肿止痛的功效，针对毒蛇咬伤热毒壅盛等核心病机；芦苇根为助药，协同母药增强利尿排毒、凉血止血的作用。全方共奏清热解毒、消肿止痛、利尿排毒之效。

方二（沧源佤族自治县芒卡镇刘荣昌提供）

组成：七叶一枝花（嘎关艾）20g，盐肤树皮（考西咬）12g，歪叶子兰（小麻疙瘩）15g，灶灰 10g。

功效：清热解毒，凉血消肿，拔毒止痛。

主治：毒蛇咬伤，症见伤口红肿剧痛，渗血或渗液，伴局部灼热，舌红苔黄，脉数。

用法：伤口处先以火烧灼消毒，取上述药材鲜品，捣烂后敷于伤口周围，施力涂擦时须从近心端向远心端推赶，以促使毒血排出。

方义：方中以七叶一枝花为母药，具有清热解毒、消肿止痛的功效，针对毒蛇咬伤热毒壅盛、局部肿胀等核心病机；盐肤树皮为助药，协同母药增强凉血解毒、散瘀消肿的作用；歪叶子兰为引药，兼具祛风止痛、引药透达之效，同时灶灰作为辅引药，发挥止血敛疮、拔毒生肌的作用。全方共奏清热解毒、凉血消肿、拔毒止痛之效。

方三（沧源佤族自治县勐董镇田华昌提供）

组成：七叶一枝花（嘎关艾）6g，歪叶子兰（小麻疙瘩）8g，小丁香（聂良个）8g，刺五加（德个母）8g，白花蛇舌草（日不打昔吻）8g。

功效：清热解毒，消肿止痛，利尿排毒。

主治：毒蛇咬伤及犬咬伤，症见伤口红肿剧痛，肢体麻木或抽搐，舌红苔黄腻，脉弦数。

用法：水煎，每日 1 剂，分 3 次温服。

方义：方中以七叶一枝花为母药，具有清热解毒、消肿止痛的功效，针对毒蛇咬伤热毒壅盛等核心病机；歪叶子兰为助药，协同母药增强祛风通络、散瘀止痛的作用；小丁香和刺五加为引药，小丁香辛温能引药透达并缓解疼痛，刺五加辛温可益气活血以扶正祛邪；白花蛇舌草兼具助药与引药作用，加强利尿排毒之效。全方共奏清热解毒、祛风通络、消肿止痛、利尿排毒之效。

方四（《佤族民间常用植物药》）

组成：天南星（嘎呀）10g，杠板归（噶累下）10g，盐肤木（考西咬）10g。

功效：拔毒解毒，消肿止痛。

主治：毒蛇咬伤，症见伤口红肿剧痛，肢体麻木或抽搐，舌红苔黄腻，脉弦数。

用法：水煎，每日 1 剂，分 3 次温服，并取天南星鲜品捣烂，外敷伤口。

方义：方中以天南星为母药，具有解毒消肿、祛风止痉的功效，针对毒蛇咬伤风毒壅滞等核心病机；杠板归为助药，协同母药增强清热解毒、散瘀止痛的作用；盐肤木为引药，兼具凉血解毒、引药透达之效。全方共奏清热解毒、祛风通络、消肿止痛之效。

方五（《佤族民间常用植物药》）

组成：杠板归（噶累下）、野半夏（噶勾欧）各适量。

功效：拔毒解毒，消肿止痛。

主治：虫蛇咬伤，症见伤口红肿剧痛，肢体麻木或抽搐，舌红苔黄腻，脉弦数。

用法：取野半夏鲜品，与杠板归一同捣烂，外敷患处。

方义：方中以杠板归为母药，具有清热解毒、散瘀消肿的功效，针对毒蛇咬伤热毒壅盛等核心病机；野半夏为助药，协同母药增强祛风止痉、解毒止痛的作用。全方共奏清热解毒、祛风通络、消肿止痛之效。

方六（《佤族民间常用植物药》）

组成：红孩儿（德刮然）、盐肤叶（考西咬）各适量。

功效：清热解毒，凉血消肿，拔毒生肌。

主治：虫蛇咬伤，症见伤口红肿剧痛，渗血或渗液，伴局部灼热，舌红苔黄，脉数。

用法：将上述药材捣烂，外敷患处。

方义：方中以红孩儿为母药，具有清热解毒、散瘀消肿的功效，针对毒蛇咬伤热毒壅盛等核心病机；盐肤叶为助药，协同母药增强凉血解毒、收敛生肌的作用。全方共奏清热解毒、凉血消肿、拔毒生肌之效。

方七（沧源佤族自治县班老乡彭建新提供）

组成：青蒿（拉昔别龙）、刺五加（德个母）、紫茎泽兰、马鞭草叶（日不安里）各适量。

功效：清热解毒，凉血消肿，益气活血。

主治：毒蛇咬伤，症见伤口红肿剧痛，肢体麻木或抽搐，舌红苔黄腻，脉弦数。

用法：将上述药材嚼烂，包敷伤口。

方义：方中以青蒿为母药，具有清热解毒、凉血退蒸的功效，针对毒蛇咬伤热毒壅盛等核心病机；刺五加为助药，协同母药增强益气活血、扶正祛邪的作用；紫茎泽兰和马鞭草叶为引药，紫茎泽兰苦寒能利尿排毒，马鞭草叶苦凉可活血散瘀、引药透达。全方共奏清热解毒、凉血消肿、益气活血、利尿排毒之效。

备注：可用七叶一枝花根嚼烂后包敷伤口，但七叶一枝花有毒，须谨慎使用；或刮下砧板上的渣，与红糖一同捣烂后包敷伤口；或取一把糯米嚼烂，连唾液一同包敷伤口。

【单方】

方一（《佤族民间常用植物药》）

组成：七叶一枝花（嘎关艾）适量。

功效：清热解毒，消肿止痛。

主治：虫蛇咬伤。

用法：将上述药材研末，用白酒送服。

方二（《佤族民间常用植物药》）

组成：白花蛇舌草（日不打昔吻）30g。

功效：清热解毒，散瘀消肿。

主治：虫蛇咬伤。

用法：水煎频服，另用鲜品配盐肤木叶捣烂，外敷患处。

方三（《佤族民间常用植物药》）

组成：刺五加嫩枝（德个母）适量。

功效：清热解毒，消炎止痛。

主治：虫蛇咬伤。

用法：将上述药材配以七叶一枝花一同捣烂，外敷患处。

方四（《佤族民间常用植物药》）

组成：野半夏（噶勾欧）适量。

功效：散结消痈，消炎止痛。

主治：虫蛇咬伤。

用法：取上述药材鲜品配杠板归捣烂，外敷患处。

方五（《佤族民间常用植物药》）

组成：盐肤木鲜品（考西咬）适量。

功效：清热解毒，散瘀止血。

主治：虫蛇咬伤。

用法：水煎服，并取本品嫩枝叶捣烂，外敷患处。

备注：佤族民间认为，蛇类害怕本品，所以上山时常用本品茎枝来打草防蛇。

方六（《佤族民间常用植物药》）

组成：佤芫荽（德吉噶）适量。

功效：清热解毒，消肿散痈。

主治：虫蛇咬伤。

用法：取上述药材鲜品捣烂，外敷患处。

方七（《佤族民间常用植物药》）

组成：铜锤玉带（不李堵跌呀）适量。

功效：活血散瘀，通经活络，消肿止痛。

主治：虫蛇咬伤。

用法：取上述药材鲜品捣烂，绞汁半小碗，用适量酒冲服，再用其药渣外包伤口。

方八（《佤族民间常用植物药》）

组成：红孩儿（德刮然）适量。

功效：解毒利水，祛湿活血。

主治：虫蛇咬伤。

用法：上述药材配盐肤叶一同捣烂，外敷患处。

方九（沧源佤族自治县勐董镇田华昌提供）

组成：杠板归（噶累下）适量。

功效：拔毒止痒。

主治：虫蛇咬伤。

用法：取上述药材鲜品捣烂，外敷伤口。

方十（沧源佤族自治县班老乡彭建新提供）

组成：老酸笋 50g ～ 100g。

功效：拔毒解毒。

主治：蚊叮虫咬、毒蜂蜇伤。

用法：将上述药材捣烂，外敷患处，每 12 小时更换 1 次，直至患处完全消肿。

备注：佤族民众认为酸笋具有消炎、消肿、止痒、排毒等作用，尤其以留存年头多的老酸笋效果更佳。除上述方法外，还可以取酸笋酸汁，每隔 10 分钟涂抹患处一次，直到恢复。使用此方外敷患处的同时，可采用“药食同源”的方法口服，取酸笋 100g、粳米 150g，共同熬烂成饭食用，每日不间断熬制酸笋做饭吃，直至痊愈。另外，熬酸笋烂饭一定要放盐、辣椒，否则无效。

【佤族特色方】

方一（民间经验方）

组成：砧板渣，红糖一块，糯米一把，七叶一枝花根（嘎关艾），旱烟屎，青蒿（拉昔别龙）、刺五加（德个母）、紫茎泽兰、马鞭草叶（日不安里）各适量。

功效：清热解毒，消肿止痛，扶正固本。

主治：毒蛇咬伤，症见伤口红肿剧痛，肢体麻木或抽搐，伴恶心呕吐。

用法：刮下砧板上的渣，包敷伤口；或取一块红糖捣烂后包敷伤口；或取一把糯米嚼烂，连同唾沫一同包敷伤口；或取七叶一枝花根嚼烂后包敷伤口；或取青蒿、刺五加、紫茎泽兰、马鞭草叶各适量，嚼烂后包敷伤口。

方义：方中以七叶一枝花根为母药，具有清热解毒、消肿止痛的功效，针对毒蛇咬伤热毒壅盛等核心病机；青蒿和刺五加为助药，青蒿协同母药增强凉血解毒之效，刺五加则益气活血以扶正祛邪；砧板渣、旱烟屎、紫茎泽兰、马鞭草叶为引药，其中砧板渣可吸附毒素，旱烟屎能麻痹局部神经以止痛，紫茎泽兰利尿排毒，马鞭草叶活血散瘀、引药透达。红糖与糯米熬粥内服，可补脾养胃、调和药性，防止苦寒伤胃。全方共奏清热解毒、消肿止痛、活血排毒、扶正固本之效。

方二（《民族医药抢救性挖掘》）

组成：烂芭蕉根、芦苇根（便呀）各适量。

功效：清热解毒，凉血消肿，利尿排毒。

主治：毒蛇咬伤，症见伤口红肿灼痛，肢体麻木或瘀斑，伴烦渴尿赤。

用法：水煎，药汁内服或外擦。

方义：方中以烂芭蕉根为母药，具有清热解毒、凉血消肿的功效，针对毒蛇咬伤热毒壅盛等核心病机；芦苇根为助药，协同母药增强利尿排毒、生津润燥的作用。全方共奏清热解毒、凉血消肿、利尿排毒之效。

方三（《民族医药抢救性挖掘》）

组成：盐肤木根（考西咬）适量。

功效：清热解毒，散瘀止血，消肿止痛。

主治：毒蛇咬伤。

用法：内服煎汤 15 ～ 60g，常配伍其他解毒药，如七叶一枝花，增强疗效。外用则取鲜根捣敷；或煎水洗患处，直接作用于伤口拔毒。

方四（《中国佤族医药（四）》）

组成：毒蛇尾巴适量。

功效：拔毒消炎。

主治：蛇咬伤。

用法：被毒蛇咬伤时，应立即将其打死，砍断其尾巴，将尾部断口对准伤口贴合，保持 15 ～ 20 分钟后移开。

备注：需要注意，此法若操作不当易导致伤口感染、毒素扩散，且可能因耽误送医时机而加重病情。

三、狂犬病

狂犬病，是指被犬类等动物咬伤后，以局部出现咬伤瘀点，周围红肿疼痛，甚至烦躁、怕风、恐水、畏光、痉挛、抽搐，终至瘫痪而危及生命为主要表现的疫病。本病若能在早期进行诊断和治疗，一般预后良好；若病情严重，可致瘫痪并危及生命。

狂犬病存在潜伏期，严重者潜伏期可能较短。典型病例临床过程中有前驱期、兴奋期、瘫痪期，病程一般不超过6天。初期症状表现为精神不振、微热头痛、食欲不振等，继则心中常有恐惧，对声、光、风、痛较敏感，早已愈合的伤口有麻、痒、痛及蚁行感。1～2日后闻声则惊，轻微刺激即可引起抽搐、烦躁，口渴而不能饮水，极度恐水，闻水、见水或谈到水，都能引起咽喉痉挛，且多汗流涎，排尿排便困难。后期发展为下肢瘫痪，恐惧消失，痉挛停止，但表情冷漠，口不能闭，气息低微，继而昏迷，预后不良。

【佤族特色方】

方（沧源佤族自治县班老乡彭建新提供）

组成：砧板渣，红糖一块，糯米一把，七叶一枝花根（嘎关艾）、旱烟屎、青蒿（拉昔别龙）、刺五加（德个母）、紫茎泽兰、马鞭草叶（日不安里）各适量。

功效：解毒镇惊，凉血熄风，利尿排毒，扶正固本。

主治：狂犬病，症见恐水畏风，躁狂抽搐，舌绛脉数。

用法：刮下砧板上的渣，包敷伤口；或取一块红糖捣烂后包敷伤口；或取一把糯米嚼烂，连同唾沫一同包敷伤口；或取七叶一枝花根嚼烂后包敷伤口；或取青蒿、刺五加、紫茎泽兰、马鞭草叶各适量，嚼烂后包敷伤口。

方义：方中以七叶一枝花根为母药，具有清热解毒、凉血定惊的功效，针对狂犬病毒邪攻心等核心病机；青蒿和刺五加为助药，青蒿协同母药增强透热解毒之效，刺五加益气扶正以固护元气；砧板渣、旱烟屎、紫茎泽兰、马鞭草叶为引药，其中砧板渣可吸附毒素，旱烟屎麻痹神经以缓解痉挛，紫茎泽兰利尿排毒，马鞭草叶活血通络、引药达四肢；辅以红糖糯米粥甘温补中，调和药性并防苦寒伤胃。全方共奏解毒镇惊、凉血熄风、利尿排毒、扶正固本之效。

四、破伤风

破伤风是指皮肉破伤后，风毒之邪乘虚侵入，进而引起的以全身或局部肌肉强直性痉挛和阵发性抽搐为特征的急性病症，又称“伤痉”。“破伤风”之名首见于《仙授理伤续断秘方》。其中，因外伤所致者又称金疮痉，产后发病者称产后痉，新生儿因断脐所致者称小儿脐风或脐风撮口，西医学亦称之为破伤风。临床上，破伤风以外伤所致者最为常见。其特点包括：有皮肉破伤史，有一定的潜伏期，发作时以全身或局部肌肉强直性痉挛和阵发性抽搐为主要特征；间歇期全身肌肉仍持续紧张收缩，部分患者可伴有发热症状，但神志始终清楚，多因并发症导致死亡。

【复方】

方一（沧源佤族自治县勐董镇田华昌提供）

组成：七叶一枝花（嘎关艾）15g，山乌龟（革啦西爷）20g，石灰30g。

功效：解毒镇痉，祛风止搐，敛疮生肌。

主治：破伤风，症见牙关紧闭，角弓反张，肌肉痉挛，伤口红肿渗液。

用法：七叶一枝花、山乌龟均取鲜品捣烂，加入石灰，再加水搅拌成均匀膏状。将药膏外擦伤口周围，注意不要触及伤口处。

方义：方中以七叶一枝花根为母药，具有清热解毒、凉肝息风的功效，针对破伤风风毒内陷等核心病机；山乌龟为助药，协同母药增强祛风解痉、活血通络之效；石灰为引药，外用可拔毒敛疮、止血定痛，内服（须炮制）能中和毒素。全方共奏解毒镇痉、祛风止搐、敛疮生肌之效。

方二（沧源佤族自治县勐董镇田华昌提供）

组成：七叶一枝花（嘎关艾）8g，车前草（德对西娘）10g，白花蛇舌草（日不打昔吻）5g，山乌龟（革啦西爷）8g，南木香10g，紫金龙（丫来母）8g。

功效：解毒镇痉，祛风止搐，利尿排毒。

主治：破伤风，症见牙关紧闭，角弓反张，肌肉痉挛，伤口红肿渗液。

用法：水煎，每日1剂，分3次温服。

方义：方中以七叶一枝花为母药，具有清热解毒、凉肝息风的功效，针对破伤风风毒内陷等核心病机；山乌龟和紫金龙为助药，山乌龟协同母药增强祛风解痉、活血通络之效，紫金龙止痛定惊以缓解痉挛；车前草、白花蛇舌草、南木香为引药，车前草利尿排毒，白花蛇舌草清热解毒，南木香行气止痛并引药达四肢。全方共奏解毒镇痉、祛风止搐、利尿排毒之效。

方三（沧源佤族自治县班老乡彭建新提供）

组成：天南星（嘎呀）10g，白芷15g，白附5g，大叶钩藤（努英革兰）15g。

功效：祛风解痉，化痰通络，定搐止痛。

主治：破伤风，症见牙关紧闭，角弓反张，肌肉痉挛，伤口红肿。

用法：水煎，每日 1 剂，分 3 次温服，连服 3 ～ 5 剂。

方义：方中以天南星为母药，具有祛风化痰、解痉定搐的功效，针对破伤风风毒内陷、筋脉拘急的核心病机；白附子和大叶钩藤为助药，白附子协同母药增强祛风止痉、散结止痛之效，大叶钩藤平肝息风、舒筋活络以缓解肌肉强直；白芷为引药，辛温上行，祛风散邪并引药力达头面及四肢。全方共奏祛风解痉、化痰通络、定搐止痛之效。

【单方】

方（沧源佤族自治县班老乡彭建新提供）

组成：野花椒根（斯给木醒）100g。

功效：解毒镇静。

主治：破伤风。

用法：水煎，以黄酒为引，每日服 2 次，每次服 10mL，以服后发汗为妙。

【佤族特色方】

方（《民族医药抢救性挖掘》）

组成：山乌龟（革啦西爷）、石灰山乌龟各适量。

功效：解毒镇痉，祛风止搐，敛疮生肌。

主治：破伤风，症见牙关紧闭，角弓反张，肌肉痉挛，伤口红肿渗液。

用法：将上述药材捣烂，用水搅拌均匀后用纱布包裹，外敷伤口，注意避开伤口破损处。

方义：方中以山乌龟为母药，具有清热解毒、祛风解痉的功效，针对破伤风风毒内陷等核心病机；石灰为助药，协同母药增强拔毒敛疮、止血定痛之效；白芷为引药，辛温上行，祛风散邪并引药力达头面及四肢。全方共奏解毒镇痉、祛风止搐、敛疮生肌之效。

五、竹刺入肉

【复方】

方（沧源佤族自治县班老乡彭建新提供）

组成：竹鼠油、蛇油、老腊肉油各适量。

功效：拔毒排刺，消炎生肌，消肿止痛。

主治：竹刺入肉所致的外伤，症见刺伤处红肿，化脓，疼痛难忍或刺体残留。

用法：将上述三种油混合调匀，外涂伤口及其周围，每日 2 ～ 3 次。2 ～ 3 日后，竹木刺自会露出皮外，可用手拔除。

方义：该方以竹鼠油为母药，具有解毒排脓、生肌止痛的功效；蛇油为助药，协同母药增强抗菌消炎、润肤生肌之效；老腊肉油为引药，润滑渗透并引药力直达刺伤深处。全方共奏拔毒排刺、消炎生肌、消肿止痛之效。

六、误吞铁钉

【复方】

方（沧源佤族自治县班老乡彭建新提供）

组成：生、熟韭菜（拉戛下）各 250g。

功效：包裹异物，促进排泄并修复黏膜。

主治：误吞铁钉，症见胃脘隐痛，大便不畅或带血丝。

用法：将上述药材混合，嚼碎后用温水服下。

方义：方中以生韭菜为母药，具有活血散瘀、解毒消肿的功效；熟韭菜为助药，协同母药增强润肠通便、保护胃肠黏膜之效；蜂蜜为引药，润滑肠道并引药力直达消化道。全方共奏包裹异物、促进排泄、修复黏膜之效。

七、鸡眼

方（沧源佤族自治县班老乡彭建新提供）

组成：独头大蒜、大葱白、干石灰各适量。

功效：软化角质，腐蚀赘疣，消炎止痛。

主治：鸡眼，症见足底或趾缘硬结凸起，行走疼痛，表面角质增厚。

用法：将上述药材捣烂，调白酒，每晚包敷脚心患处，每日 1 次，7 日为 1 个疗程。此外，也可使用藿香正气水外涂患处，每日 1 次，连涂 9 日。

方义：方中以独头大蒜为母药，具有解毒散结、腐蚀角质的功效，针对鸡眼局部气血瘀滞等核心病机；干石灰为助药，协同母药增强腐蚀赘疣、拔毒生肌之效；大葱白为引药，辛温走窜以引药力直达患处，兼以缓解大蒜与石灰的刺激性。全方共奏软化角质、腐蚀赘疣、消炎止痛之效。

八、鱼刺鲠喉

方（沧源佤族自治县班老乡彭建新提供）

组成：活鸭1只。

主治：鱼刺鲠喉。

用法：将鸭子倒挂，收集从鸭嘴流出来的唾液（即所谓的“口水”）接入碗中，令患者缓缓咽下。民间认为，鸭子的唾液可软化鱼刺，使之变软或化掉。随后，患者可喝一口水或吞下一团糯米饭，借助水或糯米饭的推动，无论鱼刺是否化掉，都会被冲下肚，最终随大便排出体外。

第四节 肛门直肠病症

痔，又称为痔疮，是直肠末端黏膜下和肛管皮肤下的静脉丛发生扩大、曲张所形成的柔软静脉团，又称痔核，以便血、脱出、肿痛为临床特点，男女老幼皆可发病。国内流行病学调查显示，痔疮占肛肠疾病的87.25%，位居首位，故有“十人九痔”之说。该病多见于20岁以上的成年人，根据发病部位的不同，临床上可分为内痔、外痔和混合痔。

【复方】

方一（《佤族民间常用植物药》）

组成：蓖麻叶（考国呀）、侧柏叶、桃叶、荨麻各适量。

功效：清热祛湿，消肿止痛，收敛止血。

主治：痔疮便血，症见肛门肿物脱出，便血鲜红，局部灼热瘙痒或渗液。

用法：水煎服或坐浴。

方义：方中以蓖麻叶为母药，具有解毒消肿、拔毒生肌的功效，针对痔疮湿热下注、气血瘀滞等核心病机；侧柏叶为助药，协同母药增强凉血止血、收敛消肿之效；桃叶和荨麻为引药，可活血散瘀并引药力直达肛周患处，缓解局部瘙痒疼痛。全方共奏清热祛湿、消肿止痛、收敛止血之效。

方二（《佤族民间常用植物药》）

组成：天花粉（努给不拢）根、叶各适量。

功效：清热祛湿，消肿止痛，生肌止血。

主治：痔疮便血，症见肛门肿痛，便血鲜红，局部灼热或渗液。

用法：取上述药材鲜品捣烂，外包患处。

方义：方中以天花粉根、叶为母药，具有清热排脓、凉血消肿的功效，针对痔疮湿热下注、气血瘀滞等核心病机；侧柏叶为助药，协同母药增强收敛止血、燥湿敛疮之效；蜂蜜为引药，润滑肠道并引药力直达肛周患处。全方共奏清热祛湿、消肿止痛、生肌止血之效。

方三（西盟佤族自治县翁嘎科镇魏华提供）

组成：地桃花（日不买角顶）15g，三七 12g，苦楝皮（考老乃）10g。

功效：清热利湿，消肿止痛，收敛止血。

主治：痔疮便血，症见肛门肿痛，便血鲜红，局部灼热或渗液瘙痒。

用法：水煎，每日 1 剂，分 3 次温服。

方义：方中以地桃花为母药，具有清热解毒、活血消肿的功效，针对痔疮湿热下注、气血瘀滞等核心病机；三七为助药，协同母药增强化瘀止血、止痛生肌之效；苦楝皮为引药，杀虫止痒并引药力直达肛周患处，兼缓解局部瘙痒。全方共奏清热利湿、消肿止痛、收敛止血之效。

方四（沧源佤族自治县班老乡彭建新提供）

组成：三桠苦叶（德种考）、臭牡丹叶（辣轮木）、苦参、土大黄（德兰干）、白茅根（不拢）各 20g。

功效：解毒止痛，消炎止血。

主治：痔疮便血，症见肛门肿痛，便血鲜红，局部灼热或渗液瘙痒。

用法：水煎服，每日 3 次；也可加量煮水，用于盆浴，每日 1 次，连续使用 5 ～ 7 日。

方义：方中以三桠苦叶为母药，具有清热解毒、消肿止痛的功效，针对痔疮湿热下注、气血瘀滞等核心病机；臭牡丹叶和苦参为助药，协同母药增强燥湿敛疮、凉血止血之效；土大黄和白茅根为引药，活血散瘀并引药力直达肛周患处，兼缓解局部瘙痒疼痛。全方共奏清热祛湿、消肿止痛、收敛止血之效。

方五（沧源佤族自治县班老乡彭建新提供）

组成：白花蛇舌草（日不打昔吻）1 柄，红藤、鸡矢藤（本粗）各 3g，卷柏（盖然）、马齿苋各 50g。

功效：清热利湿，活血消肿，收敛止血。

主治：痔疮便血，症见肛门肿痛，便血鲜红，局部灼热或渗液瘙痒。

用法：水煎，每日 1 剂，分 3 次温服。

方义：方中以白花蛇舌草为母药，具有清热解毒、消痈散结的功效，针对痔疮湿热下注、气血瘀滞等核心病机；红藤和鸡矢藤为助药，协同母药增强活血化瘀、消肿止痛之效；卷柏和马齿苋为引药，凉血止血并引药力直达肛周患处，缓解局部瘙痒疼痛。全方共奏清热利湿、活血消肿、收敛止血之效。

方六（沧源佤族自治县班老乡彭建新提供）

组成：芦苇根（便呀）、白茅根（不拢）、地丁草、通光散（努白）各 15g。

功效：清热利湿，凉血止血，消肿止痛。

主治：痔疮便血，症见肛门肿痛，便血鲜红，局部灼热或渗液。

用法：取芦苇根鲜品与其他三味药材一同水煎服用；也可取温水半盆，放一小把盐，每晚坐浴 1 次，每次 30 分钟。

方义：方中以鲜芦苇根为母药，具有清热生津的功效，针对痔疮湿热下注、血热妄行等核心病机；地丁草和通光散为助药，协同母药增强清热解毒、消肿散结之效；白茅根为引药，凉血止血、利尿通淋并引药力直达肛周患处，兼缓解局部灼热疼痛。全方共奏清热利湿、凉血止血、消肿止痛之效。

方七（沧源佤族自治县班老乡彭建新提供）

组成：红花、桃仁、甘草、大黄各 25g，红藤、鬼针草（拽）、三椏苦（德种考）、飞龙斩血（德个母农）各 3g，三椏苦叶（德种考）、桃叶、臭牡丹叶（辣轮木）、青蒿（拉昔别龙）、血满草（辣惹南）、青茶叶、野辣蓼各 1 把。

功效：清热利湿，活血消肿，通便止血。

主治：痔疮便血，症见肛门肿痛，便血鲜红，便秘或局部灼热渗液。

用法：红花、桃仁、甘草、大黄各 25g，红藤、鬼针草、三椏苦、飞龙斩血各 3g，水煎服。同时采集三椏苦叶、桃叶、臭牡丹叶、青蒿、血满草、青茶叶、野辣蓼各 1 把，煮水，每日盆浴 1 次，每次 15 ～ 20 分钟，每晚睡前施行，7 ～ 15 天为 1 个疗程。

方义：方中以红花和大黄为母药，具有活血化瘀、泻热通便的功效，针对痔疮湿热瘀阻、气血不畅等核心病机；桃仁、红藤、鬼针草、三椏苦为助药，协同母药增强破血逐瘀、清热解毒之效；飞龙斩血、青蒿、血满草等为引药，凉血止血并引药力直达肛周患处，缓解局部肿痛瘙痒。全方共奏清热利湿、活血消肿、通便止血之效。

第十五章　骨伤科病证

第一节　骨　折

骨折是指骨骼的完整性或连续性遭到破坏，表现为骨结构的完全断裂或部分断裂，常伴随局部疼痛、肿胀、畸形及功能障碍等症状。佤医对骨折的治疗多采用药物外敷或配合药酒的方式，借助续筋接骨、活血化瘀、通络止痛等作用，促进骨折部位的修复。

【复方】

方一（《佤族民间常用植物药》）

组成：野半夏（噶勾欧）、骨碎补（刮喂）、大接骨（考聂拢）、三不怕各适量。

功效：补肾壮骨，活血通络，祛风除湿。

主治：骨折，症见局部疼痛、肿胀、畸形及功能障碍。

用法：取野半夏鲜品与其他药材一同捣烂，拌少量白酒，外敷患处。

方义：方中以野半夏为母药，善祛瘀消肿、止痛生新，能快速化解骨折局部的瘀血肿痛。骨碎补为骨伤科要药，主强筋健骨、接续断骨，配合大接骨共为助药，增强续筋接骨之力，促进骨折断端修复。引药“三不怕”引药达病所，兼补血行气，助母药温通经脉，使药力透达筋骨。

方二（《佤族民间常用植物药》）

组成：小铜锤（动待）、土三七、紫金龙（丫来母）、落地生根（昔打李）各适量。

功效：祛风除湿，消炎止痛，活血化瘀。

主治：骨折，症见局部肿痛、青紫瘀斑。

用法：上述药材均取鲜品捣烂，外包患处。

方义：方中以小铜锤为母药，善破瘀止痛、接骨续筋，针对骨折瘀血肿痛、筋骨断裂之主要症状。助药土三七活血散瘀、止血生新，紫金龙行气活血、通络止痛，二者协同，增强破瘀通经之效。引药落地生根凉血止血、生肌敛疮，既引药入血分，促进伤口愈合，又导诸药直达骨折筋伤之处，共成瘀血消散、筋骨接续之功。全方以活血化瘀、续筋接骨为主，兼具凉血止血、清热解毒之效。

方三（《佤族民间常用植物药》）

组成：过江龙（嘎然）、奶浆草、橄榄（不李西灭）、鸭嘴花（考呆别）、松树尖、九里光（考西呆）各适量。

功效：活血散瘀，祛风除湿，消肿止痛。

主治：骨折后的瘀血阻滞，症见局部青紫肿胀，骨折端疼痛拒按，功能障碍。

用法：取过江龙鲜品与其他药材一同捣烂，外包患处。

方义：方中以过江龙为母药，功善祛风除湿、活血散瘀、消肿止痛，针对骨折后瘀血阻滞、气血不畅及局部肿痛发挥主要治疗作用。助药奶浆草清热解毒、消肿止痛，橄榄活血散瘀、续筋接骨，鸭嘴花祛风湿、强筋骨，三者协同增强活血通络、接骨疗伤之效。引药松树尖祛风通络、引药上行，九里光清热解毒、祛风除湿，二者引药力直达病所并调和诸药。全方共奏活血散瘀、消肿止痛、续筋接骨、祛湿通络之效。

方四（《佤族民间常用植物药》）

组成：落地生根（昔打李）、土三七、小铜锤（动待）、紫兰花各适量。

功效：消肿止痛，拔毒生肌，活血化瘀。

主治：骨折，症见患处肿胀刺痛、皮色青紫、按之灼热，开放性创面脓腐未脱、新肉不生、渗液黄稠，伴有骨擦音，异常活动，功能障碍，舌质暗紫或见瘀点，苔黄腻，脉弦涩。

用法：上述药材均取鲜品，捣烂，外敷患处。

方义：方中以落地生根为母药，长于活血散瘀、消肿止痛、接骨续筋，针对骨折后瘀血肿痛、筋骨损伤的核心病机，能快速消瘀散结、促进断端修复。助药土三七活血止血、散瘀生新，增强母药破瘀疗伤之效；小铜锤破瘀续筋、祛风除湿，助母药增强筋骨接续之力。引药紫兰花可通络止痛、解毒消肿，引导药力直达患处，并调和诸药，促进筋骨愈合。全方共成活血散瘀、消肿止痛、续筋接骨、解毒生肌之功。全方紧扣骨折初期瘀、肿、痛、断之主要症状，兼能止血生新、通络疗伤。

方五（《佤族民间常用植物药》）

组成：土大黄（德兰干）、大树理肺散（考宗别）、小铜锤（动待）各适量。

功效：清热解毒，消肿止痛。

主治：骨折，症见患处红肿灼痛、皮温升高，开放性创面脓液黄稠、腐肉不脱、周边紫暗，伴发热口渴，尿赤便秘，舌红绛苔黄燥，脉洪数。

用法：取土大黄鲜品与其他药材一同捣烂，外包患处。

方义：方中以土大黄为母药，善清热解毒、逐瘀通经、凉血止血，针对骨折后局部瘀血化热、肿痛发热之症，起主要治疗作用。助药大树理肺散活血散瘀、消肿止痛，增强母药散瘀疗伤之效；小铜锤破瘀续筋、祛风除湿，助母药促进筋骨修复。全方具有清热解毒、活血散瘀、消肿止痛、续筋接骨之功，寒温并用，清热不凝瘀，散瘀不伤正。

方六（《佤族民间常用植物药》）

组成：大接骨丹（考刮散）、续断（斑白卜歪）、树葱（德某考）、隔夜找娘（茅滚堆）、伸筋草（怒解底）、刺桐树（考嘎揉）各适量。

功效：活血止痛，舒筋接骨，散瘀消肿。

主治：骨折，症见患处刺痛拒按，局部青紫肿胀，筋络拘急，关节屈伸不利，骨痂生长迟缓，骨折端异常活动，舌质紫暗或有瘀斑，苔薄白，脉弦涩。

用法：取大接骨丹鲜品与其他药材一同捣烂，外包患处。

方义：方中以大接骨丹为母药，善活血散瘀、续筋接骨、消肿止痛。助药续断补肝肾、强筋骨、续折伤，增强母药接骨疗伤之效；树葱活血通络、解毒消肿，协助母药散瘀止痛；隔夜找娘清热解毒、凉血止血，防止瘀血化热；伸筋草舒筋活络、祛风除湿，促进筋骨功能恢复；刺桐树祛风除湿、通络止痛，增强全方活血通络之力。续断、伸筋草等可视为兼具引经作用，引导药力直达患处，调和诸药，使瘀血得散、肿痛得消、筋骨得续。全方具有活血止痛、续筋接骨、散瘀消肿、舒筋通络之功。

方七（《佤族民间常用植物药》）

组成：隔夜找娘（茅滚堆）、大接骨丹（考刮散）、小接骨丹、小铜锤（动待）、叶子兰（大麻疙瘩）各适量。

功效：清热解毒，消肿止痛，舒筋活络。

主治：骨折，症见患处红肿灼痛、皮温升高，或创面脓液黄稠，周边紫暗，筋脉拘挛，关节屈伸不利，伴身热口渴，尿赤便干，舌红绛苔黄腻，脉滑数。

用法：上述药材均取鲜品捣烂，外包患处。

方义：方中以隔夜找娘为母药，善清热解毒、凉血止血、消肿止痛，针对骨折后局部瘀血化热、肿痛发热之症，起主要治疗作用、助药大接骨丹活血散瘀、续筋接骨，增强母药疗伤续骨之效；小接骨丹协助续筋接骨；小铜锤破瘀续筋、祛风除湿，促进筋骨修复；叶子兰活血通络、解毒消肿，辅助母药散瘀止痛；大接骨丹、小铜锤等可视为兼具引经作用，引导药力直达患处，调和诸药，使瘀血得散、肿痛得消、筋骨得续。全方具有清热解毒、活血散瘀、续筋接骨、消肿止痛之功。

方八（《佤族民间常用植物药》）

组成：鼻涕果树皮（考来）、树萝卜、过江龙（嘎然）、盐肤木（考西咬）、鱼子兰（土打舌弱）各适量。

功效：止血生肌，散瘀消肿。

主治：骨折，症见患处皮色青紫、肿胀刺痛，开放创面渗血不止、新肉不生、久不敛口，伴局部酸胀麻木，关节活动障碍，舌质淡紫或有瘀点，苔薄白，脉细涩。

用法：将上述药材切碎，加酒拌匀，在火上炒热后外包患处。

方义：方中以鼻涕果树皮为母药，善祛风除湿、活血散瘀、消肿止痛，针对骨折后瘀血阻滞、筋骨疼痛之主症，起主要治疗作用。助药树萝卜清热凉血、生肌敛疮，增强母药散瘀生新之效；过江龙破瘀续筋、祛风除湿，强化母药接骨疗伤之力；盐肤木解毒消肿、止血止痛，防止瘀血化热；鱼子兰舒筋活络、祛风除湿，促进筋骨功能恢复。过江龙、鱼子兰等可视为兼具引经作用，引导药力直达患处，调和诸药，使瘀血得散、肿痛得消、筋骨得续。全方具有止血生肌、散瘀消肿、祛风除湿之功。

方九（《佤族民间常用植物药》）

组成：刺通草鲜叶、根（考得乃），骨碎补（刮喂），大接骨丹（考刮散），七叶莲（考干噶），小铜锤（动待）各适量。

功效：续筋接骨，消肿止痛。

主治：骨折，症见患处红肿灼痛、皮温升高，或创周硬肿跳痛，脓液黄稠，伴身热口渴，小便短赤，大便秘结，舌红绛苔黄厚，脉洪数。

用法：上述药材均取鲜品捣烂，外敷患处。

方义：方中以刺通草为母药，善通利血脉、祛风除湿、消肿止痛，针对骨折后瘀血阻滞、筋骨疼痛之主症，起主要治疗作用。助药骨碎补补肾强骨、续伤止痛，增强母药接骨疗伤之效；大接骨丹活血散瘀、续筋接骨，强化母药疗伤续骨之力；七叶莲舒筋活络、祛风除湿，促进筋骨功能恢复；小铜锤破瘀续筋、祛风除湿，协助母药散瘀止痛。骨碎补、大接骨丹等可视为兼具引经作用，引导药力直达患处，调和诸药，使瘀血得散、肿痛得消、筋骨得续。全方具有续筋接骨、消肿止痛之功。

方十（《佤族民间常用植物药》）

组成：血满草（辣惹南）、叶子兰（大麻疙瘩）、大树理肺散叶（考宗别）各适量。

功效：活血散瘀，强筋骨，除风湿。

主治：骨折，症见患处肿胀青紫、刺痛拒按，或见骨位难复，骨痂生长迟缓，伴见关节拘急冷痛，肢体麻木重着，舌黯苔白，脉沉弦或涩。

用法：取血满草鲜品与其他药材一同捣烂，外敷患处。

方义：方中以血满草为母药，善活血散瘀、消肿止痛、续筋接骨，针对骨折后瘀血阻滞、筋骨疼痛之主症，起主要治疗作用。助药叶子兰活血通络、解毒消肿，增强母药散瘀疗伤之效；大树理肺散叶祛风除湿、舒筋活络，协助母药促进筋骨功能恢复。叶子兰、大树理肺散叶可视为兼具引经作用，引导药力直达患处，调和诸药，使瘀血得散、肿痛得消、筋骨得续。全方具有活血散瘀、续筋接骨、祛风除湿之功。

方十一（《佤族民间常用植物药》）

组成：七叶莲（考干噶）、大接骨丹（考刮散）、骨碎补（刮喂）、过江龙（嘎然）、杜仲叶各适量。

功效：散瘀消肿，消炎止痛。

主治：骨折，症见患处肿胀紫暗、灼热跳痛拒按，或见关节屈伸不利，肢体活动受限，伴见口渴不欲饮，舌暗苔薄黄，脉弦数。

用法：将上述药材捣烂，外敷患处。

方义：方中以七叶莲为母药，善舒筋活络、祛风除湿、消肿止痛，针对骨折后筋脉拘挛、瘀血肿痛之主症，起主要治疗作用；助药大接骨丹活血散瘀、续筋接骨，增强母药疗伤续骨之效；骨碎补补肾强骨、续伤止痛，促进骨折断端修复；过江龙破瘀续筋、祛风除湿，强化母药接骨疗伤之力；杜仲叶补肝肾、强筋骨，辅助母药促进筋骨恢复；大接骨丹、过江龙等可视为兼具引经作用，引导药力直达患处，调和诸药，使瘀血得散、肿痛得消、筋骨得续。全方具有散瘀消肿、消炎止痛之功。

方十二（《佤族民间常用植物药》）

组成：飞龙斩血（德个母农）、叶子兰（大麻疙瘩）、骨碎补（刮喂）、七叶莲（考干噶）、小铜锤（动待）各适量。

功效：祛风除湿，散瘀消肿。

主治：骨折，症见患处钝痛酸重、遇寒湿加重，或见肿胀僵硬，屈伸不利，伴见肢体麻木重着，舌淡紫苔白腻，脉濡缓。善治骨折愈合后关节活动障碍及风湿痹痛等。

用法：取飞龙斩血鲜品与其他药材一同捣烂，外包患处。

方义：方中以飞龙斩血为母药，善破瘀止血、消肿止痛、续筋接骨，针对骨折后瘀血阻滞、筋骨断裂之主症，起主要治疗作用。助药叶子兰活血通络、解毒消肿，增强母药散瘀疗伤之效；骨碎补补肾强骨、续伤止痛，促进骨折断端修复；七叶莲舒筋活络、祛风除湿，改善筋骨功能；小铜锤破瘀续筋、祛风除湿，协助母药散瘀止痛。叶子兰、骨碎补等可视为兼具引经作用，引导药力直达患处，调和诸药，使瘀血得散、肿痛得消、筋骨得续。全方具有续筋接骨、祛风除湿、散瘀消肿之功。

方十三（《佤族民间常用植物药》）

组成：糯米藤（德娘占）、小铜锤（动待）、大接骨丹（考刮散）、鱼子兰（土打舌弱）、骨碎补（刮喂）各适量。

功效：清热利湿，解毒消肿。

主治：骨折，症见患处红肿焮痛、皮温升高，或见创口渗液黄稠，深部跳痛，伴见身热不扬，口渴不多饮，小便短赤，舌红苔黄腻，脉滑数等。尤宜开放性骨折继发感染或闭合性骨折瘀热化毒者。

用法：上述药材均取鲜品捣烂，外敷患处。

方义：方中以糯米藤为母药，善清热解毒、凉血消肿、舒筋活络，针对骨折后局部瘀血化热、肿痛发热之主症，起主要治疗作用。助药小铜锤破瘀续筋、祛风除湿，增强母药散瘀疗伤之效；大接骨丹活血散瘀、续筋接骨，促进骨折断端修复；鱼子兰舒筋活络、祛风除湿，改善筋骨功能；骨碎补补肾强骨、续伤止痛，巩固骨折愈合基础。大接骨丹、鱼子兰等可视为兼具引经作用，引导药力直达患处，调和诸药，使瘀血得散、肿痛得消、筋骨得续。全方具有清热解毒、活血散瘀、续筋接骨、舒筋活络之功。

方十四（《佤族民间常用植物药》）

组成：鸭嘴花（考呆别）、奶浆草、橄榄（不李西灭）、丁香花、松树尖、过江龙（嘎然）各适量。

功效：活血散瘀，接骨止痛。

主治：骨折，症见患处肿胀青紫、刺痛夜甚，或见骨位异常，骨擦音出现，伴见活动受限，舌质紫暗有瘀斑，脉沉涩。尤宜闭合性骨折早期瘀肿剧痛者。

用法：取鸭嘴花鲜品与其他药材一同捣烂，外敷患处。

方义：方中以鸭嘴花为母药，善祛风除湿、活血散瘀、续筋接骨，针对骨折后瘀血阻滞、筋骨疼痛之主症，起主要治疗作用。助药奶浆草清热解毒、消肿止痛，增强母药散瘀疗伤之效；橄榄活血散瘀、续筋接骨，促进骨折断端修复；丁香花温中散寒、行气止痛，可缓解骨折后寒凝血瘀之痛；松树尖祛风通络、引药上行，引导药力直达患处；过江龙破瘀续筋、祛风除湿，协助母药散瘀止痛。松树尖、过江龙等可视为兼具引经作用，引导药力直达患处，调和诸药，使瘀血得散、肿痛得消、筋骨得续。全方具有祛风除湿、活血散瘀、续筋接骨、温中止痛之功。

方十五（《佤族民间常用植物药》）

组成：骨碎补（刮喂）、小铜锤（动待）、鱼子兰（士打舌弱）、大树理肺散（考宗别）、大接骨丹（考刮散）各适量。

功效：散瘀消肿，补肾强骨。

主治：骨折，症见患处肿胀难消、酸痛隐痛，或见骨痂生长迟缓，肢体痿弱无力，伴见腰膝酸软，头晕耳鸣，舌淡胖有齿痕，脉沉细弱。尤宜于中老年骨折愈合迟缓或骨质疏松性骨折者。

用法：取骨碎补鲜品与其他药材一同捣烂，外包患处。

方义：方中以骨碎补为母药，善补肾强骨、续伤止痛、活血散瘀，针对骨折后肾虚髓亏、筋骨断裂之主症，起主要治疗作用。助药小铜锤破瘀续筋、祛风除湿，增强母药散瘀疗伤之效；鱼子兰舒筋活络、祛风除湿，可改善筋骨功能；大树理肺散活血散瘀、消肿止痛，促进骨折断端修复；大接骨丹活血散瘀、续筋接骨，强化母药疗伤续骨之力。大接骨丹、鱼子兰等可视为兼具引经作用，引导药力直达患处，调和诸药，使瘀血得散、肿痛得消、筋骨得续。全方具有补肾强骨、散瘀消肿、续筋接骨、舒筋活络之功。

方十六（《佤族民间常用植物药》）

组成：毛桃树（考叠）、糯米藤（德娘占）、小铜锤（动待）、车前草（德对西娘）、大接骨丹（考刮散）各适量。

功效：祛风除湿，祛瘀消肿。

主治：骨折，症见患处暗肿僵硬、酸痛遇寒加重，或见关节拘挛，屈伸受限，伴见肢体麻木重着，畏寒肢冷，舌淡紫苔白腻，脉濡涩。专治骨折愈后风湿痹痛伴瘀肿不消者。

用法：上述药材均取鲜品捣烂，外敷患处，外层再用松明薄片包扎固定。

方义：方中以毛桃树为母药，善祛风除湿、活血散瘀、消肿止痛，针对骨折后瘀血阻滞、筋骨疼痛之主症，起主要治疗作用。助药糯米藤清热解毒、凉血消肿，增强母药散瘀疗伤之效；小铜锤破瘀续筋、祛风除湿，强化母药接骨疗伤之力；车前草清热利湿、解毒消肿，防止瘀血化热；大接骨丹活血散瘀、续筋接骨，协同母药促进骨折断端修复。大接骨丹、小铜锤等可视为兼具引经作用，引导药力直达患处，调和诸药，使瘀血得散、肿痛得消、筋骨得续。全方具有祛风除湿、散瘀消肿、清热解毒、续筋接骨之功。

方十七（《佤族民间常用植物药》）

组成：大接骨（考聂拢）、小接骨（考士滚）、飞龙斩血（德个母农）、三不怕、隔夜找娘（茅滚堆）各适量。

功效：活血散瘀，舒筋活络，续筋接骨。

主治：骨折，症见患处暗肿僵硬、酸痛遇寒加重，或见关节拘挛，屈伸受限，伴见肢体麻木重着，畏寒肢冷，舌淡紫苔白腻，脉濡涩等。专治骨折愈后风湿痹痛伴瘀肿不消者。

用法：上述药材均取鲜品捣烂，加酒拌匀，在火上炒热后外包患处。

方义：方中以大接骨为母药，善活血散瘀、续筋接骨、消肿止痛，针对骨折后瘀血阻滞、筋骨断裂之主症，起主要治疗作用。助药小接骨辅助续筋接骨，增强母药疗伤之效；飞龙斩血破瘀止血、消肿止痛，强化母药散瘀疗伤之力；三不怕综合调理，消炎止痛、舒筋活络；隔夜找娘清热解毒、凉血止血，防止瘀血化热。三不怕、隔夜找娘等可视为兼具引经作用，引导药力直达患处，调和诸药，使瘀血得散、肿痛得消、筋骨得续。全方具有活血散瘀、续筋接骨、清热解毒、舒筋活络之功。

方十八（《佤族民间常用植物药》）

组成：岩七（西我然）、飞龙斩血（德个母农）、血满草（辣惹南）、大接骨丹（考刮散）、大叶钩藤（努英革兰）各适量。

功效：活血化瘀，舒筋活络。

主治：骨折，症见患处漫肿青暗、痛如针刺，或见皮温不高而渗液，按压凹陷难起，伴见肢体困重，口干不欲饮，舌紫胖苔白滑，脉濡滑或涩。尤宜骨折后湿重于瘀之水肿难消者。

用法：取岩七鲜品与其他药材一同捣烂，加酒拌匀，在火上炒热后外包患处。

方义：方中以岩七为母药，善活血化瘀、消肿止痛、止血生肌，针对骨折后瘀血阻滞、肿痛渗血之主症，起主要治疗作用。助药飞龙斩血破瘀止血、消肿止痛，增强母药散瘀疗伤之效；血满草活血散瘀、消肿止痛、续筋接骨，促进骨折断端修复；大接骨丹活血散瘀、续筋接骨、消肿止痛，强化母药疗伤续骨之力；大叶钩藤舒筋活络、息风止痉，改善筋脉拘挛。大接骨丹、血满草等可视为兼具引经作用，引导药力直达患处，调和诸药，使瘀血得散、肿痛得消、筋骨得续。全方具有活血化瘀、止血生肌、续筋接骨、舒筋活络之功。

方十九（《佤族民间常用植物药》）

组成：吉祥草（辣马）、骨碎补（刮喂）、过江龙（嘎然）、小铜锤（动待）、大接骨（考聂拢）各适量。

功效：散瘀消肿，续筋接骨。

主治：骨折，症见局部疼痛、肿胀、畸形及功能障碍。

用法：取吉祥草鲜品与其他药材一同捣烂，外包患处。

方义：方中以吉祥草为母药，善祛风除湿、活血散瘀、消肿止痛，针对骨折后瘀血阻滞、筋骨疼痛之主症，起主要治疗作用。助药骨碎补补肾强骨、续伤止痛，增强母药接骨疗伤之效；过江龙破瘀续筋、祛风除湿，强化母药散瘀疗伤之力；小铜锤破瘀续筋、祛风除湿，协助母药散瘀止痛；大接骨活血散瘀、续筋接骨，协同母药促进骨折断端修复。大接骨、过江龙等可视为兼具引经作用，引导药力直达患处，调和诸药，使瘀血得散、肿痛得消、筋骨得续。全方具有祛风除湿、散瘀消肿、续筋接骨、舒筋活络之功。

方二十（沧源佤族自治县芒卡镇芒岗村鲍光明提供）

组成：土三七 15g，小铜锤（动待）12g，紫兰花 15g，落地生根（昔打李）15g。

功效：活血散瘀，消肿止痛。

主治：骨折，症见患处肿胀青紫、刺痛拒按，或见皮纹消失，功能障碍，伴见局部灼热，渴喜冷饮，舌质紫暗苔薄黄，脉弦涩。尤宜闭合性骨折急性瘀肿剧痛者。

用法：上述药材均取鲜品捣烂，外包患处。

方义：方中以土三七为母药，善活血止血、散瘀消肿、清热解毒，针对骨折后瘀血阻滞、肿痛发热之主症，起主要治疗作用。助药小铜锤破瘀续筋、祛风除湿，增强母药散瘀疗伤之效；紫兰花通络止痛、解毒消肿，协助母药散瘀消肿；落地生根活血散瘀、消肿止痛、续筋接骨，促进骨折断端修复。紫兰花、落地生根可视为兼具引经作用，引导药力直达患处，调和诸药，使瘀血得散、肿痛得消、筋骨得续。全方具有活血散瘀、消肿止痛、清热解毒、续筋接骨之功。

方二十一（西盟佤族自治县勐梭镇他郎村岩科提供）

组成：三条筋 12g，歪叶子兰（小麻疙瘩）20g。

功效：活血化瘀，解毒消肿。

主治：骨折三期瘀阻骨伤，症见局部疼痛、肿胀、畸形及功能障碍。

用法：上述药材均取鲜品捣烂，外包患处。

方义：方中以三条筋为母药，善祛风除湿、舒筋活络、续筋接骨，针对骨折后筋脉拘挛、瘀血阻滞之主症，起主要治疗作用。助药歪叶子兰活血通络、解毒消肿，增强母药散瘀疗伤之效。全方具有祛风除湿、舒筋活络、活血化瘀、解毒消肿之功。

方二十二（沧源佤族自治县班洪乡富公村陈金明提供）

组成：红花 20g，三七 20g，自然铜 15g，续断（斑白卜歪）30g，大接骨丹

（考刮散）20g，土鳖虫 10g，隔夜找娘（茅滚堆）12g，树葱（德某考）10g，岩葱（德某然）10g，刺桐树（考嘎揉）15g，血满草（辣惹南）15g，伸筋草（怒解底）15g。

功效：续筋接骨，活血散瘀。

主治：骨折，症见患处筋挛僵硬，骨痂不连，或见肿胀成块，肌肉萎缩，伴见患肢欠温，口干，筋挛，舌淡紫少津，脉沉细涩。主治骨折中后期瘀滞型愈合障碍。

用法：上述药材均取鲜品捣烂，外包患处。当外敷的药物变干时，再用酒或水将其打湿，以此保持药物的湿润状态。同时，上述药材取干品研末，开水冲服，也可用酒送服。

方义：方中以红花、三七、自然铜、续断为母药，协同发挥活血化瘀、续筋接骨、消肿止痛之效，针对骨折后瘀血阻滞、筋骨断裂之主症，起主要治疗作用。助药土鳖虫、大接骨丹、隔夜找娘、树葱、岩葱、刺桐树、血满草、伸筋草辅助母药增强活血散瘀、续筋接骨、清热解毒、舒筋活络之功。全方无典型引药，但大接骨丹、血满草等药性走窜，可视为兼具引经作用，引导药力直达患处，调和诸药，使瘀血得散、肿痛得消、筋骨得续。全方具有活血散瘀、续筋接骨、清热解毒之功。

方二十三（沧源佤族自治县岩帅镇新寨村赵军明提供）

组成：鸡血藤（考归西也）30g，大树理肺散（考宗别）25g，七叶一枝花（嘎关艾）15g，七叶莲（考干噶）25g，松树尖 20g。

功效：消肿止痛，舒筋活络。

主治：骨折愈后筋络痹阻，症见局部疼痛、肿胀、畸形及功能障碍等症状。

用法：上述药材均取鲜品捣烂，外包患处。

方义：方中以鸡血藤为母药，善活血补血、舒筋活络，针对骨折后瘀血阻滞、筋脉拘挛之主症，起主要治疗作用。助药大树理肺散活血散瘀、消肿止痛，增强母药散瘀疗伤之效；七叶一枝花清热解毒、消肿止痛，防止瘀血化热；七叶莲舒筋活络、祛风除湿，改善筋骨功能；松树尖祛风通络、引药上行，引导药力直达患处。松树尖可视为兼具引经作用，引导药力直达患处，调和诸药，使瘀血得散、肿痛得消、筋骨得续。全方具有活血补血、舒筋活络、清热解毒、消肿止痛之功。

方二十四（沧源佤族自治县岩帅镇公曼村赵伟成提供）

组成：过江龙（嘎然）15g，奶浆草 15g，橄榄（不李西灭）15g，鸭嘴花（考呆别）20g，丁香花 12g，白桑树 15g，松树尖 10g，九里光（考西呆）15g，小接骨 15g。

功效：消肿止痛，舒筋活络。

主治：骨折及跌打损伤，症见局部疼痛、肿胀、畸形及功能障碍。

用法：上述药材均取鲜品捣烂，外包患处。

方义：方中以鸭嘴花为母药，善祛风除湿、活血散瘀、续筋接骨，针对骨折后瘀血阻滞、筋骨疼痛之主症，起主要治疗作用。助药过江龙破瘀续筋、祛风除湿，增强母药散瘀疗伤之效；奶浆草清热解毒、消肿止痛，辅助母药散瘀消炎；橄榄活血散瘀、续筋接骨，促进骨折断端修复；丁香花温中散寒、行气止痛，可缓解骨折后寒凝血瘀之痛；白桑树祛风通络、清热凉血，可改善筋骨功能；小接骨活血续筋、祛风除湿，协同母药促进骨折愈合；九里光清热解毒、消炎止痛，防止瘀血化热。松树尖可视为兼具引经作用，引导药力直达患处，调和诸药，使瘀血得散、肿痛得消、筋骨得续。全方具有消肿止痛、活血散瘀、续筋接骨、清热解毒之功。

方二十五（西盟佤族自治县翁嘎科镇魏华提供）

组成：狗闹花 15g，紫花曼陀罗 20g，蓖麻叶（考国呀）15g，薄荷 10g，生姜（士埂）10g，盐水适量。

功效：消肿散瘀，舒筋活络。

主治：骨折后热毒壅盛，症见局部疼痛、肿胀、畸形及功能障碍。

用法：上述药材均取鲜品捣烂，外包患处。

方义：方中以狗闹花为母药，善祛风除湿、活血散瘀、消肿止痛，针对骨折后瘀血阻滞、筋骨疼痛之主症，起主要治疗作用。助药紫花曼陀罗麻醉镇痛、解痉止挛，增强母药止痛之效；蓖麻叶拔毒消肿、祛风通络，辅助母药散瘀消肿；薄荷疏风散热、清利头目，缓解局部肿痛；生姜温中散寒、温经通络，促进气血运行。生姜、薄荷兼具引经作用，引导药力直达患处，调和诸药，使瘀血得散、肿痛得消、筋骨得续。全方具有祛风除湿、消肿散瘀、舒筋活络之功。

方二十六（沧源佤族自治县勐董镇田华昌提供）

组成：血满草（辣惹南）15g，歪叶子兰（小麻疙瘩）20g，小理肺散（日敌买跌）15g。

功效：活血散瘀，续筋接骨。

主治：骨折，症见局部疼痛、肿胀、畸形及功能障碍。

用法：上述药材均取鲜品捣烂，外包患处。

方义：方中以血满草为母药，善活血散瘀，理筋疗伤，有利于骨折恢复。助药歪叶子兰、小理肺散善祛风除湿、活血散瘀、消肿止痛，辅助母药散瘀消肿。全方具有活血散瘀、续筋接骨之功。

方二十七（《佤族医药选编》）

组成：鱼子兰（土打舌弱）、白树爱脱、大接骨丹（考刮散）、小铜锤（动待）各适量。

功效：祛风除湿，行血止痛，消炎散肿。

主治：骨折，症见局部疼痛、肿胀、畸形及功能障碍。

用法：上述药材均取鲜品捣烂，外包患处，用纱布包扎。

方义：方中以鱼子兰为母药，善舒筋活络、祛风除湿、续筋接骨，针对骨折后筋脉拘挛、瘀血阻滞之主症，起主要治疗作用。助药白树爱脱活血散瘀、消肿止痛，增强母药散瘀疗伤之效；大接骨丹活血散瘀、续筋接骨，协同母药促进骨折断端修复；小铜锤破瘀续筋、祛风除湿，协助母药散瘀止痛。大接骨丹、小铜锤可视为兼具引经作用，引导药力直达患处，调和诸药，使瘀血得散、肿痛得消、筋骨得续。全方具有祛风除湿、行血止痛、消炎散肿之功。

方二十八（《佤族医药选编》）

组成：落地生根（昔打李）、藤三七（努三七）、小铜锤（动待）各适量。

功效：活血止痛，续筋接骨，散瘀消肿。

主治：骨折三期瘀阻骨伤，症见局部疼痛、肿胀、畸形及功能障碍。

用法：上述药材均取鲜品捣烂，外敷患处，用纱布包扎。

方义：方中以落地生根为母药，善活血散瘀、消肿止痛、续筋接骨，针对骨折后瘀血阻滞、筋骨断裂之主症，起主要治疗作用。助药藤三七滋补肝肾、续筋接骨，增强母药疗伤续骨之效；小铜锤破瘀续筋、祛风除湿，协助母药散瘀止痛。藤三七、小铜锤可视为兼具引经作用，引导药力直达患处，调和诸药，使瘀血得散、肿痛得消、筋骨得续。全方具有活血止痛、散瘀消肿、续筋接骨、补肝肾、强筋骨之功。

方二十九（《中国佤族医药（四）》）

组成：紫木通 20g，大木通 15g，毛木通 20g，胡椒 3 ～ 5 粒。

功效：舒筋活络，祛风除湿。

主治：骨折，症见局部疼痛、肿胀、畸形及功能障碍。

用法：上述药材均取鲜品切碎，胡椒捣烂，水煎内服，每日 1 剂，每日 3 次。使用本方的同时，取以上三味药的叶捣烂，加少许酒，生熟各半，包敷患处，每两日换药 1 次。

方义：方中以紫木通为母药，善祛风除湿、活血通络、利尿消肿，针对骨折后瘀血阻滞、筋脉拘挛、局部肿胀之主症，起主要治疗作用。助药大木通、毛木通增强母药通络利水之效，协同活血散瘀、舒筋活络。引药胡椒温中散寒、通络止痛，引导药力直达患处，并提高疗效。全方具有舒筋活络、祛风除湿之功。

方三十（《民族医药抢救性发掘》）

组成：大接骨丹（考刮散）、隔夜找娘（茅滚堆）、树葱（德某考）、刺桐树（考嘎揉）、血满草（辣惹南）、伸筋草（怒解底）各适量。

功效：散瘀消肿，舒筋活络，续筋接骨。

主治：骨折中后期瘀结筋伤，症见局部疼痛、肿胀、畸形及功能障碍。

用法：水煎服，每日 1 剂，每日 3 次。

方义：方中以大接骨丹为母药，善活血散瘀、续筋接骨、消肿止痛，针对骨折后瘀血阻滞、筋骨断裂之主症，起主要治疗作用。助药隔夜找娘、树葱、刺桐树、血满草、伸筋草增强母药活血散瘀、续筋接骨、清热解毒、舒筋活络之效。全方无典型引药，但血满草、伸筋草等药性走窜，可视为兼具引经作用，引导药力直达患处，并提高疗效。全方具有散瘀消肿、舒筋活络、续筋接骨之功。

【佤族特色方】

方一（《佤族医药选编》）

组成：七叶一枝花（嘎关艾）、鱼子兰（士打舌弱）、盐肤木根（考西咬）、树萝卜根各适量。

功效：清热解毒，消炎止痛，止血。

主治：热毒瘀阻所致的开放性骨折，症见局部肿胀疼痛，瘀斑青紫，创面渗血，畸形及功能障碍，伴发热口渴，舌红苔黄，脉数；亦适用于开放性骨折合并软组织感染者。

用法：将上述药材捣烂，加少许白酒，外敷患处，用纱布包扎。

方二（《中国佤族医药（四）》）

组成：金荞麦 100g，盐肤木皮（考西咬）100g，紫糯米 100g，清酒少许。

功效：清热解毒，散瘀止血。

主治：热毒瘀阻所致的开放性骨折，症见局部肿胀疼痛，瘀斑青紫，创面渗血或流脓，伴发热口渴，舌红苔黄腻，脉滑数；亦适用于开放性骨折合并软组织感染，症见功能障碍，局部畸形者。

用法：上述药材均取鲜品切细，混匀，捣烂如泥状，加酒拌匀，包敷患处，再用柳树夹板固定，包扎紧即可，每两日换药 1 次。

方三（《中国佤族医药（四）》）

组成：大树跌打皮 50g，糙皮树 40g，鱼子兰（士打舌弱）40g，泽兰 30g，桐子树皮 40g，白花丹（日埃陀扁）20g，黑皮跌打皮 30g。

功效：祛瘀定痛，舒筋活络，续筋接骨。

主治：瘀血阻络所致的粉碎性骨折，症见局部剧痛，肿胀青紫，骨擦音明显，畸形错位（如成角、重叠移位），伴筋肉挛缩，关节活动功能障碍，舌暗红或有瘀斑，脉弦涩；亦适用于粉碎性骨折复位固定后，症见骨折端刺痛，功能恢复迟缓者。

用法：上述药材均取鲜品捣碎，拌匀，置于火上炒热，生熟各半，加白酒少许，包敷患处，每两日换药 1 次。

方四（《中国佤族医药（四）》）

组成：黑皮跌打 30g，盐肤木根（考西咬）30g，大接骨丹（考刮散）40g，树仲 40g，桐子树 40g，蚕豆七 30g，酸浆草（昔断苦）30g。

功效：祛风除湿，续筋接骨。

主治：风寒湿瘀所致的骨折，症见局部冷痛，肿胀畸形，活动受限，遇寒加重，伴关节僵硬，筋肉挛缩，舌淡苔白腻，脉弦紧；亦适用于陈旧性骨折伴慢性疼痛者。

用法：上述药材均取鲜品捣碎，拌匀，置于火上加热，生熟各半，加白酒少许，包敷患处，两日换 1 次。

方五（《中国佤族医药（四）》）

组成：小乖50g，鼻涕果树皮（考来）50g，岩陀（总绕让）30g，瓜叶上花根30g，蓖麻叶（考国呀）30g，盐肤木根（考西咬）30g，桃树寄生30g，白花丹（日埃陀扁）25g，白酒少许。

功效：散瘀消肿，续筋接骨。

主治：血瘀气滞所致的骨折早中期，症见局部剧痛，肿胀青紫，畸形错位，骨擦音明显，伴皮肤瘀斑，功能障碍，舌暗红，脉弦涩；亦适用于新鲜骨折复位前后或粉碎性骨折合并软组织挫伤者。

用法：上述药材均取鲜品，洗净，切细，捣碎，加酒拌匀，置于文火上加热后放入布袋中压扁，包敷患处，每两日换药1次。

方六（《中国佤族医药（四）》）

组成：七叶一枝花（嘎关艾）35g，土党参（怒胆跌）50g，土大黄根（德兰干）30g，树萝卜根30g，桑寄生50g，鱼子兰根（土打舌弱）50g，盐肤木根（考西咬）50g，苞谷酒500mL。

功效：活血通络，消肿止痛。

主治：筋脉痹阻所致的骨折后期，症见局部刺痛，肿胀消退不全，关节僵硬，功能恢复迟缓，伴筋肉挛缩，活动时牵扯痛，舌淡紫，脉细涩。

用法：上述药材均取鲜品洗净，切细，倒入陶壶或玻璃瓶中，用苞谷酒密封浸泡8小时即可服用，每日内服2～3次，每次5～10mL。服用本方的同时，亦可将此配方捣碎，外敷患处，效果更佳。

方七（民间经验方）

组成：白花接骨丹、落地生根（昔打李）、过江龙（嘎然）、伸筋草（怒解底）、抱石莲、叶上果、鱼子兰（士打舌弱）、骨碎补（刮喂）、大接骨丹（考刮散）、小接骨丹、隔夜找娘（茅滚堆）、菟丝子各适量。

功效：活血散瘀，舒筋通络，续筋接骨。

主治：气滞血瘀兼风湿阻络所致的骨折（各期均可配合使用），症见局部疼痛肿胀，畸形错位，筋肉拘挛，功能障碍，伴关节酸楚，阴雨加重，舌暗红苔白，脉弦滑；亦适用于骨折复位固定后，促进骨痂生长及功能康复，尤宜于合并软组织损伤或风湿体质者。

用法：将上述药材捣烂，加热后包患处（需要先进行复位并上好夹板，然后再包药），每 3 天更换一包药，一包药使用 3 天，一般需要 7～9 包药，通常敷药后即可下地活动。

备注：此接骨（含续筋）药方在康复期使用时，将“老妈妈拐棍”与患者所用的拐棍绑牢，这样有助于加快恢复速度。

方八（民间经验方）

组成：乌骨鸡 1 只。

功效：补肝肾，益气血，续筋骨。

主治：气血两虚所致的骨折恢复期，症见骨折端隐痛，愈合迟缓，肌肉萎缩，神疲乏力，舌淡苔薄，脉细弱；亦适用于老年骨折、骨质疏松性骨折或术后气血不足所致的康复缓慢者。

用法：将乌骨鸡去毛、去除肠肚及一切内脏，再去头、去脚、去翅膀，把处理后的胸脯肉和大腿肉切碎，与 750g 左右的紫米饭一同捣烂，外包患处。

备注：若无乌骨鸡，可以将数只活螃蟹捣烂，与紫米饭调匀后，外敷患处。此处所说的“紫米饭”（糯米）。

方九（民间经验方）

组成：刺桐树皮（考嘎揉）200g。

功效；活血散瘀，消肿止痛，祛风除湿。

主治：血瘀湿阻所致的跌打损伤（含骨折初、中期），症见局部肿胀疼痛，青紫瘀斑，关节活动不利，伴肢体困重，舌淡红苔腻，脉滑。佤医常用于骨折外敷辅助，或配伍药酒增强活血舒筋之效，尤宜于湿热体质者。

用法：将上述药材捣烂，单用或配伍使用，外包患处。

备注：佤医通常会预先泡制治疗跌打损伤的药酒，这些药酒具有活血舒筋、消肿止痛、消炎之效。凡骨伤科外敷药物，均用药酒调拌，无论加热与否，均可包敷治疗。

第二节　跌打损伤

跌打损伤是指人体因遭受外力作用，如跌仆、刀伤、殴打、闪压、擦伤、运动损伤等，导致局部组织或全身出现疼痛、肿胀、伤筋、出血、皮肤青紫等外伤表现，或伴有呼吸时内部刺痛等内脏损伤的一种病证。佤族聚居区多山地、少平坝，体力劳动强度较大，跌打损伤是该地区的常见病之一，佤医在长期实践中对治疗此病积累了丰富的经验。

【复方】

方一（沧源佤族自治县班洪乡赵开荣提供）

组成：马鹿草 30g，苔藓 30g。

功效：活血化瘀，消肿止痛。

主治：跌打损伤出血期，症见损伤处出血不止，血色鲜红，伴局部肿胀疼痛，皮肤青紫瘀斑，舌淡红，脉涩；亦适用于软组织撕裂出血者。

用法：上述药材均取鲜品捣烂，外敷伤口。

方义：方中以马鹿草为母药，善活血化瘀、消肿止痛，针对跌打损伤后瘀血阻滞、肿痛难消之主症，起主要治疗作用。助药苔藓辅助母药增强活血化瘀之效，促进瘀血消散和损伤修复。引药虽未明确典型引经药物，但苔藓在一定程度上可引导药力作用于损伤局部，提高疗效。全方具有活血化瘀、消肿止痛之功。

方二（沧源佤族自治县勐董镇田华昌提供）

组成：白及（小白鸡）8g，歪叶子兰（小麻疙瘩）8g，三七 12g，童子尿、红糖各 5g。

功效：活血生肌，消瘀止痛。

主治：血瘀肌伤所致的跌打损伤恢复期，症见损伤后期肿痛减轻但未愈，伤处肉芽生长迟缓，皮肤青紫渐消，伴轻微刺痛，功能活动不利，舌淡紫，脉细。

用法：水煎服，每日 3 次。

方义：方中以三七为母药，善活血化瘀、止血止痛，针对跌打损伤后瘀血阻滞、肿痛出血之主症，起主要治疗作用。助药白及、歪叶子兰增强母药活血散瘀、消肿生肌之效，并兼能收敛止血。引药童子尿引药归经，可使药力直达患处；红糖调和药性，辅助药力发挥。全方具有活血消瘀、止血止痛、消肿生肌之功。

方三（沧源佤族自治县岩帅镇肖达布勒提供）

组成：小接骨（考士滚）8g，七叶莲（考干噶）6g，痄腮树 8g。

功效：消肿止痛，舒筋活络。

主治：瘀肿筋滞所致的跌打损伤，症见局部肿胀疼痛，活动受限，筋肉僵硬，可触及条索状硬结，伴关节屈伸不利，舌暗红，苔薄，脉弦。

用法：水煎服，每日 3 次。也可用鲜品适量，捣烂，外敷患处。

方义：方中以小接骨为母药，善活血散瘀、续筋接骨、消肿止痛，针对跌打损伤后瘀血阻滞、筋骨疼痛之主症，起主要治疗作用。助药七叶莲、痄腮树增强母药活血化瘀、舒筋活络之效，并兼能祛风除湿。全方无典型引药，但七叶莲药性走窜，可视为兼具引经作用，引导药力直达患处，并提高疗效。全方具有活血散瘀、续筋接骨、舒筋活络消肿止痛之功。

方四（沧源佤族自治县岩帅镇肖达布勒提供）

组成：小接骨（考士滚）8g，七叶莲（考干噶）6g，刺桐树（考嘎揉）8g，大树理肺散（考宗别）6g。

功效：舒筋活络，消肿止痛。

主治：瘀肿筋滞所致的跌打损伤，症见局部肿胀疼痛，活动受限，筋肉僵硬，可触及条索状硬结，伴关节屈伸不利，舌暗红，苔薄，脉弦。

用法：上述药材均取鲜品捣烂，外敷患处。

方义：方中以小接骨为母药，善活血散瘀、续筋接骨、消肿止痛，针对跌打损伤后瘀血阻滞、筋骨疼痛之主症，起主要治疗作用。助药七叶莲、刺桐树、大树理肺散增强母药活血化瘀、舒筋活络、清热解毒之效，并兼能祛风除湿。全方无典型引药，但刺桐树药性走窜，可视为兼具引经作用，引导药力直达患处，并提高疗效。全方具有活血散瘀、消肿止痛、舒筋活络、清热解毒之功。

方五（沧源佤族自治县勐董镇赵正荣提供）

组成：七叶莲（考干噶）20g，小接骨（考士滚）20g，骨碎补（刮喂）20g，过江龙（嘎然）15g，杜仲叶 30g。

功效：消肿止痛，舒筋通络。

主治：瘀肿筋滞所致的跌打损伤，症见局部肿胀疼痛，活动受限，筋肉僵硬，可触及条索状硬结，伴关节屈伸不利，舌暗红，苔薄，脉弦。

用法：上述药材均取鲜品捣烂，外敷患处。

方义：方中以七叶莲和小接骨为母药，七叶莲善舒筋活络、祛风除湿、消肿止痛，小接骨善活血散瘀、续筋接骨、消肿止痛，二者协同针对跌打损伤后瘀血阻滞、筋骨疼痛之主症，起主要治疗作用。助药骨碎补、过江龙增强母药活血化瘀、续筋接骨之效，并兼能补肾强骨、祛风通络。引药杜仲叶引导药力直达患处，并提高疗效。全方具有消肿止痛、舒筋活络、补肾强骨之功。

方六（西盟佤族自治县勐梭镇他郎村岩科提供）

组成：歪叶子兰（小麻疙瘩）叶20g，刺桐树叶（考嘎揉）15g，花椒树叶10g。

功效：祛风除湿，活血通络。

主治：经络瘀阻所致的跌打损伤后期，症见损伤处刺痛固定，痛有定处，伴肢体麻木，关节活动时牵扯痛，舌暗有瘀斑，脉涩；亦适用于慢性软组织损伤，如腰肌劳损、陈旧性扭伤者。

用法：将上述药材捣烂，外敷患处。

方义：方中以歪叶子兰叶为母药，善祛风除湿、活血散瘀、消肿止痛，针对跌打损伤后瘀血阻滞、筋脉拘挛、局部肿痛之主症，起主要治疗作用。助药刺桐树叶、花椒树叶增强母药活血化瘀、舒筋活络之效，并兼能祛风除湿。全方无典型引药，但花椒树叶具有一定走窜之性，可视为兼具引经作用，引导药力直达患处，并提高疗效。全方具有祛风除湿、活血散瘀、舒筋活络、消肿止痛之功。

方七（沧源佤族自治县班洪乡富公村陈金明提供）

组成：七叶一枝花（嘎关艾）20g，橄榄树皮（不李西灭）15g，白及（小白鸡）15g，黄泡树根（考果塞）15g。

功效：清热解毒，活血散瘀。

主治：瘀热互结所致的跌打损伤，症见局部肿痛灼热，皮温升高，瘀斑青紫，伴口渴心烦，舌红苔黄，脉数；亦适用于跌打损伤合并轻度感染、创伤性炎症者。

用法：上述药材取干品研粉或取鲜品捣烂，外敷患处。

方义：方中以七叶一枝花为母药，善清热解毒、消肿止痛，针对跌打损伤后瘀血化热、局部红肿热痛之主症，起主要治疗作用。助药橄榄树皮、白及、黄泡树根增强母药活血散瘀、收敛止血、消肿生肌之效，并兼能清热解毒。全方无典型引药，但橄榄树皮具有一定通络作用，可视为兼具引经作用，引导药力直达患处，并提高疗效。全方具有清热解毒、活血散瘀、收敛止血、消肿生肌之功。

方八（沧源佤族自治县芒卡镇白岩村王云香提供）

组成：狗闹花20g，大将军（聂背）15g，马鹿草15g，四块瓦15g。

功效：祛风除湿，活血散瘀。

主治：瘀热互结所致的跌打损伤，症见局部肿痛灼热，皮温升高，瘀斑青紫，伴口渴心烦，舌红苔黄，脉数等；亦适用于跌打损伤合并轻度感染、创伤性炎症者。

用法：上述药材均取鲜品捣烂，外敷患处。

方义：方中以狗闹花为母药，善祛风除湿、活血散瘀、消肿止痛，针对跌打损伤后瘀血阻滞、筋骨疼痛之主症，起主要治疗作用。助药大将军、马鹿草、四块瓦增强母药活血化瘀、续筋接骨、清热解毒之效，并兼能祛风除湿。全方无典型引药，但四块瓦药性走窜，可视为兼具引经作用，引导药力直达患处，并提高疗效。全方具有祛风除湿、活血散瘀之功。

方九（沧源佤族自治县勐董镇赵正荣提供）

组成：鸡血藤（考归西也）20g，小铜锤（动待）15g，七叶莲（考干噶）15g，杜仲叶 15g，隔夜找娘（茅滚堆）15g。

功效：清热解毒，活血止痛。

主治：热毒瘀滞所致的跌打损伤，症见局部红肿热痛，瘀斑明显，触痛剧烈，或伴低热，舌红苔薄黄，脉弦数。

用法：取上述药材适量泡酒 1500mL，用时涂擦患处。

方义：方中以七叶莲为母药，取其苦寒清热解毒、消肿止痛之功，直击热毒瘀滞的核心病机。以小铜锤、鸡血藤为助药，小铜锤辛温破瘀止痛、接骨续筋，鸡血藤苦温活血补血、舒筋活络，二者助母药清散并行，既解瘀热又顾护气血。以杜仲叶为引药，甘温入肝肾经，补肝肾、强筋骨，引导诸药直达病所，兼制母药苦寒之性；隔夜找娘调和诸药，其苦涩之性收敛止血、散瘀生肌，配合母助，亦为引药。全方共成清热解毒、活血止痛之功。

方十（《中国佤族医药（四）》）

组成：七叶一枝花（嘎关艾）30g，小铜锤（动待）30g，藤杜仲 40g，杜仲皮 30g。

功效：活血散瘀，续筋接骨。

主治：血瘀筋伤所致的跌打损伤，症见局部剧痛，肿胀青紫，伤筋错位，如肌腱撕裂、韧带损伤、皮肤瘀斑或出血，伴关节活动受限，舌暗红，脉弦涩；亦适用于急性软组织损伤、韧带撕裂、骨折早中期（无明显移位）者。

用法：上述药材均取鲜品，洗净，切细，舂碎，包敷伤口处，2～3 日换药 1 次。

方义：方中以七叶一枝花为母药，善清热解毒、消肿止痛，针对跌打损伤后瘀血化热、局部红肿热痛之主症，起主要治疗作用。助药小铜锤、藤杜仲、杜仲皮增强母药活血化瘀、续筋接骨、补肝肾、强筋骨之效。全方无典型引药，但藤杜仲、杜仲皮具有一定通络作用，可视为兼具引经作用，引导药力直达患处，并提高疗效。全方具有活血散瘀、续筋接骨之功。

方十一（《中国佤族医药（四）》）

组成：蓖麻叶（考国呀）、老鹰绒毛各适量。

功效：拔毒消肿，收敛止血。

主治：热毒瘀滞所致的跌打损伤，症见局部肿痛灼热，伤筋出血，皮肤青紫瘀斑，或伴创面渗液、轻度感染，舌暗红苔黄，脉数；亦适用于跌打损伤合并感染初期或有开放性伤口出血者。

用法：取蓖麻叶鲜品，切细，捣烂，敷在伤口上，稍用力压紧至止血，然后再用老鹰绒毛贴在伤口上。视伤口情况，隔日用温开水轻轻冲洗，再敷上老鹰绒毛至痊愈。

方义：方中以鲜蓖麻叶为母药，善拔毒消肿、祛风通络、止痛，针对跌打损伤后瘀血阻滞、局部肿痛、筋脉拘挛之主症，起主要治疗作用。助药老鹰绒毛能增强母药收敛止血、祛风止痛之效，并兼能促进伤口愈合的作用。全方无典型引药，但老鹰绒毛具有一定吸附性，可视为兼具引经作用，引导药力直达患处，并提高疗效。全方具有拔毒消肿、收敛止血之功。

方十二（《中国佤族医药（四）》）

组成：盐肤木根（考西咬）50g，鼻涕果树皮（考来）50g，鱼子兰根（土打舌弱）30g，蓖麻叶（考国呀）30g，牛屎滚滚 3 个。

功效：清热解毒，活血止痛。

主治：瘀热痹阻所致的跌打损伤，症见患处钝痛窜麻，肿胀僵硬，可触及筋结条索，伴肢体套袜样感（麻木放射），遇寒加重，口干不欲饮，舌淡紫瘀斑，苔薄，脉细涩；亦适用于慢性软组织损伤、筋膜炎等。

用法：上述药材均取鲜品，洗净，切细，捣烂成泥状，包敷伤口处，每日用温开水冲洗并换药 1 次。

方义：方中以盐肤木根和鼻涕果树皮为母药，二者共同发挥清热解毒、活血散瘀、消肿止痛的功效，针对跌打损伤后瘀血阻滞、局部红肿热痛之主症。助药鱼子兰根、蓖麻叶增强母药活血化瘀、祛风通络之效，并兼能清热解毒。引药牛尿滚滚引导药力直达患处，提高疗效。全方具有清热解毒、活血止痛之功。

备注：有毒，勿内服。

方十三（《沧源佤族自治县农村实用科技》）

组成：草乌、果上叶、胡椒、葱、姜各等量。

功效：散瘀止痛。

主治：血瘀阻滞所致的跌打损伤，症见局部剧痛，肿胀青紫，伤筋错位，皮肤瘀斑或出血，伴关节活动受限，舌暗红，脉弦涩；亦适用于急性扭伤、挫伤者，如踝关节扭伤、急性腰扭伤等。

用法：将上述药材捣烂，加酒熬成膏，外敷患处。

方义：方中以草乌为母药，善祛风除湿、温经止痛，针对跌打损伤后瘀血阻滞、筋脉拘挛、局部肿痛之主症，起主要治疗作用。助药果上叶、胡椒增强母药活血化瘀、散寒止痛之效，并兼能祛风通络。引药葱、姜调和药性、增强药力，引导药力直达患处，并提高疗效。全方具有散瘀止痛之功。

方十四（《中国民族民间医药》）

组成：酸浆草（昔断苦）适量，配生姜（士埂）少许。

功效：清热利湿，解毒消肿。

主治：湿毒瘀结所致的跌打损伤，症见局部肿胀疼痛，皮温升高，伤筋处渗液黏腻，伴肢体困重，口苦口臭，舌红苔黄腻，脉滑数；亦适用于跌打损伤合并湿热感染者，如蜂窝织炎初期、创伤性滑膜炎等。

用法：上述药材均取鲜品，捣烂如泥状，外敷患处。

方义：方中以酸浆草为母药，善于清热解毒、活血散瘀、消肿止痛，针对跌打损伤后瘀血阻滞、局部红肿热痛之主症，起主要治疗作用。助药生姜增强母药散寒止痛、活血通络之效，并可调和药性。引药生姜还具有引导药力直达患处，提高疗效的作用。全方具有清热利湿、解毒消肿之功。

方十五（《佤族民间常用植物药》）

组成：橄榄树皮（不李西灭）15g，七叶一枝花（嘎关艾）20g，白及（小白鸡）15g，黄泡树根（考果塞）15g。

功效：消炎止痛，舒筋活络，化瘀止血。

主治：跌打损伤三期并治之证（瘀滞期、肿痛期、恢复期），症见损伤早期剧痛青紫，中期肿胀不消，后期筋络僵硬，伴功能障碍，舌暗苔薄，脉涩。亦适用于骨折或筋伤全程辅助治疗。

用法：上述药材取干品研末或取鲜品捣烂，外敷患处。

方义：方中以七叶一枝花为母药，善清热解毒、消肿止痛，针对跌打损伤后瘀血化热、局部红肿热痛之主症，起主要治疗作用。助药橄榄树皮、白及、黄泡树根增强母药清热解毒、活血散瘀、收敛止血之效，并兼能祛风除湿。全方无典型引药，但橄榄树皮等药物具有一定的通络作用，可视为兼具引经作用，能引导药力直达患处，并提高疗效。全方具有消炎止痛、舒筋活络、化瘀止血之功。

方十六（《佤族民间常用植物药》）

组成：紫珠根（考昔畏败勇）20g，盐肤木（考西咬）20g。

功效：收敛止血，散瘀通络。

主治：血络瘀阻所致的跌打损伤，症见损伤处出血不止，血色鲜红或夹瘀块，伴刺痛拒按，皮肤青紫，舌淡红有瘀点，脉细涩；亦适用于跌打损伤并发出血者，如软组织撕裂出血、创伤性血尿等。

用法：水煎服，每日 2 次。

方义：方中以紫珠根和盐肤木共同作为母药，二者皆具有止血、活血、解毒等功效，针对跌打损伤后局部出血、瘀血阻滞、肿痛等症状，起到主要治疗作用。全方具有收敛止血、散瘀通络之功。

方十七（《佤族民间常用植物药》）

组成：鸡爪菜树皮（得度胆）、续断（斑白卜歪）、大树理肺散（考宗别）、大叶钩藤（努英革兰）、七叶莲（考干噶）各适量。

功效：消炎止痛，舒筋活络。

主治：瘀热痹阻所致的跌打损伤，症见局部灼热疼痛，肿胀僵硬，筋脉拘挛，伴活动时弹响，口渴心烦，舌红苔薄黄，脉弦数；亦适用于运动损伤后慢性炎症者，如腱鞘炎、滑囊炎等。

用法：上述药材均取鲜品捣烂，外包患处。

方义：方中以续断和七叶莲为母药，续断善补肝肾、强筋骨、续筋接骨，七叶莲善祛风除湿、活血散瘀、消肿止痛，二者协同针对跌打损伤后筋骨损伤、瘀血阻滞、筋脉拘挛、局部肿痛之主症，起主要治疗作用。助药鸡爪菜树皮、大树理肺散、大叶钩藤增强母药活血化瘀、续筋接骨、祛风除湿之效，并兼能清热解毒、理气通络。引药大叶钩藤还具有引导药力直达患处，提高疗效的作用。全方具有消炎止痛、舒筋活络之功。

方十八（《佤族民间常用植物药》）

组成：过江龙（嘎然）、七叶莲（考干噶）、大接骨丹（考刮散）、骨碎补（刮喂）、杜仲叶各适量。

功效：散瘀消肿，活血止痛。

主治：瘀血阻滞所致的跌打损伤，症见局部肿胀刺痛，青紫瘀斑，伤筋活动受限，舌暗红，脉涩；亦适用于各类跌打损伤急性期，尤宜于无明显出血的闭合性损伤者，如肌肉拉伤、韧带扭伤等。

用法：取过江龙鲜品与其他药材一同捣烂，外敷患处。

方义：方中以过江龙和七叶莲为母药，过江龙善祛风除湿、舒筋活络、散瘀止痛，七叶莲善祛风除湿、活血散瘀、消肿止痛，二者协同针对跌打损伤后瘀血阻滞、筋脉拘挛、局部肿痛之主症，起主要治疗作用。助药大接骨丹、骨碎补、杜仲叶增强母药续筋接骨、活血化瘀、补肝肾强筋骨之效。引药可认为大接骨丹在一定程度上有引导药力直达患处并提高疗效的作用。全方具有散瘀消肿、活血止痛之功。

方十九（《佤族民间常用植物药》）

组成：刺桐茎皮（考嘎揉）、鱼子兰（士打舌弱）、树葱（德某考）、大接骨丹（考刮散）各适量。

功效：祛风除湿，行血止痛，消炎散肿。

主治：湿瘀胶结所致的跌打损伤，症见局部肿痛重着，关节僵硬，活动不利，遇阴雨加重，伴肢体困重，舌苔白腻，脉滑涩；亦适用于跌打损伤合并风湿痹阻者，如慢性腰肌劳损、骨关节炎急性发作等。

用法：上述药材均取鲜品捣烂，外包患处。

方义：方中以刺桐茎皮鲜叶大接骨丹为母药。刺桐茎皮与鲜叶能祛风除湿、活血散瘀、消肿止痛，大接骨丹可活血散瘀、续筋接骨、消肿止痛，三者共同针对跌打损伤后瘀血阻滞、筋脉拘挛、局部肿痛之主症，起主要治疗作用。助药鱼子兰、树葱增强母药活血化瘀、舒筋活络之效，并兼能清热解毒。大接骨丹在引导药力直达患处和提高疗效方面发挥着重要作用。全方具有祛风除湿、行血止痛、消炎散肿之功。

方二十（《佤族民间常用植物药》）

组成：紫茉莉（呆满么）30g，小铜锤（动待）20g，鱼子兰（土打舌弱）20g。

功效：活血散瘀，消肿止痛。

主治：血瘀筋伤所致的跌打损伤恢复期，症见损伤后期肿痛减轻但未愈，伤处肉芽生长迟缓，皮肤青紫渐消，伴轻微刺痛，功能活动欠灵活，舌淡紫，脉细；亦适用于伤口愈合缓慢、软组织损伤修复期者。

用法：上述药材均取鲜品捣烂，外敷患处。

方义：方中以紫茉莉为母药，善清热解毒、活血散瘀、消肿止痛，针对跌打损伤后瘀血阻滞、局部红肿热痛之主症，起主要治疗作用。助药小铜锤、鱼子兰增强母药活血化瘀、续筋接骨、清热解毒之效，并兼能祛风除湿。引药为小铜锤，其在引导药力直达患处和提高疗效方面发挥重要作用。全方具有活血散瘀、消肿止痛之功。

方二十一（《佤族民间常用植物药》）

组成：大接骨丹（考刮散）、七叶莲（考干噶）、过江龙（嘎然）、骨碎补（刮喂）、杜仲叶各适量。

功效：活血止痛，舒筋接骨，散瘀消肿。

主治：跌打损伤三期并治之证（瘀滞期、肿痛期、恢复期），症见损伤早期剧痛青紫，中期肿胀不消，后期筋脉僵硬，伴功能障碍，舌暗苔薄，脉涩；亦适用于骨折或筋伤全程辅助治疗。

用法：上述药材均取鲜品捣烂，外包患处。

方义：方中以大接骨丹和七叶莲为母药，大接骨丹善活血散瘀、续筋接骨、消肿止痛，七叶莲善祛风除湿、活血散瘀、消肿止痛，二者协同针对跌打损伤后瘀血阻滞、筋脉拘挛、局部肿痛之主症，起主要治疗作用。助药过江龙、骨碎补、杜仲叶增强母药续筋接骨、活血化瘀、补肝肾强筋骨之效，并兼能祛风除湿。引药大接骨丹在引导药力直达患处和提高疗效方面发挥着重要作用。全方具有活血止痛、舒筋接骨、散瘀消肿之功。

方二十二（《佤族民间常用植物药》）

组成：七叶莲（考干噶）、大树理肺散（考宗别）、小理肺散（日敌买跌）、刺桐树（考嘎揉）各适量。

功效：活血散瘀，消肿止痛。

主治：瘀血阻络所致的跌打损伤，症见疼痛，肿胀，伤筋，出血，皮肤青紫。

用法：上述药材均取鲜品捣烂，外包患处。

方义：方中以七叶莲为母药，善祛风除湿、活血散瘀、消肿止痛，针对跌打损伤后瘀血阻滞、筋脉拘挛、局部肿痛之主症，起主要治疗作用。助药大树理肺散、小理肺散、刺桐树增强母药活血化瘀、祛风除湿、续筋接骨之效，并兼能清热解毒、理气通络。引药刺桐树在引导药力直达患处和提高疗效方面发挥着重要作用。全方具有活血散瘀、消肿止痛之功。

方二十三（《佤族民间常用植物药》）

组成：苎麻根（干）、过江龙（嘎然）、小铜锤（动待）、七叶莲（考干噶）、树萝卜各适量。

功效：活血散瘀，祛风除湿，消肿止痛。

主治：湿瘀胶结所致的跌打损伤，症见局部肿痛重着，关节僵硬，活动不利，遇阴雨加重，伴肢体困重，舌苔白腻，脉滑涩；尤宜于跌打损伤合并风湿痹阻，如慢性腰肌劳损、骨关节炎急性发作者。

用法：上述药材均取鲜品捣烂，外敷患处。

方义：方中以七叶莲和苎麻根为母药。七叶莲善祛风除湿、活血散瘀、消肿止痛，针对跌打损伤后瘀血阻滞、筋脉拘挛、局部肿痛之症发挥主要治疗作用；苎麻根有清热凉血、散瘀止血之功，可辅助七叶莲应对跌打损伤可能伴随的出血、瘀血化热等情况。二者协同起主要治疗功效。助药过江龙、小铜锤、树萝卜增强母药活血化瘀、续筋接骨、祛风除湿之效，并兼能清热解毒、舒筋活络。引药树萝卜在引导药力直达患处和提高疗效方面发挥着重要作用。全方具有活血散瘀、祛风除湿、消肿止痛之功。

方二十四（《佤族民间常用植物药》）

组成：岩葱（德某然）、隔夜找娘（茅滚堆）、伸筋草（怒解底）、叶子兰（大麻疙瘩）、续断（斑白卜歪）、骨碎补（刮喂）各适量。

功效：消肿止痛，舒筋活络。

主治：瘀肿筋滞所致的跌打损伤，症见局部肿胀疼痛，活动受限，筋肉僵硬，可触及条索状硬结，伴关节屈伸不利，舌暗红，苔薄，脉弦。

用法：上述药材均取鲜品捣烂，外敷患处。

方义：方中以岩葱和隔夜找娘为母药，岩葱具有祛风散寒、活血通络、消肿止痛的功效，隔夜找娘有祛风除湿、活血散瘀的作用，二者协同针对跌打损伤后瘀血阻滞、筋脉拘挛、局部肿痛之主症，起主要治疗作用。助药伸筋草、叶子兰、续断、骨碎补增强母药活血化瘀、续筋接骨、祛风除湿之效，并兼能舒筋活络。引药伸筋草在引导药力直达患处和提高疗效方面发挥着重要作用。全方具有消肿止痛、舒筋活络之功。

方二十五（《佤族民间常用植物药》）

组成：水菖蒲（斯不惹）、七叶莲叶（考干噶）、小铜锤（动待）各适量。

功效：活血散瘀，通络止痛。

主治：经络瘀阻所致的跌打损伤后期，症见损伤处刺痛固定，痛有定处，伴肢体麻木，关节活动时牵扯痛，舌暗有瘀斑，脉涩。

用法：上述药材均取鲜品捣烂，外敷患处。

方义：方中以七叶莲叶为母药，善祛风除湿、活血散瘀、消肿止痛，针对跌打损伤后瘀血阻滞、筋脉拘挛、局部肿痛之主症，起主要治疗作用。助药水菖蒲、小铜锤增强母药活血化瘀、祛风除湿、续筋接骨之效，并兼能清热解毒、理气通络。引药小铜锤在引导药力直达患处和提高疗效方面发挥着重要作用。全方具有活血散瘀、通络止痛之功。

方二十六（《佤族民间常用植物药》）

组成：大蓟（嘎夹顶）、续断（斑白卜歪）、大接骨丹（考刮散）、过江龙（嘎然）各适量。

功效：活血止痛，舒筋接骨，散瘀消肿。

主治：跌打损伤三期并治之证（瘀滞期、肿痛期、恢复期），症见损伤早期剧痛青紫，中期肿胀不消，后期筋络僵硬，伴功能障碍，舌暗苔薄，脉涩；亦适用于骨折或筋伤全程辅助治疗。

用法：上述药材均取鲜品捣烂，外敷患处。

方义：方中以大蓟和续断为母药，大蓟善凉血止血、散瘀解毒消痈，针对跌打损伤后可能出现的局部出血、瘀血阻滞之症起主要治疗作用；续断能补肝肾、强筋骨、续筋接骨，针对跌打损伤后筋骨损伤、活动受限之症发挥重要作用。二者协同针对跌打损伤后的主要病症，起到主要治疗功效。助药大接骨丹、过江龙增强母药活血化瘀、续筋接骨、祛风除湿之效，并兼能清热解毒。引药大接骨丹在引导药力直达患处和提高疗效方面发挥着重要作用。全方具有活血止痛、舒筋接骨、散瘀消肿之功。

方二十七（《佤族民间常用植物药》）

组成：地板藤（努蕊叠）、小铜锤（动待）、过江龙（嘎然）各适量。

功效：活血散瘀，祛风除湿，消肿止痛。

主治：湿瘀胶结所致的跌打损伤，症见局部肿痛重着，关节僵硬，活动不利，遇阴雨加重，伴肢体困重，舌苔白腻，脉滑涩；尤宜于跌打损伤合并风湿痹阻，如慢性腰肌劳损、骨关节炎急性发作者。

用法：上述药材均取鲜品捣烂，外敷患处。

方义：方中以地板藤和小铜锤为母药，地板藤具有祛风除湿、活血散瘀、消肿止痛的功效，小铜锤能活血散瘀、续筋接骨，二者协同针对跌打损伤后瘀血阻滞、筋脉拘挛、局部肿痛之主症，起主要治疗作用。助药过江龙增强母药祛风除湿、活血散瘀、舒筋活络之效，并兼能清热解毒。引药过江龙在引导药力直达患处和提高疗效方面发挥着重要作用。全方具有祛风除湿、活血散瘀、消肿止痛之功。

方二十八（《佤族民间常用植物药》）

组成：树葱（德某考）、刺桐树皮（考嘎揉）、飞龙斩血（德个母农）、过江龙（嘎然）各适量。

功效：清热解毒，消肿止痛。

主治：湿毒瘀结所致的跌打损伤，症见局部肿胀疼痛，皮温升高，伤处渗液黏腻，伴肢体困重，口苦口臭，舌红苔黄腻，脉滑数；亦适用于跌打损伤合并湿热感染，如蜂窝织炎初期、创伤性滑膜炎者。

用法：上述药材均取鲜品捣烂，外包患处。

方义：方中以树葱和刺桐树皮为母药，树葱具有清热解毒、活血散瘀、消肿止痛的功效，刺桐树皮能祛风除湿、活血通络、消肿止痛，二者协同针对跌打损伤后瘀血阻滞、筋脉拘挛、局部肿痛之主症，起主要治疗作用。助药飞龙斩血、过江龙增强母药活血化瘀、祛风除湿、续筋接骨之效，并兼能清热解毒。引药过江龙在引导药力直达患处和提高疗效方面发挥着重要作用。全方具有清热解毒、消肿止痛之功。

方二十九（《民族医药抢救性挖掘》）

组成：紫兰花、小铜锤（动待）、落地生根（昔打李）各适量。

功效：祛风除湿，消炎止痛。

主治：湿瘀胶结所致的跌打损伤，症见局部肿痛重着，关节僵硬，活动不利，遇阴雨加重，伴肢体困重，舌苔白腻，脉滑涩；尤宜于跌打损伤合并风湿痹阻，如慢性腰肌劳损、骨关节炎急性发作者。

用法：上述药材均取鲜品捣烂，外敷患处。

方义：方中以小铜锤和落地生根为母药，小铜锤能活血散瘀、续筋接骨，落地生根具有活血化瘀、消肿止痛、清热解毒的功效，二者协同针对跌打损伤后瘀血阻滞、局部肿痛、筋脉拘挛之症起主要治疗作用。助药紫兰花增强母药活血化瘀、消肿止痛之效，并兼能祛风除湿。引药小铜锤在引导药力直达患处和提高疗效方面发挥着重要作用。全方具有祛风除湿、消炎止痛之功。

【佤医特色方】

方一（《中国佤族医药（四）》）

组成：金荞麦 100g，盐肤木皮（考西咬）100g，紫糯米 100g，清酒少许。

功效：清热解毒，活血散瘀。

主治：热毒瘀滞所致的跌打损伤，症见局部肿痛灼热，筋脉拘挛，活动时弹响，伴发热口渴，舌红苔黄，脉数。

用法：将上述药材切细，混匀，捣烂如泥状，加酒拌匀，外包患处，再用柳树夹板固定，包扎紧即可，每两日换药 1 次。

备注：本方为民间常用方，对骨折效果较好。

方二（《中国佤族医药（四）》）

组成：紫木通 20g，大木通 15g，毛木通 20g，胡椒 3 ～ 5 粒。

功效：祛风除湿，活血通络。

主治：湿瘀胶结所致的跌打损伤，症见局部肿痛重着，关节僵硬，活动不利，遇阴雨加重，伴肢体困重，舌苔白腻，脉滑涩；尤宜跌打损伤合并风湿痹阻，如慢性腰肌劳损、骨关节炎急性发作者。

用法：上述药材均取鲜品，切片，胡椒捣烂，水煎内服，每日 1 剂，早、中、晚各服 1 次。使用本方的同时，取以上三味药的叶捣烂，加少许酒拌匀，生熟各半，包敷患处，每两日换药 1 次，疗效甚佳。

方三（《中国佤族医药（四）》）

组成：大树跌打皮 50g，糙皮树 40g，鱼子兰（土打舌弱）40g，泽兰 30g，桐子树皮 40g，白花丹（日埃陀扁）20g，黑皮跌打皮 30g。

功效：活血化瘀，续筋接骨。

主治：瘀阻筋骨所致的跌打损伤，症见局部刺痛青紫，筋骨僵硬，活动受限，伴腰膝酸软，骨节隐痛，舌暗红，脉沉涩；亦适用于骨折中期（骨痂形成期）、重度筋伤者。

用法：上述药材均取鲜品，捣碎，拌匀，置于火上加热，生熟各半，加白酒少许拌匀，包敷患处，每两日换 1 次。

备注：此方对粉碎性骨折疗效显著，注意在包药前需要将骨头复位。

方四（《中国佤族医药（四）》）

组成：黑皮跌打 30g，盐肤木根（考西咬）30g，大接骨丹（考刮散）40g，杜仲 40g，桐子树 40g，蚕豆 30g，酸浆草（昔断苦）30g。

功效：活血散瘀，续筋接骨。

主治：瘀血阻滞所致的跌打损伤，症见局部肿胀刺痛，青紫瘀斑，伤筋错位，或骨折端异常活动，骨擦音明显，伴关节活动受限，筋肉挛缩，舌暗红，脉弦涩；尤适用于新鲜骨折（无明显错位）、肌腱断裂修复术后、粉碎性骨折中期（骨痂形成期）者。

用法：上述药材均取鲜品，切细，捣碎，生熟各半，加白酒少许拌匀，包敷患处，2 ～ 3 日换药 1 次。

方五（《中国佤族医药（四）》）

组成：小乖 50g，鼻涕果树皮（考来）50g，岩陀（总绕让）30g，瓜叶上花根 30g，蓖麻叶（考国呀）30g，盐肤木根（考西咬）25g，桃树寄生 30g，白花丹（日埃陀扁）25g，玉米酒少许。

功效：活血散瘀，续筋接骨。

主治：瘀血阻滞所致的跌打损伤，症见局部肿胀刺痛，青紫瘀斑，伤筋错位，或骨折端微动，骨擦音明显，伴关节活动受限，筋肉挛缩，舌暗红，脉弦涩；尤宜适用于新鲜骨折（无明显错位）、肌腱断裂修复术后、粉碎性骨折中期（骨痂形成期）者。

用法：上述药材均取鲜品，洗净，切细，捣烂，加白酒少许拌匀，置于文火上加热，放入布袋中压扁，包敷在患处，每两日换 1 次，少则 5 剂，多则 10 余剂可痊愈。

方六（《中国佤族医药（四）》）

组成：七叶一枝花（嘎关艾）35g，土党参（怒胆跌）50g，土大黄根（德兰干）30g，树萝卜根 30g，桑寄生 50g，鱼子兰根（土打舌弱）50g，盐肤木根（考西咬）50g，玉米酒 500mL。

功效：活血散瘀，补气养血。

主治：气虚血瘀所致的跌打损伤，症见损伤处隐痛缠绵，肿胀不消，伴面色萎黄，神疲乏力，动则汗出，局部皮肤青紫暗淡，按之凹陷难起，舌淡有齿痕，边见瘀斑，脉细涩；亦适用于久病体虚者的跌打损伤、术后伤口愈合不良、慢性劳损性损伤（如腰肌劳损）反复出血者。

用法：上述药材均取鲜品，洗净，切细，倒入陶壶或玻璃瓶中，用酒密封浸泡 8 小时即可服用，每日饮用 2 ～ 3 次，每次 5 ～ 10mL。

备注：服用本方的同时，亦可将此配方捣细，外敷患处，效果更佳。

方七（《中国佤族医药（四）》）

组成：辣子草（日楼）、蓖麻叶（考国呀）、草烟叶适量，清酒少许。

功效：活血散瘀，消肿止痛。

主治：瘀热互结所致的跌打损伤，症见局部肿痛灼热，皮温升高，瘀斑青紫，伴口渴心烦，舌红苔黄，脉数。

用法：上述药材均取鲜品，洗净，切细，捣成泥状，每日用温开水清洗后换药 1 次。

方八（《中国佤族医药（四）》）

组成：牛尾巴蒿（日不土打莫）50g，马鹿草 30g，清酒少许。

功效：活血散瘀，消肿止痛。

主治：瘀热互结所致的跌打损伤，症见局部肿痛灼热，皮温升高，瘀斑青紫，伴口渴心烦，舌红苔黄，脉数。

用法：上述药材均取鲜品，洗净，切细，捣烂，加酒拌匀，敷在伤口上。每日换药 1 次。

方九（《中国佤族医药（四）》）

组成：鼻涕果树皮（考来）50g，沙虱子 15 个，鱼子兰根（士打舌弱）50g，老南瓜根 50g，蓖麻叶（考国呀）30g，盐肤木根（考西咬）30g，玉米酒少许。

功效：活血散瘀，续筋接骨。

主治：枪伤出血，症见疼痛，肿胀，伤筋，出血，皮肤青紫。

用法：上述药材均取鲜品，洗净，切细，捣烂如泥，加酒调匀，包敷伤口上，每日换药 1 次。

方十（《中国佤族医药（四）》）

组成：小铜锤（动待）30g，小接骨丹 50g，三椏苦叶（德种考）50g，蓖麻叶（考国呀）25g，白花丹（日埃陀扁）25g，酸浆草（昔断苦）30g，红蒿树叶 30g，玉米酒少许。

功效：活血散瘀，续筋接骨。

主治：瘀阻筋骨所致的跌打损伤，症见局部刺痛、青紫，筋骨僵硬，活动受限，伴腰膝酸软，骨节隐痛，舌暗红，脉沉涩；亦适用于骨折中期（骨痂形成期）、重度筋伤者。

用法：上述药材均取鲜品，切细，捣烂，加酒拌匀，置于文火上加热，放入布袋中压扁，包敷患处，每日换药 1 次。

方十一（《中国佤族医药（四）》）

组成：野荞麦 50g，金银花根（待告森）50g，蓖麻叶（考国呀）30g，枪子果根（辣乐外）30g，野蝴蝶花根 30g，血满草根（辣惹南）50g，桃树寄生 30g，玉米酒少许。

功效：活血散瘀，清热解毒。

主治：热毒瘀滞所致的跌打损伤，症见局部肿痛灼热，筋脉拘挛，活动时弹响，伴发热口渴，舌红苔黄，脉数。

用法：上述药材均取鲜品，洗净，切细，捣烂如泥状，加酒拌匀，置于文火上加热，放入布袋中压扁，包敷患处，每日换药 1 次。

方十二（《中国佤族医药（四）》）

组成：血满草（辣惹南）50g，盐肤木根（考西咬）30g，狗黑桃叶 30g，蓖麻叶（考国呀）30g，九里光叶（考西呆）30g，桃树皮（考叠）25g，枪子果根（辣乐外）25g，清酒适量。

功效：活血散瘀，舒筋活络。

主治：瘀肿筋滞所致的跌打损伤，症见局部肿胀疼痛，活动受限，筋肉僵硬，可触及条索状硬结，伴关节屈伸不利，舌暗红，苔薄，脉弦；尤宜于急性筋伤，如韧带扭伤、肌腱炎者。

用法：上述药材均取鲜品，切细，捣如泥状，加酒拌匀，置于火上加热后包敷患处，每2日换药1次，同时取七叶一枝花粉6g，用开水送服，每日3次。

方十三（《中国佤族医药（四）》）

组成：岩陀（总绕让）50g，鱼子兰（士打舌弱）30g，蓖麻叶（考国呀）25g，盐肤木根（考西咬）30g，伸筋草（怒解底）30g，清酒少许。

功效：活血化瘀，舒筋活络。

主治：瘀肿筋滞所致的跌打损伤，症见局部肿胀疼痛，活动受限，筋肉僵硬，可触及条索状硬结，伴关节屈伸不利，舌暗红，苔薄，脉弦；尤宜急性筋伤，如韧带扭伤、肌腱炎者。

用法：上述药材均取鲜品，切细，捣烂，加酒拌匀，置于文火上加热，取出放入布袋中压扁，包敷患处，每日换药1次。

备注：本方常用于治疗内伤瘀血，效果较好。

方十四（《沧源佤族自治县农村实用科技》）

组成：日叶上花、叶下花各10g。

功效：活血散瘀，消肿止痛。

主治：热毒瘀滞所致的跌打损伤，症见局部红肿热痛，瘀斑明显，触痛剧烈，或伴低热，舌红苔薄黄，脉弦数等。

用法：泡酒200mL，分2次服。

方十五（《佤族民间常用植物药》）

组成：小红参（日不别下）50g，七叶莲（考干噶）70g，杜仲50g，牛膝50g，白酒1500mL。

功效：活血强筋，补益肝肾。

主治：肝肾不足兼血瘀所致的跌打损伤恢复期，症见损伤后筋骨痿软，腰膝酸软，关节屈伸不利，伴乏力神疲，愈合迟缓，舌淡苔薄，脉细；亦适用于老年跌打损伤、骨质疏松性骨折康复期者。

用法：将上述药物置于白酒中密封浸泡，浸泡完成后即可饮用，每日 1 次，每次 30 ～ 50mL。

方十六（《佤族民间常用植物药》）

组成：桑树茎枝（考良）30g，七叶莲（考干噶）30g，小红参（日不别下）10g，三七 10g。

功效：散瘀止血，消肿定痛。

主治：跌打损伤出血期，症见损伤处出血不止，血色鲜红，伴局部肿胀疼痛，皮肤青紫瘀斑，舌淡红，脉涩；尤宜软组织撕裂出血、创伤性出血者。

用法：上述药物加入 1500mL 白酒密封浸泡，15 日后即可饮用，每日 1 次，每次 30 ～ 50mL。

方十七（《佤族民间常用植物药》）

组成：隔夜找娘（茅滚堆）、小铜锤（动待）、七叶莲（考干噶）、杜仲叶、鸡血藤（考归西也）各适量。

功效：消炎止痛，舒筋活络。

主治：瘀肿筋滞所致的跌打损伤，症见局部肿胀疼痛，活动受限，筋肉僵硬，可触及条索状硬结，伴关节屈伸不利，舌暗红，苔薄，脉弦；尤宜于急性筋伤，如韧带扭伤、肌腱炎者。

用法：泡酒，外擦患处。

方十八（《佤族民间常用植物药》）

组成：紫金龙（丫来母）、七叶莲（考干噶）、续断（斑白卜歪）、骨碎补（刮喂）、龙血树（考南西勇）各适量。

功效：收敛止血，舒筋活络，消肿止痛。

主治：血络不宁所致的跌打损伤，症见损伤处出血不止，血色鲜红或夹瘀块，伴刺痛拒按，皮肤青紫，舌淡红有瘀点，脉涩；亦适用于跌打损伤并发出血，如软组织撕裂出血、创伤性血尿者。

用法：泡酒，外擦患处。

方十九（《佤族民间常用植物药》）

组成：大叶钩藤（努英革兰）、鱼子兰（士打舌弱）、小铜锤（动待）、过江龙（嘎然）、骨碎补（刮喂）各适量。

功效：祛风除湿，消炎止痛。

主治：湿瘀胶结所致的跌打损伤，症见局部肿痛重着，关节僵硬，活动不利，遇阴雨加重，伴肢体困重，舌苔白腻，脉滑涩；尤宜于跌打损伤合并风湿痹阻，如慢性腰肌劳损、骨关节炎急性发作者。

用法：取大叶钩藤鲜品与其他药材一同捣烂，拌白酒调匀，外包患处。

方二十（《佤族医药选编》）

组成：鱼子兰（士打舌弱）、白树爱脱各适量。

功效：祛风除湿，行血止痛，消炎散肿。

主治：湿瘀胶结所致的跌打损伤，症见局部肿痛重着，关节僵硬，活动不利，遇阴雨加重，伴肢体困重，舌苔白腻，脉滑涩；尤宜跌打损伤合并风湿痹阻，如慢性腰肌劳损、骨关节炎急性发作者。

用法：将上述药材洗净，捣烂，洒少量白酒，外敷患处，用纱布包扎。

方二十一（《中国佤族医药（四）》）

组成：小铜锤（动待）30g，小接骨丹 50g，三椏苦叶（德种考）50g，蓖麻叶（考国呀）25g，白花丹（日埃陀扁）25g，酸浆草（昔断苦）30g，红蒿树叶30g，苞谷酒少许。

功效：活血化瘀，消肿止痛。

主治：各类跌打损伤。

用法：上述药材均取鲜品，洗净，切细，捣碎，加酒拌匀，置于文火上加热，放入布袋中压扁，包敷患处，每日换药 1 次。

方二十二（《中国佤族医药（四）》）

组成：野荞麦 50g，金银花根（待告森）50g，蓖麻叶（考国呀）30g，枪子果根（辣乐外）30g，夜蝴蝶花根 30g，血满草根（辣惹南）50g，桃树寄生 30g，苞谷酒少许。

功效：清热解毒，活血化瘀。

主治：热毒筋滞所致的跌打损伤，症见局部肿痛灼热，筋脉拘挛，活动时弹响，伴发热口渴，舌红苔黄，脉数。

用法：上述药材均取鲜品，洗净，切细，捣碎，加酒拌匀，置于文火上加热，放入布袋中压扁，包敷患处，每日换药 1 次。

方二十三（《中国佤族医药（四）》）

组成：血满草（辣惹南）50g，盐肤木根（考西咬）50g，狗黑桃叶 30g，蓖麻叶（考国呀）30g，九里光叶（考西呆）30g，桃树皮（考叠）25g，枪子果根（辣乐外）25g，清酒适量。

功效：祛风除湿，活血化瘀。

主治：各类跌打损伤。

用法：上述药材均取鲜品，洗净，切细，捣碎，加酒拌匀，置于文火上加热，放入布袋中压扁，包敷患处，每两日换药 1 次，同时取七叶一枝花粉 6g，用开水送服，每日 3 次。

方二十四（《中国佤族医药（四）》）

组成：岩陀（总绕让）50g，鱼子兰（士打舌弱）30g，蓖麻叶（考国呀）25g，盐肤木根（考西咬）30g，伸筋草（怒解底）30g，清酒少许。

功效：活血化瘀，消肿止痛。

主治：各类跌打损伤。

用法：上述药材均取鲜品，洗净，切细，捣碎，加酒拌匀，置于文火上加热，放入布袋中压扁，包敷患处，每日换药 1 次。

方二十五（《中国佤族医药（四）》）

组成：面瓜七（比然）30g，七叶莲（考干噶）30g，龙血树（考南西勇）15g，鸡血藤（考归西也）20g，续断（斑白卜歪）30g。

功效：祛风止痛，活血消肿，舒筋强骨。

主治：湿瘀胶结所致的跌打损伤，症见局部肿痛重着，关节僵硬，活动不利，遇阴雨加重，伴肢体困重，舌苔白腻，脉滑涩；尤宜于跌打损伤合并风湿痹阻，如慢性腰肌劳损、骨关节炎急性发作者。

用法：上述药物加入白酒 1500mL 密封浸泡，10 天后即可饮用，每日 1 次，每次 20 ～ 30mL。

【单方】

方一（沧源佤族自治县班洪乡富公村陈金明提供）

组成：过路黄（得不冷顶）适量，香油少许。

功效：消炎止痛。

主治：各类跌打损伤。

用法：外擦患处。

方二（西盟佤族自治县翁嘎科镇魏华提供）

组成：狗闹花适量。

功效：消肿止痛接骨。

主治：各类跌打损伤。

用法：上述药材取鲜品，捣烂，外敷患处。

备注：只可外用，内服有毒。

方三（沧源佤族自治县佤医佤药研究所刘宝林提供）

组成：鸭嘴花（考呆别）适量。

功效：活血散瘀。

主治：各类跌打损伤。

用法：水煎，外洗患处。

方四（《中国佤族医药（四）》）

组成：野鸡尾巴草适量。

功效：止血消炎。

主治：各类跌打损伤。

用法：取上述药材干品，切细，研末撒在伤口上，隔日用温开水洗伤口后换药，每 2 日 1 次。

备注：小伤口一般上药 3 次即可痊愈。

方五（《中国佤族医药（四）》）

组成：七叶一枝花（嘎关艾）适量。

功效：止血消肿，消炎止痛。

主治：各类跌打损伤。

用法：取上述药材干品，研末，撒在伤口处，用纱布包扎好，每日换药 1 次。

方六（《中国佤族医药（四）》）

组成：紫茎泽兰适量。

功效：止血消炎止痛。

主治：各类跌打损伤。

用法：取上述药材鲜品，洗净，嚼细，包敷在伤口上，每日 1 ～ 2 次。

方七（《中国民族民间医药》）

组成：马蹄金适量。

功效：清热解毒消肿。

主治：各类跌打损伤。

用法：取上述药材鲜品捣烂或取干品研末，加童便调匀，外敷患处。

方八（《沧源佤族自治县农村实用科技》）

组成：刺桐树皮（考嘎揉）适量。

功效：通络止血，接骨续筋。

主治：各类跌打损伤。

用法：将上述药材捣烂，加酒精炒热，包敷患处，每日 1 次。

方九（《佤族民间常用植物药》）

组成：过江龙（嘎然）适量。

功效：祛风除湿，舒筋活络，散瘀止痛。

主治：各类跌打损伤。

用法：取上述药材鲜品，切碎，用火炒热后外包患处。

方十（《佤族民间常用植物药》）

组成：刺桐内皮（考嘎揉）适量。

功效：祛风除湿，行血止痛，消炎散肿。

主治：各类跌打损伤。

用法：上述药材用火烘后，外包患处。

方十一（《佤族民间常用植物药》）
组成：地桃花（日不买角顶）适量。
功效：消炎止痛，祛风利湿。
主治：各类跌打损伤。
用法：取上述药材鲜品，捣烂，外敷患处。

方十二（《佤族民间常用植物药》）
组成：飞龙斩血根（德个母农）20g。
功效：祛风除湿，散瘀消肿，止痛镇痛。
主治：各类跌打损伤。
用法：水煎，加少许白酒兑服，每日3次。

方十三（《佤族民间常用植物药》）
组成：揉白叶根（考豆买）30～60g。
功效：清热解毒，通经活络。
主治：各类跌打损伤。
用法：泡酒服用。

方十四（《佤族民间常用植物药》）
组成：鸭嘴花（考呆别）适量。
功效：活血散瘀。
主治：各类跌打损伤。
用法：水煎，外洗患处。

方十五（《佤族民间常用植物药》）
组成：水茄嫩枝及果叶（噶松顶）适量。
功效：活血散瘀，消肿止痛。
主治：各类跌打损伤。
用法：将上述药材捣烂，调白酒，外敷患处。

方十六（《佤族民间常用植物药》）
组成：八角枫根部（考种各拢）适量。

功效：祛风除湿，舒筋活络，散瘀止痛。

主治：各类跌打损伤。

用法：泡酒，外擦患处。

方十七（《佤族民间常用植物药》）

组成：土牛膝（日不改嘎）适量。

功效：活血散瘀，补肝肾，强筋骨。

主治：各类跌打损伤。

用法：取上述药材鲜品，炒热后拌白酒，外包患处。

方十八（《佤族民间常用植物药》）

组成：火麻仁（给松）适量。

功效：消炎止痛。

主治：各类跌打损伤。

用法：取上述药材鲜品，捣烂，调白酒少许，外包患处。

方十九（《佤族民间常用植物药》）

组成：吹风散（龚叩叶）适量。

功效：祛风除湿，行气止痛。

主治：各类跌打损伤。

用法：将上述药材加酒密封浸泡，5～10天后即可饮用，每日1次，每次20mL。

方二十（《佤族民间常用植物药》）

组成：龙血树（考南西勇）适量。

功效：清热凉血止痛。

主治：各类跌打损伤。

用法：泡酒，外擦患处。

方二十一（《佤族医药选编》）

组成：酸浆草（昔断苦）适量。

功效：清热利湿，凉血散瘀，解毒消肿。

主治：各类跌打损伤。

用法：取上述药材鲜品，洗净，捣烂，外敷患处，外用纱布包扎，每日换1次。

方二十二（《佤族医药选编》）

组成：韭菜（拉戛下）适量。

功效：散瘀解毒。

主治：各类跌打损伤。

用法：取上述药材鲜品，洗净，捣烂，外敷患处，外用纱布包扎，每日换1次。

方二十三（《佤族医药选编》）

组成：鹅不食草适量。

功效：祛风解毒消肿。

主治：各类跌打损伤。

用法：取上述药材鲜品，洗净，捣烂，外敷患处，外用纱布包扎，每日换1次。

方二十四（《佤族民间常用植物药》）

组成：大麻药根叶（盐背）适量。

功效：散瘀止痛，舒筋强骨。

主治：各类跌打损伤。

用法：取上述药材鲜品，配续断、龙血树、糯米藤等药一同捣烂，拌白酒少量，外包患处。

方二十五（《中国佤族医药（四）》）

组成：籽籽花根60g，猪腰子1个，胡椒7粒，食盐少许。

功效：活血化瘀，消肿止痛。

主治：各类跌打损伤。

用法：取籽籽花根，刮去外皮，洗净，与猪腰子共同剁成肉泥，放入胡椒、食盐，置于文火上炖煮至熟烂，每日食1次。食用本方时要结合拔罐、外敷药，这样效果更佳。

方二十六（《中国佤族医药（四）》）

组成：蛐蟮 5 条，清酒 10mL。

功效：活血化瘀，通络止痛。

主治：各类跌打损伤。

用法：将蛐蟮除去内脏，洗净，置于酒中密封浸泡，浸泡 1 天即可饮用，每日 2 ～ 3 次，每次 10 ～ 15mL。用本方的同时要结合拔罐，再取黑皮跌打皮及叶、鱼子兰茎叶、苏木叶、苦楝叶、盐肤木根等药材鲜品各适量，捣烂，生熟各半，外包患处。

方二十七（《中国佤族医药（四）》）

组成：蛐蟮 5 条。

功效：活血化瘀，通络止痛。

主治：各类跌打损伤。

用法：将蛐蟮除去内脏，洗净，加入清酒 100mL 密封浸泡，浸泡 1 天即可饮用，每日 2 ～ 3 次，每次 10 ～ 15mL。

备注：用本方的同时要结合拔罐，再取黑皮跌打皮及叶、鱼子兰茎叶、苏木叶、苦楝叶、盐肤木根等药材鲜品各适量，捣烂，生熟各半，外包患处。此方对内伤瘀血疗效较好。

方二十八（《中国佤族医药（四）》）

组成：籽籽花根 60g，猪腰子 1 个，胡椒 7 粒，食盐少许。

功效：活血化瘀，通络止痛。

主治：各类跌打损伤。

用法：取籽籽花根，刮去外皮，洗净，与猪腰子共同剁成肉泥，放入胡椒、食盐，置于文火上炖煮至熟烂食用，每日食 1 次。服用本方时要结合拔罐、外敷药，这样效果更佳。

第三节　外伤出血

外伤出血是指身体遭受外部机械性损伤，如刀割、撞击、摔伤等，导致人体组织或器官受到损伤，从而引起血管破裂，血液从血管内溢出的病理现象。佤族多聚居山区，常被虫兽、金刃刀斧所伤，需要及时救治，避免病情拖延。佤医在长期的实践中积累了丰富的经验，对出血多采用草木类药物外用或内服，效专力强。

【复方】

方一（沧源佤族自治县班洪乡赵开荣提供）

组成：马鹿草 30g，苔藓 30g。

功效：止血消肿。

主治：外伤出血。

用法：上述药材均取鲜品捣烂，外敷伤口。

方义：方中以马鹿草和苔藓共为母药，马鹿草具有活血化瘀、消肿止痛的功效，苔藓能清热解毒、收敛止血、祛瘀生新，二者协同针对跌打损伤后瘀血阻滞、局部肿痛等症状起主要治疗作用。同时，二者还可以提高疗效并引导药物作用于损伤部位。全方共奏止血消肿之效。

方二（《佤族民间常用植物药》）

组成：尾草嫩枝叶 30g，马鹿草 15g。

功效：凉血止血。

主治：外伤出血，症见患处刺痛如锥，痛处固定不移，或见局部麻木，屈伸转侧不利，甚则肢体顽麻不仁，肌肤甲错，或见中风偏枯，口眼歪斜，伴面色晦暗，舌质紫暗或有瘀斑，舌苔薄白，脉沉涩或细涩等症。

用法：将上述药材捣烂，调入白酒拌匀，外敷患处。

方义：方中以尾草嫩枝叶为母药，尾草嫩枝叶具有活血化瘀、消肿止痛的功效，针对跌打损伤后瘀血阻滞、局部肿痛之症起主要治疗作用。马鹿草作为助药，能增强尾草嫩枝叶活血化瘀、消肿止痛之效，并兼能清热解毒。二者相互配合，综合发挥药效，以提高疗效并引导药物作用于损伤部位。全方共奏凉血止血之效。

方三（《佤族民间常用植物药》）

组成：紫珠（考昔畏败勇）15g，大蓟（嘎夹顶）15g。

功效：止血散瘀，消炎镇痛。

主治：外伤出血。

用法：水煎服，每日 2 次。

方义：方中以紫珠和大蓟共为母药，紫珠具有收敛止血、散瘀消肿、解毒止痛的功效，大蓟能凉血止血、散瘀解毒消痈，二者协同针对跌打损伤后瘀血阻滞、局部肿痛、可能伴有出血之症起主要治疗作用。同时，二者相互配合，还能综合发挥药效，提高疗效并引导药物作用于损伤部位。全方共奏止血散瘀、消炎镇痛之效。

【单方】

方（《佤族民间常用植物药》）

组成：金毛狗脊（刮格拢）适量。

功效：止血消肿。

主治：外伤出血。

用法：将上述药材捣烂，外包患处。